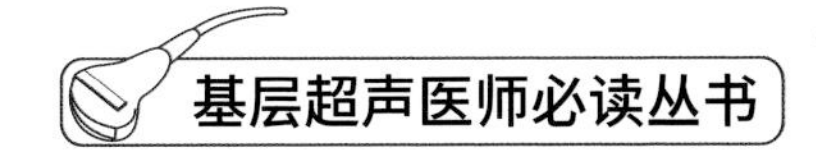

血管超声解剖及临床应用手册

XUEGUAN CHAOSHENG JIEPOU JI LINCHUANG YINGYONG SHOUCE

主编　张　峰　钟经馨

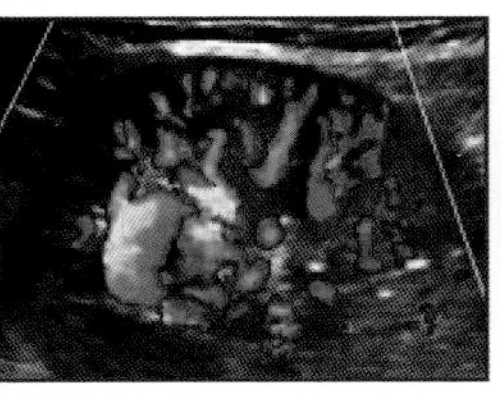
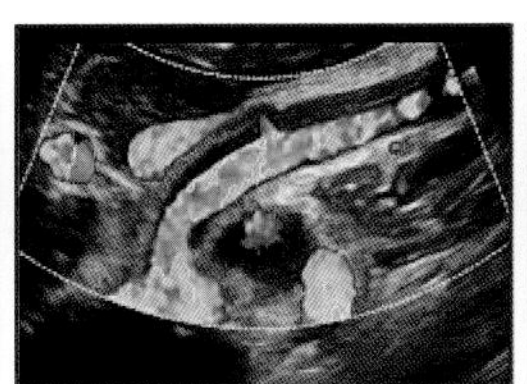
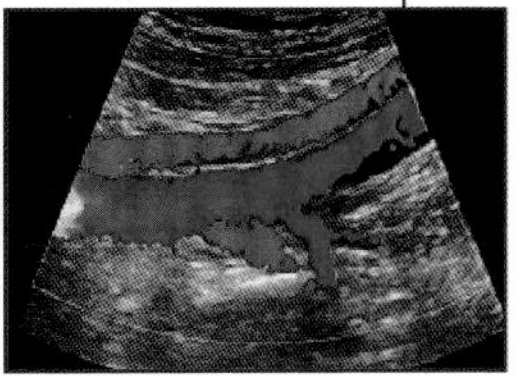

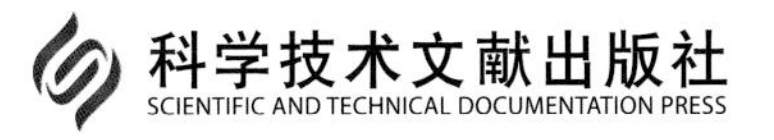

·北京·

图书在版编目（CIP）数据

血管超声解剖及临床应用手册 / 张峰，钟经馨主编. —北京：科学技术文献出版社，2022.4（2023.9重印）
（基层超声医师必读丛书）
ISBN 978-7-5189-8782-5

Ⅰ.①血… Ⅱ.①张… ②钟… Ⅲ.①血管疾病—超声波诊断—手册 Ⅳ.①R543.04-62

中国版本图书馆 CIP 数据核字（2021）第 261942 号

血管超声解剖及临床应用手册

策划编辑：张　蓉　责任编辑：张　蓉　危文慧　责任校对：张吲哚　责任出版：张志平

出 版 者　科学技术文献出版社
地　　址　北京市复兴路15号　邮编 100038
编 务 部　（010）58882938，58882087（传真）
发 行 部　（010）58882868，58882870（传真）
邮 购 部　（010）58882873
官方网址　www.stdp.com.cn
发 行 者　科学技术文献出版社发行　全国各地新华书店经销
印 刷 者　北京地大彩印有限公司
版　　次　2022 年 4 月第 1 版　2023 年 9 月第 3 次印刷
开　　本　889 × 1194　1/32
字　　数　458千
印　　张　14.875
书　　号　ISBN 978-7-5189-8782-5
定　　价　158.00元

编委会

主　编　张　峰　中山大学附属第六医院

钟经馨　广州中医药大学第二附属医院

副主编　张　艳　郑州大学第一附属医院

刘高瑞（Gary Liu）　澳大利亚西悉尼血管专科（Western Sydney Vascular）、悉尼大学（University of Sydney）

田　晶　中山大学孙逸仙纪念医院

编　者　（按姓氏拼音排序）

崔明勇　浙江大学医学院附属第一医院

蒋清凌　中山大学附属第六医院

梁焯华　中山大学附属第六医院

刘一铭　中山大学附属第六医院

潘云祥　广东省妇幼保健院

裴小青　中山大学肿瘤防治中心

谭　雯　中山大学附属第八医院

温　红　惠州市中心人民医院

文艳玲　中山大学附属第六医院

吴宇轩　中山大学附属第三医院

谢秀静　浙江大学医学院附属第一医院

许晓琳　中山大学孙逸仙纪念医院

张　恒　珠海市人民医院

张艳玲　中山大学附属第三医院

郑智超　广东省人民医院

前　言

血管超声的发展日新月异，其分辨率的提升、新技术的开展和实时的血流动力学检测为临床诊疗提供了丰富的信息。一名合格的血管超声医师，除了具备熟练的操作技能、精准的机器调节技巧之外，还需掌握相关的解剖知识、物理学概念及流体力学原理。然而，如果想在这一领域脱颖而出，就必须丰富自己的临床思维，而这需要储备大量的生理学、病理学及相关临床知识。

本书简明扼要地阐述了超声基础知识和全身血管解剖特点，并基于四大部分（基本概念、头颈、腹部、四肢）展开讨论，每一部分均由病例图像引入相关疾病概念，并提供了相关诊断思维导图，希望有助于读者理解并提供超声诊断思路。一份优质的超声诊断报告应重点突出、言简意赅，本书提供了部分超声模板，以图文并茂的形式展示超声检查结果，希望读者能汲取相关思路和表达逻辑，让超声报告“简约而不简单”。

本书旨在为血管超声医师提供常见疾病的诊断理念和思路，予临床实践以指导。由于医学发展迅猛，各种概念更新不断，本书在编写过程中尽量引入最新观点和技术，并反复强调临床思维的重要性，但“笔有所短，术有所长”，遗漏和偏颇在所难免。为避免与市场上现有的专业书籍重复，充分体现本书的差异性：血管相关解剖学、适应证等内容不做长篇累述，主要围绕临床应用和诊断思维方面展开，希望能拓宽读者的思路，尤其是超声医师，更应该熟知临床需求，以解决患者问题为导向，让医疗行为行之有效。

本书的资料收集和撰写历时两年，值此出版之际，思潮澎湃、感慨万千。衷心感谢本书所有的编辑人员，大家为书稿的编撰付出了大量的心血，在一遍遍的修订中一丝不苟、精益求精！回想成长之路，感激之情油然而生，良师益友一直陪伴，教我做一个“纯粹”“精诚”的医者。特别感谢恩师华扬教授对我多年来的谆谆教诲，感谢好友暨共同主编钟经馨主任对书稿的鼎力相助，感谢给予我成长土壤的沈嫱老师，感谢李安华会长对省内血管超声专业的支持和推动！由于血管超声与临床各专业联系密切，涉及较多领域的概念和知识，加之受资历、水平和经验所限，本书难免有错漏之处，恳请前辈与同行们批评指正！

2022年4月

更多资讯请关注“血管超声头脑风暴”

各章节作者演讲洽谈，请联系：

sumszhangfeng@163.com

目 录

第1章 基 础

第2章 头 颈

第3章 四 肢

第4章 腹 部

第1章 基础

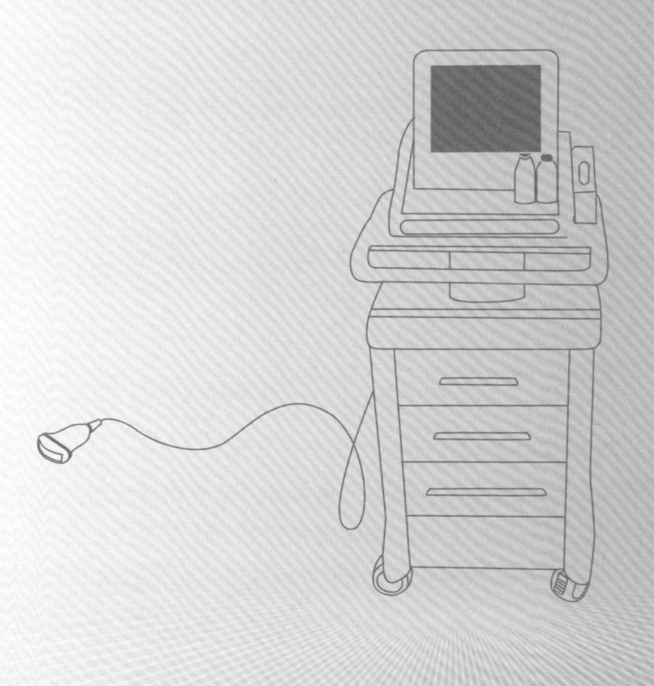

第一节　机器参数调节

超声图像成像质量除了受仪器性能、探头成像质量等硬件条件及患者自身条件影响之外，还受到探头选择、参数调节等因素的影响。超声医师可以根据不同的观察对象，选择合适的探头，并对成像参数进行优化调节，使图像细节尽可能显示清晰，这对保证诊断准确性非常重要。

超声仪器的选择和调节与单反相机拍照类似（表1-1-1），血管超声检查建议尽量选用兼顾穿透性和分辨率、血流成像敏感的仪器，再加上适当的调节，才能获得最佳的成像效果。超声检查的基本操作见图1-1-1。

表1-1-1　相机拍照和超声成像对比

相机拍照	超声成像
相机主机	超声主机
镜头	探头
预设场景	预设条件
自动模式	一键优化
手动模式	超声参数调节
焦点	焦点

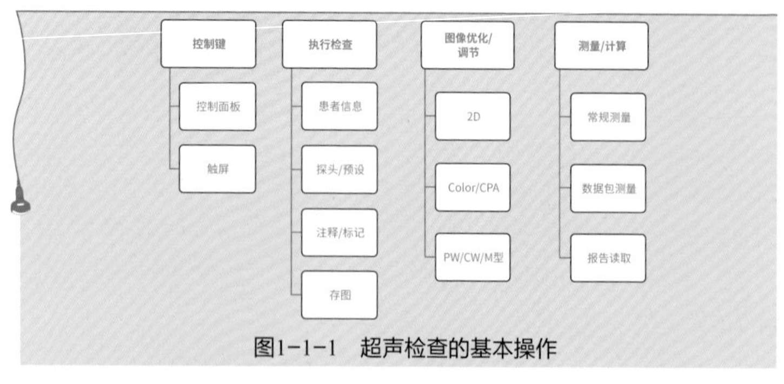

图1-1-1　超声检查的基本操作

一、探头选择

在超声检查过程中，超声波的发射和接收均通过探头来实现，探头的性能直接影响成像效果。适合人体血管超声检查的超声探头根据探头阵元排列方式分类，主要包括以下3种：线阵探头、凸阵探头和相控阵探头。仪器上切换探头的按键名称因仪器的不同而有所不同，常包括："Xducer""Transducer"、"Scanhead""Probe""Preset"等。一般而言，线阵探头的频率高于凸阵探头及相控阵探头。探头频率越高，其图像分辨率越高，但发射的超声波穿透力也越弱，影响远场组织显示的清晰度（图1–1–2）。因而，探头选择的基本原则：在保证超声穿透力的前提下，尽量选用频率较高的探头，以提高二维灰阶成像及彩色多普勒血流成像（color Doppler flow imaging，CDFI）质量。

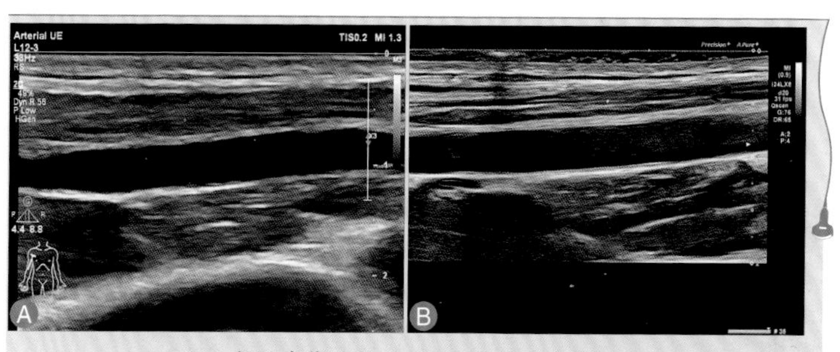

A.9 MHz探头成像效果；B.24 MHz探头成像效果。

图1–1–2 同一观察对象在不同频率下的成像效果对比

血管超声常用探头类型与频率范围如下。

1.颈部及四肢血管

常用4.0 ~ 8.0 MHz的线阵探头。人体血管管径一般由近心段至远心端逐渐缩小，且存在个体差异，对四肢远端较纤细且距体表较近的血管可适当提高所选用探头的频率，以增强对细节部分的显示能力。而锁骨下动脉、椎动脉V_1段及头臂干距体表位置较深，可选用频率较低的小凸阵探头或相控阵探头。对于肥胖或股浅动脉下段经收肌管处位置较深的患者可以选择凸阵探头。

2.颅内动脉

经颅CDFI一般均使用相控阵探头，频率为1.5 ~ 2.5 MHz。

3.腹部大血管

位置深在，常规使用5.0 MHz左右的凸阵探头，体型偏瘦者可结合线阵探头观察。根据患者体形胖瘦，相应调整频率。

需要注意的是，探头种类及频率的选择并不是与检查部位一一对应、一成不变的，不同仪器的同一类型探头或同一探头在不同患者身上的成像效果均有差异，超声医师应根据实际情况灵活选择。

机器预设条件也并非是标准条件，需要医师根据实际情况和个人习惯进行调节，在检查过程中，左手的机器调节是持续进行的，新款机器有一键优化和一键多普勒调节功能，在一定程度上解放了左手，但学会机器调节是取得理想图像的基础，是需要超声医师掌握的基本技能。

二、参数调节

选定探头、预设条件进行血管检查，超声医师需要根据实际成像效果对各项成像条件进行调试，以使图像得到优化，确保组织结构显示清晰、血管特征及病变显示明确、血流显示良好，这对保证诊断准确性非常重要（图1–1–3，图1–1–4）。

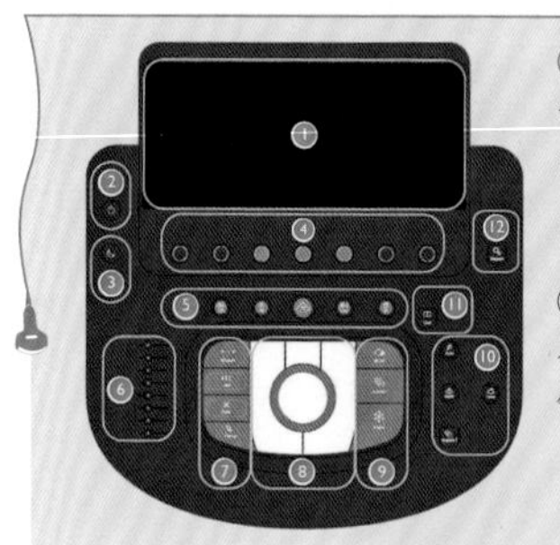

①：触摸屏；②：开关；③：睡眠模式；④：控制键（对应触摸屏）；⑤：成像模式控制键，包括“2D”“Color”“PW”“CW”“M”“3D/4D”等；⑥：TGC控制模块；⑦：“Meausrue”“Label”“Erase”和“Pointer键”；⑧：轨迹球及按钮；⑨：“Freeze”一键优化、存图键；⑩：“Zoom”“Depth”“Focus”等键；⑪：双幅模式；⑫：工程支持程序。

图1–1–3　超声机器控制面板

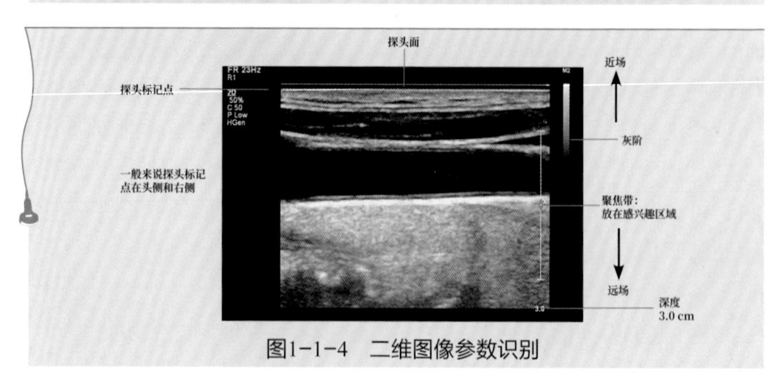

图1–1–4　二维图像参数识别

（一）二维图像的调节

1.增益

增益（gain）包括总增益及时间增益补偿（time gain compensation，TGC）。前者指整幅二维图像的亮度，故当图像整体偏暗或偏亮时，应调节总增益；后者也称为灵敏度时间控制（sensitivity time control，STC），对图像上不同深度的亮度调节，故当某一深度的图像显示偏暗或过亮时，可以调整相应深度的时间增益补偿按钮（图1-1-5）。时间增益补偿调节：从上到下对应近场到远场的不同深度，从左到右对应从低到高的增益水平。

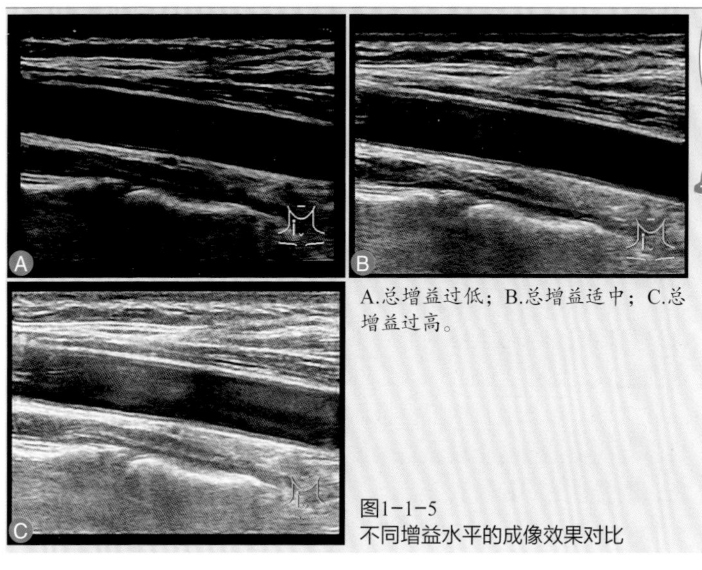

A.总增益过低；B.总增益适中；C.总增益过高。

图1-1-5 不同增益水平的成像效果对比

2.深度

对扫查深度（depth）的调节，一般通过旋钮或上下拨动“Depth”键实现，一般将扫查深度调至超出观察目标1～2 cm即可，过深可能影响对目标图像细节的观察（图1-1-6）。需要说明的是，深度过浅也不利于观察，因而对于非常浅表的血管，建议使用耦合垫或多量耦合剂使其位于适宜深度以改善显示效果（图1-1-7）。

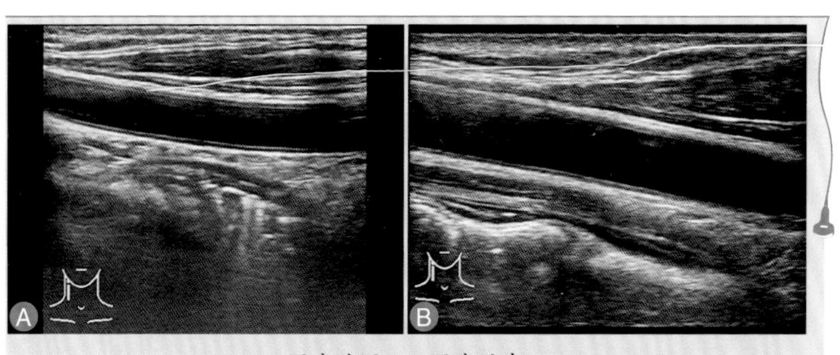

A.深度过深；B.深度适中。

图1-1-6 不同扫查深度的成像效果对比

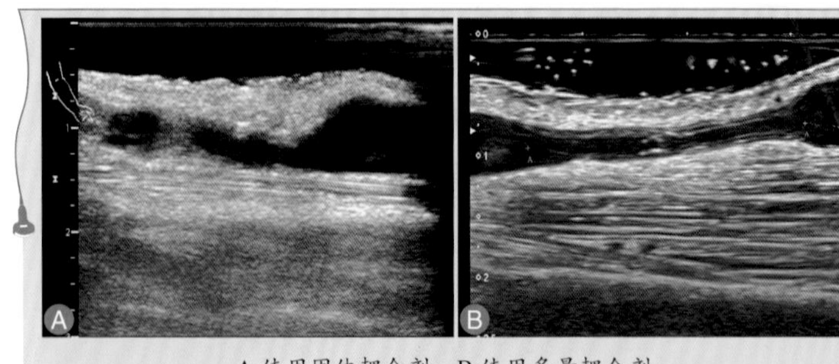

A.使用固体耦合剂；B.使用多量耦合剂。

图1-1-7　血液透析患者头静脉狭窄结构

3.焦点

包括位置调节与数目调节。焦点（focus）的位置常设置在与观察目标同一水平，原则上聚焦范围要稍微超过观察目标，聚焦范围越大，帧频（frame rate，FR）就越低，会损失超声图像的时间分辨率。焦点数目则根据目标大小而定，一般以1～2个为佳。目前有些设备具有全域动态聚焦功能，无焦点，系统自动全程聚焦，不需要操作者调节焦点。

4.动态范围

动态范围（dynamic range，DR）表示回声强度转化为灰阶梯度频谱图的信息量，单位为分贝（dB），反映设备接收强、弱信号的能力。动态范围越大，灰阶信息越多，图像越细腻，但噪声也会相应增加（图1-1-8）。降低动态范围，灰阶信息减少、甚至会丢失部分信息，图像颗粒增粗、对比增强，但噪声也会相应减少。不同型号机器动态范围设定不同，通常将动态范围设置在55～80 dB较为合适。

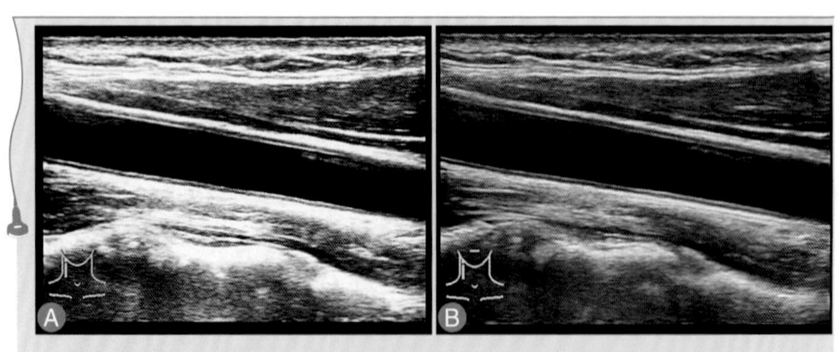

A.DR 50 dB，动态范围偏小，图像锐利，图像对比增强，组织层次区分欠清；B.DR 78 dB，动态范围适宜，图像细腻，亮度适宜，组织层次较清晰。

图1-1-8　不同动态范围的成像效果对比

5.局部放大

当观察目标较小时，原始图像上的结构可能辨认困难、测量存在较大误差，此时可以采用放大按钮（通常为“Zoom”旋钮或拨钮）将观察目标进行放大，增强对观察目标的细节显示（图1-1-9）。

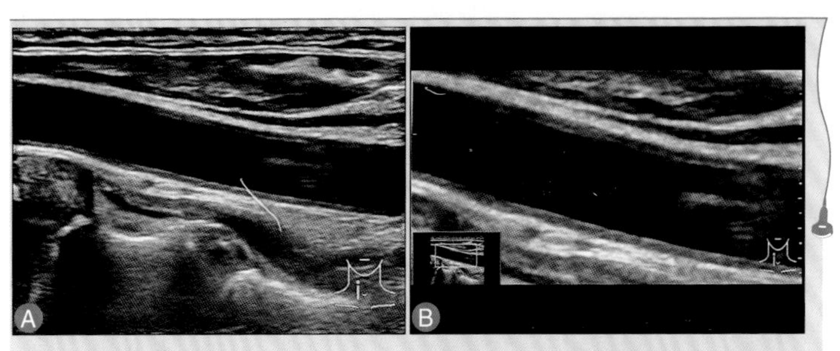

A.原始图像；B.局部放大，能更清楚地观察到血管壁结构。

图1-1-9 原始图像和局部放大图像对比

6.输出功率

能量和强度与患者的安全相关，操作者要遵循ALARA原则：采用尽可能低的能量。超声是机械波，可能导致的生物学效应包括热效应和空化效应。机器上通过2个技术参数提示生物学效应信息：机械指数（mechanical index，MI）和热指数（thermal index，TI）（表1-1-2）。热指数分为3种：软组织热指数（thermal index in soft tissue，TIS）、病灶处骨热指数（thermal index for bone at the focus，TIB）、颅骨热指数（thermal index for cranial bone，TIC）。

表1-1-2 FDA对超声使用的安全范围界定

	MI（机械指数）	TI（热指数）	Ispta.3（空间峰值时间平均声强）
眼科	≤ 0.23	≤ 1.9	≤ 50 Mw/cm^2
其他	≤ 1	≤ 6	≤ 720 Mw/cm^2

（二）彩色多普勒血流成像的调节

CDFI的调节主要包括以下部分。

1.彩色增益

用于调节仪器输出彩色信号的强度，增加或减少图像上彩色取样框内的颜色明亮度，彩色增益的调节不影响二维图像的增益（图1-1-10）。

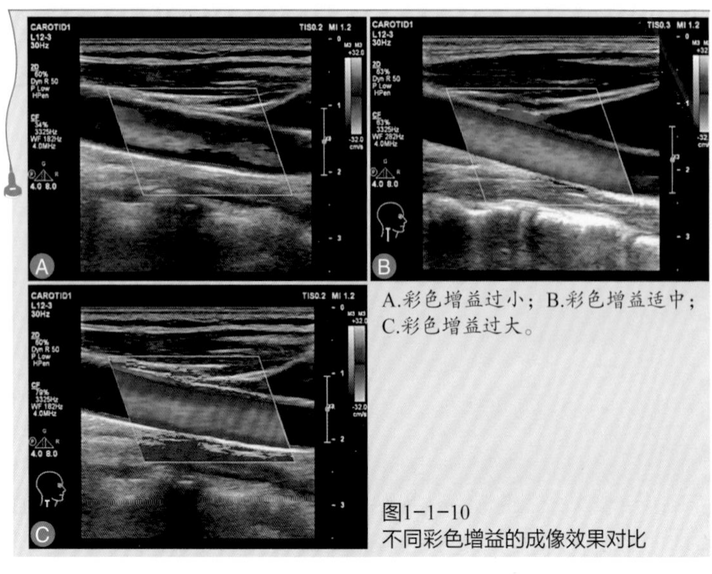

A.彩色增益过小；B.彩色增益适中；C.彩色增益过大。

图1-1-10
不同彩色增益的成像效果对比

2.取样框大小

取样框即感兴趣区，显示血流的范围区域。需要注意的是，增大取样框范围或增加取样框深度，会使图像帧率降低（图1-1-11）。

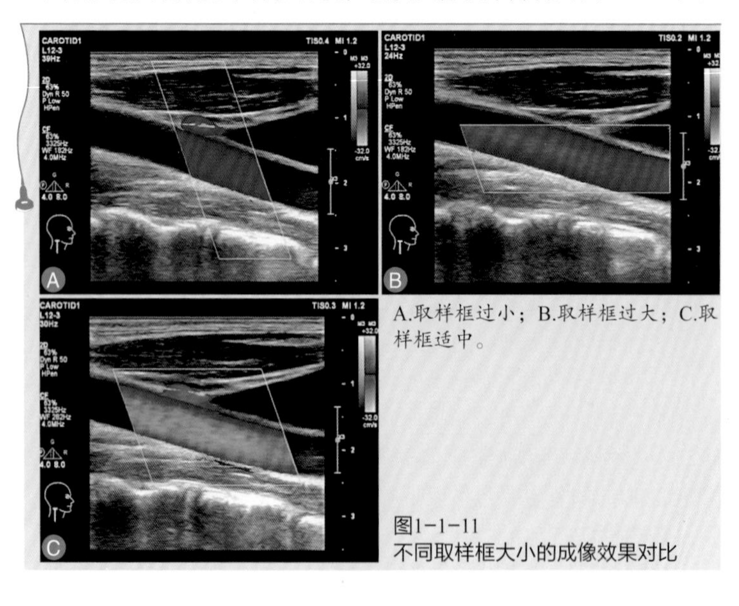

A.取样框过小；B.取样框过大；C.取样框适中。

图1-1-11
不同取样框大小的成像效果对比

3.取样框角度

在线阵探头上，该调节能改变电子声束的入射方向，从而改变声束与血流方向之间的夹角。通常通过旋转“steer”旋钮或偏转“oblique”按键实现。正确的取样框角度应使平行四边形取样框长对角线与血流方向一致、平行或与管壁平行（图1–1–12）。然而，声束偏转会增加多普勒信号的衰减，因此，偏转角度不宜过大，否则将会出现血流信号充盈欠佳。

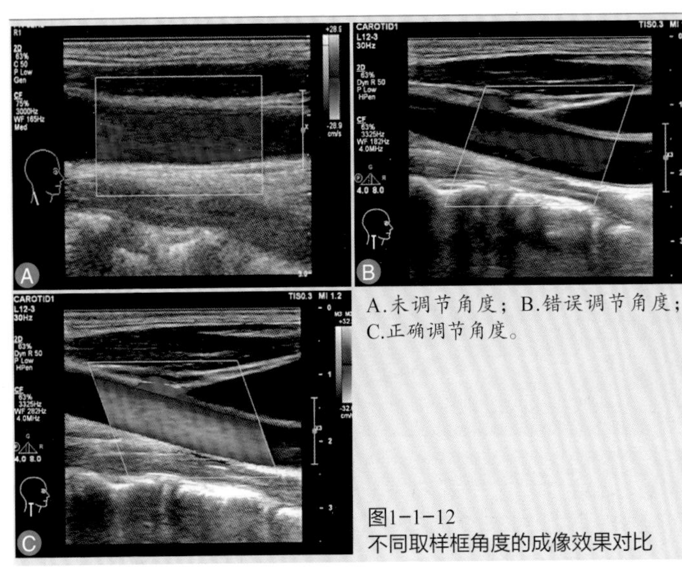

A.未调节角度；B.错误调节角度；C.正确调节角度。

图1–1–12
不同取样框角度的成像效果对比

4.速度范围

速度范围也称彩色标尺（scale）、脉冲重复频率（pulse repetition rate，PRF），一般高速血流采用高速标尺，低速血流则采用低速标尺。用低速标尺检查高速血流，会出现彩色反转进而表现为血流混叠；用高速标尺检查低速血流，则低速血流无法显示。对于不同部位的血管，应该根据其流速选择相应合适的量程（图1–1–13）。一般调节原则：将脉冲重复频率调至目标血管正常段，管腔内血流信号不出现混叠现象，彩色色彩明亮。

5.彩色编码翻转

一般情况下，红色代表血流方向朝向探头，蓝色代表血流方向背离探头（图1–1–14），同时需要注意，即便是同一条血管，由于走行不在同一水平上，不同节段血管往往可以表现为不同颜色。所以，在通过彩色多普勒血流图判断血流方向时，一定要先看彩色标尺，确认“朝向探头、背向探头”的血流分别是何种颜色，再去判断血流方向，避免“彩色编码反转”带来的判断陷阱。

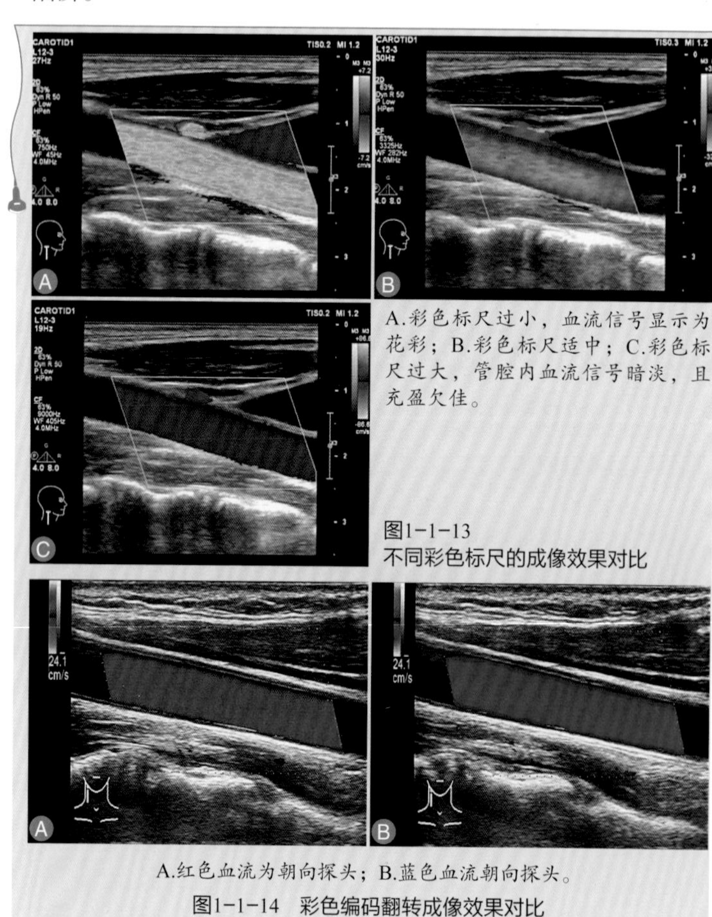

A.彩色标尺过小，血流信号显示为花彩；B.彩色标尺适中；C.彩色标尺过大，管腔内血流信号暗淡，且充盈欠佳。

图1-1-13 不同彩色标尺的成像效果对比

A.红色血流为朝向探头；B.蓝色血流朝向探头。

图1-1-14 彩色编码翻转成像效果对比

6.滤波

在CDFI检查过程中，探头除了接受来自血流的信号外，也接受来自包括管壁在内的周围组织运动产生的多普勒信号，在图像相应位置上生成彩色信号，但并非存在真正的血流。这种“运动伪彩”的干扰有时很大，借助滤波器可以将其减弱或消除。滤波（filter）的调节通常以等级表示（图1-1-15），低于设定等级频率的信号将无法进入信号处理器——组织运动的频率大多较低。必须注意的是，部分低速血流信号也将被滤波器滤除。因此，滤波的调节必须视检查对象而定，在伪彩不影响血流成像的基础上，尽量选用较低的滤波等级。

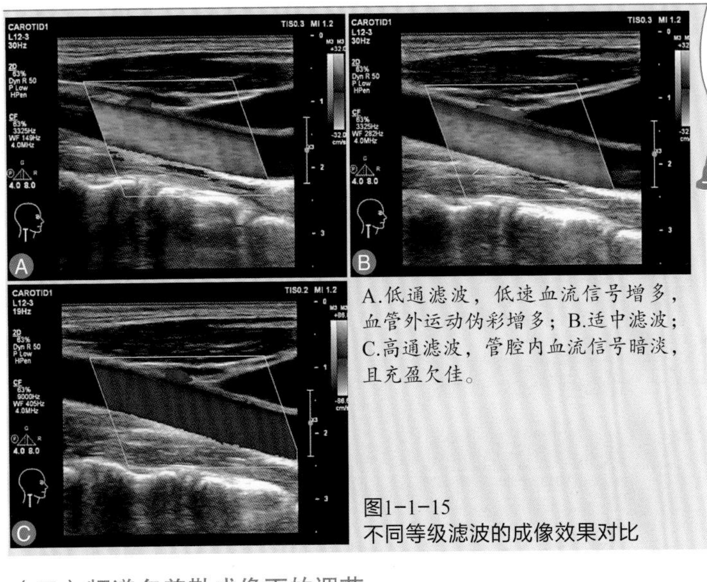

A.低通滤波，低速血流信号增多，血管外运动伪彩增多；B.适中滤波；C.高通滤波，管腔内血流信号暗淡，且充盈欠佳。

图1–1–15
不同等级滤波的成像效果对比

（三）频谱多普勒成像下的调节

1.频谱增益

频谱的强度，用于调节频谱亮度（图1–1–16）。

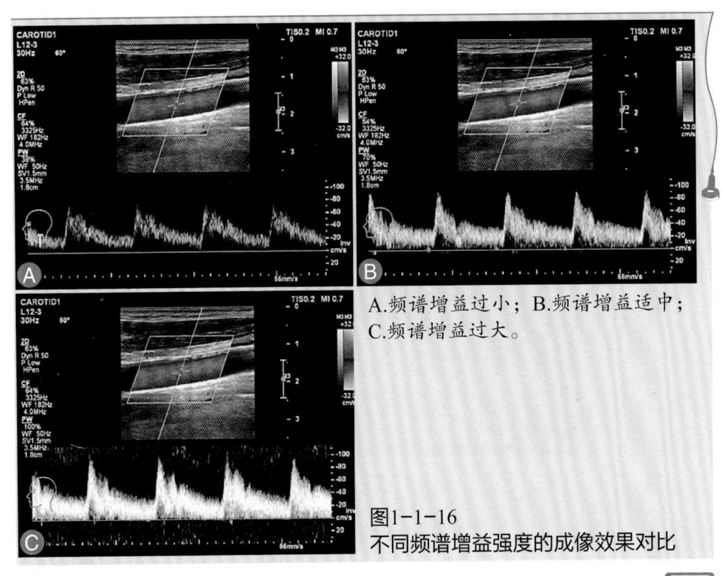

A.频谱增益过小；B.频谱增益适中；C.频谱增益过大。

图1–1–16
不同频谱增益强度的成像效果对比

2.频谱标尺（彩色标尺，脉冲重复频率）

与彩色标尺同理，测量低速血流采用较低的速度范围，测量高速血流则采取较高的速度范围。标尺过高，则频谱低矮，不利于对频谱形态细节的观察；标尺过低，则频谱过高，甚至出现反转，频谱混叠不利于血流方向的判断和流速的准确测量（图1–1–17）。适当的调节应使频谱占据显示范围的1/2～2/3为佳。流速的量程与取样深度和频率有关，流速超过量程时，可通过调整取样深度或降低频率改善。

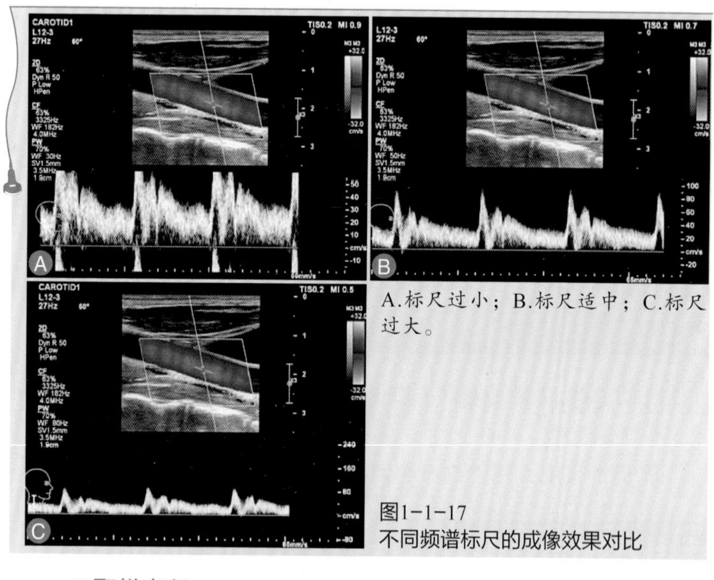

A.标尺过小；B.标尺适中；C.标尺过大。

图1–1–17
不同频谱标尺的成像效果对比

3.取样容积

包括大小和位置的调节。取样容积（sample volume，SV）的大小应达到测量管腔内径的1/3～1/2为宜（图1–1–18）。

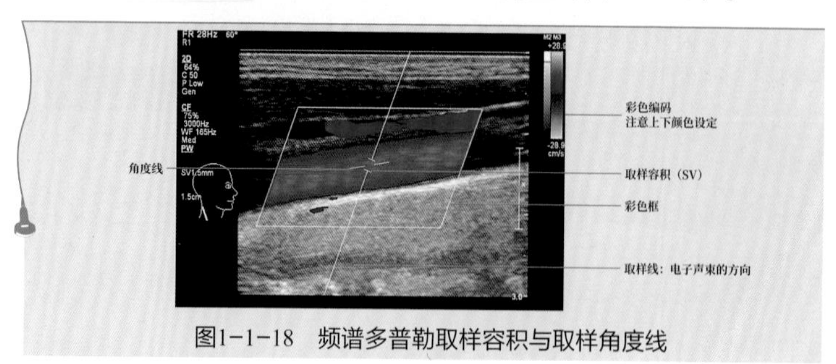

图1–1–18　频谱多普勒取样容积与取样角度线

取样容积应置于血管中央（中心层流带）或其他需要测量流速的感兴趣区（狭窄处射流）。测量流量时，因要测量时间平均流速，取样容积需覆盖整个血管腔。

4.角度线角度及其校正

理想的角度线应与血流方向或管壁平行，调整探头扫查方向使声束与血流方向呈一定的角度，夹角越小时，所测得的数值越接近真实值，故通常采用小角度测量，且控制在≤60°。血流速度测量误差也与多普勒角度有关（图1-1-19）。

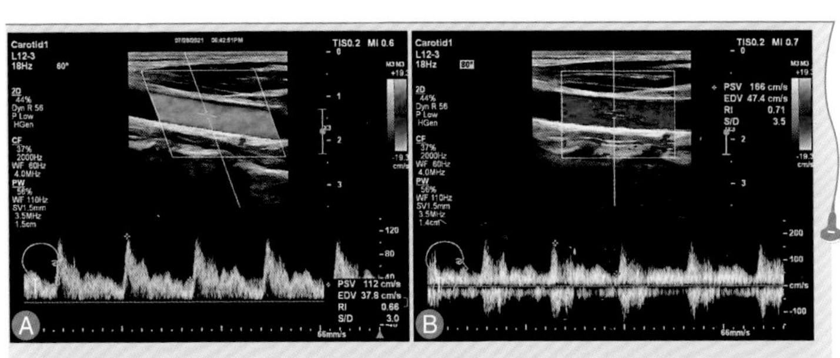

A.取样线角度为60° 时，测得的血流速度为112 cm/s，较接近真实值；B.取样线角度为80° 时，测得的血流速度为166 cm/s，与真实值存在较大误差，并且显示为频窗不清晰，基线上下频谱。

图1-1-19 不同取样线角度的成像效果对比

5.基线

恰当的基线调节是频谱得到完整显示的前提（图1-1-20）。

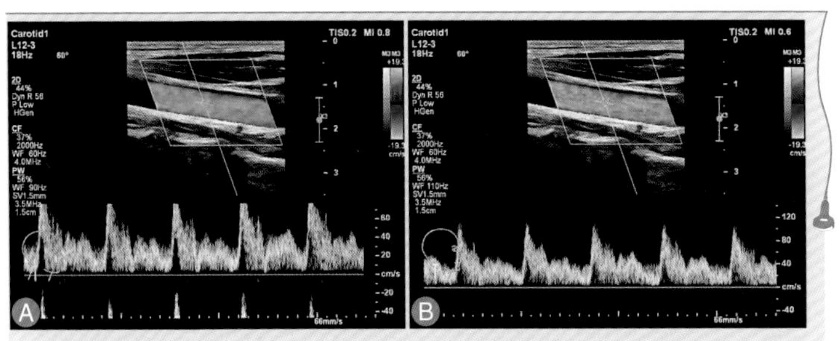

A.基线过高，频谱显示不完整；B.基线位置恰当，频谱完整显示。

图1-1-20 不同基线位置的成像效果对比

6.频谱翻转

通常在多普勒频谱图上，基线上下的频谱分别代表朝向探头和背离探头的血流，两者可以通过频谱翻转键（通常为“Invert”或“Reverse”按钮）转换。检查者可根据自身习惯任意反转，不影响频谱形态分析和流速测量（图1–1–21）。需要注意的是，在观察频谱时，一定要先看标尺的正负值，确认频谱对应的方向，避免“频谱翻转”带来的判断陷阱。

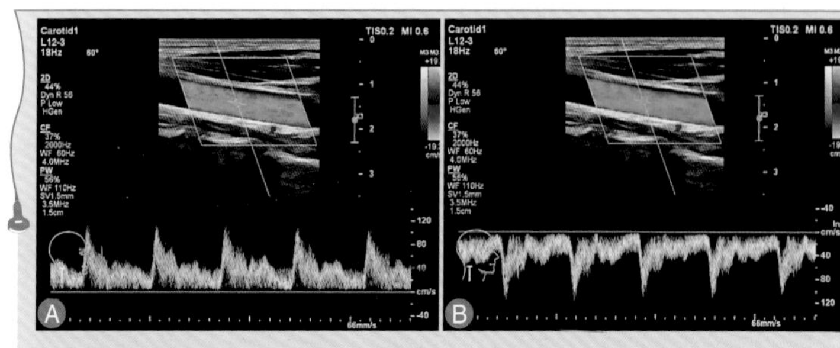

A.频谱翻转前；B.频谱翻转后。频谱翻转前后形态及流速大小不变，标尺均对应正值，即为正向频移（血流朝向声速方向）。

图1–1–21　频谱翻转前后成像效果对比

7.滤波

与彩色多普勒成像下的滤波原理相同，低于滤波等级频率的低速血流会被滤波器滤除而无法显示于频谱图像上，造成“频宽”变窄、“频窗”变宽，信息丢失，影响超声医师对血流动力学情况的判读。但在某些情况下，低速血流干扰超声医师对主要目标血流形态的观察时，则应相应调高滤波等级。

【推荐阅读文献】

[1] 任卫东，唐力.血管超声诊断基础与临床[M].北京：人民军医出版社，2005.

[2] 约翰·佩勒里托，约瑟夫·宝莱克.血管超声经典教程[M].温朝阳，华扬，童一砂，主译.7版.北京：科学出版社，2021.

[3] ANN MARIE KUPINSKI.超声诊断学：血管[M].彭玉兰，文晓蓉，顾鹏，主译.北京：人民卫生出版社，2018.

[4] 罗伯特·尤金·齐勒，大卫·李·道森.斯特兰德尼斯.血管疾病超声诊断学[M].刘勇，主译.5版.北京：科学技术文献出版社，2021.

第二节 频谱识别：动脉

一、动脉解剖特点

人类的心血管系统来自中胚层，人胚从第三周开始，卵黄囊的胚外中胚层细胞分化成为血管细胞，称为血岛。胚内外的原始血管相互连接，形成原始心血管系统。早期胚体动脉主干分为：腹主动脉、背主动脉、弓动脉。弓动脉有6对，经过合并、退化，第八周时已接近成体状态：第一对弓动脉形成上颌动脉；第二对弓动脉形成镫骨动脉，并参与组成颈外动脉的一部分；第三对弓动脉延伸发展，和背主动脉一起分别形成颈外动脉、颈内动脉、颈总动脉；第四对弓动脉与主动脉囊和动脉干分隔紧密相关，与主动脉囊组成升主动脉和头臂干，将动脉干分成主动脉干和肺动脉干，第四对弓动脉和背主动脉等合成右锁骨下动脉、主动脉弓、降主动脉；第五对弓动脉退化；第六对弓动脉变化复杂，可形成左肺动脉、动脉导管、肺动脉。背主动脉逐渐形成胸主动脉、腹主动脉和骶中动脉，早期出现3组分支：腹侧内脏支（主要成为腹腔动脉、肠系膜上动脉、肠系膜下动脉、脐动脉），外侧内脏支（主要成为肾动脉、肾上腺动脉、卵巢动脉、睾丸动脉）、背外侧支（主要成为锁骨下动脉、椎动脉、甲状颈干、肋颈干、基底动脉、胸廓内动脉、腹壁动脉、髂动脉）。随着上下肢芽的形成，锁骨下动脉和髂外动脉深入其中，分别形成上下肢的主要血管。

动脉壁有3层被膜：外膜、中膜、内膜。人的动脉分3种类型，不同类型动脉的区别在于其厚度和被膜的组成不同：大动脉管壁弹性纤维较多，有较大的弹性，又称弹性动脉，心脏射血时管壁扩张，舒张期管壁回缩，促使血液继续向前流动，如主动脉、肺动脉、无名动脉、颈总动脉、锁骨下动脉和髂总动脉等；中动脉中膜较厚，主要由10～40层平滑肌组成，故称肌性动脉，除了大动脉，人体有解剖名词的动脉多为中动脉，如椎动脉、肾动脉、肠系膜动脉、肢体动脉等；小动脉管壁结构与中动脉相似，但各层均变薄，内弹性膜明显，外弹性膜不明显，中膜含数层平滑肌，平滑肌舒缩可使管径变小，增加血流阻力，因此小动脉也称外周阻力血管（图1-2-1）。

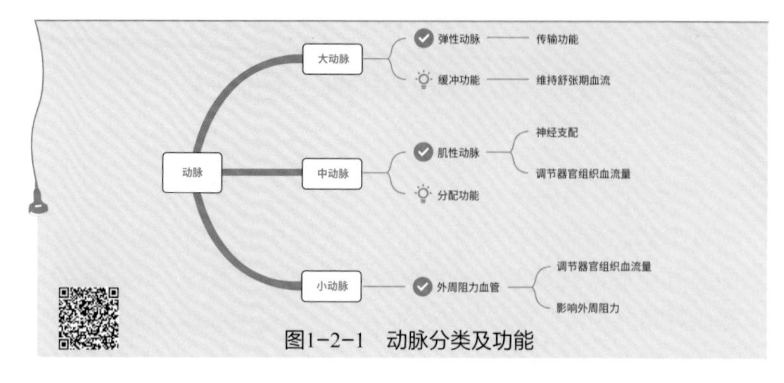

图1-2-1　动脉分类及功能

二、常用动脉频谱术语

2020年美国血管医学会（Society of Vascular Medicine，SVM）和血管超声学会（Society for Vascular Ultrasound，SVU）就动静脉频谱规范描述发布了相关共识。共识提出动脉频谱要描述血流方向、时相和阻力情况，使用术语“正常”和“异常”需在检查的临床背景下进行。

1.血流方向

血流方向分为顺行（antegrade）、逆行（retrograde）、双向（bidirectional）、无血流（absent）。

2.时相

时相分为三相波、双相波、单相波（图1-2-2）。

（1）三相波（triphasic waveform）由3个不同的部分组成：①收缩期；②舒张早期血流逆转；③舒张晚期小的前向波。

（2）双相波（biphasic waveform）：舒张晚期血流消失，仅有收缩期快速达峰和舒张早期反向波。

（3）单相波（monophasic waveform）：血流频谱不穿过基线，也称为单向（unidirectional），既往多用于无舒张早期反向血流或舒张晚期缺失时的描述。早期文献多用于近段血管阻塞性病变所致的远段改变。

需注意随着机器的不断发展，可从频谱识别血流状态：层流、湍流、涡流。不同部位动脉因状态不同，频谱形态可改变，并非和“正常”“异常”对应。

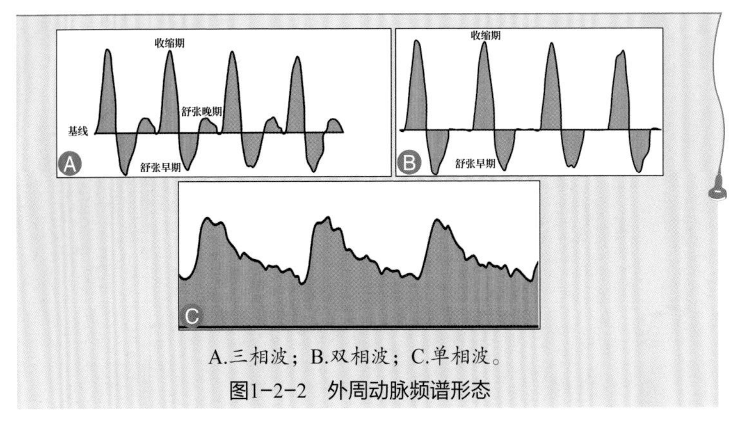

A.三相波；B.双相波；C.单相波。

图1-2-2 外周动脉频谱形态

新的共识建议使用术语：“多相”“单相”描述，即“三相”“双相”均为“多相”波。

3.阻力

阻力分为高阻力频谱、中等阻力频谱、低阻力频谱。

（1）高阻力频谱（high resistive waveform）：表现为收缩期急剧上升（达峰）和快速下降，可以是多相波或单相波。

（2）中等阻力频谱（intermediate resistive waveform）：单相波，兼有高阻力和低阻力的特点，属于混合型频谱：收缩期急剧上升（达峰）、快速下降和整个舒张期血流持续向前，另有舒张期切迹（备注：与收缩期切迹不同，此切迹位于收缩期末、舒张期前）。

（3）低阻力频谱（low resistive waveform）：收缩后期下降延迟，整个舒张期维持前向的血流，没有舒张期切迹，为单相波。

三、动脉频谱特征

1.四肢动脉频谱特征

四肢动脉正常呈三相波，上肢阻力较低，常为双相波。

第一相：心脏收缩期射血引起的顺行高速血流。

第二相：主干动脉舒张期血压流向分支动脉，如果（肌肉床）分支外周阻力较大，舒张早期主干内血流出现折返。

第三相：为舒张中晚期弹性动脉回弹引起的顺行血流。

当运动或充血（炎症等）状态时，远端血管床阻力降低，可表现为中等阻力的单相波。

2. 头颈动脉频谱特征

头颈动脉频谱特征见图1-2-3。

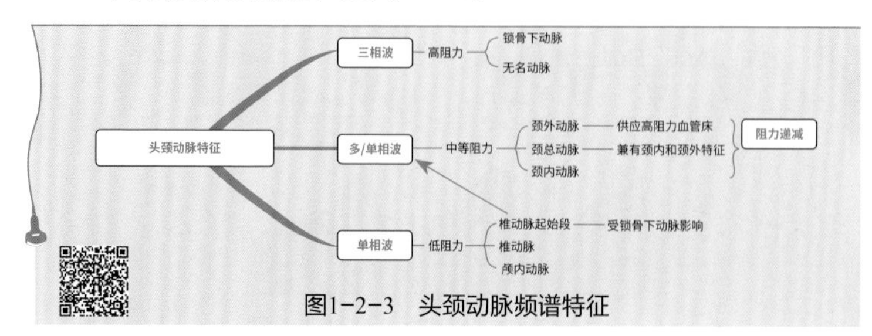

图1-2-3　头颈动脉频谱特征

3.腹部动脉频谱特征

腹部动脉频谱特征见图1-2-4。

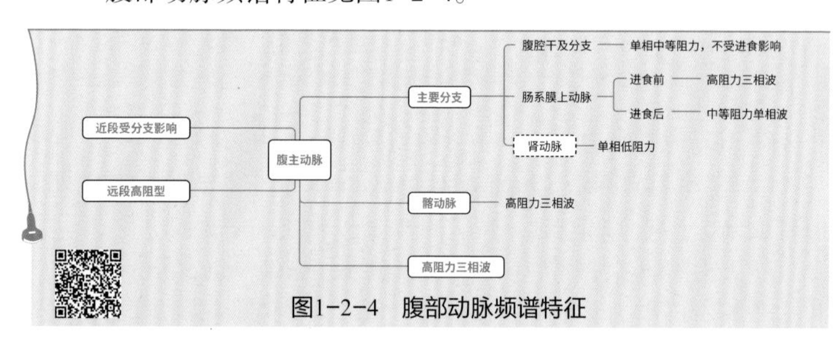

图1-2-4　腹部动脉频谱特征

四、动脉血流动力学

心脏泵维持循环中动脉系统的能量，包括势能、动能和重力势能（图1-2-5）。大动脉和分支动脉的压力势能损失少，阻力较小。由于外周血管硬度增加和反射波存在，特别是老年人外周血管硬度增加明显，导致舒张期折返血流。

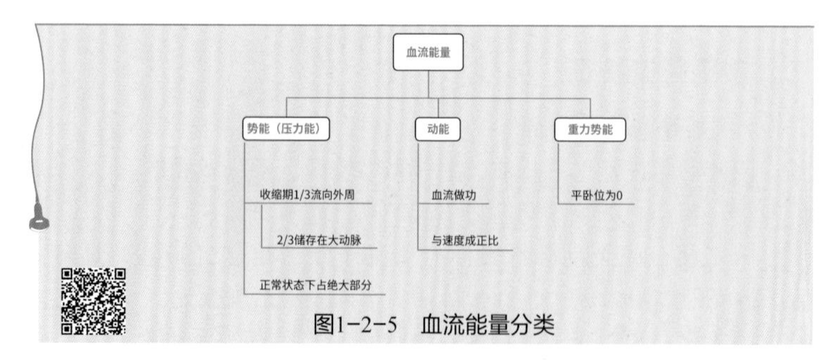

图1-2-5　血流能量分类

当动脉出现狭窄时，狭窄远端的压力和流速下降，一般是主动脉面积狭窄率超过90%，中动脉面积狭窄为70%～90%时出现。

五、常见动脉频谱图像

常见动脉频谱图像见图1-2-6～图1-2-16。

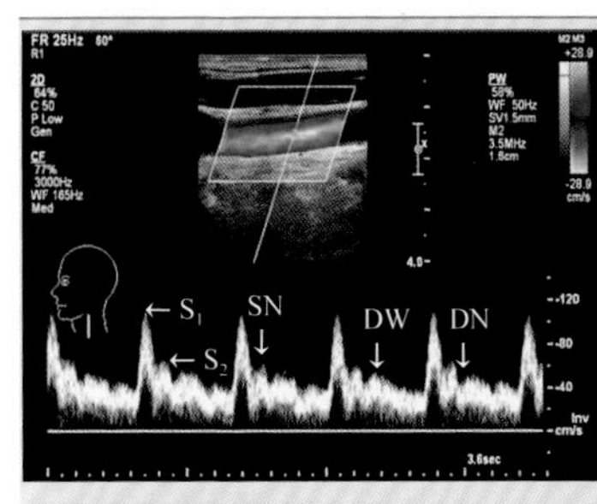

S_1：心脏收缩峰；S_2：T波，大动脉血管搏动波；DW：重播波/舒张波，心脏舒张早期；SN：systolic notch，收缩期切迹；DN：dicrotic notch，重搏波切迹。

图1-2-6 三峰递减型单相波

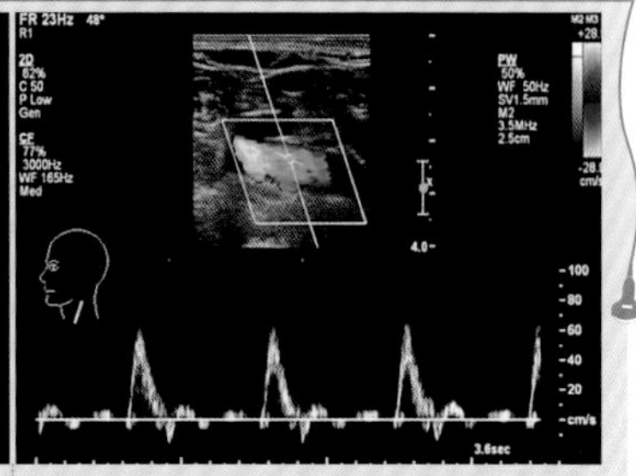

频谱开始为心脏收缩引起的高速前向血流，接着为舒张早期的反向血流，最后为舒张中晚期的前向低速血流。

图1-2-7 三相波形

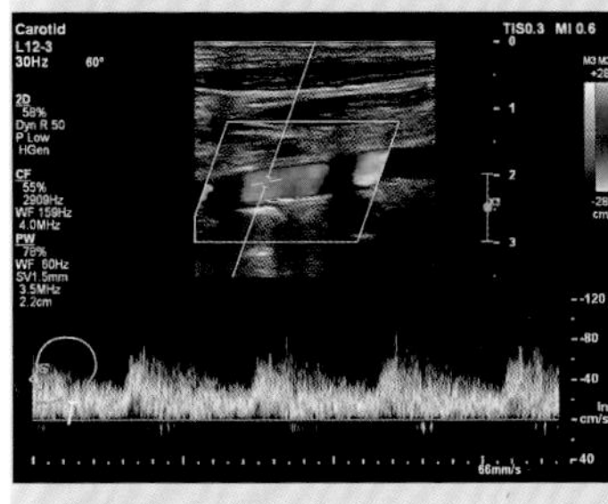

椎动脉血流呈高动力学状态，频谱边缘呈毛刺状。

图1-2-8 贫血/甲状腺功能亢进患者

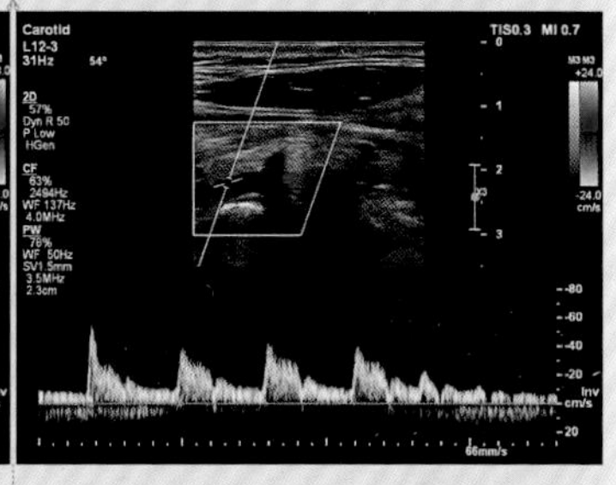

频谱高低不齐，周期不等。

图1-2-9 心律不齐患者

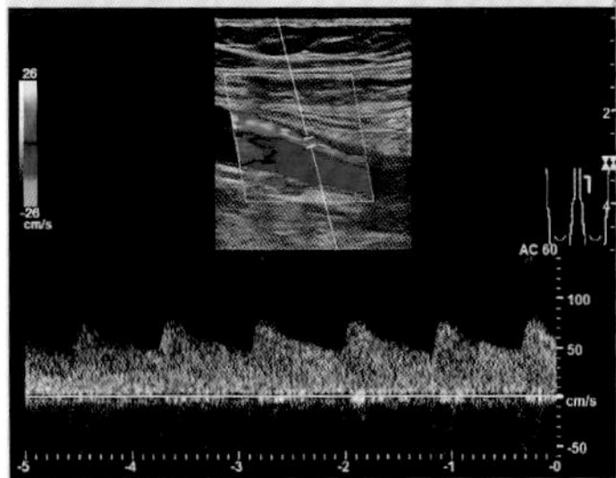

高速低阻改变，毛刺状。

图1-2-10 动静脉瘘的动脉频谱

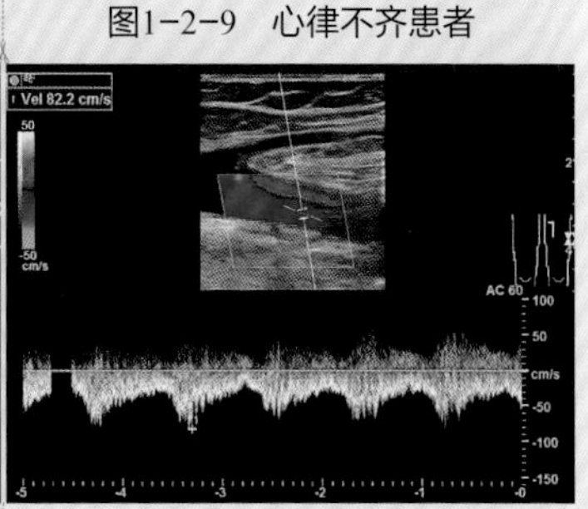

静脉频谱动脉化。

图1-2-11 动静脉瘘的静脉频谱

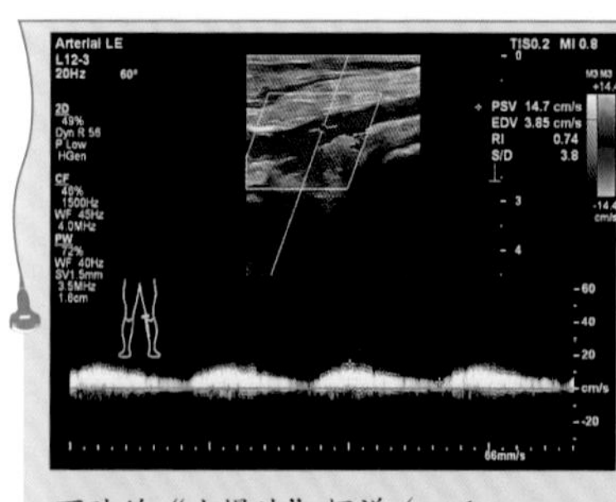

下肢的“小慢波”频谱（tardus-parvus waveform）。

图1-2-12 髂总动脉闭塞

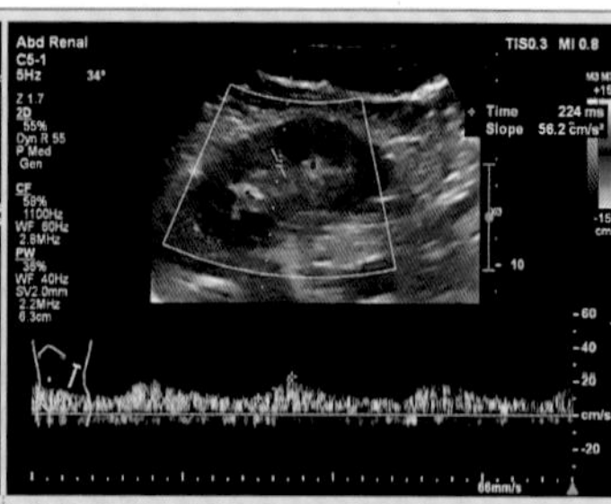

叶间动脉的“小慢波”频谱（tardus-parvus waveform）。

图1-2-13 肾动脉极重度狭窄

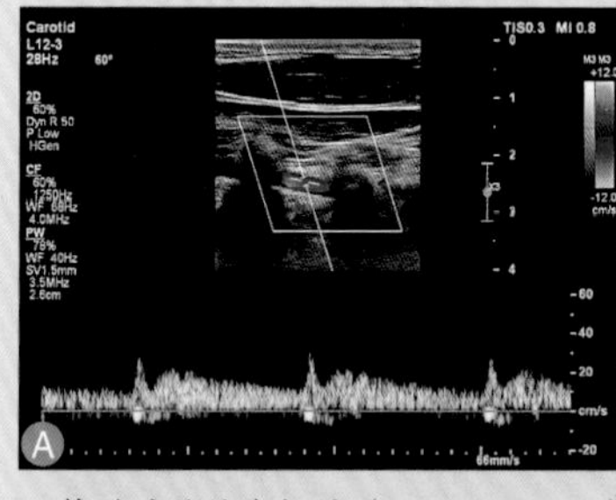

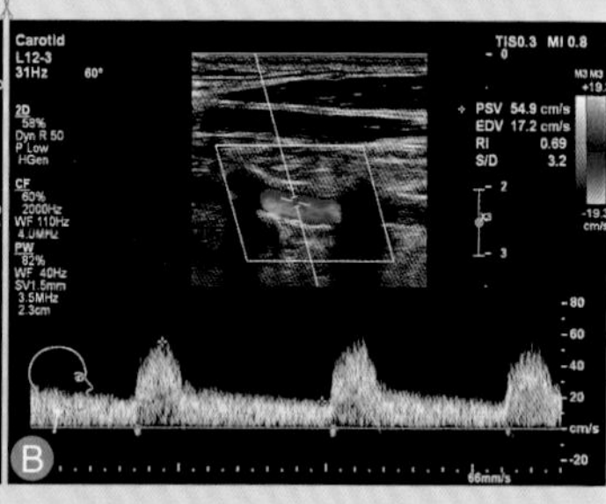

A.椎动脉收缩期切迹（systolic notch）；B.对侧椎动脉频谱代偿性改变：流速升高、加速时间延长。

图1-2-14 锁骨下动脉盗血椎动脉频谱改变

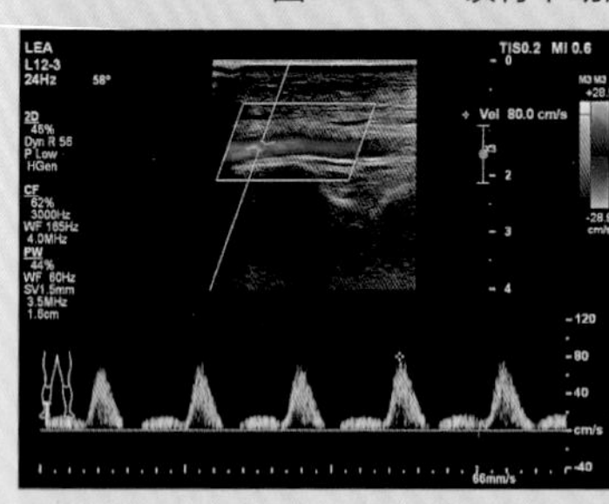

小腿动脉频谱呈中等阻力单相波。

图1-2-15 小腿感染

瘘口处来回型频谱（to-and-fro waveform）。

图1-2-16 假性动脉瘤

六、常用血流参数公式

基于收缩期峰值流速（peak systolic velocity，PSV）、舒张末期流速（end-diastolic velocity，EDV）、平均流速（mean velocity，MV）等进行血流参数评估。

1.阻力指数

阻力指数（resistance index，RI）：血流灌注的阻力，评价颈动脉外周阻力和新生儿脑血流动力学等。

RI=（PSV-EDV）/PSV

2.搏动指数

搏动指数（pulsatility index，PI）：定量评价不同测量部位脉搏波的阻力，分母为平均流速，能反映整个周期的血流和血管顺应性及弹性状态，与阻力指数的变化趋势几乎相同。

PI=（PSV-EDV）/MV

3.S/D比值

S/D比值不能反映整个心动周期血流。D值高，远端阻力低。

S：收缩期峰值流速；D：舒张期最低流速。

4.硬度指数

硬度指数（stiffness parameter，β）：表明动脉血管的硬化程度，发生动脉硬化时，该数值升高。

β=In（Ps/Pd）/［（Ds-Dd）/Dd］

Ps：收缩压；Pd：舒张压；Ds：收缩期血管内径；Dd：舒张期血管内径。

5.顺应性

顺应性（arterial compliance，AC）：反映血管容积随血管内压力变化而变化的能力，即动脉壁的缓冲能力和舒张功能。主要取决于管壁的硬度，是内在弹性特性。

AC=π（Ds×Ds-Dd×Dd）/［4（Ps-Pd）］

6.脉搏波传导速度

脉搏波传导速度（pulse wave velocity，PWV）：左室射血产生脉搏波以一定速度沿动脉壁向全身传播。通过测量脉搏波传导时间和两个记录部位的距离求得。

PWV（m/s）=L/t

传播时间t：两个波形的时间差；L：两个探测器间的距离。

7.收缩早期加速时间

收缩早期加速时间（acceleration time，AT）：从收缩期频谱起始处至收缩早期波峰的顶点处或收缩早期波峰消失处，当这些特征不能辨认时，测量终止点则选择收缩期频谱最高点。

8.收缩早期加速度

收缩早期加速度（acceleration，AC）：测量起始点和终止点的设置与AT测量相同。

AC=ΔV/ΔT，单位为m/s^2，其中ΔT=AT。

七、影响狭窄血流动力学的因素

影响狭窄血流动力学的因素见图1-2-17。

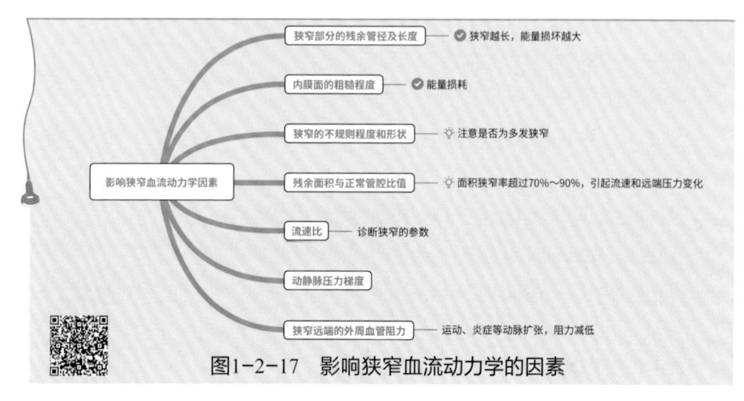

图1-2-17　影响狭窄血流动力学的因素

八、狭窄的血流动力学变化

狭窄的血流动力学变化见图1-2-18。

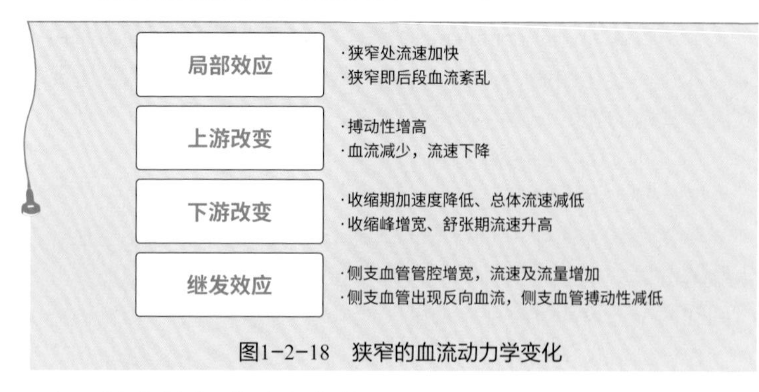

图1-2-18　狭窄的血流动力学变化

九、狭窄的频谱形态变化

随着狭窄的发生，除了流速增加之外，轻度狭窄因血流紊乱开始出现频带增宽、频窗消失、边界毛糙等现象，反映了红细胞对应的流速分散，低流速信号的增加（图1-2-19）。这种频谱的异常，更多见于30%～50%的狭窄，所以流速升高，同时有频谱的异常，可以提示轻度狭窄。而对于普通扁平斑块且不伴有血流动力学异常时，可以不提示狭窄。中度狭窄时，低频信号增多明显，形成涡流，显示为基线附近的亮度明显增加，同时因涡流的原因可出现少量反向血流信号。重度狭窄时，可以出现更明显的涡流，反向血流信号增加明显。

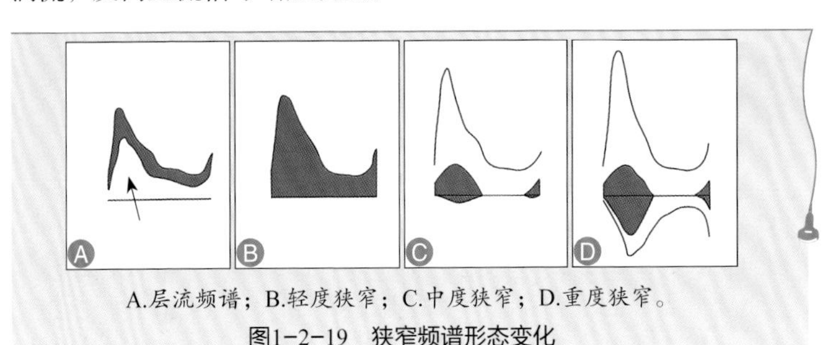

A.层流频谱；B.轻度狭窄；C.中度狭窄；D.重度狭窄。

图1-2-19　狭窄频谱形态变化

【推荐阅读文献】

[1] MAHÉ G，BOULON C，DESORMAIS I，et al.Statement for Doppler waveforms analysis[J].Vasa，2017，46（5）：337-345.

[2] KIM E S，SHARMA A M，SCISSONS R，et al.Interpretation of peripheral arterial and venous Doppler waveforms：A consensus statement from the Society for Vascular Medicine and Society for Vascular Ultrasound[J].Vasc Med，2020，25（5）：484-506.

第三节　频谱识别：静脉

一、静脉解剖特点

胚胎期静脉系统主要由卵黄静脉系统、脐静脉系统、主静脉系统构成，初始均左右对称，于胚胎期3～8周发生复杂的血管生长、吻合和非对称性退化，发育为与成体相似的结构。卵黄静脉系统回收胃肠道和内脏衍生物的血液，主要演变为门静脉系统；脐静脉系统负责将胎盘含氧血输入胚胎，出生后退化闭锁；主静脉系统主要回流头、颈及体壁等胚体血流，最终主要演变为上、下腔静脉系统和奇静脉系统及其分支（图1-3-1）。

与动脉壁相似，静脉壁也有内膜、中膜、外膜三层结构，也含有胶原纤维、弹力纤维和平滑肌，但较薄，极具伸展性和压缩性，因而较伴行动脉管径大、容量大、压力低、流速低。

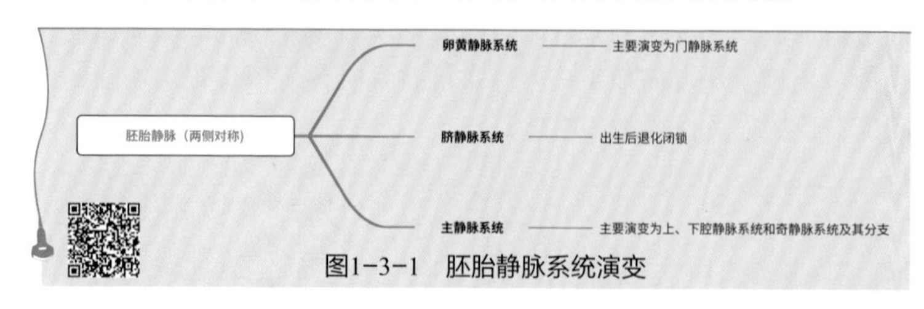

图1-3-1　胚胎静脉系统演变

微静脉管径约20 μm，是最小的静脉，管壁主要由结缔组织组成，部分与毛细血管一样，对某些物质具有通透性，可以发生物质交换。中小静脉指管径1～10 mm，包括除门静脉、腔静脉和其主要分支外的所有静脉。大静脉指管径1 cm以上的静脉，如腔静脉、无名静脉、肝静脉、颈内静脉和门静脉，具有明显较厚的外膜，主要由胶原蛋白和弹性组织构成。静脉瓣膜由内膜向管腔内突出而成，因含胶原和弹性纤维而质地坚韧，表面被内皮细胞覆盖；多为双瓣，瓣叶附着处管壁局部向外轻度膨出；瓣膜功能正常时为单向向心开放，且只允许血流从浅静脉回流入深静脉，以阻止血液倒流。大静脉干、胸腹部内脏静脉及$<$1 mm的静脉内通常没有静脉瓣。中型静脉及肢体静脉内有瓣膜，因需要克服重力所致的回流阻力，近端至远端数目逐渐增多，下肢静脉瓣为著。

体循环静脉大部分可分为位于深筋膜深面走行的深静脉和位于皮肤与深筋膜之间的浅静脉。深静脉一般与同名动脉伴行，肘部和膝部远端通常有两条伴行深静脉；浅静脉通过穿通支静脉汇入相应部位深静脉；深静脉和浅静脉之间有广泛的交通支沟通（图1-3-2）。

静脉是机体的容量血管，其血容量约占全身总血量的2/3。静脉的重要作用之一是让乏氧的血液回流入右心进入肺循环交换，并可通过舒缩调节回心血量和心排血量。

二、常用静脉频谱术语

2020年美国血管医学会和血管超声学会就动静脉频谱规范描述发布了相关共识。共识提出静脉频谱要描述：血流方向、形态和自发性（图1-3-3）。

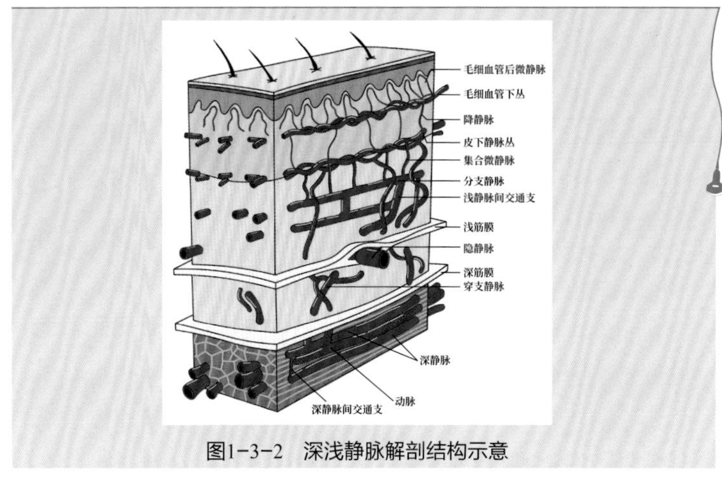

图1-3-2 深浅静脉解剖结构示意

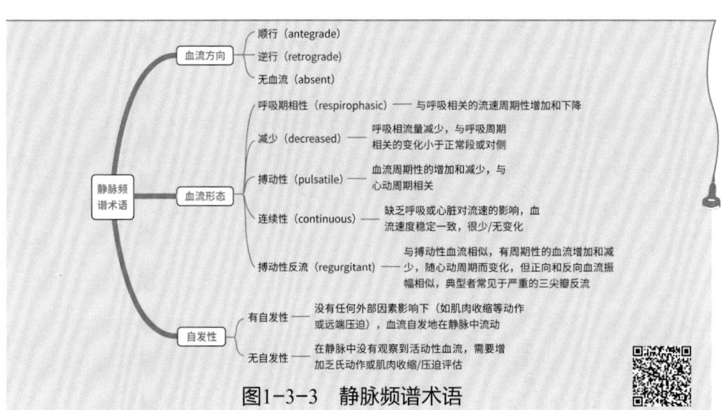

图1-3-3 静脉频谱术语

1.血流方向

血流方向分为顺行（antegrade）、逆行（retrograde）、无血流（absent）。

2.血流形态

（1）呼吸期相性（respirophasic）：与呼吸相关的流速周期性增加和下降。

（2）减少（decreased）：呼吸相流量减少，与呼吸周期相关的变化小于正常段或对侧。

（3）搏动性（pulsatile）：血流周期性的增加和减少，与心动周期相关。

（4）连续性（continuous）：缺乏呼吸或心脏对流速的影响，血流速度稳定一致，很少/无变化。

（5）搏动性反流（regurgitant）：与搏动性血流相似，有周期性的血流增加和减少，随心动周期而变化，但正向和反向血流振幅相似，典型者常见于严重的三尖瓣反流。

3.自发性

（1）有自发性：没有任何外部因素影响下（如肌肉收缩等动作或远端压迫），血流自发地在静脉中流动。

（2）无自发性：在静脉中没有观察到活动性血流，需要增加Valsalva动作或肌肉收缩/压迫评估。

三、静脉频谱特征

（1）所有的大静脉都应采集到自发性多普勒信号。

（2）正常静脉的多普勒信号应随呼吸周期有不同程度期相性。

（3）挤压肢体远端，血流速度会加快。

（4）在近端加压或做Valsalva动作（如不能主动完成，检查者可压迫受检者下腹部协助完成）时多普勒信号会终止，Valsalva动作适用于隐–股静脉，股静脉近端；不适用于下肢远端静脉，可采用远端肢体挤压法替代。应用频谱多普勒可测量最大反流速度、反流持续时间和返流量。

（5）接近右房的大的中心静脉，受心动周期中心房压力的变化而有较明显的搏动。

（6）不同部位静脉频谱的一般规律特征如下（图1–3–4）。

1）离心脏较近的静脉：包括无名静脉、颈内静脉、上肢静脉（主要包括锁骨下静脉和腋静脉）、上腔静脉、下腔静脉近心段及肝、肾静脉近心段等。

心动周期中压力的变化是影响频谱形态的主要因素，呼吸期相性及体位等其他影响叠加在心脏搏动的影响之上，吸气时振幅增高，呼气时振幅减低。

可呈单相、双相、三相；双向或单向；近心端房压变化所致频谱形态改变较明显，远心端受呼吸变化所致频谱形态改变逐渐明显。

2）离心脏较远的静脉：包括下肢静脉、髂静脉、下腔静脉远段、肾静脉远段等。

通常呼吸压力的变化是影响频谱形态的主要因素。

呈单向、随呼吸变化的期相性频谱，距胸腹较近处明显，远处逐渐低平。

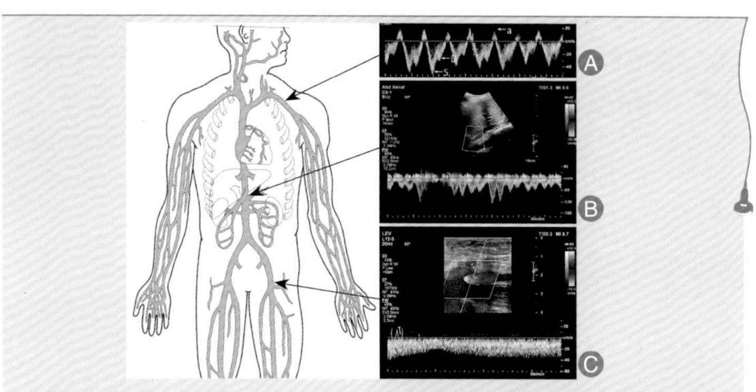

A.锁骨下静脉波形靠近心脏，频谱显示顺行流动收缩早期S波和舒张期D波，右心房收缩引起反向a波；B.下腔静脉近心段静脉搏动明显，与呼吸期相性叠加呈现；C.下肢静脉远离心脏，静脉搏动不明显，呈典型的呼吸期相性。

图1-3-4 不同部位静脉频谱一般特征

四、静脉血流动力学

静脉压本身很低，且静脉壁薄、管径变化较大，所以静脉血流量及流速易受多种因素影响（图1-3-5）。流体静脉压由液体自身重量产生，是影响静脉系统的主要压力。一般以右心房作为参考点，在成年男性下肢呈站立位时，脚踝处静水压可达100 mmHg，平卧位时降至80 mmHg，运动时可降低至20 mmHg，上肢高举时手腕处静水压为−50 mmHg，此时血管腔会塌陷。

静脉影响因素
心房压
呼吸
体位
体循环压
心脏收缩功能
管腔内外压差
温度
外周血管压力
其他

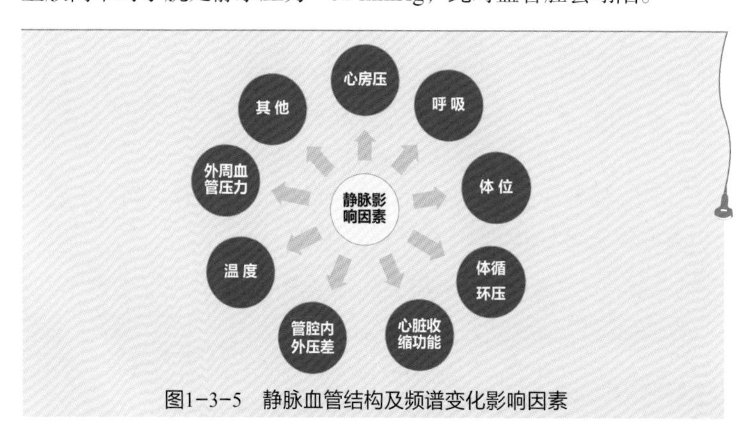

图1-3-5 静脉血管结构及频谱变化影响因素

1.心动周期

静脉压与右心房之间的压差是生理状态下静脉回流的主要动力。中心静脉压力曲线反映心房压力变化，随心脏搏动呈周期性变化，右房压力的波动传导到大静脉导致其压力和容积变化，影响静脉血流相应变化，产生随心动周期脉动样“静脉搏动”（图1–3–6）。

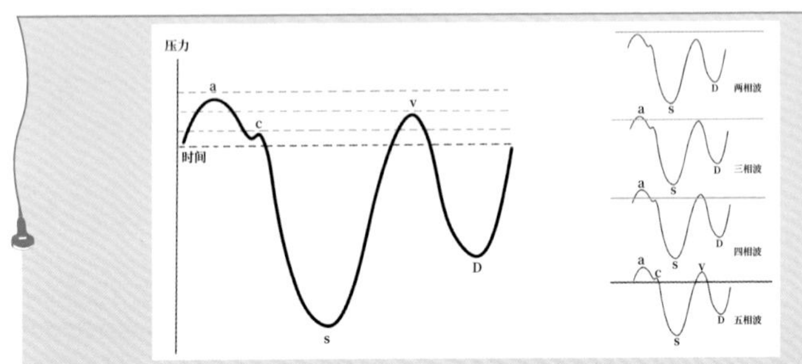

a波：心电p波之后；心房收缩-舒张，压力升-降。c波：心室等容收缩期；房室瓣关闭并突向心房，压力增高。c—s：QRS之后较短时间内；心室收缩，房室瓣环向心尖移动，心房容量增加，压力下降。s—v：心室射血末期-右室等容舒张期；心房压力随充盈压力增高。v—D：T波之后；舒张早期房室瓣开放，血液迅速离开心房进入心室，压力降低。

图1–3–6 心房压力变化对静脉频谱的影响

对于距离心房较近的大静脉，如腔静脉、颈静脉、肝静脉等，这种压力和流量的影响较明显；对于距离心房较远的肢体外周血管，影响较不明显；对上肢静脉血流的影响较下肢相对明显。可能的衰减因素包括静脉的易扩张性（顺应性）、腹内压及胸廓上口处的机械压迫等。心房压力异常增高时，其对静脉血流的影响增大，也可传递到上下肢，如充血性心力衰竭、三尖瓣关闭不全等。偶见于正常人，或许是由血流量增加而使静脉系统扩张所致。

2.呼吸

（1）呼吸周期对静脉血流期相性的影响

胸、腹腔压力随呼吸变化，继而影响其与静脉之间的压差，引起静脉血流期相性改变（表1–3–1）。

表1–3–1 胸腹压力对静脉血流期相性影响

解剖部位	呼吸状态	压力变化	静脉流量
胸部静脉	吸气	胸腔压力↓	↑
	呼气	胸腔压力↑	↓

续表

解剖部位	呼吸状态	压力变化	静脉流量
腹部静脉	吸气	膈肌下降→腹压↑	↓
	呼气	膈肌上升→腹压↓	↑
上肢静脉	吸气	胸腔压力↓→上肢与右心房压差↑	↑
	呼气	胸腔压力↑→上肢与右心房压差↓	↓
下肢静脉	吸气	腹压↑→下肢与腹腔压差↓	↓
	呼气	腹压↓→下肢与腹腔压差↑	↑

（2）呼吸方式对静脉血流期相性的影响

1）以胸式呼吸为主时，胸腔压力变化所致相应影响增加（胸部静脉和上肢静脉变化幅度增加）；以腹式呼吸为主时，腹腔压力变化所致相应影响增加（腹部静脉和下肢静脉变化幅度增加）；浅呼吸时，膈肌不能充分下降致腹压增高，呼吸对下肢静脉血流影响可能减弱或消失，使频谱呈连续性。

2）做Valsalva动作时，可以增加胸膜压和腹压的变化，使外周静脉血流量减少、消失甚至反向。

3.体位

平卧位时，肢体静脉管腔回缩，回心血量增加，流速加快；立位时因重力作用管腔扩张，回心血量减少，流速减低。心脏水平以上部位呈相反改变。

4.体循环平均充盈压

当血容量增加或容量血管收缩致体循环平均充盈压增高时，静脉回心血量增加，流速增快；反之则相反。

5.心肌收缩力

若收缩力减低致不能有效射血，则心腔压力增高，致静脉回心血量及流速减低。

6.静脉外压力

包括肌肉主动收缩、静脉外组织压迫及外力挤压等。压迫使局部血管压力增加，流量及速度增加，并可使受压部位以远的静脉回流速度减低，如有正常静脉瓣时回流停止。

7.其他因素

温度、静脉局部血流量、外周阻力和血管的舒缩状态、进食等其他因素也会对静脉血流和流速产生一定影响。当外环境温度较高时，皮肤的静脉和毛细血管扩张，容纳更多血量，致回心血量减少；反之回心血量增加。当继发感染或炎症时，外周血管扩张，局部流量增加，受呼吸等其他因素的影响减小，血流期相性减弱。当动脉阻塞时局部血流量减低，导致静脉流速相应减低。

静脉血流状态是多种因素综合作用的结果，时时处处可能不同，需综合分析。另外，当静脉发生阻塞、扩张或瓣膜病变等情况时，各种生理因素对其影响会发生相应改变，掌握不同因素对静脉血流的不同影响可以对疾病诊断做出重要提示。

五、异常静脉频谱的分析思路

静脉压本身很低，所以频谱是多种因素所致压力改变的综合结果的表现，因此分析多普勒频谱改变应结合影响静脉血流动力学的各种因素及临床特征，并对上、下游静脉血流及双侧静脉血流进行对比分析。

1.期相性异常分析

期相性异常分析见图1-3-7。

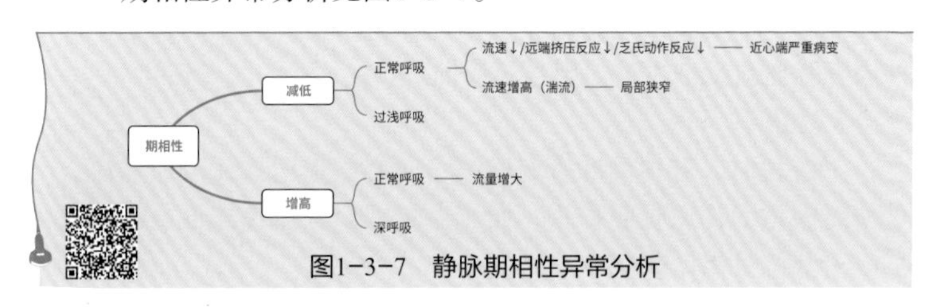

图1-3-7　静脉期相性异常分析

2.搏动性异常分析

搏动性异常分析见图1-3-8。

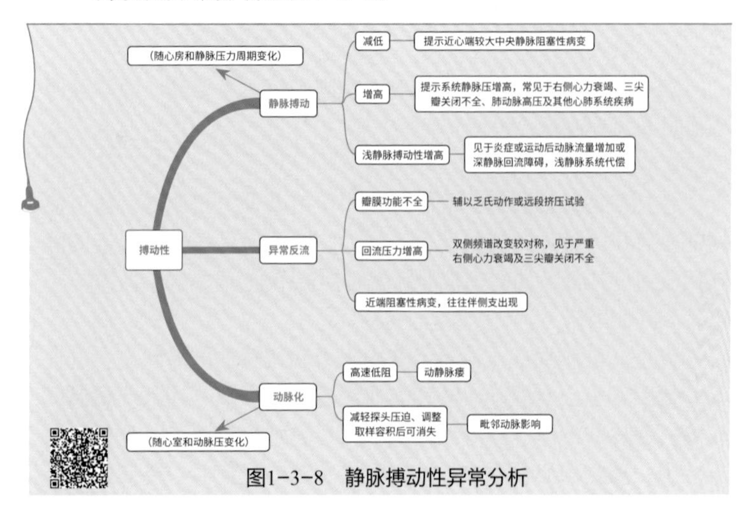

图1-3-8　静脉搏动性异常分析

六、声像图特征

常见静脉频谱多普勒声像图特征见图1-3-9～图1-3-18。

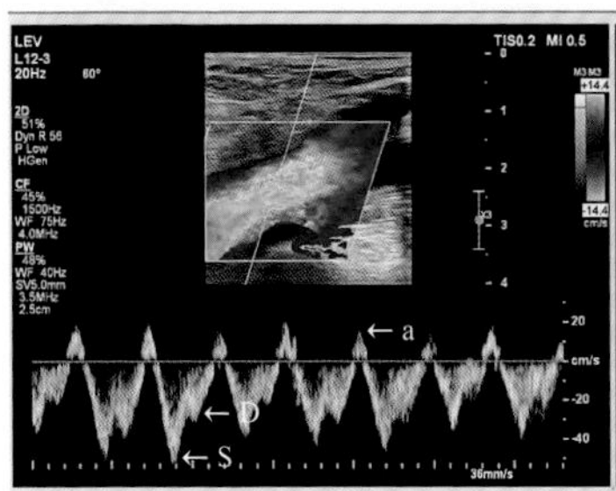

由于靠近心脏，静脉频谱显示了顺行流动收缩早期S波和舒张期D波，右心房收缩引起反向a波。

图1-3-9 锁骨下静脉

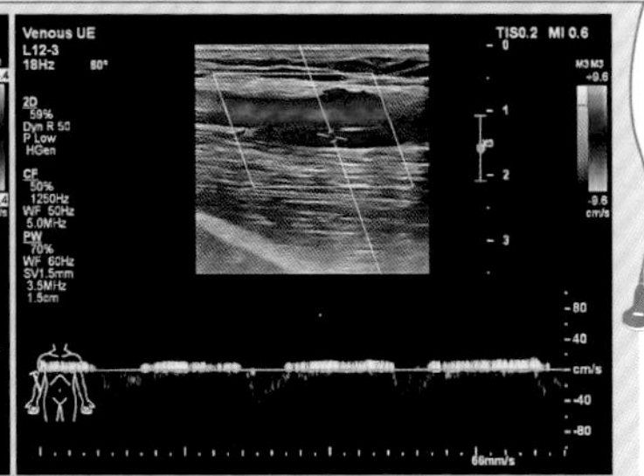

平静状态下呈自发性血流，随呼吸可见呼吸期相性变化。

图1-3-10 上肢肱静脉

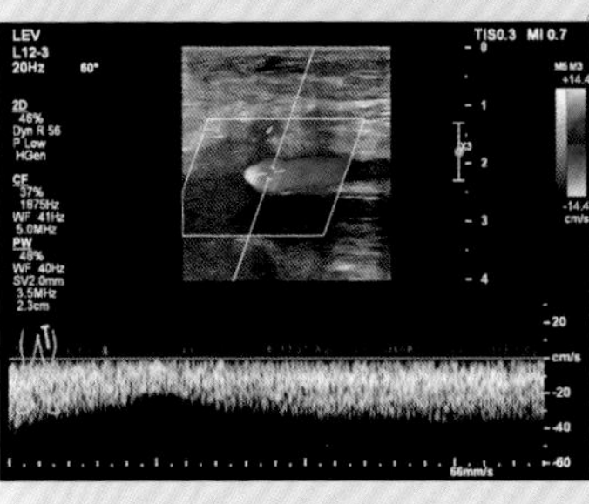

在平静状态下呈自发性血流，随呼吸可见呼吸期相性变化。

图1-3-11 股总静脉

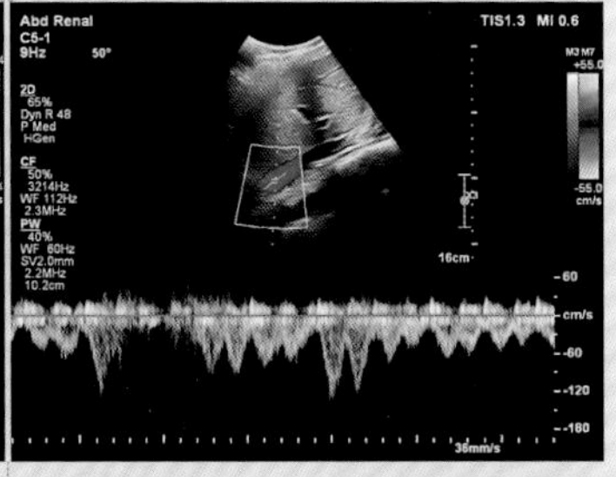

静脉搏动性明显，与呼吸期相性叠加呈现。

图1-3-12 下腔静脉近心段

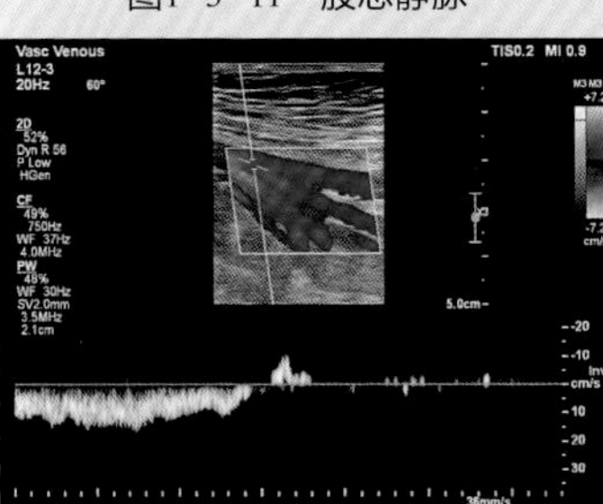

血流速度减低、短暂生理性反流及中断。

图1-3-13 做Valsalva动作

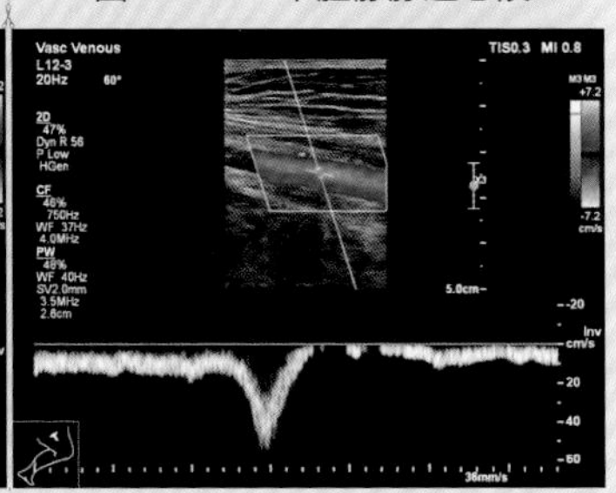

静脉血流速度加快。

图1-3-14 挤压肢体远端

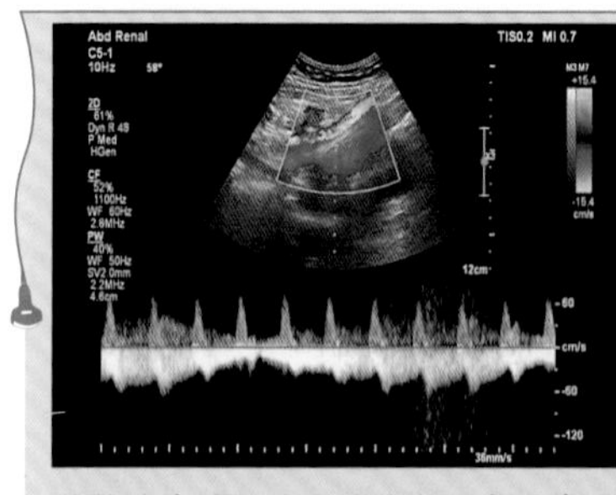

髂静脉受紧邻的髂动脉影响出现搏动频谱，并与呼吸期相性叠加。

图1-3-15　髂静脉

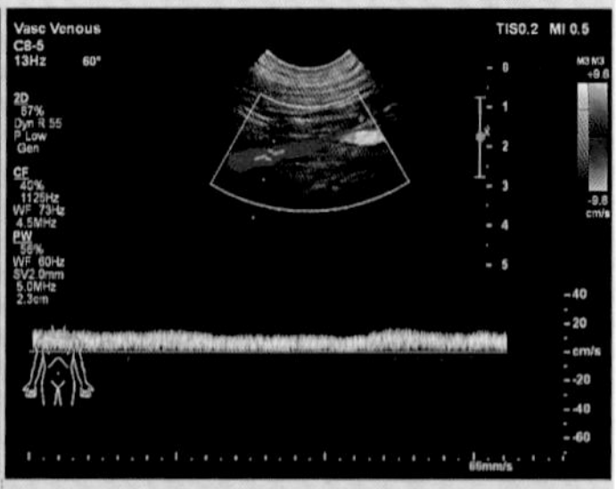

远端（图左侧为远心端）血流呈连续性血流频谱；做Valsalva动作及挤压远端放松后频谱改变不明显。

图1-3-16　上肢深静脉血栓患者

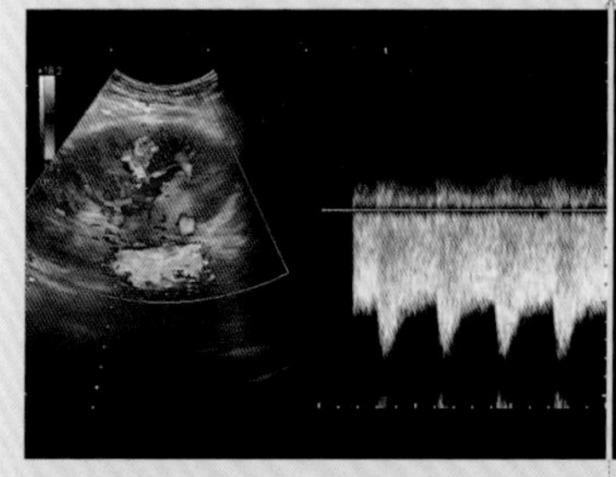

静脉频谱呈高速低阻动脉化表现。

图1-3-17　肾动静脉瘘

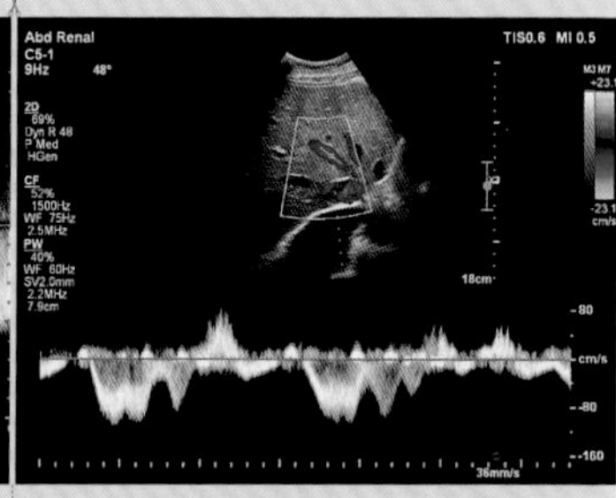

肝静脉负荷过重，静脉搏动性增加

图1-3-18　右侧心力衰竭患者

七、静脉频谱难点与要点

（1）静脉管壁薄、管径变化大，压力低，因而血流量及流速易受影响，频谱复杂多变，并具有较大个体差异。

（2）静脉形态由跨壁压决定，跨壁压等于静脉内压与组织压之间的压差，当跨壁压低时，静脉横断面呈哑铃状；跨壁压高时，静脉横断面呈圆形。从透析通路术前评估的要点（束臂、提腕避免加压）中可以理解，为了使静脉呈圆形测量，束臂阻断血流使静脉内压增加，提腕轻压使组织压降低。

（3）静脉频谱是心房压力、呼吸、体位、体循环容量、静脉内外压力、温度、静脉局部血流量（炎症）、外周阻力和血管的舒缩状态、进食等多种因素综合叠加的结果，频谱时时处处不同，分析时需结合临床特征，并对上、下游静脉血流及双侧静脉血流进行对比。

（4）静脉流速较低，需注意相应设备调节才能正确显示。

取样容积显示为二维信息，实际采集的是三维信息的叠加，静脉信息本身较弱，应注意定位误差，不要被周边组织频谱影响甚至覆盖而导致误判。

【推荐阅读文献】

[1] KIM E，SHARMA A M，SCISSONS R，et al.Interpretation of peripheral arterial and venous Doppler waveforms：a consensus statement from the Society for Vascular Medicine and Society for Vascular Ultrasound[J].Vasc Med，2020，25（5）：484-506.

第四节 血管疾病超声诊断思路及思维分析

诊断是围绕治疗开展的病因分析、预后分析和临床治疗的前提，需要诊、断和验证三个基本过程。随着医学模式从单纯的“生物医学模式”向“生物—心理—社会医学模式”的转变，全科医学实践和个体化医疗或精准医疗对诊断模式又有了更高的要求。各种指南或共识在一定层面上给了大家临床指引和指导，具有普适性，规范的流程在日常工作中具有重要的指导意义。但在临床工作中，超声医师时常会碰到一些复杂的、个体化的问题，这就需要超声医师发挥超声检查时问诊的优势、实时观察真实状态下的变化、把控诊断细节，才能找出真相，做出精准的诊断，从而使患者真正受益。

血管疾病的诊断是一个思维推理的过程，需要医师像福尔摩斯一样去侦探以获取真相。获取真相的能力需要多方面的基础知识：解剖、病理生理、相关专科知识、超声基础知识及血流动力学概念等。另外，要有正确的临床思维方法，最终要本着解决患者问题的闭环式思维模式，去思考如何通过超声诊断帮助临床医师选择合适的治疗手段。疾病过程的规律存在动态平衡，因果交替转化，局部整体互相影响，外因与内因共同作用，本质和表象对应。超声医师更像一个全科医师，需要有整体观，同时又要具备专科知识，能够把控细节、解决问题；而超声介入医师则要像一个外科医师，能够去解决一些患者的问题，完成超声介入下的治疗。

《泛血管病综合防治科学声明》指出，由于学科的细分，以冠脉疾病、脑卒中、外周动脉疾病为代表的泛血管疾病等被列入不同的学科，由心血管内科、神经内科、心脏外科、神经外科、血管外科、放射科等不同科室分别进行管理，也就是“铁路警察各管一段”。声明建议，应当改变当今“以疾病为中心”和“以临床事件为中心”的防治模式，泛血管疾病防治策略应坚持“以患者为中心”和“以促进健康为中心”的全方位、全周期管理理念。例如，现代医学认为动脉粥样硬化是心血管疾病（以冠心病为主）和脑血管疾病（以脑卒中为主）的病因，也是两类疾病的共同病理变化基础。预防和治疗动脉粥样硬化便成为治疗心脑血管疾病的根本和基础，这正是“脑心同治”概念的现代医学理论依据。超声医师作为筛查的排头兵，更应该积极地融入疾病防治工作中。

血管超声检查表面上是一个机械式的检查工作，实际上是一个推论、推理、印证的过程，中间还需要耐心仔细地询问患者的主诉、既往史、高危因素。超声医师只有把自己从“拧螺丝”的重复工作中释放和提升出来，关注到患者的身心健康，才能真正做好临床诊治工作。既往血管超声检查，很多人按照旧有的模式和习惯，注重背诵记忆血管的正常值（管径、流速），报告提示更是忽略了与临床医师的沟通和关注患者本身，诊断术语不连贯、逻辑性差，让临床医师和患者一头雾水。患者在错误或偏颇的诊断基础上去进行网络检索提问，更是“误入歧途”。例如，提示血管增宽、流速增高，考虑血管痉挛等，让本来应该严谨、完整、有价值的诊断报告变得无意义，最后丧失价值。“同病异像，异病同像”，看到类似图像需结合患者的临床情况综合分析，准确鉴别。

基于“以患者为中心”和“以促进健康为中心”的全方位、全周期的管理理念，超声可助力“一站式”解决患者问题，从预防到筛查，从评估到监测，最后到超声引导下精准治疗，让患者因超声医师的协助而受益。另外，绘图式的血管报告可以起到事半功倍的效果，很多优秀的医师往往有绘图功底，可以通过图文并茂的方式提示病变情况。

一、动脉疾病

动脉疾病发病机制主要分成狭窄和闭塞，本着定位、定性、定量的原则，先确定病变特点和位置，然后量化分析狭窄程度，注意病因学（粥样硬化、夹层、动脉炎等）鉴别诊断。从超声影像来说，血管诊断需要先关注二维结构，再辅以血流动力学分析。接下来以缺血性脑卒中为例，讲述动脉疾病的病因学和发病机制。

最早的TOAST分型首次将缺血性脑卒中分为5个亚型，即心源性脑栓塞、大动脉粥样硬化性血栓形成、小动脉闭塞性卒中或腔隙性卒中、其他原因、原因不明。随着卒中规范治疗国际学院的成立，CISS分型被第一次提出，在David Wang的帮助下，2010年4月10日最终的CISS版本正式出台，Louis Caplan教授对CISS分型的完善做出了很大的贡献。缺血性脑卒中最新分型（改良TOAST分型）如下（图1-4-1）。

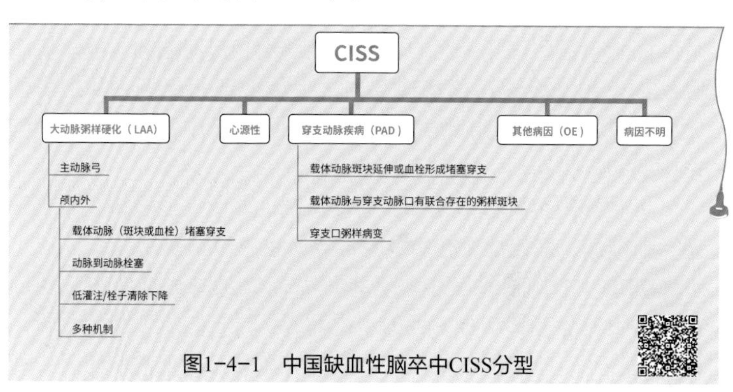

图1-4-1 中国缺血性脑卒中CISS分型

1.大动脉粥样硬化血栓形成

（1）主动脉弓动脉粥样硬化。

（2）颅内外大动脉粥样硬化，分为4种情况：①粥样硬化血栓形成性穿支动脉闭塞；②动脉到动脉栓塞；③低灌注、栓子清除率下降；④多种机制。

2.心源性栓塞

3.急性穿支小动脉闭塞

（1）载体动脉斑块延伸或血栓形成堵塞穿支。

（2）载体动脉与穿支动脉口有联合存在的粥样斑块。

（3）穿支口粥样病变。

4.其他明确的病因

5.病因不明

其中动脉到动脉栓塞机制占主要地位，尤其是后循环脑卒中、腹盆腔缺血性事件、下肢动脉栓塞事件。

心源性脑卒中在全部缺血性脑卒中中占14%～30%。此外，隐源性脑卒中（约占缺血性脑卒中的25%）的机制也推测以心源性栓塞为主。心源性脑卒中的机制通常归纳为3种：血流缓慢导致心腔（特别是各种原因造成心腔扩大、心房规律收缩功能丧失、左心室室壁瘤等）内血栓形成并脱落；异常瓣膜表面的附着物（退行性变瓣膜表面的钙化物、感染性心内膜炎的瓣膜赘生物、人工瓣膜表面的血栓等）脱落；体循环静脉系统血栓经异常心房间通道（房间隔缺损或未闭的卵圆孔）进入动脉系统造成栓塞（即“矛盾栓塞”）。心源性脑卒中与多种心血管疾病密切相关，最常见的高危因素包括心房颤动（房颤）、近期（4周内）心肌梗死、人工机械瓣膜、扩张型心肌病、风湿性二尖瓣狭窄等，其次为感染性及非感染性心内膜炎、心房黏液瘤等；相对低危的因素包括卵圆孔未闭、房间隔膜部瘤、房间隔和（或）室间隔缺损、主动脉瓣钙化性狭窄和二尖瓣瓣环钙化等。其中房颤（合并或不合并其他心血管疾病）相关的脑卒中占全部心源性脑卒中的79%以上。

其他病因主要包括感染、免疫机制、非免疫血管病、高凝状态、血液病、遗传性血管病及吸毒等所致急性脑梗死。

如果一个缺血性卒中患者来诊，需要从缺血性卒中的病因和发病机制思考，结合患者的主诉和影像学资料，一步步分析，提供给临床有价值的诊断信息。例如，患者是以一侧肢体乏力来诊，合并对侧前循环供血区域的急性梗死灶，就要从患者梗死特征、年龄和高危因素入手，亚裔人群特别是合并高血压的患者颅内病变发生率较高；若为腔隙性脑梗死则要排除穿支动脉病变和栓塞因素，栓子的来源要从颅内外大血管粥样硬化病变探测入手，另外还要排除心源性因素；如果是年轻患者，要考虑动脉夹层、卵圆孔未闭等病因的鉴别诊断。人的循环系统有强大的代偿能力，很多无症状患者来检查时会检测到多支血管的慢性闭塞，超声不但要筛查血管病变，还需要评估侧支变化情况。慢性闭塞患者侧支代偿良好时多无症状，但也可以发生急性事件，需排查有无其他栓子源头，包括侧支通路的栓子（颈动脉残端综合征、椎动脉残端综合征）。

一位年轻患者突发缺血性卒中就诊，可能的病因有心源性卒中、动脉夹层、大动脉炎、烟雾病等，可通过颅内外血管超声检查逐一排除，如果管腔内发现异常回声，要注意识别结构特征是否为动脉夹层。很多椎动脉夹层患者，耐心询问病史，往往有不恰当的运动史或颈部按摩史。

《新英格兰医学杂志》（*New England Journal of Medicine*）报道过一例特殊的脑卒中病例：患者女性，49岁。在乘坐飞机过程中突发右侧偏瘫失语。既往史：自幼左下肢经常增粗，否认脑血管病危险因素，其他病史无特殊。入院查体NIHSS＝14分。头颅CT未发现出血，立即给予静脉阿替普酶（rt-PA）溶栓治疗。静脉溶栓后立即行头颈CT血管成像（computed tomography angiography，CTA）检查，发现左侧颈内动脉近段变细，入颅后闭塞；血栓位于左侧颈内动脉床突段，延伸到左侧大脑中动脉（M_1和M_2近段），侧支血管建立。溶栓前MRI显示左侧岛叶、内囊后肢、左侧颞叶梗死，左侧额叶、顶叶及右侧额叶点状梗死。随后送到导管室行急性缺血性脑卒中血管内治疗，最后血管再通，NIHSS评分：0分。患者收住神经重症监护室继续治疗，并查找病因。超声心动图提示卵圆孔未闭，存在右向左分流，D-二聚体5139 ng/mL（正常＜500 ng/mL），下肢静脉超声没有发现深静脉血栓形成。胸部肺通气–灌注扫描显示多个肺叶灌注缺损，CTA显示多支肺动脉充盈缺损，提示肺栓塞。盆腔磁共振血管成像（magnetic resonance angiography，MRA）提示May-Thurner综合征：右侧髂总动脉压迫左侧髂总静脉，左侧髂总静脉狭窄＞50%，未见血栓。腹部CT显示右肾肾细胞癌。最终临床诊断：急性缺血性脑卒中，病因为卵圆孔未闭所致矛盾性栓塞；肺栓塞；DVT；May-Thurner综合征；肾细胞癌及高凝状态。最后笔者认为，急性缺血性脑卒中的栓子来源于下肢，乘坐飞机不是下肢静脉血栓的主要原因（一般认为乘坐飞机12～18小时容易发生下肢静脉血栓，而该例患者乘坐飞机的时间不足），主要原因为肾细胞癌引起的高凝状态及合并了May-Thuner综合征。

再举2个急性下肢栓塞的例子。

（1）一位老年女性，因右下肢（小腿）疼痛来诊，皮肤出现花斑、足背动脉搏动减弱，患者有主动脉瓣人工瓣手术史，口服抗凝药。超声检查发现患者右下肢胫腓干位置局限性闭塞，回声低，近心端可见团状低回声，考虑为心源性栓子的急性栓塞事件，超声检测看到的是血栓形成。

（2）一位老年男性患者，以“心力衰竭”就诊，临床初诊怀疑冠心病，收入院，心脏超声检查怀疑二尖瓣赘生物形成，在与临床沟通的过程中，患者突发下肢疼痛，检查发现胫前动脉急性血栓形成，更证实了二尖瓣赘生物的可能性，再仔细询问病史，家属转述患者一个月前有发热史，因独居，未告知家人。随后血培养阳性，证实为感染性心内膜炎。

透析通路检查也需要了解相关临床概念，熟悉解剖和血流动力学知识，认识到通路的修建和维护就像城市的道路建设一样，因为疾病（透析高流量通路）的需要，将原来的一车道（头静脉）改建为四车道的高速路（透析穿刺用），工程完毕（内瘘成熟）后，高速路能够实现高流量通行即为竣工（内瘘成熟）。如果因为原来的问题（头静脉纤细、血栓等），单车道的改建不顺利，高速路出现了局部不通畅，就会影响内瘘成熟。同时因为高速路的建立，上肢的流量增加并且都通过高速路回流，会出现一系列的动力学变化：窃血（其他道路的车看到高速路好走，绕远路上高速），穿支血流方向改变（高速和普通道路之间的切换，高速路通畅时，车辆从普通道路上高速，高速路因狭窄不通畅或者流量过大过载时，车辆从高速下来去普通道路）。透析通路是患者的“生命线”，通路（高速路）的维护是一个终身工程，需要从患者的病情、经济条件、医保条件等综合考虑，密切监视通路情况，出现狭窄闭塞（道路事故）病变时，及时干预。同样基于“一站式”诊治理念，对于肾病患者，从早期的肾脏结构评估和肾动脉检查排查肾血管性高血压，到超声引导下肾活检，最后到肾衰竭患者的通路管理（术前血管条件评估、术后并发症管理、介入治疗），超声始终贯穿在患者的治疗主线上。

动脉是复杂的通路，理论知识和狭窄标准讲的往往是单支病变的分析，当出现多支动脉病变时，需要结合解剖、狭窄动力学变化、侧支开放情况综合分析。特别是在诊断锁骨下动脉窃血时，血管解剖图像显示为一个大血管环套多个小血管环，当血流动力学发生变化时，需要考虑整个通路的通畅性：①椎动脉作为主通路是否通畅；②椎动脉的侧支有无开放；③椎动脉的分支（脊髓前动脉）是否影响血流；④锁骨下动脉的分支是否影响血流；⑤基底动脉是否参与。然后再分析狭窄的病因：是常见的粥样硬化性病变还是由其他因素引起，有无先天性解剖因素影响。最后分析频谱形态的变化与相关因素的关系：为什么窃血程度与实际狭窄程度不符合，颅内外是否一致。

二、静脉疾病

静脉与动脉特性不同，静脉是容量型管道，顺应性大，更容易受呼吸、运动影响。静脉内异常回声，最常见为血栓，其次考虑癌栓、菌栓、原发性肿瘤等，静脉也可以出现假性静脉瘤、夹层等管壁病变，要注意询问结合患者的置管或穿刺史。

对于下肢静脉检查，注意检查内容的适用性。临床目的为排查血栓者，注意下肢静脉血栓发生的重点位置及危险性，髂股静脉的游离血栓需上报危急值；小腿肌间血栓和浅静脉血栓的治疗有争议性，多需综合考量；盆腔段静脉是容易忽略的地方，可通过两侧对比发现频谱异常改变和血流方向异常的患者，需注意排查；累及下腔静脉者，注意其侧支代偿的途径：奇静脉、半奇静脉、性腺静脉、腹部浅静脉等。对于有大腿段双支变异者，需注意其水肿等临床症状可能会因闭塞单支静脉而不典型。下腔静脉作为回流的主通路，其病变亦可引起相关体征，每个人的代偿通路不同，表现不同，当出现腹壁静脉扩张时，就要用到诊断学的“二指法”来判断血流方向，明确梗阻部位是位于上腔静脉还是下腔静脉。如果把动脉病变比作高速公路事故，影响车流量的话，静脉病变就好比河流决堤，水漫平地，各种回流通路，最后汇入心脏。

另外，血栓的诊治流程，先采用WELLS评分，对于中高危者需行超声检查以排查下肢静脉血栓，D-二聚体是一个敏感性比较高的指标，如果在正常范围内，基本可以排除血栓。一般来说肺栓塞面积达到20%才引起临床症状，很多肌间静脉血栓或者上肢置管血栓患者，CT排查时才发现肺栓塞，因范围小而无临床症状。同时血栓分期为临床概念，以时间为轴，超声检查可有相应特征，但不能以回声来定论血栓分期。静脉功能的评估，需注意体位和诱发方法，熟悉解剖情况并结合患者主诉、体征。

静脉疾病需要关注患者的运动生活状态，下肢静脉曲张好发于站立工作者，静脉血栓因制动卧床而高发。有一位女性患者，无高危因素，突发右上肢水肿，超声检查发现右侧锁骨下静脉急性血栓形成，仔细询问病史，患者近期因开始学习一种体操，过度活动上肢，故可推测锁骨下静脉因活动受压、内皮受损、回流受阻而形成急性血栓，符合Paget-Schroetter综合征诊断思路。

思考静脉血栓形成时，需关注Virchow现代三要素（modern triad）：血液淤滞（stasis）、内皮受损或血管壁受损（endothelial injury or vessel wall injury）、高凝（hypercoagulability）。血栓形成可能由多种因素促成。

静脉因顺应性大，血流频谱变化多，单纯通过频谱分析病变更为困难，需对血流方向和侧支开放足够敏感。

疾病的诊断理念在不断更新，2020年底，美国静脉与淋巴协会（American Vein and Lymphatic Society，AVLS）对盆腔静脉疾病这一术语的使用达成共识，把盆腔静脉疾病定义为与盆腔内静脉（性腺静脉、髂内静脉、属支静脉和静脉网）及其主要侧支回流通道（左肾静脉、髂静脉和盆腔反流点）相关的一系列症状和体征。共识同时指出髂静脉压迫综合征、肾静脉受压综合征（renal vein entrapment syndrome）[（又称胡桃夹综合征）（nutcracker syndrome）] 和盆腔淤血综合征这一系列词语的定义不准确且概念重复，应当被停止使用。此外，专家组提出并建议使用新的盆腔静脉疾病分级系统，即SVP（AHE）系统[S-症状（symptoms），V-静脉曲张（varices），P-病理生理学（pathophysiology）；其中P又可细分为A-解剖学（anatomy），H-血流动力学（hemodynamic）和E-病因学（etiology）]。由此可见，静脉疾病也是需要全方位、全周期管理理念，从患者主诉和体征入手，以恢复健康为最终目的。

同样是小腿肿痛的病例，要注意关注患者年龄、基础疾病、诱发因素、是血管病变还是非血管病变、血管病变是动脉问题还是静脉问题、非血管病变是感染炎症还是占位（图1-4-2）。这点在后面章节也都得以体现，希望能启发读者思考，让大家不再盲人摸象、管中窥豹，最后一叶障目，不知其所以然。

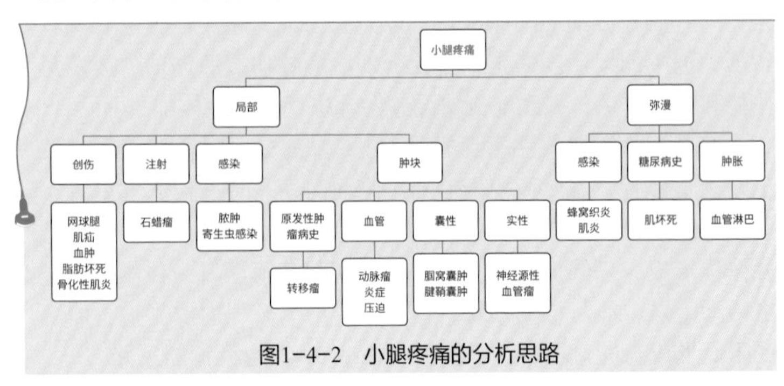

图1-4-2　小腿疼痛的分析思路

超声检查的整体性也在静脉诊断中得以体现，就像多学科诊治，避免“铁路警察各管一段”一样，超声检查的流程和范畴也要有整体思维，比如下肢静脉检查流程，当怀疑或发现异常征象指向盆腔段静脉病变时，需增加扫查范围，涵盖髂静脉、下腔静脉。上肢静脉流程同样如此，当怀疑近心端病变时，无名静脉、颈内静脉要纳入检查范畴。以患者症状和临床诊断为导向，结合其他检查，充分发挥超声检查的优势，为患者的健康管理提供有价值的信息。

三、血管造影应用

血管超声造影在血管疾病诊断中有一定的应用价值，特别是在斑块内新生血管评估、癌栓与血栓鉴别、血管炎活动性评估、EVAR术后内漏分型、输液港导管破损等方面有独到的价值（详见后述章节）。造影剂因成本问题，在临床应用中更要关注其实际价值，对于有些病变部位低速血流信号可以通过调节机器参数、使用超微血流显像（superb microvasular imaging，SMI）、B-flow等技术来改善显示。有学者提出超声造影一站式解决方案，如在肾动脉检查中，通过规范化检查，加上超声造影可增加肾动脉病变和变异检出率，同时评估分肾皮质灌注，反映分肾功能。

四、血管介入应用

传统血管介入治疗多采用数字减影血管造影（digital subtraction angiography，DSA）等放射物引导，不适用于碘造影剂过敏或有禁忌证的患者。而超声引导下血管介入治疗可避免以上缺陷，且成本低、方便易行。目前该技术主要应用于下肢动脉狭窄或闭塞、肾动脉狭窄、腹主动脉瘤、医源性假性动脉瘤等动脉疾病，以及布–加综合征、胡桃夹综合征、左髂静脉压迫综合征、大隐静脉曲张、静脉畸形等静脉疾病，除此以外，也用于下腔静脉滤器置入、导管接触性溶栓等微创治疗。

本书主要是面对基层医师的规范诊断，加之篇幅和经验所限，没有纳入血管内超声、器官移植相关超声评估等内容，关于器官移植可参考推荐阅读文献里的相关规范。总之疾病诊断理念的更新，要求超声医师更要有临床思维，基于病种开展“一站式”评估，联合运用多种技术手段和方法，关注患者的整体性，既要见微知著又要追本溯源，了解患者诉求，帮助患者恢复健康，提高生命质量。

【推荐阅读文献】

[1] 国家卫生健康委员会脑卒中防治专家委员会房颤卒中防治专业委员会，中华医学会心电生理和起搏分会，中国医师协会心律学专业委员会.中国心源性卒中防治指南（2019）[J].中华心律失常学杂志，2019，23（6）：463–484.

[2] SIDHU P S，CANTISANI V，DIETRICH C F，et al.The EFSUMB Guidelines and Recommendations for the Clinical Practice of Contrast-Enhanced Ultrasound （CEUS）in Non-Hepatic Applications：Update 2017（Short Version）[J].Ultraschall Med. 2018，39（2）：154–180.

[3] 葛志通，李建初.超声介入治疗在血管疾病中的应用[J].协和医学杂志，2020，11（1）：62–67.

[4] 唐缨，杨木蕾，于慧敏，等.中国器官移植超声影像学诊疗技术规范（2019版）[J].器官移植，2019，10（1）：16–31.

[5] 路易斯·R.卡普兰.Caplan卒中临床实践[M].王拥军，主译.5版.北京：人民卫生出版社，2017.

[6] 《泛血管疾病综合防治科学声明》工作组.泛血管疾病综合防治科学声明[J].中国循环杂志，2019，34（11）：1041–1046.

[7] BONACA M P，HAMBURG N M，CREAGER M A.Contemporary Medical Management of Peripheral Artery Disease[J].Circ Res. 2021，128（12）：1868–1884.

[8] 马建辉，闻德亮.医学导论[M].5版.北京：人民卫生出版社，2018.

[9] 中华医学会老年医学分会心血管学组.血管衰老临床评估与干预中国专家共识（2018）[J].中华老年病研究电子杂志，2019，6（1）：1–8.

[10] 辛世杰，张健.静脉学[M].沈阳：辽宁科学技术出版社，2018.

[11] 华扬.脑卒中血管超声[M].北京：人民卫生出版社，2021.

第2章 头颈

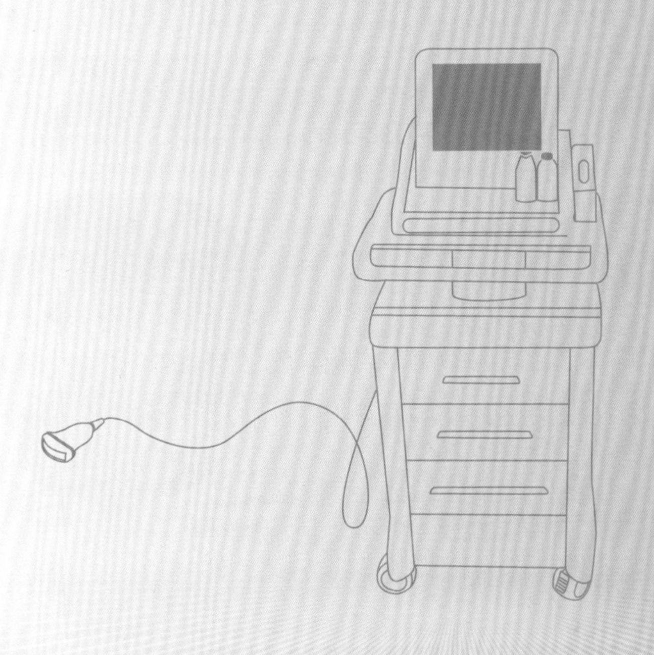

第一节　经颅（彩色）多普勒超声检查

经颅多普勒超声（transcranial Doppler ultrasound，TCD）于1982年问世，由挪威学者Rune Aaslid发明，是一种无创、简便、实时的颅内血管检查方法，主要用于颅内动脉狭窄与闭塞的筛查、侧支循环的评估、右向左分流的检测、微栓子的监测、脑血管痉挛的动态观察、颈内动脉内膜切除术及支架术的围手术期监测、脑功能的评估及脑死亡的判断等。经颅彩色多普勒超声［（transcranial color-coded duplex sonography，TCCD）或（transcranial color-coded sonography，TCCS）］可将二维灰阶实时显像、CDFI和多普勒频谱分析技术结合在一起，使操作者易根据颅内解剖学标志识别所观察的血管，跟踪血管走向，根据血流方向与超声束所成的角度校正血流速度，得出的结果更加准确，能对颅内动脉的狭窄、闭塞、动静脉畸形以及发育异常和走行变异等提供直接的证据。TCCD容易区分血管，对于相对探头声速垂直走行的大脑中动脉M_2段、大脑前动脉A_2段有显著优势，对于双侧椎动脉走行纡曲偏移时，也可以通过彩色多普勒模式观察，确认血管位置。但TCCD受颅骨的透声性影响，检测成功率低于TCD。

一、超声解剖概要

超声解剖概要见图2-1-1，图2-1-2。

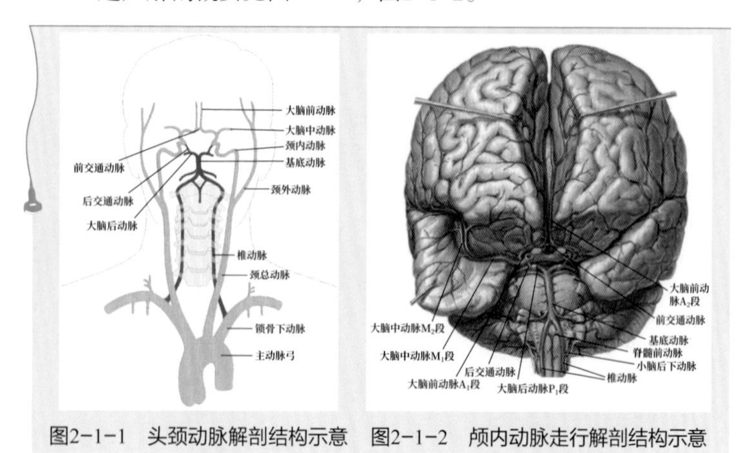

图2-1-1　头颈动脉解剖结构示意　图2-1-2　颅内动脉走行解剖结构示意

TCD/TCCD主要检测颅底Willis环主要分支及其相邻动脉。Willis环位于颅底鞍上池平面，视交叉、视乳头体周围，由前交通动脉、双侧的颈内动脉终末段、大脑前动脉A_1段、大脑后动脉P_1段（交通前段）及后交通动脉构成，为大脑及周围组织供应血液。同时，Willis环也是脑循环中最重要的侧支代偿通路，维持着双侧大脑半球及前、后循环的血液平衡。双侧颈动脉系统借前交通动脉相连，又通过双侧后交通动脉与椎–基底动脉系统沟通，当一侧循环系统因重度狭窄或闭塞导致压力不均衡时，Willis环启动其侧支代偿功能。然而，Willis环的解剖变异非常多见，具有完整Willis环者不足50%。常见的变异有：①大脑前动脉A_1段缺如或发育不良（2.2%～13.3%）；②前交通动脉缺如（1%～4%）；③后交通动脉缺如或发育不良（8%～28.7%），双侧发育不良较单侧更为常见；④大脑后动脉发育变异包括胚胎型大脑后动脉、P_1段缺如或发育不良（15%～22%）。这些变异影响着脑血管疾病的发生、发展及预后，也是神经介入治疗围手术期评估的重要内容。

TCD常规检测血管包括双侧眼动脉、颈内动脉虹吸段的海绵窦段和床突上段（C_4、C_5）、颈内动脉终末段、大脑中动脉M_1段、大脑前动脉A_1段、大脑后动脉P_1/P_2段、双侧椎动脉V_4段及基底动脉。亦可选用4 Hz探头探查双侧锁骨下动脉（subclavian artery，SubA）、颈总动脉（common carotid artery，CCA）、颈外动脉（external carotid artery，ECA）、颈内动脉颅外段（extracranial internal carotid artery，ICAex）。需注意的是，颅外段病变在没有引起血流动力学改变时，仅根据TCD的多普勒频谱极易漏诊。TCCD可补充显示大脑前动脉A_2段、大脑中动脉M_2段（图2–1–3）。

本节常见英文词汇对照见表2–1–1。

表2–1–1 常用英文词汇对照

英文简称	英文全称	中文
ACA	anterior cerebral artery	大脑前动脉
AcoA	anterior communicating artery	前交通动脉
ASA	anterior spinal artery	脊髓前动脉
BA	basilar artery	基底动脉
MCA	middle cerebral artery	大脑中动脉
OA	ophthalmic artery	眼动脉

续表

英文简称	英文全称	中文
ONSN	optic nerve sheath diameter	视神经鞘直径
PCA	posterior cerebral artery	大脑后动脉
PcoA	posterior communicating artery	后交通动脉
PICA	posterior inferior cerebellar artery	小脑后下动脉
SCA	siphon carotid artery	颈内动脉虹吸段
TICA	terminal internal carotid artery	颈内动脉终末段
VA	vertebral artery	椎动脉

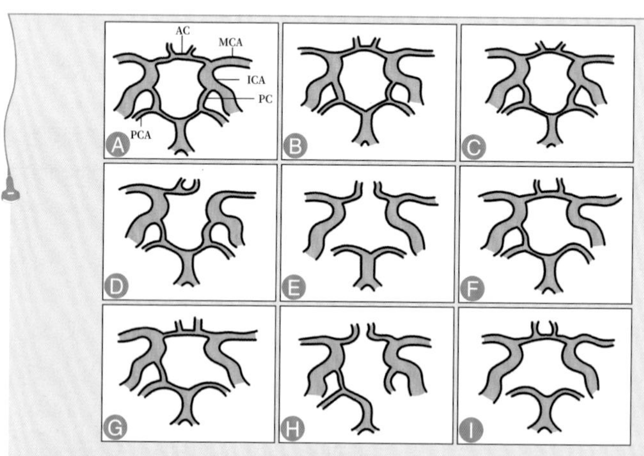

A.正常Willis环；B.双侧大脑后动脉P_1段及右侧后交通动脉纤细；C.双侧大脑后动脉P_1段纤细；D.左侧大脑前动脉A_1段缺如，右侧大脑后交通动脉纤细；E.前交通动脉及双侧后交通动脉缺如；F.左侧后交通动脉缺如，右侧大脑后动脉P_1段纤细；G.左侧后交通动脉缺如；H.前交通动脉缺如，左侧大脑后动脉P_1段缺如；I.双侧后交通动脉缺如。

图2-1-3　Willis的发育变异

二、设备调试

探头的选择：TCD颅内血管的探查常规使用2 MHz或1.6 MHz脉冲波多普勒探头，颅外段血管则为4 MHz连续波多普勒探头，16 MHz探头多用于术中。TCCD检查颅内血管多使用心脏相控阵探头（1～5 MHz），选用TCCD模式。眼窗检查时，可使用线阵探头（3.0～7.0 MHz），特别是测量视神经鞘直径时。

仪器的调整：增益、滤波、取样容积、量程等。增益的适宜范围随机型不同而有所不同，调试原则以背景干净、血流频谱清晰为准；当进行微栓子监测时，需降低增益，以突出栓子信号。

取样容积设置在10～12 mm，过大的取样容积虽然易于检测到频谱，但容易混淆血管；过小的取样容积则给常规检查带来困难。滤波范围在50～150 Hz，对于低速、微弱血流信号，宜采用低滤波，如脑死亡的评估等（指南推荐50 Hz）。量程的大小取决于血流速度，对于高速血流，应增大量程、调低基线水平等，以使血流频谱信号完整显示；对于低速血流，则要降低量程，避免漏掉微弱血流信号。在检查过程中需要随时调整探查角度、深度、多普勒频谱信号噪音比、血流速度的量程等。

M-模应用：M-模多普勒（motion mode Dopple）能够显示多深度条件下血流的范围、强度和方向。血流信号越强，M-模色彩越明亮，因此可以帮助初学者快速寻找和识别血管。M-模很重要的一个功能就是对微弱血流信号比较敏感，因此在诊断远段闭塞性病变时，能帮助识别细小的、单峰血流频谱，为提高诊断准确性提供帮助。

眼窗检查注意探头的能量调节，可参考第一章第一节“机器参数调节”所述，将MI调整到0.23以下，TCD探头发射功率调整至5%～10%。

三、声窗选择

TCD/TCCD的探测声窗包括颞窗、眼窗、枕窗和下颌下窗。①颞窗：从眼睑外角到耳廓上方之间，分为前、中、后窗，主要用于检测双侧大脑中动脉、颈内动脉终末段、大脑前动脉及大脑后动脉，儿童多于前窗探查，成年人多于中、后窗探查；②眼窗：受检者闭目，探头轻置于眼睑之上，可检测到同侧眼动脉、颈内动脉C_4及C_5段，倾斜角度并加深深度可探及对侧大脑中动脉起始段及对侧大脑前动脉 A_1段（因探测角度的关系，所测数值可能存在偏差，仅作为参考）；③枕窗：位于枕骨粗隆下方或旁开2 cm处（枕旁窗），可探及椎动脉、基底动脉及小脑后下动脉、脊髓前动脉（anterior spinal artery，ASA）；④下颌下窗：位于下颌角下方，探头朝向下颌角，可探及颈外动脉、颈内动脉颅外段（图2–1–4～图2–1–8）。

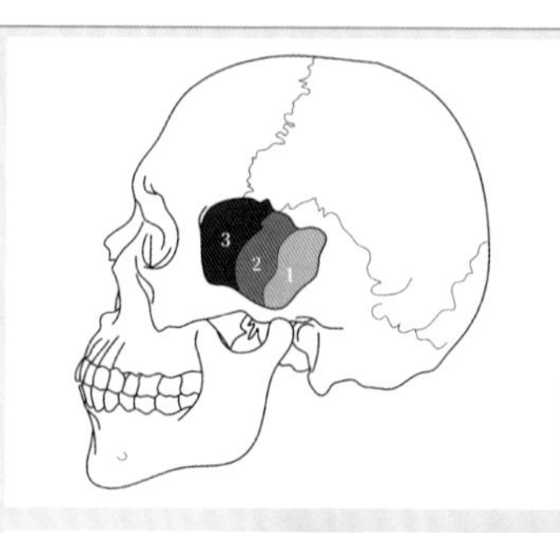

3：前颞窗；2：中颞窗；1：后颞窗。

图2-1-4 颞窗前、中、后窗

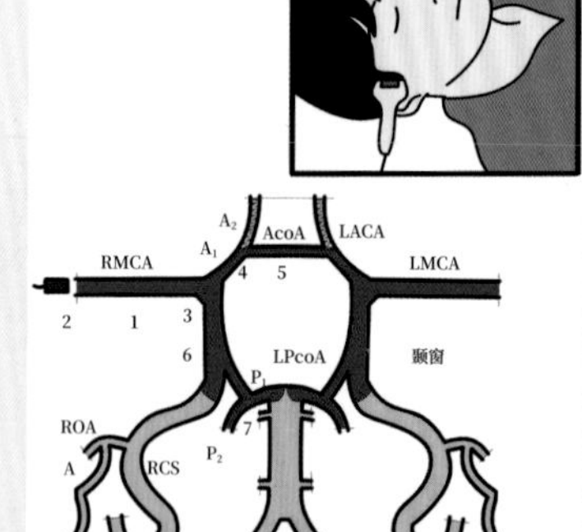

检测双侧MCA、TICA、ACA及PCA。

图2-1-5 颞窗

检测同侧OA、颈内动脉C_4及C_5段（虹吸弯）。

图2-1-6 眼窗

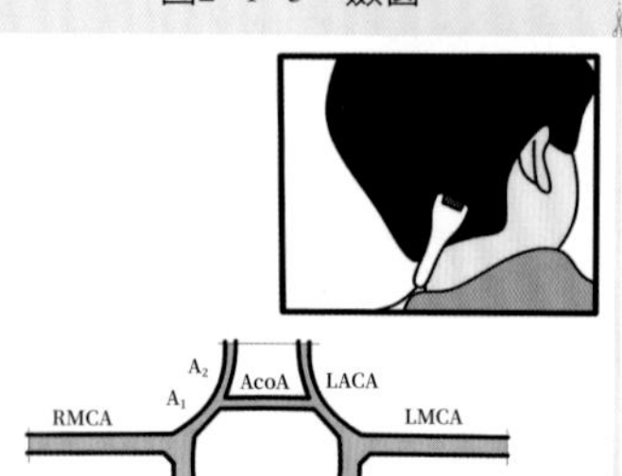

检测双侧VA、BA、PICA、ASA。

图2-1-7 枕窗

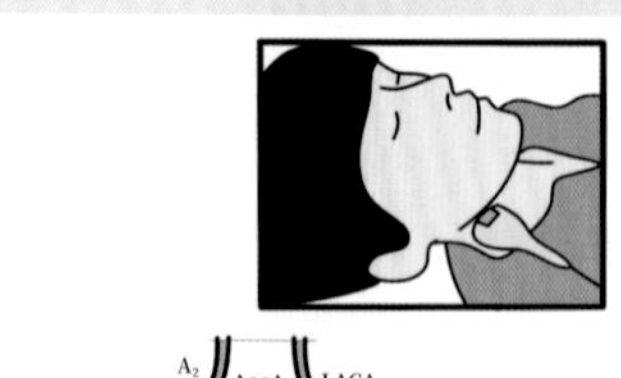

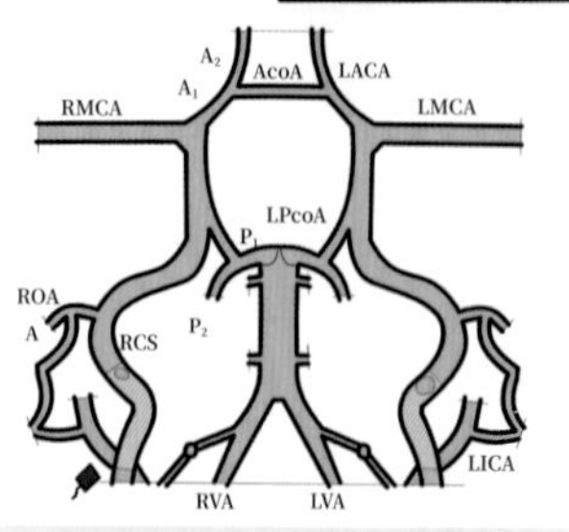

检测ECA、ICAex。

图2-1-8 下颌下窗

四、操作技巧

在TCD检测过程中，建议连续探查。前循环应从大脑中动脉主干开始检测，然后降低深度至大脑中动脉远段，再逐渐加深至颈内动脉终末段分叉水平，这样可以探查大脑中动脉全程。后循环建议从一侧椎动脉入颅近段（约50 mm深度）开始，逐渐加深深度至基底动脉，通常需探查基底动脉近段、中段、远段，以防漏诊局限性狭窄，从基底动脉再逐渐降低深度至另一侧椎动脉。血管的识别除了探测深度、探测角度外，常用的试验方法如颈总动脉压迫试验、束臂试验或运动试验、颞浅动脉敲击试验、声光刺激试验等均有助于血流来源的鉴别。

TCCD检查由于探头接触面变大，声窗会受限制，可先利用二维灰阶显像观察声窗情况，将深度设定＞15 cm，显示对侧颅骨强回声，同时在5 cm深度显示骨性结构（蝶骨小翼和颞骨嵴），并显示大脑中线结构（蝴蝶型低回声中脑、脑干中缝）。观察同侧结构时，可降低深度，放大图像。大脑中动脉位于蝶骨小翼上方平行走行，血流方向朝向探头，M_2段可弯曲向上，在彩色模式下显示为水平或背离探头；大脑前动脉的A_1段较短，为背离探头方向，止于中线区域，周围无骨性结构辨识，A_2段可显示为水平位背离探头方向，向眼眶方向走行；大脑后动脉环绕着中脑，P_1段和P_2近段朝向探头，P_2段交通后段显示为背离探头方向。眼窗显示眼动脉时，探头可稍倾斜向鼻侧，此时眼球结构和视神经显示偏离，颈动脉虹吸段缺少解剖标志，在眼动脉检查的方向，增加探测深度至60～75 mm处显示（图2-1-9～图2-1-18，动图2-1-1，动图2-1-2）。

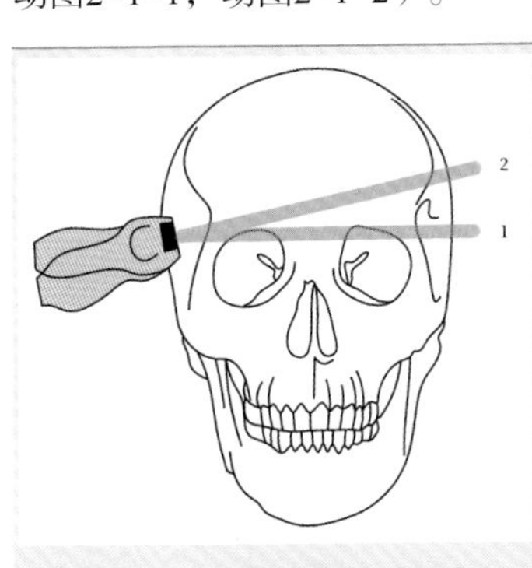

1：中脑平面；2：第三脑室、丘脑平面。

图2-1-9　颞窗探测角度示意

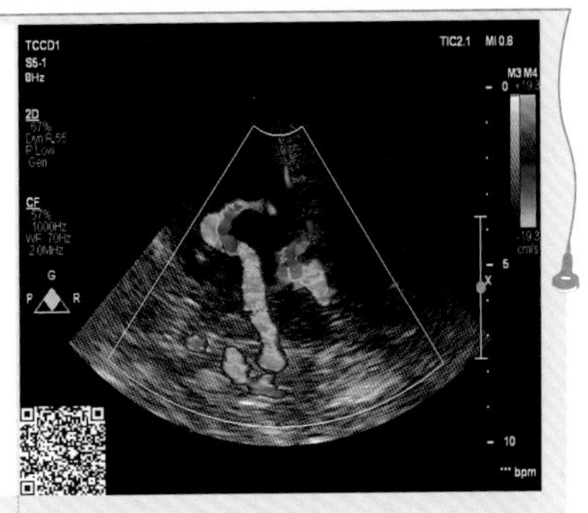

动图2-1-1　颞窗彩色血流动态示意

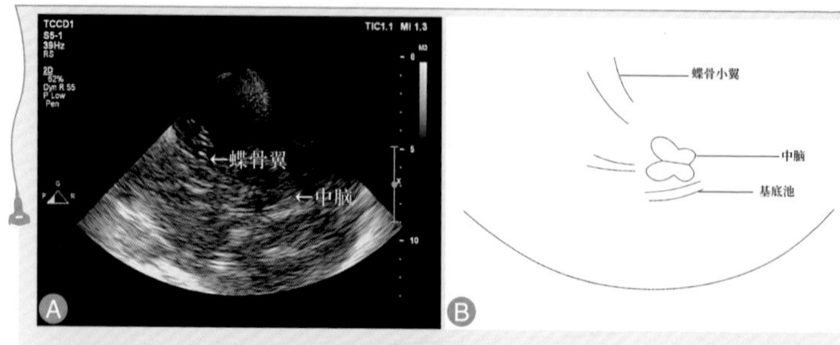

A.蝴蝶形的中脑低回声区被周围高回声的基底池所环绕，中线部位的高回声信号为脑干中缝和导水管，图像左上方蝶骨翼强回声是显示大脑中动脉声窗的解剖标志；B.颞窗简笔示意。

图2-1-10　颞窗

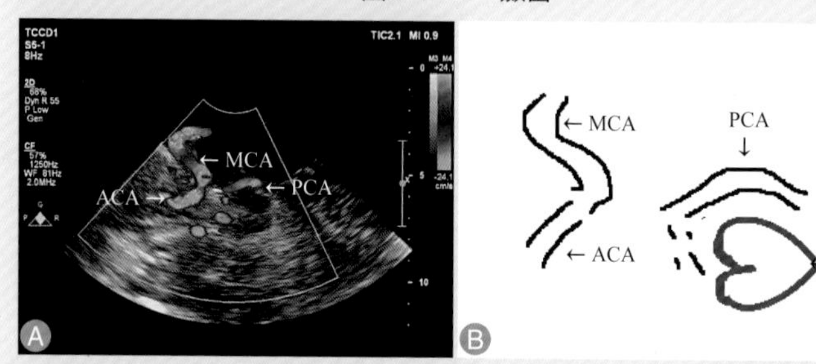

A.颞窗中脑切面显示血管走行；B.中脑切面简笔示意。MCA：大脑中动脉，ACA：大脑前动脉，PCA：大脑后动脉。

图2-1-11　颞窗中脑切面

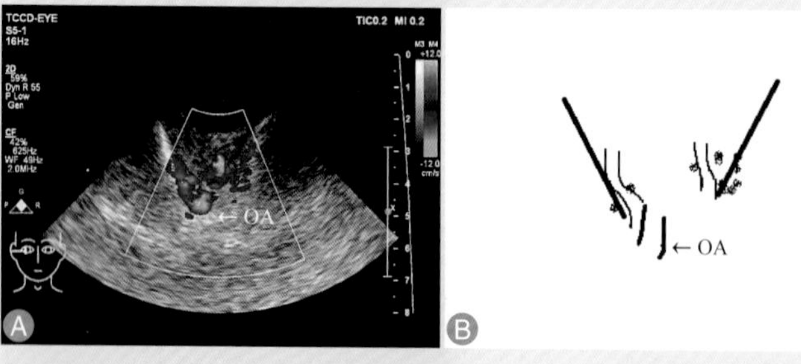

A.眼窗显示朝向探头的眼动脉（深度4.5cm）；B.眼窗简笔示意。OA：眼动脉。

图2-1-12　眼窗

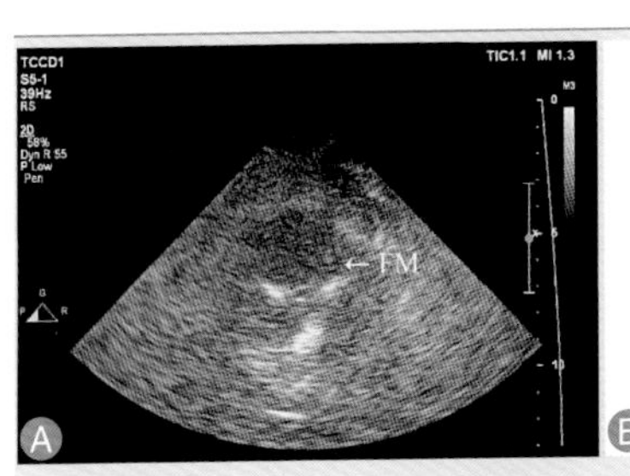

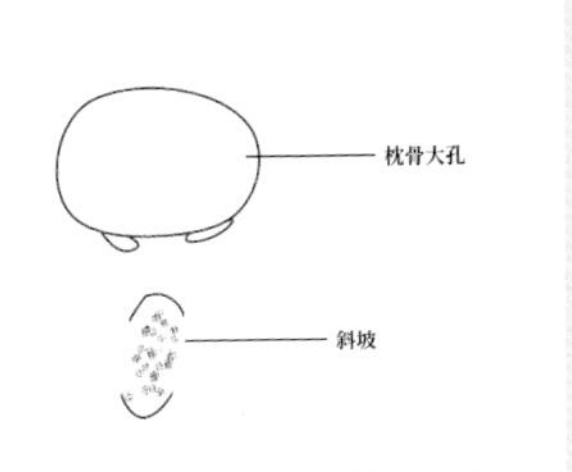

A.枕窗显示低回声枕骨大孔（FM）；B.枕窗简笔示意。

图2-1-13 枕窗

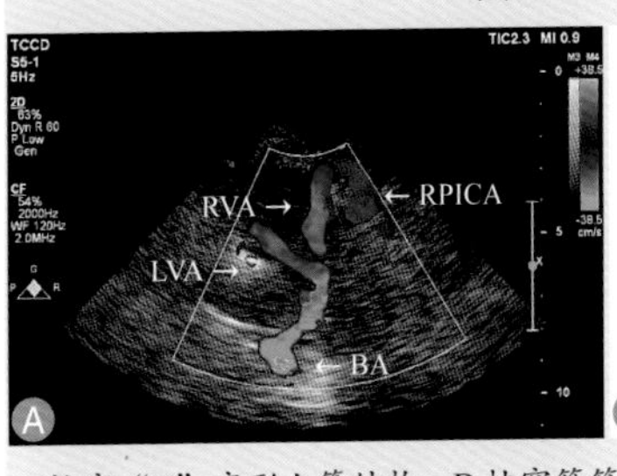

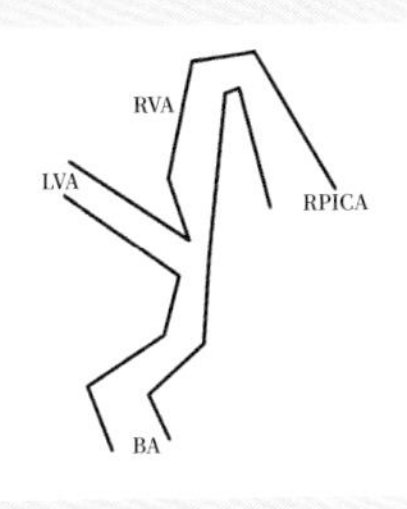

A.枕窗“Y”字形血管结构；B.枕窗简笔示意。RVA：右侧椎动脉，LVA：左侧椎动脉，BA：基底动脉，RPICA：右侧小脑后下动脉。

图2-1-14 枕窗

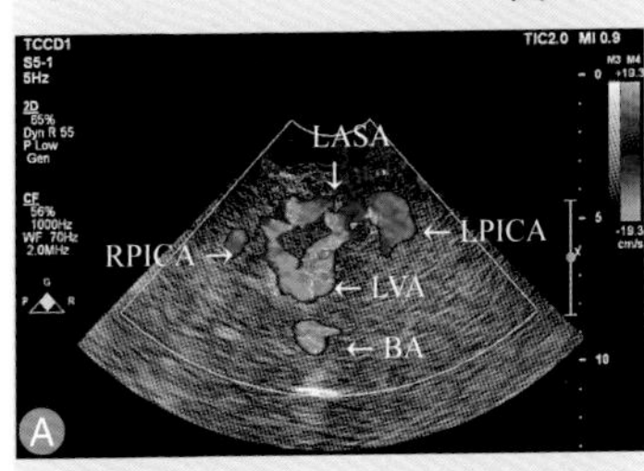

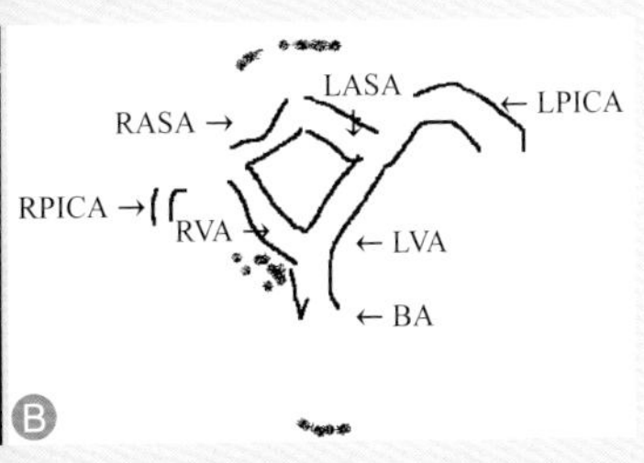

A.“菱形”延髓动脉环由双侧ASA和VA组成；B.枕窗简笔示意。LASA：左侧脊髓前动脉；RASA：右侧脊髓前动脉；LPICA：左侧小脑后下动脉；RPICA：右侧小脑后下动脉；RVA：右侧椎动脉；LVA：左侧椎动脉；BA：基底动脉。

图2-1-15 枕窗

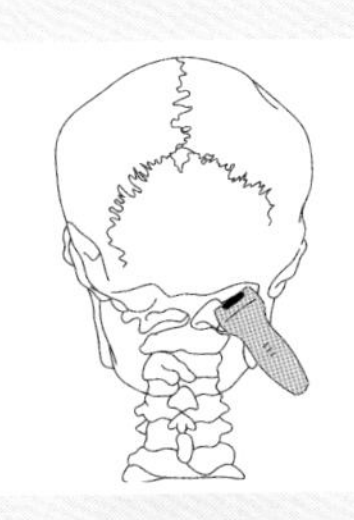

图2-1-16 枕窗探头放置示意

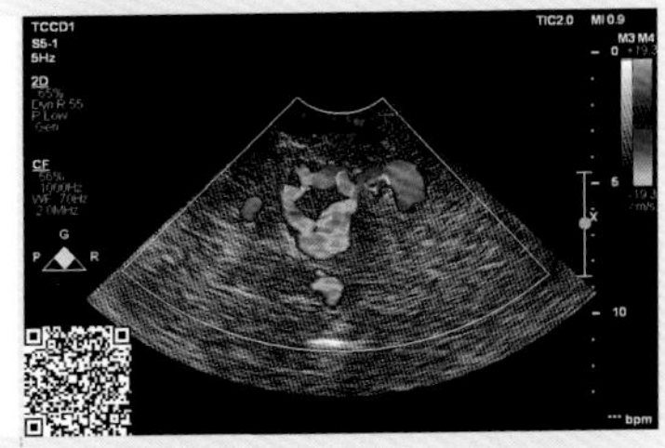

显示椎-基底动脉“Y”字形汇合，以及延髓动脉环。

动图2-1-2 枕窗

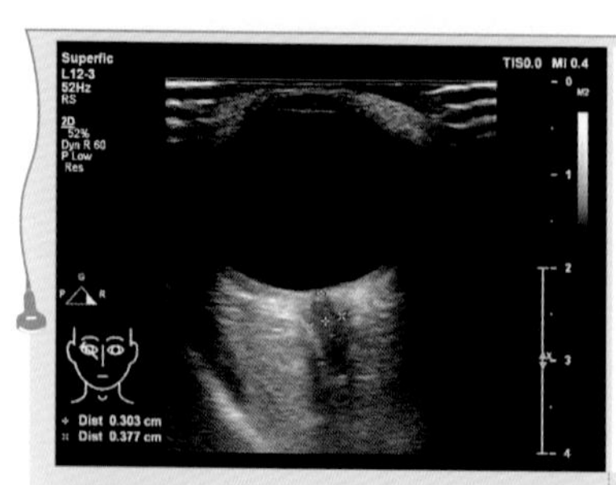

使用线阵探头于眼窗探测球后视神经鞘并测量直径

图2-1-17　视神经鞘直径测量

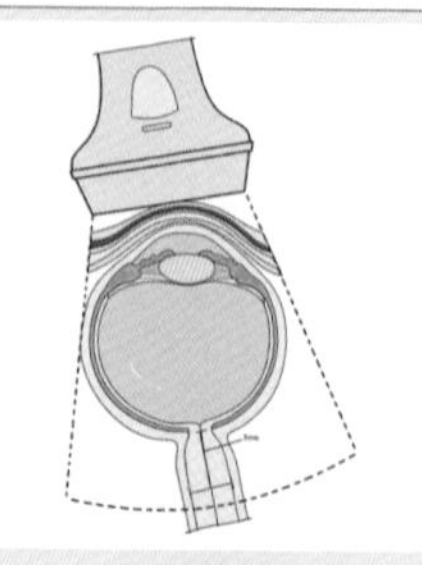

红色短线为测量位置，位于球后3mm，垂直于视神经鞘

图2-1-18　视神经鞘测量示意

五、声像图特征

TCD/TCCD主要评估参数包括：检测深度、血流速度、血管搏动指数（pulsatility index，PI）、频谱形态、血流方向及血流声频等。

检测深度：是定位血管的主要参数，因头颅大小、血管解剖位置不同而稍有差异，原则上双侧同名动脉检测深度应基本对称。

血流速度：计量单位为cm/s，包括PSV、EDV和MV。MV=（PSV-EDV）/3+EDV。颅内动脉血流速度增快或减慢的原因非常复杂，受心排血量、血容量、血压等诸多因素影响，要根据病史、相邻动脉病变综合分析。如血流速度增快的原因可能是动脉狭窄、蛛网膜下腔出血后血管痉挛、动静脉畸形、贫血、血流代偿等；血流速度减慢可能是发育不良、闭塞前段、重度狭窄或闭塞后段及心源性病变所致等。

频谱形态：TCD频谱包括收缩期峰值流速、舒张末期流速、血管搏动指数及血流层流状态。收缩峰包括S_1峰、S_2峰，当血管顺应性减低时，S_1达峰时间延迟，或与S_2峰融合。当远端血管阻力增高时，舒张期流速减低明显，表现为高阻型频谱。正常血流呈层流状态，轴中心血流速度较快，近管壁处红细胞血流速度较慢，频谱显示基线处较为清晰，称为频窗。当血管狭窄时，红细胞血流方向失去稳态，层流消失，此时频窗充填，表现为涡流、湍流或索条状、短弧状频谱，并伴有声频改变，如粗糙杂音、“握雪音”“鸥鸣音”等。

血管搏动指数是评价颅内动脉血管阻力及脑血流灌注状态高低的指标，PI=（PSV-EDV）/MV，正常值0.65～1.10。血管搏动指数增高可见于老龄、长期高血压、重度狭窄或闭塞前段、高颅压、脑死亡等患者；血管搏动指数减低见于重度狭窄或闭塞后段、血管扩张状态、脑动静脉畸形、脑动静脉瘘等患者。

1.正常声像图

正常声像图见图2-1-19～图2-1-36，动图2-1-3～动图2-1-5。

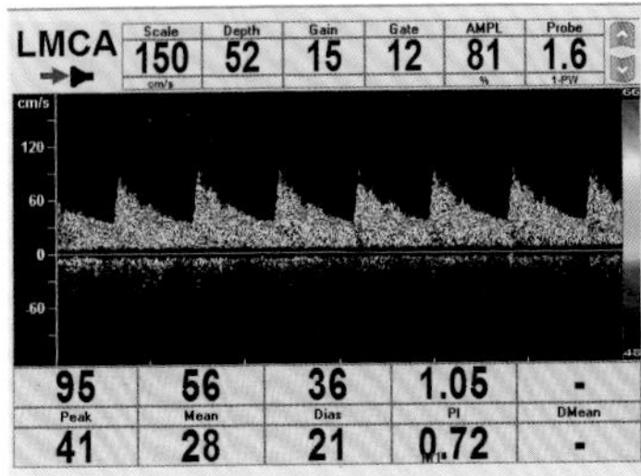

TCD颞窗探查：M_1段取样深度40～60 mm，＜40 mm则近M_2段。血流方向朝向探头。

图2-1-19　大脑中动脉频谱测量

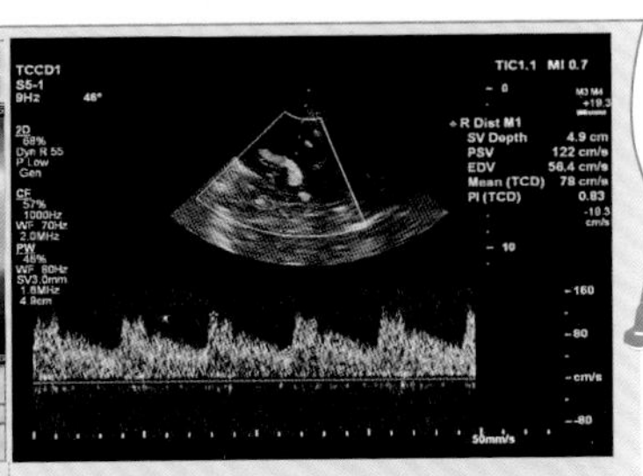

TCCD颞窗探查：M_1段取样深度49 mm，多普勒角度矫正为46°。M_2段为水平走行。

图2-1-20　大脑中动脉频谱测量

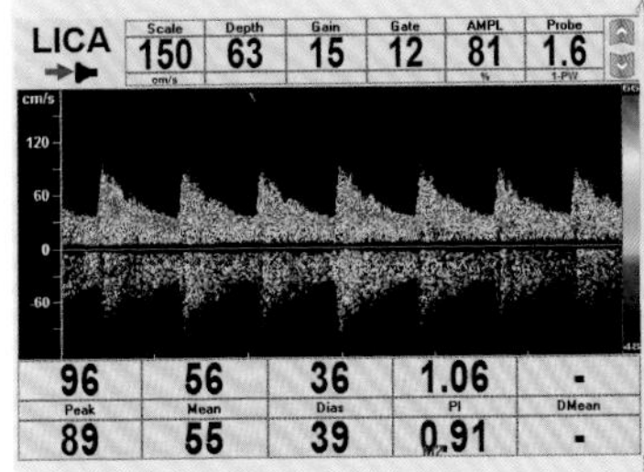

TCD颞窗探查：深度60～70 mm；血流方向朝向探头。

图2-1-21　颈内动脉终末段频谱测量

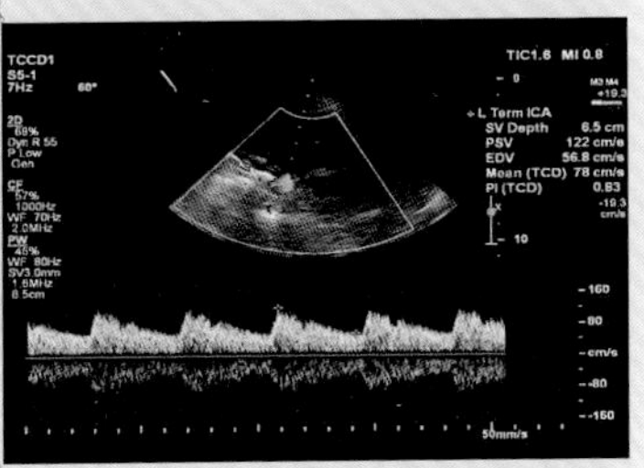

TCCD颞窗探查：深度65 mm，血流方向朝向探头。

图2-1-22　颈内动脉终末段频谱测量

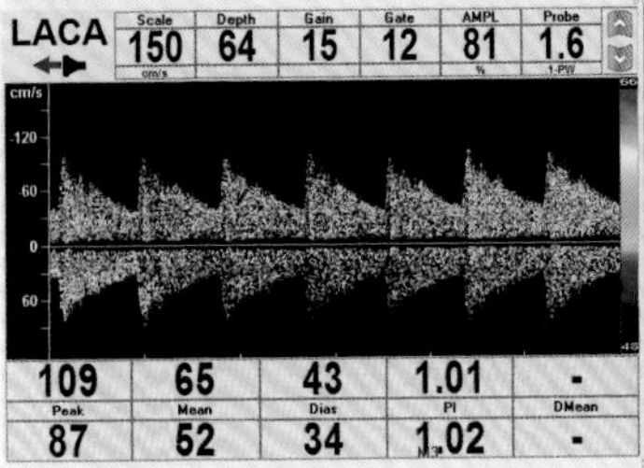

TCD颞窗探查：深度55～70 mm，探头朝向前上，血流方向背离探头。

图2-1-23　大脑前动脉频谱测量

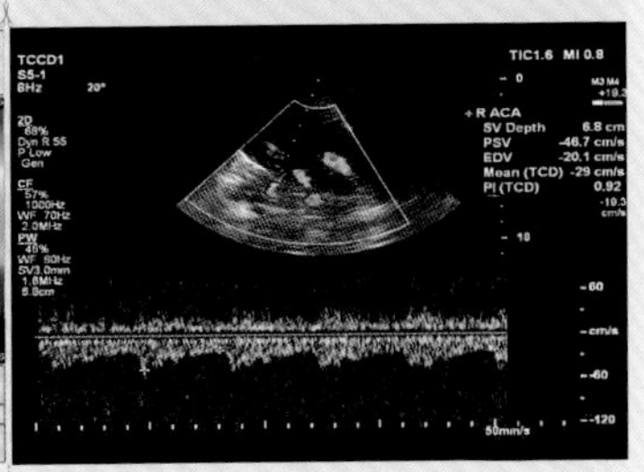

TCCD多普勒角度矫正为20°，血流方向背离探头。TCCD有时可显示A_2段。

图2-1-24　大脑前动脉A_1段频谱测量

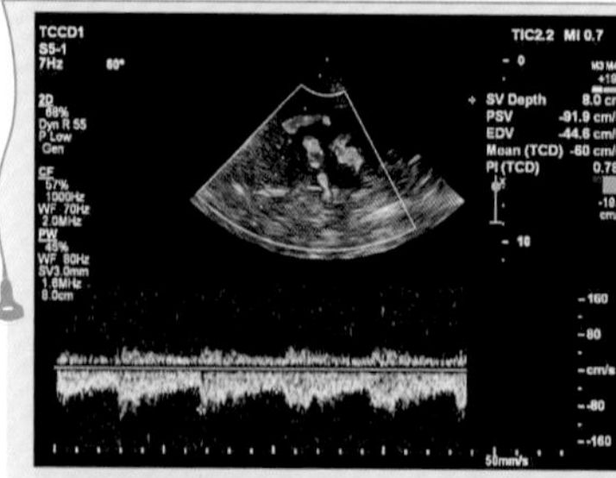

TCCD有时可显示ACA-A_2段，多普勒角度校正为60°，血流方向背离探头。

图2-1-25 大脑前动脉A_2段频谱测量

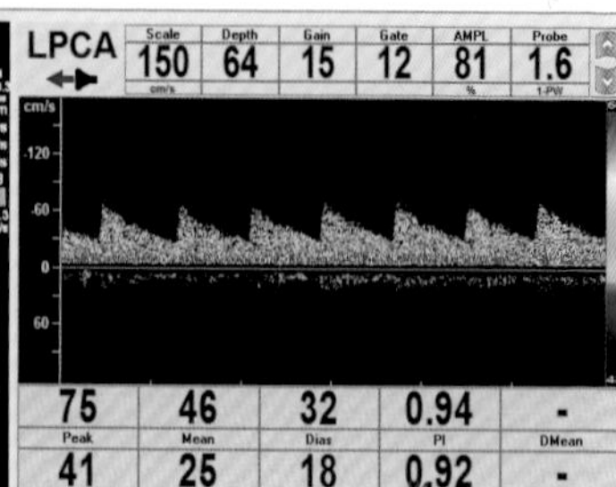

TCD颞窗探查：深度55～65 mm，探头朝向后下，呈双向频谱。正向为P_1段，P_2段多为负向。

图2-1-26 大脑后动脉频谱测量

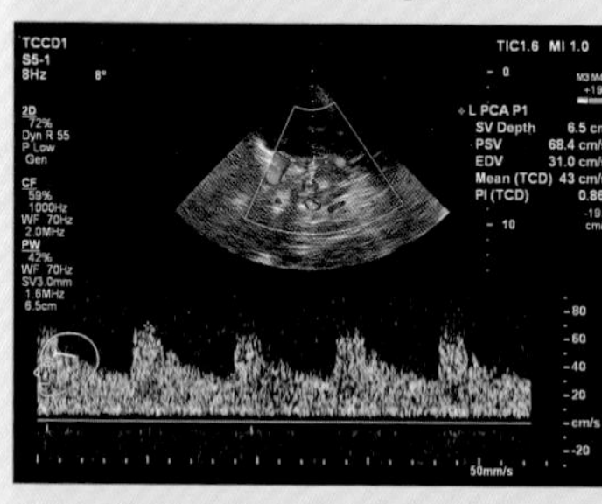

TCCD颞窗探查：多普勒角度矫正为8°，深度65 mm，血流方向朝向探头。

图2-1-27 大脑后动脉P_1段频谱测量

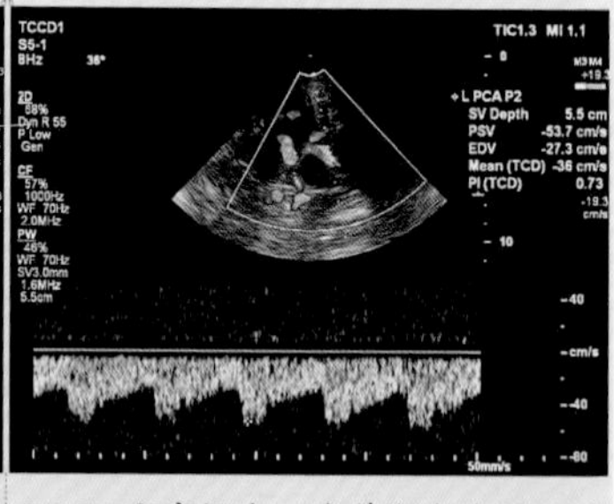

TCCD颞窗探查：多普勒角度矫正为36°，深度55 mm，血流方向背离探头。

图2-1-28 大脑后动脉P_2段频谱测量

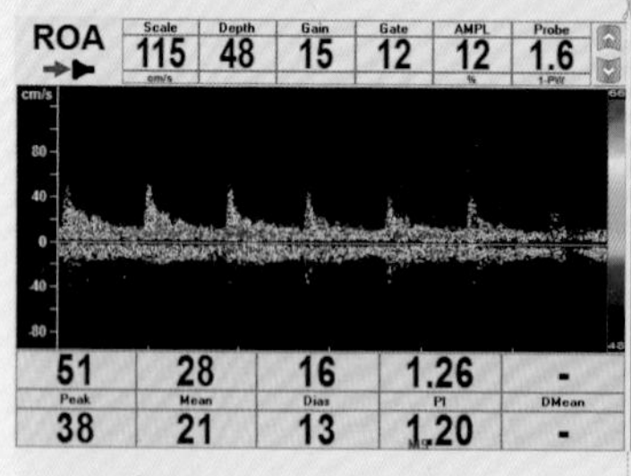

TCD眼窗探查：深度40～55 mm，呈低速高阻型频谱，血流方向朝向探头。

图2-1-29 眼动脉频谱测量

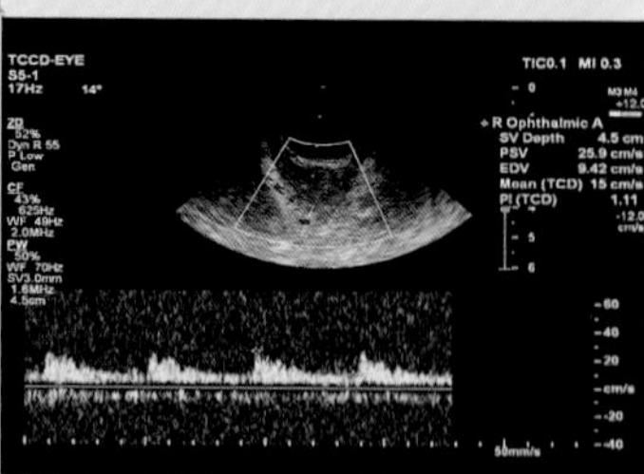

TCCD眼窗探查：深度45 mm，多普勒角度矫正为14°，呈低速高阻型频谱，血流方向朝向探头。

图2-1-30 眼动脉频谱测量

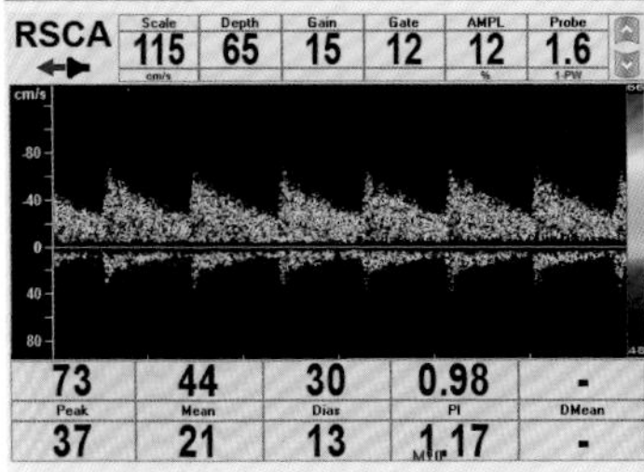

TCD眼窗探查：深度60～70 mm，可呈双向血流信号，正向为ICA海绵窦段、负向为床突上段。

图2-1-31 颈内动脉虹吸段频谱测量

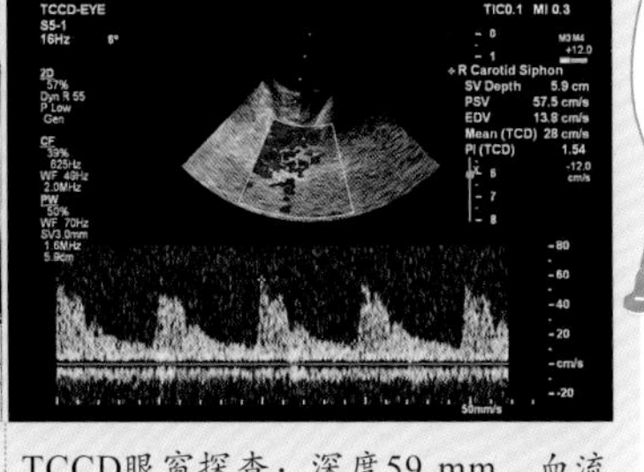

TCCD眼窗探查：深度59 mm，血流显示为正向。

图2-1-32 颈内动脉虹吸段频谱测量

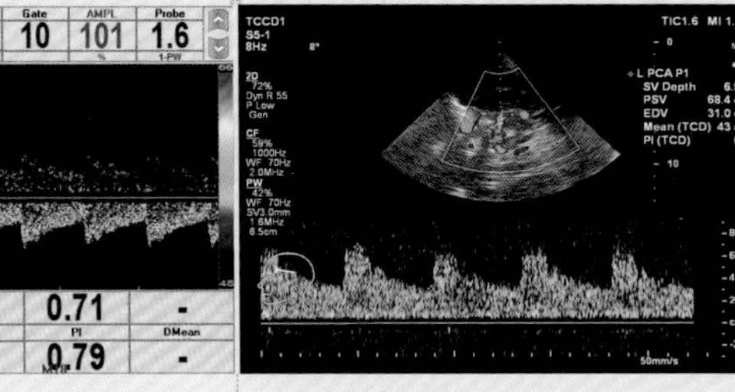

TCD枕窗/枕旁窗探查：深度50～79 mm，血流方向背离探头。

图2-1-33 椎动脉颅内段频谱测量

TCCD枕窗探查：深度55 mm，血流方向背离探头。

图2-1-34 椎动脉颅内段频谱测量

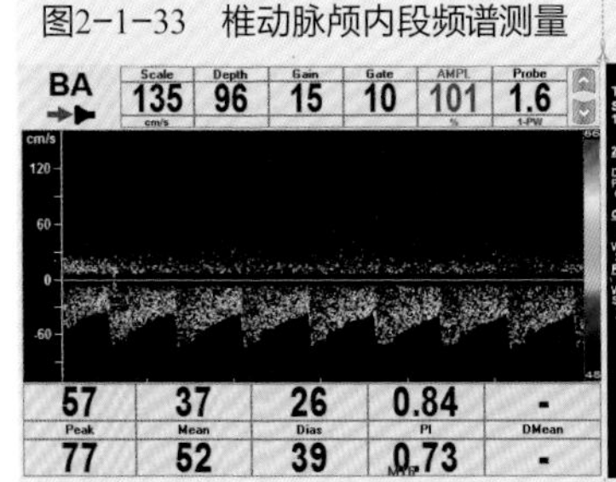

TCD枕窗探查：深度80～110 mm，血流方向背离探头。

图2-1-35 基底动脉频谱测量

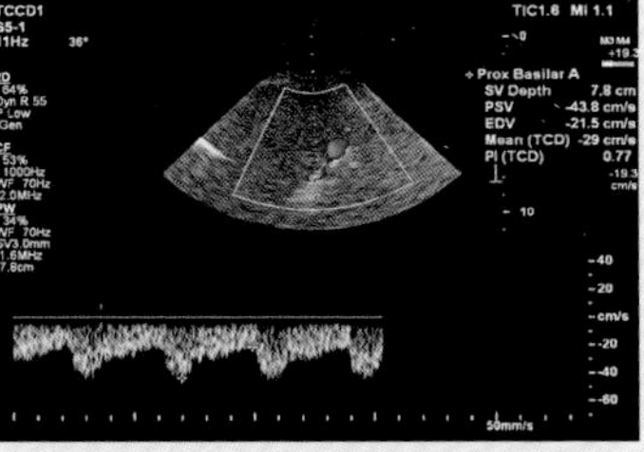

TCCD枕窗探查：深度78 mm，血流方向背离探头。

图2-1-36 基底动脉频谱测量

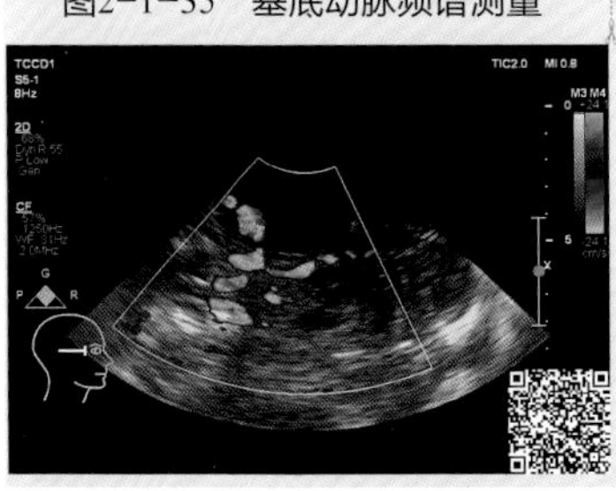

右侧大脑后动脉P_1段缺如，P_2段起源于颈动脉终末段。

动图2-1-3
右侧胚胎型大脑后动脉

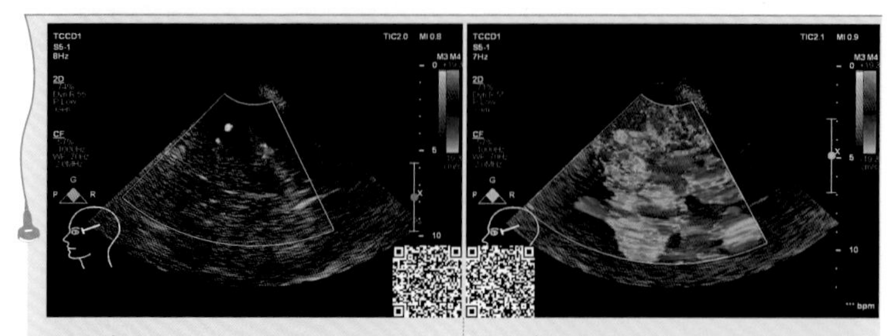

颞窗声窗不佳，脑底动脉显示断续、缺失。

动图2-1-4　颞窗声窗不良

注射声诺维造影剂1.2 mL后，显影增强，初始因“开花伪像”显示彩色过溢，降低彩色增益并等伪像减少后，观察血管显示。

动图2-1-5　注射造影剂后增强显影

2.视神经鞘直径与颅内压

颅内压（intracranial pressure，ICP）测量的金标准是颅内压的直接测定，多采用植入法和导管法两类。直接测量法均属于有创性操作，继发感染、神经损伤等副作用使其不利于在颅内病变不明的患者中常规应用。

无创评估颅内压的技术包括：视神经鞘直径的测量、TCD测量（PI）、定量瞳孔测量指数等。视神经的形成是胚胎发生时期脑向外突出形成视器过程中的一部分，大脑的3层脑膜也随之延续而形成视神经鞘膜，同时延续到视神经周围的还有蛛网膜下腔。解剖学研究显示视神经周围的蛛网膜下腔与大脑的视交叉池直接沟通，这种联系使脑脊液在这两个连续的空间里能够自由移动。当颅内压变化时，压力经由蛛网膜下腔传递到视神经周围，视神经鞘（optic nerve sheath diameter，ONSD）直径变宽，因此，视神经鞘可以间接反映颅内压的水平。

由于受到B型超声波特性的限制，B型超声波只能扫描到眶内段近眼球的视神经，用超声波自带的测量系统能较准确定位球后3 mm的位置，且不随体位的改变而使测量值发生变化。目前测量视神经直径通常选择在眼球后3 mm的位置。现多数研究认为正常成年人的视神经鞘值在5～6 mm，1～15岁儿童的视神经鞘为4.5 mm，1岁以内小儿为4.0 mm。若成年人视神经鞘＞5.7 mm，应考虑其增宽；若成年人视神经鞘＞6 mm、儿童＞5 mm，则认为视神经鞘增宽的诊断明确。无创测量技术对颅内压测量的准确性一直存在争议，还有待进一步探索。

六、常用试验方法

1.颈总动脉压迫试验

目的：①当血流声束指向不明确时，通过颈总动脉压迫试验鉴别血流来源；②当存在一侧/双侧颅外大动脉重度狭窄或闭塞时，评估侧支代偿通路。方法：用食指和中指触及颈总动脉搏动处（位于锁骨上方，气管外缘与胸锁乳突肌内缘之间），水平向下或下外侧挤压颈总动脉，使颈总动脉在手指与颈椎横突的压迫下短暂变窄或闭合，持续2～3秒（图2-1-37）。

注意事项：①压迫位置在颈总动脉，不可挤压球部及颈内动脉；②不可向内挤压气管，以免引起患者不适；③不可用力过大；④注意持续时间，达到效果即可。

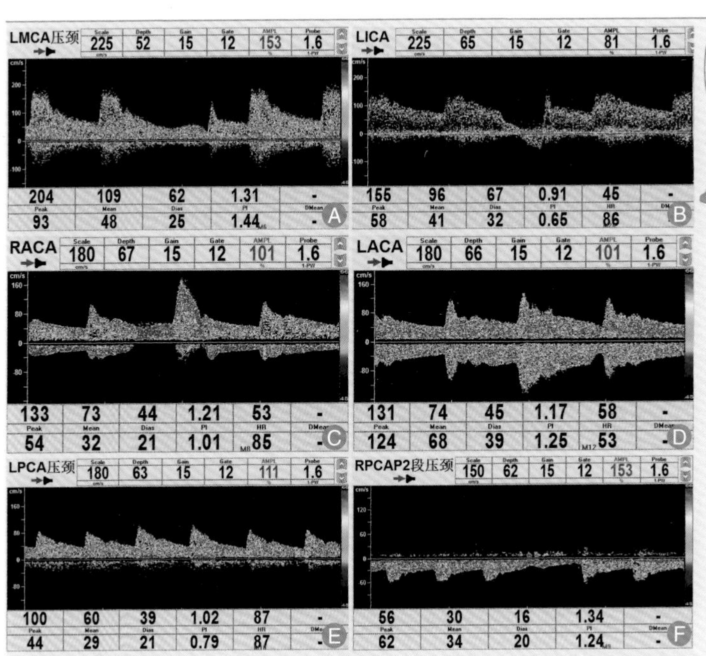

A.压同侧颈总动脉，同侧大脑中动脉血流速度减低；B.压同侧颈总动脉，左侧颈内动脉终末段血流信号降至基线水平，并呈细小反向；C.压同侧颈总动脉，大脑前动脉血流方向逆转；D.压对侧颈总动脉，大脑前动脉血流速度增快（前交通动脉存在）；E.压同侧颈总动脉，大脑后动脉血流速度增快（后交通支开放）或不变（后交通支不开放）；F.压同侧颈总动脉，大脑后动脉 P_2段血流速度减低（胚胎型大脑后动脉）。

图2-1-37　颈总动脉压迫试验

大脑中动脉起始段与颈内动脉终末段的区分除了探测深度外，较可靠的方法是颈总动脉压迫试验。压同侧颈总动脉，同侧大脑中动脉血流速度减低，而颈内动脉终末段血流信号则消失或呈细小反向。

2.束臂试验及运动试验

目的：判断血流来源、窃血通路及病变部位。当探测到椎动脉收缩期切迹或部分型窃血时，可能的病因如下：①锁骨下动脉狭窄；②椎动脉开口狭窄；③椎动脉发育纤细；④锁骨下动脉体位性受压，需要进一步通过束臂试验或运动试验以资鉴别。束臂试验和运动试验均使得上肢血流增加，可诱发或加重锁骨下动脉窃血的程度，而椎动脉病变在上述试验中呈阴性。

束臂试验：测量双侧上肢动脉血压，然后将袖带绑至患侧并打气加压至收缩压以上20～30 mmHg，维持约2分钟，同时嘱患者反复用力握拳、松开，2分钟后迅速放气减压，连续观察减压后椎动脉血流速度和方向的变化，窃血程度加重、切迹加深或出现反向血流信号为阳性，考虑为锁骨下动脉病变引起的窃血；无变化者为阴性，考虑窃血与椎动脉病变相关。

运动试验：当一位医师检查时，束臂试验操作可能受限，运动试验可作为替代方法。方法：嘱患者上举患侧上肢，反复用力握拳、松开，维持2～3分钟，同时尽可能在保持头部不动的情况下，迅速放下上肢，连续观察多普勒频谱变化。结果判定同束臂试验。

束臂试验及运动试验的注意事项：束臂试验袖带压力不可过高，时间不宜过长，以避免诱发缺血事件。运动试验可获取实时动态血流频谱，操作简便，见到效果即可停止。整个操作过程中，患者的头部要保持不动，探头要一直跟踪血流，不能丢失。

3.转颈试验

提到转颈试验，需要了解一下“颈性眩晕”这个概念。19世纪20年代，Barre和Lieou教授提出了交感神经功能障碍假说（Barre-Lieou综合征），认为颈椎退行性变可能刺激包绕椎动脉的交感神经丛，引起血管收缩、脑血流量下降，致眩晕、耳鸣、视物模糊等；至19世纪50年代，Ryan和Cope提出了颈源性眩晕的概念，认为来源于颈区异常传入的神经刺激（如胸锁乳突肌和斜方肌的痉挛）可引起眩晕和共济失调。这一概念后被滥用，将眩晕这一复杂病因所致的症状简单归结于颈椎病，引发多数学者呼吁应摒弃颈性眩晕的概念。有学者对1600多例眩晕患者的病因分析发现，良性阵发性位置性眩晕（benign paroxysmal positional vertigo，BPPV）约占28.3%，其次为偏头痛性眩晕（10.5%），双侧前庭神经病约为8.5%，而不明原因的眩晕则高达18.7%。2017年《眩晕诊治多学科专家共识》指出，“多数国内外专家对颈性眩晕的概念和机制持谨慎的态度”。转颈试验也因此被“打入冷宫”，并不被临床所认可。

然而，转颈试验却与一种疾病——旋转性椎动脉闭塞综合征[（rotational vertebral artery occlusion syndrome，RVAOS），也称猎人弓综合征（Bow hunter syndrome，BHS）]密切相关。RVAOS是由于头部旋转或伸展导致一侧或双侧椎动脉受压变窄，对侧椎动脉因发育不良而致代偿不足所引发的一组综合征，包括突发性眩晕/晕厥、共济失调、眼球震颤、意识丧失等后循环缺血等症状，其特点是具有反复发作性、可逆性，体位恢复时，症状消失。

根据疾病特点，在正常体位下，所有的检查结果都可能是阴性的，但在旋转体位时，则血流动力学出现不同的改变。血管超声显示的节段性血流频谱改变，可以为RVAOS提供有价值的信息：正常体位时，椎动脉管径、血流速度及频谱形态均正常，当头部水平旋转>45°时，受压段可出现管径变窄、血流速度增快，受压前段呈单峰频谱，受压后段呈低速低阻改变（“小慢波”），体位恢复时，各项血流参数恢复正常（图2-1-38）。

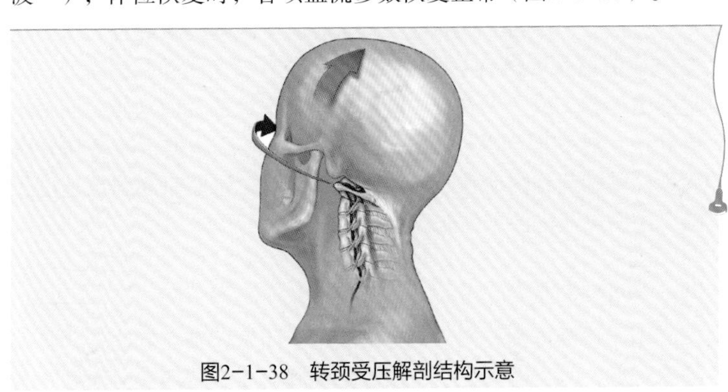

图2-1-38　转颈受压解剖结构示意

RVAOS受压部位多位于V_3段（C_1～C_2段水平），可能的原因为枕骨异常、椎体不稳、椎间孔变窄、寰枢椎错位、颈肌肥厚等。优势椎动脉受压变窄，对侧椎动脉发育不良导致无法提供充足的代偿血流可能是RVAOS的发病机制。

注意事项：单纯采用TCD做转颈试验的有效性值得商榷，应该与颈动脉超声联合检测，发现血流动力学的节段性改变，同时具有可逆性的特点，转颈试验阳性的诊断方能确立。同时，RVAOS的病因学诊断有赖于影像学评估。目前国内外RVAOS确诊的病例并不多，仍缺乏简单、有效的诊断手段，如果临床高度怀疑RVAOS或为不明原因晕厥的患者，建议观察旋转体位椎动脉血流动力学变化，以明确病因。

4.声光刺激试验

声光刺激试验是用于鉴别大脑后动脉的一种试验方法。大脑后动脉是视觉中枢，当有强光刺激时，会增加视觉中枢的兴奋性，大脑后动脉的血流速度随之增快。当嘱患者闭上眼睛时，大脑后动脉血流速度随之减慢。

如有条件，可在较暗的诊查室操作。但在正常诊疗过程中，当声束指向不明确时，除压颈试验外，也可使用声光刺激试验鉴别血流来源。可以使用瞳孔笔（或医用手电筒）观察大脑后动脉在光照后血流速度的变化，通常增幅/降幅在30%左右。

5.颈外动脉分支压迫试验

意义：判断颈外动脉至颈内动脉的侧支开放情况。正常情况下，眼动脉的分支滑车上动脉（supratrochlear artery，STrA）为低流速高阻力型血流频谱，当颈内动脉颅外段重度狭窄或闭塞，存在颈外动脉向颈内动脉代偿供血时，STrA血流反向并呈颅内化。

方法：一手持4 MHz探头垂直轻置于眼眶内眦部位，探测到STrA血流信号后，另一只手用拇指触及耳前颞浅动脉搏动处，同时用中指和（或）无名指放于下颌角骨下缘触及面动脉，同时压迫颞浅动脉和面动脉。如果压迫后STrA血流速度没有变化，说明颈外动脉与颈内动脉之间不存在吻合支；如果STrA血流速度下降，说明血流来源于颈外动脉，颈内外侧支开放。

七、临床应用

用于诊断方面：颅内动脉的狭窄、闭塞，脑血管痉挛，脑动静脉畸形，侧支循环评估，锁骨下动脉窃血，右向左分流筛查，颅内压增高及脑死亡评估。

用于脑功能方面：评估脑血管反应性，脑血流自动调节功能，功能性TCD（如评估人在语言、运动、感知觉等活动中，相应供血动脉的血流变化，以评估脑的功能状态）。

用于血运重建围手术期方面：①rt-PA静脉溶栓动态监测：监测溶栓前残余血流分级（TIBI分级）、血流再通时间、再通后血流分级情况。TIBI分级对溶栓再通及预后有良好的预测价值，TIBI 0级的患者再通比率较低，也与90天较差的功能预后相关；②颈动脉内膜剥脱术（carotid endarterectomy，CEA）及颈动脉支架成形术（carotid artery stenting，CAS）：术前评估狭窄的部位、长度、斑块性质，是否存在串联狭窄，侧支循环代偿情况，颈动脉内膜剥脱术术前评估术中是否需要放置转流管；术中检测微栓子和血流稳定性；术后预防高灌注及低灌注，血流速度与血压变化之间的关系，血管搏动指数的变化，有无再闭塞等。

八、报告书写

描述：

首先对所有被检动脉的血流速度、血管搏动指数进行两两对称性比较，若存在不对称性改变，指出何者为异常，并列出异常动脉的峰值流速/舒张期末流速、血管搏动指数；对异常血管频谱形态及血流声频的描述，有无涡流、湍流等；对血流方向的评价，双侧是否一致，有无逆转；若实施颈总动脉压迫试验，则对结果进行分析，提出侧支循环的建立情况和依据。

结论：

检查结论应包括各血管解剖结构和血流动力学异常的诊断，如血管狭窄（轻、中、重度）、闭塞、血管痉挛（继发于蛛网膜下腔出血之后）、颅内压增高、侧支循环开放通路等。

【推荐阅读文献】

[1] 中国医师协会神经内科医师分会神经超声专业委员会，中华医学会神经病学分会神经影像协作组.中国神经超声的操作规范（一）[J].中华医学杂志，2017，97（39）：3043-3050.

[2] JONES J D，CASTANHO P，BAZIRA P，et al.Anatomical variations of the circle of Willis and their prevalence，with a focus on the posterior communicating artery：A literature review and meta-analysis[J].Clin Anat，2021，34（7）：978-990.

[3] 赵永，付炜，惠娟，等.神经内科眩晕/头晕专病门诊患者的病因分析[J].医学临床研究，2016，33（5）：849-852.

[4] RASULO F A，BERTUETTI R.Transcranial Doppler and Optic Nerve Sonography[J].J Cardiothorac Vasc Anesth，2019，33 Suppl 1：S38-S52.

第二节 大脑中动脉

一、超声解剖概要

大脑中动脉是颅内主要供血动脉，起自颈内动脉终末段，分为中央支和皮质支，主要供应大脑半球的外侧面、基底节、额叶下面、壳核、尾状核、内囊前肢及背外侧区域等，负责面部、咽喉、胳膊、手的主要运动和感觉功能，若为优势半球则兼具言语功能。大脑中动脉根据走行分为四段：①M_1段（水平段）：起自颈内动脉末端，走行于侧裂；②M_2段（脑岛段）：走行于脑岛上方-环状沟顶端；③M_3段（岛盖段）：走行于环状沟顶端–侧裂表面；④M_4段（皮质支）：走行于侧裂表面–皮质（图2–2–1）。

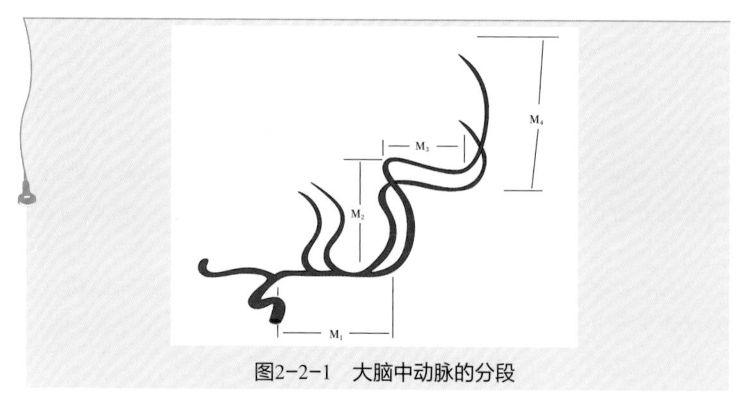

图2–2–1 大脑中动脉的分段

大脑中动脉解剖变异虽然并不多见，但由于TCD不能显示二维图像，变异常会导致误诊和漏诊。常见的变异有：①起源于颈内动脉终末段的重复大脑中动脉；②起源于大脑前动脉的副大脑中动脉；③双干或多干型大脑中动脉；④开窗畸形。TCCD可以通过彩色模式增加变异的检出率，对双干或开窗畸形的单支狭窄进行识别和鉴别诊断。

二、操作技巧

TCD主要检测的是MCA-M_1段，探测角度的把握尤为重要。M_1段水平向外走行于侧裂池内，长为10 ~ 12 mm，直径3 mm左右，在分叉部转向后上形成膝部，至M_2段及更远段是TCD探测的盲区。因此，TCD要尽可能探查大脑中动脉的M_1段全程及M_2

段近端（深度为40～60 mm），检查时避免预设深度，否则可能会漏掉M_1段远段的狭窄。TCCD声窗良好时可以显示MCA-M_2段（上干、下干），并通过角度校正，实现速度的测量。血流速度是评估狭窄程度的重要参数，但是受诸多因素的影响，例如炎症、血压、病程、侧支代偿情况等，因此，注重血流动力学变化，结合病史综合分析尤为重要。

在检测过程中，如果发现一侧大脑半球血流顺序发生变化，如大脑前动脉和（或）大脑后动脉血流速度高于大脑中动脉，要警惕是否存在大脑中动脉慢性闭塞性病变，要注意探测深度和角度，合理运用颈总动脉压迫试验，以鉴别血流来源。

本节常见英文词汇对照见表2–2–1。

表2–2–1 常用英文词汇对照

英文简称	英文全称	中文
ACA	anterior cerebral artery	大脑前动脉
ACoA	anterior communicating artery	前交通动脉
MCA	middle cerebral artery	大脑中动脉
PCA	posterior cerebral artery	大脑后动脉
ICA	internal carotid artery	颈内动脉

三、声像图特征

（一）大脑中动脉狭窄声像图特征

狭窄段血流频谱异常包括血流速度、频谱形态及血流声频的改变。常见狭窄血流频谱改变包括涡流、湍流、索条状及短弧状频谱。TCCD彩色模式下可见狭窄段充盈不全，呈“束腰征”（图2–2–2～图2–2–7）。

（二）大脑中动脉闭塞声像图特征

大脑中动脉闭塞声像图特征见图2–2–8，图2–2–9，动图2–2–1。

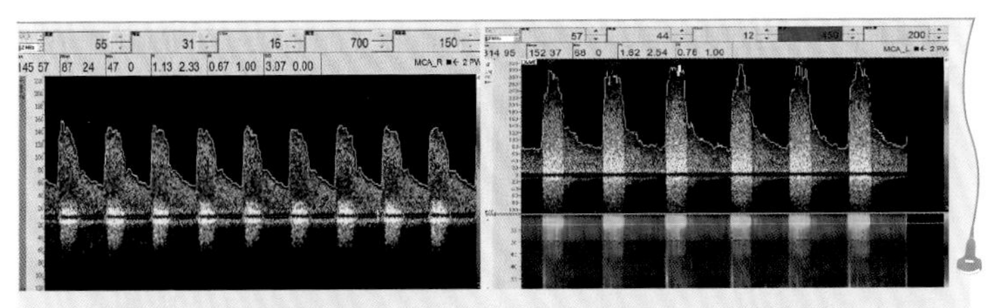

图2–2–2 涡流频谱　　图2–2–3 湍流频谱

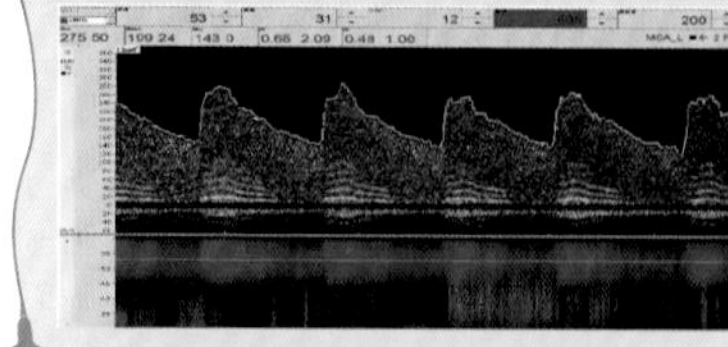

图2-2-4　索条状频谱

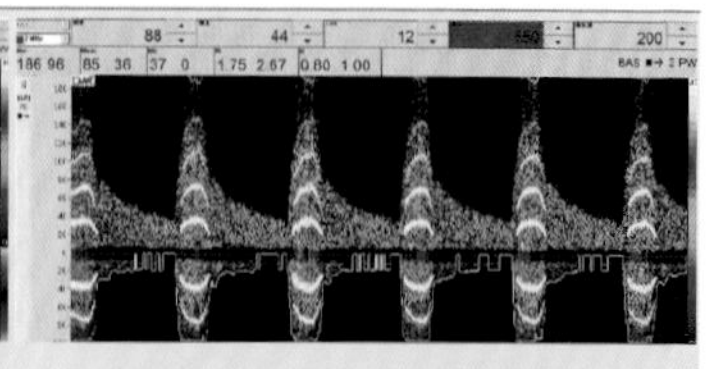

图2-2-5　短弧状频谱

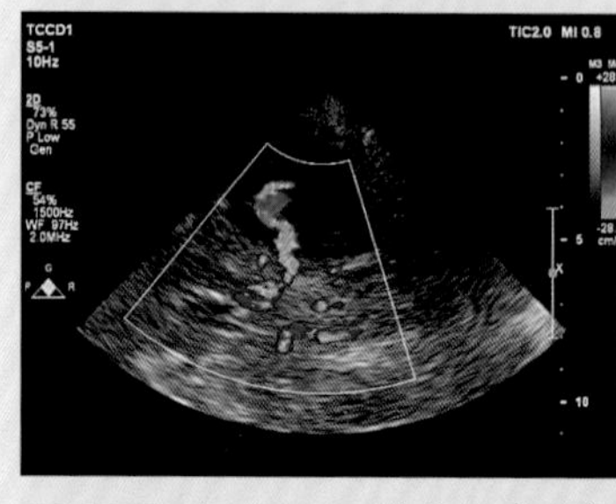

TCCD显示MCA-M1狭窄段呈“束腰征”。

图2-2-6　MCA狭窄“束腰征”

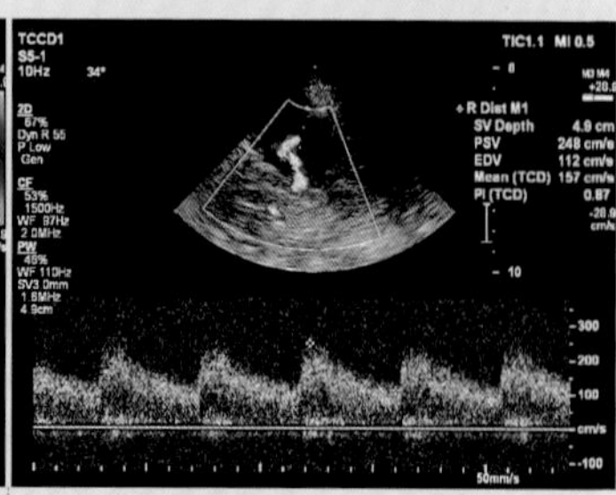

TCCD显示狭窄处高速涡流频谱。

图2-2-7　MCA狭窄高速涡流频谱

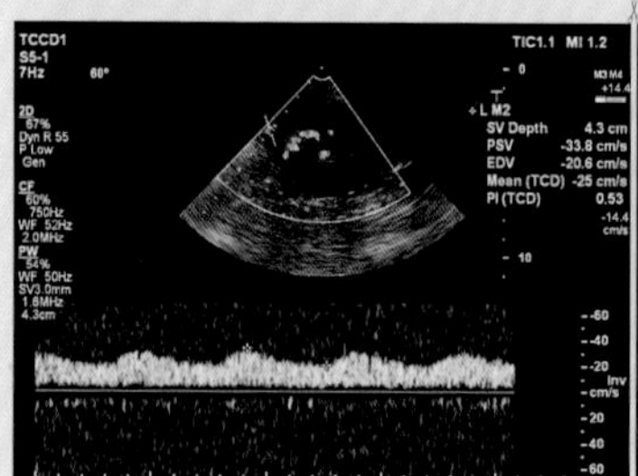

TCCD显示MCA-M2段上干低流速、低搏动频谱。

图2-2-8　MCA-M_2段上干

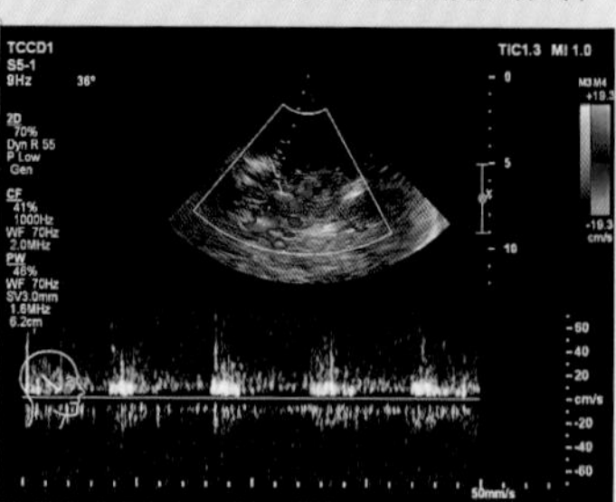

TCCD显示MCA-M1段闭塞前的单峰频谱。

图2-2-9　MCA-M_1段闭塞前

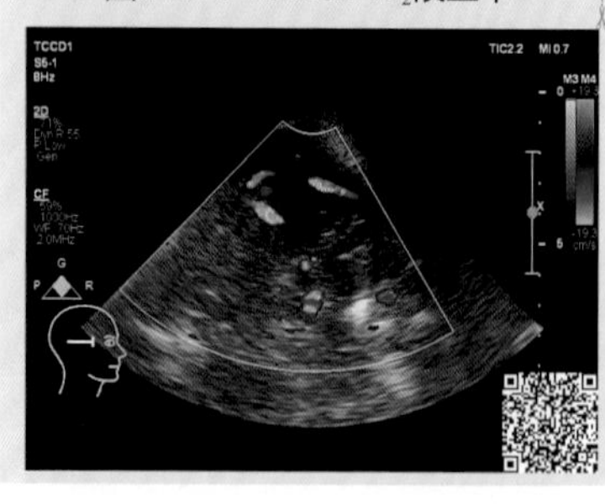

动图2-2-1
M_2段血流显示

四、分析思路

（一）思维导图

大脑中动脉频谱改变分析思维导图见图2-2-10。

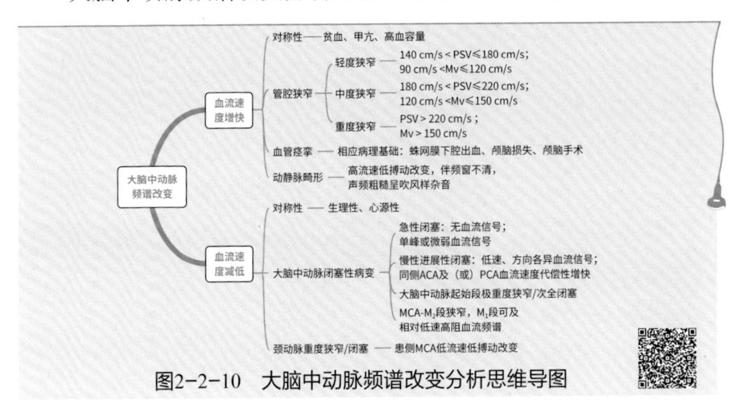

图2-2-10 大脑中动脉频谱改变分析思维导图

（二）颅内动脉狭窄的血流动力学改变

1.血流速度节段性增快

轻-中度狭窄处可探及增快的血流信号，但不影响远段血流速度；当管腔重度狭窄或闭塞时，血流动力学呈明显的节段性改变，即重度狭窄或闭塞前段呈低速高阻改变，狭窄段为高流速（闭塞则无血流信号），重度狭窄后段呈低速低阻改变。这些间接征象能够对狭窄程度的判读提供帮助，增加狭窄段与狭窄远段的流速比参数，有助于提高狭窄程度评估的准确性。TCCD在狭窄段可探及“束腰征”，为节段性血流充盈不全所致。

2.频谱形态异常

正常的层流状态被打破，频窗充填，频谱内可探及涡流、湍流或索条状频谱，分布于基线上下方。

3.声频改变

伴随涡流频谱，血流声频粗糙，可出现“乐性杂音”“鸥鸣音”“握雪音”等。

值得注意的是，当狭窄程度为极重度或接近闭塞时，血流量呈线性下降，狭窄段血流速度则明显减低，此时相邻血管，如大脑前动脉和（或）大脑后动脉的血流速度则会代偿性增快。

（三）大脑中动脉狭窄诊断参考标准

TCD/TCCD对诊断大脑中动脉狭窄或闭塞性病变有较高的敏感性和特异性。大脑中动脉狭窄诊断标准可参考首都医科大学宣武医院华扬教授团队的研究结果（表2-2-2，表2-2-3）。

表2-2-2　大脑中动脉狭窄诊断标准（首都医科大学宣武医院，2010）

狭窄分类	PSV	MV	PSV_1/PSV_2
轻度（＜50%）	≥140，＜180	≥90，＜120	—
中度（50%~69%）	≥180，＜220	≥120，＜140	≥2.0，＜3.0
重度（70%~99%）	≥220	≥140	≥3.0

注：PSV_1/PSV_2为狭窄段峰值流速与狭窄远段峰值流速比值。

表2-2-3　大脑中动脉狭窄TCCD诊断标准（首都医科大学宣武医院）

狭窄分类	PSV	MV	PSV_1/PSV_2
轻度（＜50%）	≥140，＜180	≥90，＜120	—
中度（50%~69%）	≥180，＜240	≥110，＜160	≥2.5，＜3.0
重度（70%~99%）	≥240	≥160	≥4.0

（四）大脑中动脉闭塞

大脑中动脉闭塞可根据病程分为急性闭塞和慢性进展性闭塞，颅内侧支代偿的状态直接影响着临床结局和长期预后。大脑中动脉闭塞的发病机制：①栓塞性：栓子来源为心源性或颈动脉近端斑块破裂；②动脉粥样硬化性：在亚裔人群中，颅内动脉粥样硬化性狭窄或闭塞较颅外颈动脉病变更为多见；③低灌注损伤：其特点是缓慢起病，症状常有波动性或逐渐加重，提示缺血区的低灌注状态。

1.大脑中动脉急性闭塞的血流征象

大脑中动脉水平段无血流或为不连续的、微弱的血流信号，至颈内动脉终末段血流速度正常或稍减低，同侧ACA/PCA血流速度增快或正常，同时有临床症状佐证。

病例1　患者女性，55岁。突发右侧肢体偏瘫、失语1.5小时。MRA显示左大脑中动脉M_1段闭塞（图2-2-11A）；床边TCD（图2-2-11B）显示左大脑中动脉血流信号不连续，左侧颈内动脉终末段血流速度正常（图2-2-11C），左侧大脑前动脉血流速度正常（图2-2-11D），考虑左大脑中动脉急性闭塞。急行rt-PA静脉溶栓，再通。

病例2　患者男性，47岁，左侧肢体乏力1天。声窗欠佳，右大脑中动脉显示不连续（图2-2-12A）；使用超声造影剂声诺维增强显像，大脑中动脉主干显示中断（图2-2-12B）；动态图显示右大脑中动脉起始血流显示暗淡，“开关样”（动图2-2-2）；

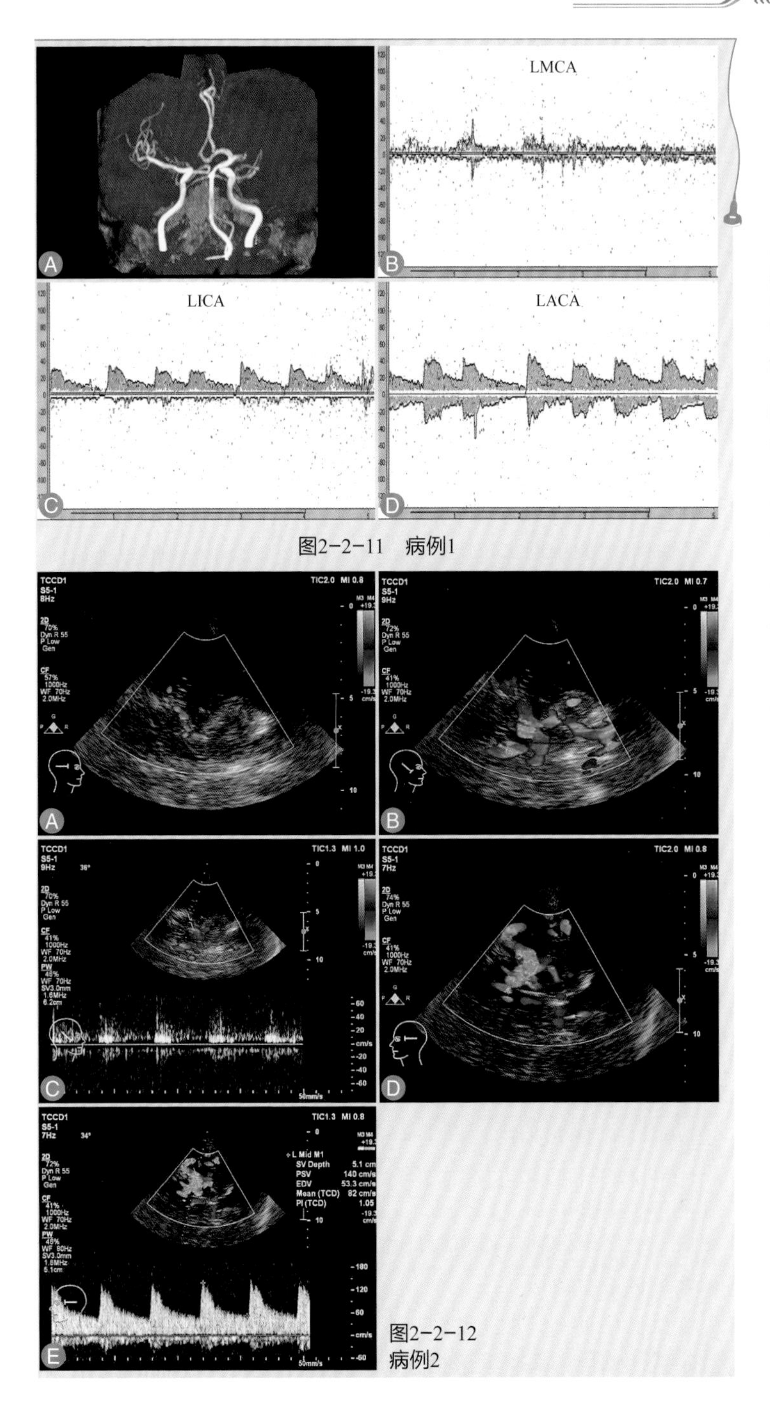

图2-2-11 病例1

图2-2-12 病例2

右大脑中动脉起始段频谱呈微弱单峰（图2-2-12C）；左大脑中动脉增强显像后，走行及充盈良好（图2-2-12D），左大脑中动脉正常（图2-2-12E）。

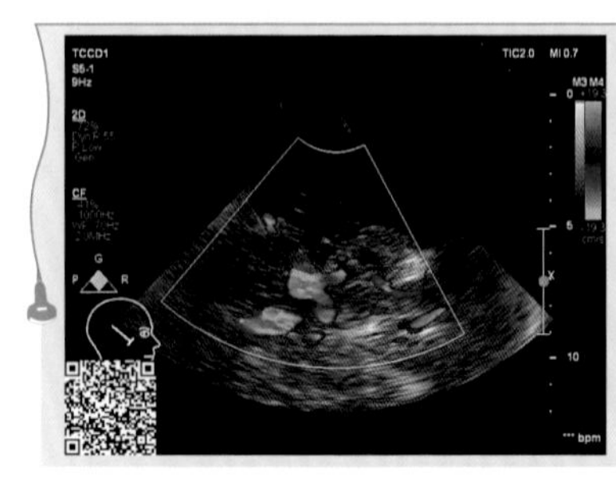

右大脑中动脉起始血流显示暗淡，"开关样"。

动图2-2-2
病例2

2.大脑中动脉慢性进展性闭塞的血流征象

TCD对诊断大脑中动脉慢性闭塞有一定难度。在慢性闭塞的过程中，侧支循环得以建立，侧支血流来源于同侧的大脑前动脉与大脑中动脉和（或）大脑后动脉与大脑中动脉之间的软脑膜动脉吻合支，以及来源于后交通动脉和（或）颈内动脉终末段的新生血管。因此，慢性进展性大脑中动脉闭塞患者的临床症状较轻，或者完全无症状。这些细小的侧支在MRA上常不能被显示，在DSA上可见烟雾状血管形成，TCD则能在大脑中动脉水平段及远段探及低速、方向各异的血流信号。同时，同侧的大脑前动脉和（或）大脑后动脉血流速度往往代偿性增快。正常人群颅内动脉血流速度大脑中动脉高于大脑前动脉和大脑后动脉，当这种血流顺序发生变化时，要格外注意大脑中动脉自身的病变。

病例3　患者男性，64岁，因"短暂性脑缺血发作"入院。MRA示右大脑中动脉未见显示。TCD诊断为右侧大脑中动脉慢性闭塞性病变（图2-2-13A）；右大脑中动脉可探及低速血流信号，压颈试验为同侧供血，至颈内动脉终末段血流速度正常范围（图2-2-13B）；右侧大脑前动脉血流速度增快（高于同侧大脑中动脉），频窗清晰（图2-2-13C）；右侧大脑后动脉血流速度增快（高于同侧大脑中动脉及对侧大脑后动脉），频窗清晰（图2-2-13D）。

3.大脑中动脉慢性闭塞性病变与颈内动脉重度狭窄或闭塞后的血流频谱鉴别

大脑中动脉慢性闭塞性病变的血流频谱改变与颈内动脉重度狭窄或闭塞后的血流频谱相似，都是低流速、低搏动性改变。二者的鉴别要点总结如表2-2-4所示。

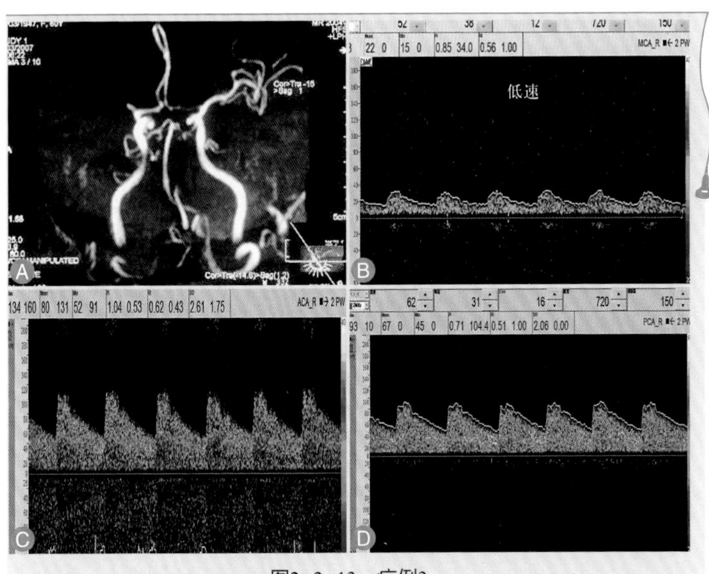

图2-2-13 病例3

表2-2-4 大脑中动脉慢性闭塞性病变与颈内动脉严重病变的血流频谱鉴别

	大脑中动脉闭塞	颈内动脉重度狭窄或闭塞
大脑中动脉	无 / 低钝血流信号	低速低阻
颈内动脉终末段	减低 / 正常 / 高阻	颈内动脉终末段重度狭窄 / 闭塞 – 高流速 / 无血流 / 单峰 颅外段重度狭窄 / 闭塞 – 低速低阻
患侧大脑前动脉	增快 / 正常	低速低阻 / 前交通开放 – 血流方向逆转
对侧大脑前动脉	正常	增快 / 正常
患侧大脑后动脉	增快 / 正常	增快 / 正常
对侧大脑后动脉	增快 / 正常	增快 / 正常
眼动脉	正常	发出眼动脉前病变 – 血流方向逆转 / 或双向 / 低搏动性改变 / 血流速度正常 / 增高 / 减低 发出眼动脉后病变 – 正常 / 低速高阻
颈内动脉虹吸段	正常 / 相对高阻	发出眼动脉前病变 – 低速低阻 发出眼动脉后病变 – 低速高阻

五、临床应用

大脑中动脉为颅内主要供血动脉，供血量占全脑血流量的54%左右。大脑中动脉重度狭窄或闭塞患者的年总脑卒中发生率为12.5%，高于颈动脉狭窄或闭塞患者（5%～8%）。不同的大脑中动脉病变部位所致的临床症状亦不相同：大脑中动脉主干病变可致对侧偏瘫、对侧凝视麻痹，偏身感觉障碍，优势半球则致失语；大的深部梗死则导致偏身感觉障碍，以上肢无力为著，失语（优势半球梗死）、失用、忽视等；由脑小血管病变导致的深穿支梗死多为纯运动性偏瘫、纯感觉性卒中、轻偏瘫-共济失调等；皮质支梗死表现为对侧运动和感觉障碍、对侧同向偏盲、传导性失语和失用等。

一项多中心研究纳入了160例大脑中动脉急性闭塞患者，对血管内治疗结果进行分析发现，侧支循环状态是大脑中动脉闭塞后梗死面积、再灌注率及临床结局的独立预测因子，大脑中动脉闭塞后到治疗时间（onset-to-treatment time，OTT）3小时的侧支血流可预测梗死面积和再灌注，OTT 6小时的侧支血流可预测临床结局。有研究显示，大脑中动脉闭塞后，同侧大脑前动脉血流速度高于对侧30%，提示有血流转流，这与DSA显示的软脑膜侧支代偿有很好的相关性。

大脑中动脉急性闭塞的溶栓脑缺血（thrombolysis in brain ischemia，TIBI）分级对rt-PA静脉溶栓预后评估有重要的指导意义。有研究表明：闭塞部位的TIBI血流分级所量化的残余血流越差，完全再通的可能性越小，任何可检测到的血流信号，都可能增加患者溶栓再通的机会，同时再通时间和再通后的血流速度与预后也密切相关，再通时间越短，神经功能损伤恢复越好。然而，TCD的诊断受操作者技术及声窗可穿透性的影响，因此对疑似大脑中动脉急性闭塞患者，TCD的检查和监测均以不延误溶栓时间窗为原则。此外，TCD对MCA-M_2段及其远段的闭塞缺乏敏感性，M_1段血流动力学变化因阻塞部位、远段分支及侧支代偿情况不同而有所不同。

TIBI分级（0～5级）：0级，完全没有血流信号；1级，单峰血流信号；2级，低钝血流信号（“小慢波”）；3级，低速高阻血流信号；4级，狭窄血流信号；5级，正常血流信号。

六、要点与讨论

侧支代偿血流的评估是大脑中动脉慢性闭塞性病变的核心，侧支血供的个体间差异是导致临床和影像学结果差异的重要原因。侧支循环的建立受全身血压、缺血区与正常区之间的压力差、血流动力学等不同程度的影响，大脑中动脉慢性闭塞的病程越长，侧支血流可能越丰富，这也是在临床工作中漏诊大脑中动脉闭塞的主要原因，因此在操作中要对同侧大脑半球血流顺序的变化格外敏感。

TCD对大脑中动脉闭塞漏诊原因简述如下：①对大脑中动脉

慢性闭塞的低速血流缺乏敏感性；②取样容积过大，将正常或偏低的颈内动脉终末段血流当作大脑中动脉；③取样角度偏差，误将代偿增快的大脑后动脉血流频谱当作大脑中动脉，此时颈总动脉压迫试验将有助于区分；④患者临床症状较轻或无症状，增加了诊断的难度；⑤操作者对自己的诊断无信心。

七、报告书写

描述：

TCD的报告需描述双侧同名动脉的血流速度、血管搏动指数、频谱形态是否对称。对于狭窄血管，需标注狭窄段、狭窄远段血流速度及频谱形态和PI值，并计算狭窄段与狭窄远段的流速比。

结论：

__侧大脑中动脉狭窄（轻/中/重度）。

描述：

慢性进展性大脑中动脉闭塞因有同侧大脑半球血流顺序的变化，建议对病变侧血管逐一描述，以明确是否有侧支形成及相邻动脉代偿情况，如左侧大脑中动脉M_1段可探及多支、低速血流信号，血流方向各异，最高流速__cm/s；至左侧颈内动脉终末段血流速度正常范围（或减低），血管搏动指数增高（或正常）；左侧大脑前动脉A_1段血流速度增快，频窗清晰；左侧大脑后动脉血流速度增快（或正常），频窗形态及血管搏动指数正常。右侧颈内动脉终末段、大脑中动脉、大脑前动脉A_1段、大脑后动脉血流速度正常，频谱形态及血管搏动指数正常。

结论：

左侧大脑中动脉慢性闭塞性病变、侧支形成；

左侧大脑前动脉、大脑后动脉血流速度代偿性增快。

八、思考题

患者男性，65岁，无诱因出现一过性双下肢乏力，以左侧下肢乏力明显，伴言语不利，1～2分钟后自行缓解。既往患高血压病40余年，有高血脂、冠心病病史。MRI：双侧基底节、放射冠、半卵圆中心、左侧额叶多发梗死灶。NIHSS评分：0分。TCD检查结果如下。

（1）左侧大脑中动脉：低速低阻改变，压同侧颈总动脉，血流速度未见明显变化；压对侧颈总动脉，血流速度减低。左侧大脑前动脉血流速度方向逆转。左侧大脑后动脉血流速度增快，左侧眼动脉血流方向及频谱形态正常，左侧颈内动脉虹吸段有低速高阻改变（图2-2-14）。

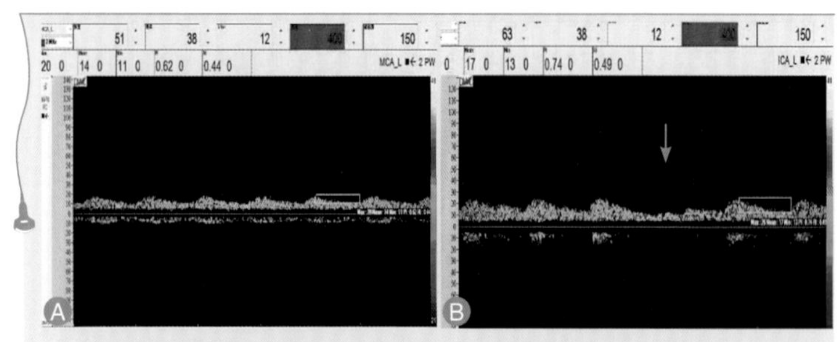

A. 低速低阻改变；B. 压对侧颈总动脉血流速度减低（箭头）。

图2-2-14　TCD检查左侧大脑中动脉

（2）右侧大脑中动脉：低速低阻改变，压同侧颈总动脉，血流速度减低；压对侧颈总动脉，血流速度未见明显变化。右侧大脑前动脉血流速度增快，右侧大脑后动脉血流速度正常。右侧眼动脉血流方向及频谱形态正常，右侧颈内动脉虹吸血流速度正常，血管搏动指数处于正常范围（图2-2-15）。

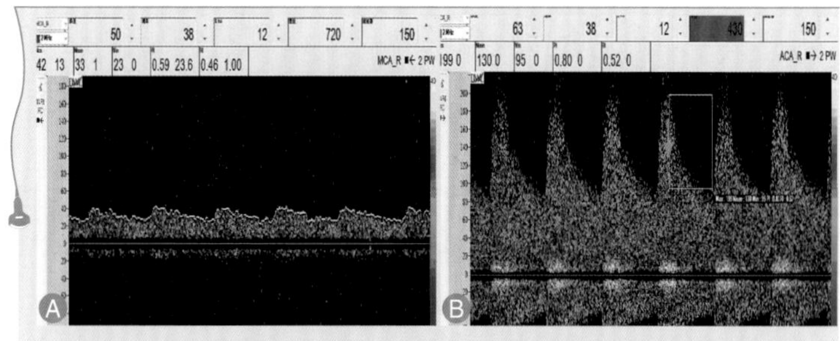

A. 右侧大脑中动脉低速低阻改变；B. 右侧大脑前动脉血流速度增快（箭头）。

图2-2-15　TCD检查右侧大脑中动脉及前动脉

思考：双侧大脑中动脉均为低速低阻改变，病变部位分别在哪里?

双侧大脑半球的侧支代偿途径有哪些?

【推荐阅读文献】

[1] POWERS W J， RABINSTEIN A A，ACKERSON T，et al.2018 Guidelines for the Early Management of Patients With Acute Ischemic Stroke：A Guideline for Healthcare Professionals From the American Heart Association/American Stroke Association[J].Stroke，2018，49（3）：e46-e110. https://doi.org/10.1161/str.0000000000000158.

第三节 大脑前动脉

一、超声解剖概要

大脑前动脉起自颈内动脉终末段分叉部，从视交叉上方穿过，向前内侧行至大脑纵裂，借前交通动脉与对侧大脑前动脉相连，双侧大脑前动脉向上并行于大脑纵裂内，延伸至胼胝体膝部。大脑前动脉内径为0.9～4 mm，<1 mm者为发育不全。大脑前动脉主要供应额叶、顶叶的内侧面、尾状核、胼胝体和大脑半球额顶区的内1/3。

大脑前动脉可分为3段：A_1段（即交通前段）起于颈内动脉终末段，止于前交通动脉；A_2段起于A_1段与前交通动脉分叉处，止于胼胝体膝部（图2-3-1A）；A_3段为大脑前动脉的远段及脑皮质分支，包括眶额动脉、额极动脉、胼缘动脉、胼周动脉，其末段前胼周动脉与大脑后动脉的后胼周动脉可形成吻合。Heubner回返动脉为大脑前动脉最大的深穿支动脉，它起自A_1段远段或A_2近段，向侧方平行于大脑前动脉的A_1段和大脑中动脉的M_1段走行，当大脑中动脉闭塞时，可起到侧支代偿的作用。

大脑前动脉作为Willis环组环动脉之一，是对侧颈内动脉重度狭窄或闭塞过程中重要的侧支代偿通路，同时也是大脑中动脉闭塞时重要的侧支代偿血管。但是ACA-A_1段的发育变异较常见（约42.3%），如发育不良（32.1%）（图2-3-1B）、一侧A_1段缺如（10.6%）（图2-3-1C）、开窗畸形（0.5%）等，A_2段发育变异有缺如（0.8%）、发育不全（8.5%）、三重大脑前动脉（5.2%），其他变异有起源异常、副支形成等。前交通动脉也存在较大发育变异，如缺如、双干、三干、成窗畸形等，前交通动脉也是动脉瘤最常累及的部位。

本节常见英文词汇对照见表2-3-1。

表2-3-1 常用英文词汇对照

英文简称	英文全称	中文
ACA	anterior cerebral artery	大脑前动脉
ACoA	anterior communicating artery	前交通动脉
ICA	internal carotid artery	颈内动脉
MCA	middle cerebral artery	大脑中动脉

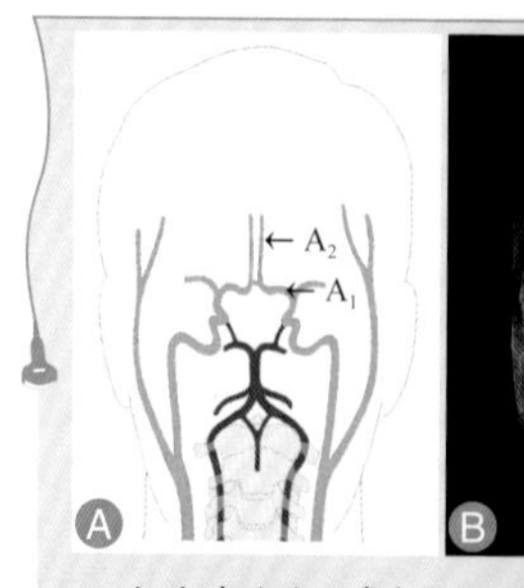

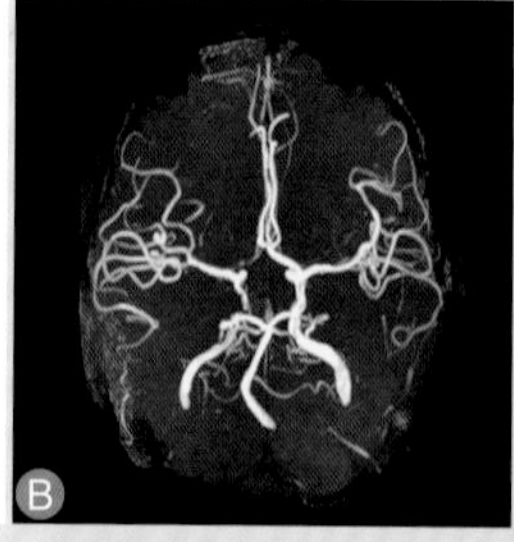

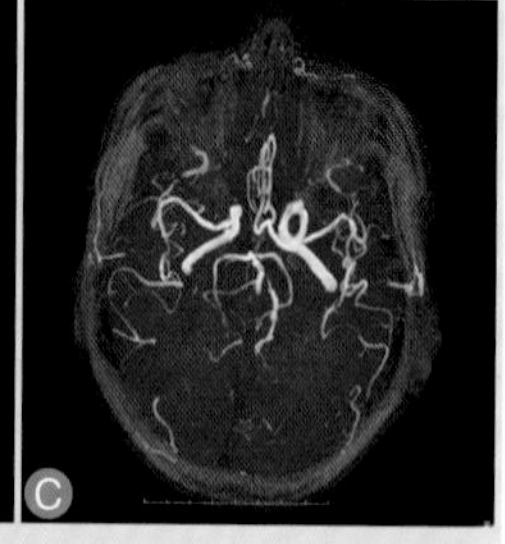

A.大脉前动脉正常解剖结构示意；B.RACA-A_1段发育纤细；C.RACA-A_1段缺如。

图2-3-1　大脉前动脉解剖结构及异常

二、操作技巧

TCD仅能探查大脑前动脉的A_1段，探测深度为55 ~ 70 mm，血流方向背离探头。探测角度在后窗探查时探头朝向前上，在前窗时探头偏向后下。当血流声束指向不明确时，可借助颈总动脉压迫试验进行血管鉴别。如果前交通动脉存在，压同侧颈总动脉，同侧大脑前动脉血流方向可见逆转（图2-3-2）；压对侧颈总动脉，此大脑前动脉血流速度增快；如果前交通动脉缺如，压同侧颈总动脉，同侧大脑前动脉血流速度降低至基线水平，压对侧颈总动脉，则同侧大脑前动脉血流速度不变（图2-3-3）。正常情况下，大脑前动脉血流速度低于大脑中动脉，但由于大脑前动脉变异较大，一侧ACA-A_1段缺如或发育不良时，对侧大脑前动脉常代偿性增快（图2-3-4）。所以对大脑前动脉血流速度增快的判断，需要结合相邻血管及对侧病变综合评判。TCCD可显示同侧背离探头方向的A_1段，颜色呈蓝色，声窗好的情况下可显示沿中线水平走行的A_2段，背离探头方向，呈蓝色。在脑中线的对侧可显示朝向探头的对侧大脑前动脉的A_1段，呈红色，背向探头的A_2段，呈蓝色（图2-3-5）。

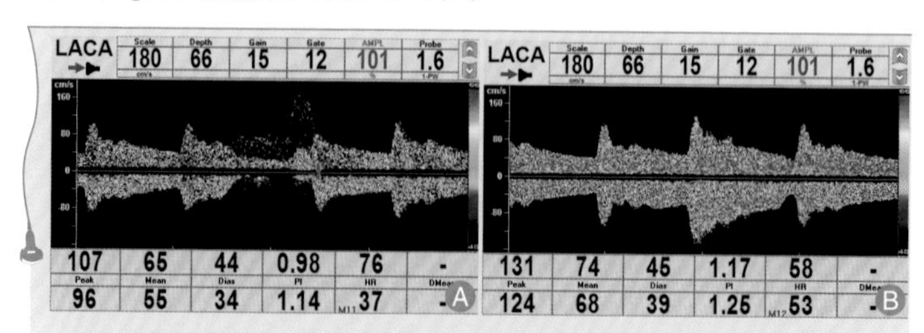

A.压同侧颈总动脉，血流速度逆转；B.压对侧颈总动脉，血流速度增快。

图2-3-2　前交通支存在

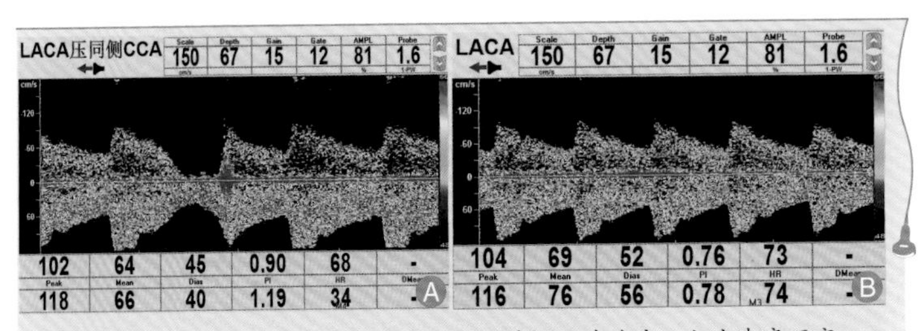

A.压同侧颈总动脉，血流速度减低；B.压对侧颈总动脉，血流速度不变。

图2-3-3 前交通支不存在

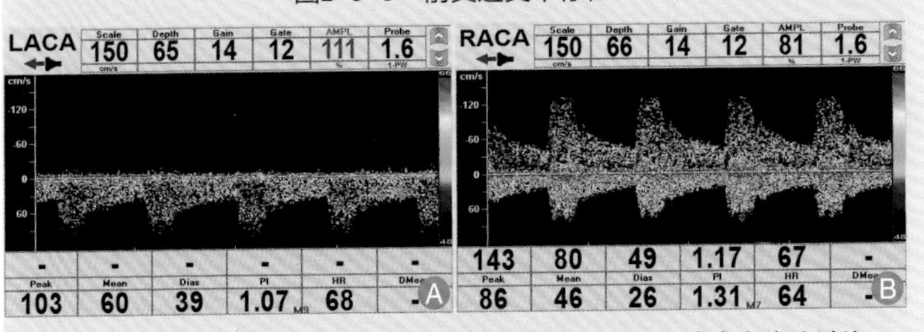

A.大脑前动脉A_1段未探及血流信号；B.对侧大脑前动脉血流速度代偿性增快。

图2-3-4 大脑前动脉A_1段缺如

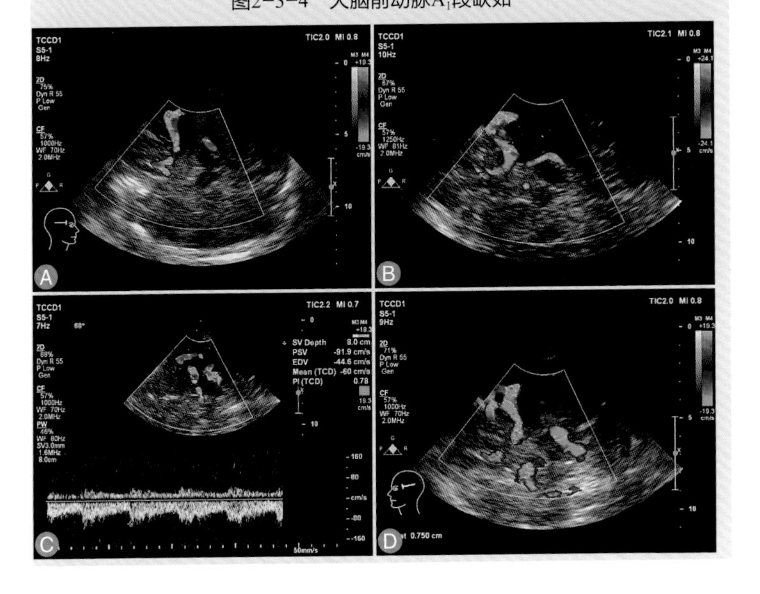

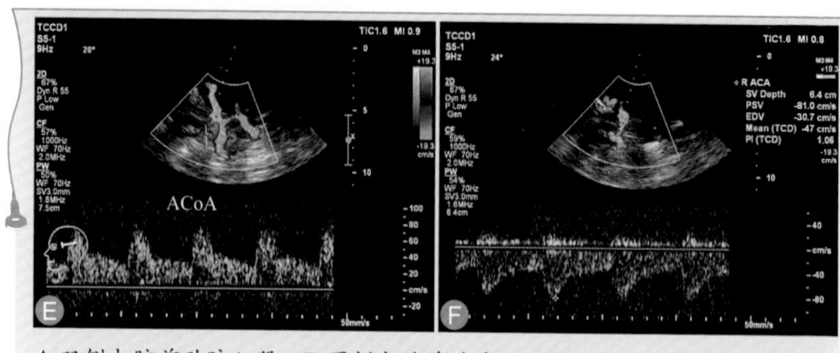

A.双侧大脑前动脉A_1段；B.同侧大脑前动脉A_1段和A_2段；C.同侧大脑前动脉A_2段频谱测量；D.同侧大脑前动脉A_1段缺如；E.同侧前交通动脉血流频谱；F.对侧大脑前动脉A_1段血流代偿性增快。

图2-3-5　TCCD显示大脉前动脉

三、临床应用

大脑前动脉梗死约占缺血性脑卒中的3%，其发病机制主要为栓塞性、粥样硬化性狭窄或闭塞、血栓形成等，其临床表现主要为对侧肢体无力、下肢重于上肢、情感淡漠、意志力缺失、精神异常（包括情绪起伏不定、焦虑、兴奋、空间或运动忽略等），感觉障碍常较轻。由于胼胝体受损，偶可出现胼胝体失联综合征，即左手不能书写、不能进行熟练动作及左手碰触的物品不能命名等。有研究表明，前交通动脉瘤所致的血管痉挛或血栓蔓延也是大脑前动脉梗死的病因之一。由于血管走行，心源性栓塞可能更多见于大脑中动脉。由于前交通动脉的存在，一侧大脑前动脉A_1段发育不全、缺如或闭塞，对侧大脑前动脉可以通过前交通动脉供应部分或全部大脑前动脉的供血。

四、思维导图

大脑前动脉病变诊断思维导图见图2-3-6。

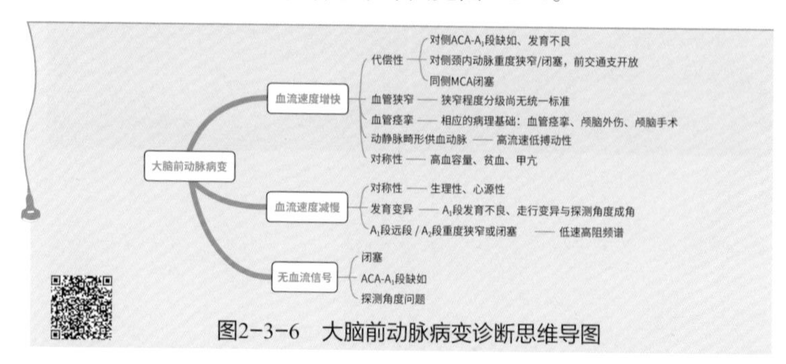

图2-3-6　大脑前动脉病变诊断思维导图

五、对比观察

前循环的发育变异最常见的是大脑前动脉A_1段的发育不良和缺如。因解剖变异及血流代偿，TCD对大脑前动脉狭窄或闭塞的诊断准确性不高。大脑前动脉A_1段的血流速度增快可见于：①对侧大脑前动脉A_1段缺如（图2–3–7A）；②对侧大脑前动脉A_1段发育不良（图2–3–7B）；③同侧大脑中动脉闭塞，大脑前动脉血流速度代偿性增快（图2–3–7C）；④对侧颈内动脉重度狭窄或闭塞，前交通支开放（图2–3–7D）；⑤大脑前动脉本身的狭窄（图2–3–7E）。大脑前动脉A_1段血流速度减低可见于：①A_1段发育纤细；②A_2段重度狭窄或闭塞；③走行纡曲、成角。因此，对于大脑前动脉的血流速度变化，需要结合相邻及对侧血管的病变，综合评估，才能提高诊断准确性。

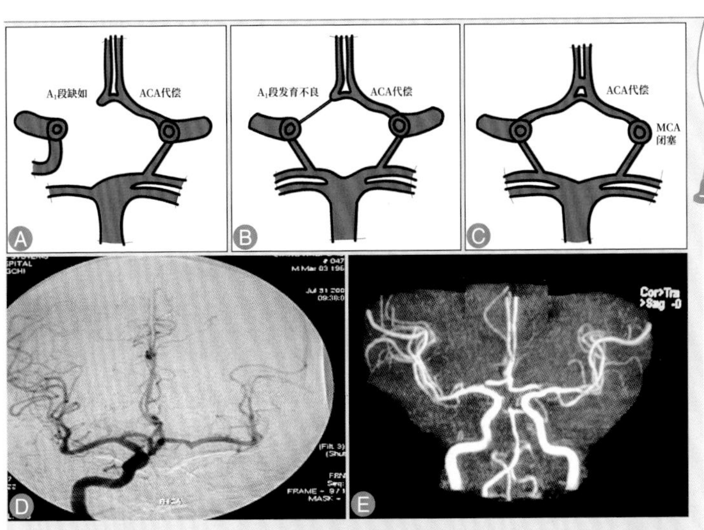

A.左大脑前动脉缺如，右大脑前动脉可代偿；B.左大脑前动脉发育不良，右大脑前动脉可代偿；C.右大脑中动脉闭塞，同侧大脑前动脉可代偿；D. DSA显示LICA闭塞，前交通支开放，右侧大脑前动脉代偿；E.MRA显示双侧大脑前动脉A_1段狭窄，血流速度增快。

图2–3–7 大脑前动脉流速增快原因示意

六、要点与讨论

TCD对大脑前动脉的诊断需要综合考虑相邻血管及对侧病变，大脑前动脉血流速度增快的一个重要原因是代偿性增快。同侧大脑中动脉闭塞性病变，同侧大脑前动脉A_1段血流速度增快，高于对侧30%称为血流转流（flow diversion）。血流转流被认为是大脑中动脉闭塞的间接证据，大脑中动脉闭塞远段分支灌注降低，导致大脑前动脉/大脑后动脉与大脑中动脉之间的压力梯度存在差异，增加的压力梯度可能会促进软脑膜吻合支的开放。它与大脑中动脉闭塞患者的早期功能改善相关。有学者对51例大脑中动脉闭塞患者进行观察发现，24例出现血流转流（大脑前动脉 23例，大脑后动脉 1例），其中21例（87.5%）DSA证实有软脑膜代偿。大脑前动脉比大脑后动脉更容易出现转流，可能的原因是大脑前动脉与大脑中动脉之间的皮层吻合的数量和大小较大脑后动脉的连接要多。同时，由于颈内动脉同时供应大脑中动脉和大脑前动脉，当大脑中动脉闭塞时，血流会立刻转向大脑前动脉，这也是大脑前动脉血流速度增快的一个因素。

当对侧颈内动脉重度狭窄或闭塞性病变导致前交通支开放时，健侧大脑前动脉血流速度也会代偿性增快，患侧大脑前动脉A_1段呈低流速度、低搏动改变，频谱低钝，血流方向逆转。此时，需要做颈总动脉压迫试验以鉴别血流来源。

大脑前动脉血流速度代偿性增快也多见于对侧大脑前动脉A_1段的发育变异。当一侧大脑前动脉A_1段缺如或发育不良时，对侧大脑前动脉可通过前交通动脉供应双侧大脑前动脉A_2段。TCD表现为缺如侧A_1段血流信号消失或低速高阻，对侧A_1段血流速度增快（此时，血流速度增快的幅度通常要低于病理情况下的代偿速度），频窗清晰。

七、思考题

患者男性，78岁。因“一过性右肢乏力、不能站立行走”入院。MRI：左侧颞顶叶急性脑梗死，左侧枕叶陈旧性脑梗死，脑白质疏松（Fazekas 2级）。既往有糖尿病史、高血压史。NIHSS评分：0分；双侧肌力、肌张力正常。

TCD检查：左侧大脑中动脉可探及低流速、低搏动血流频谱，压同侧颈总动脉，血流速度略减低；压对侧颈总动脉，血流速度减低明显。左侧大脑前动脉A_1段于正常深度、角度可探及正向血流信号，左侧大脑后动脉血流速度正常，血管搏动指数升高；右侧大脑前动脉A_1段血流速度相对增快，右侧颈内动脉终末段、大脑中动脉、大脑后动脉血流速度正常，血管搏动指数升高（图2-3-8）。

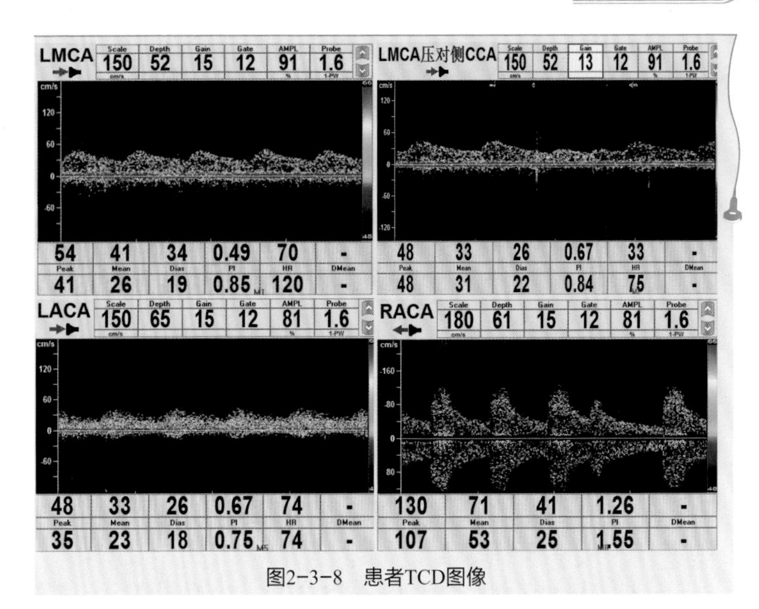

图2-3-8 患者TCD图像

从眼窗探查：左侧眼动脉血流方向正常，呈低搏动改变，左侧颈内动脉虹吸段有相对低流速、低搏动改变；右侧眼动脉血流方向及频谱形态正常，右侧颈内动脉虹吸段血流速度、频谱形态正常，血管搏动指数升高。

问题：

患者TCD诊断是什么？

双侧大脑前动脉A_1段的关系如何？

【推荐阅读文献】

[1] LÓPEZ-SALA P，ALBERDI N，MENDIGAÑA M，et al. Anatomical variants of anterior communicating artery complex. A study by Computerized Tomographic Angiography[J].Journal of Clinical Neuroscience，2020，80（19）：182-187.

[2] FEIL K，HERZBERG M，DORN F，et al.Tandem Lesions in Anterior Circulation Stroke：Analysis of the German Stroke Registry-Endovascular Treatment[J].Stroke，2021，52（4）：1265-1275.

第四节　椎-基底动脉及大脑后动脉

一、超声解剖概要

双侧椎动脉V_4段（颅内段）于枕骨大孔入颅，行走于脑干腹侧，在延髓与脑桥处汇合而成基底动脉，基底动脉走行于髓质或脑桥的腹侧面，于脑桥上缘、中脑交界处分为左右大脑后动脉。

椎动脉V_4段的主要分支有脊髓前动脉、脊髓后动脉和小脑后下动脉。小脑后下动脉为椎动脉颅内最大分支，行经延髓与小脑扁桃体之间，供应小脑扁桃体、小脑蚓部内侧和小脑半球内侧，其穿支动脉供应髓质外侧和后侧。两侧的脊髓前动脉通常汇合形成脊髓前主动脉，与椎动脉形成环状结构，称为“延髓动脉环”，在一侧椎动脉闭塞时，常起到代偿作用。

基底动脉分支有成对的小脑前下动脉、小脑上动脉、大脑后动脉及多支、细小的脑桥穿支动脉，主要供应髓质、脑桥、脑干大部、小脑中/上部、小脑蚓部、丘脑及部分颞/顶/枕叶。大脑后动脉为基底动脉的终末分支，通常起自基底动脉尖部，11%～24%的大脑后动脉起自同侧颈内动脉交通段，称为胚胎型大脑后动脉。大脑后动脉可根据解剖位置分为3段（P_1、P_2、P_3），P_1段为交通前段，自基底动脉尖至后交通动脉，此段变异较多，常见的有缺如、发育纤细、双干等，长度约6.8 mm。P_2段也称环池段，自后交通动脉绕大脑脚行向中脑后方。P_3段为四叠体段，走行于四叠体池外侧，环绕脑干，并与对侧大脑后动脉渐接近、汇合，行于胼胝体压部下方，其沿途发出大脑后动脉顶枕支、距状沟支和后胼周动脉，供应楔叶、枕上回、中央前区和视皮层。后胼周动脉在胼胝体压部与大脑前动脉发出的胼周动脉汇合，在大脑前动脉重度狭窄或闭塞时，起到侧支代偿的作用（图2-4-1）。

本节常见英文词汇对照见表2-4-1。

表2-4-1　常用英文词汇对照

英文简称	英文全称	中文
ACA	anterior cerebral artery	大脑前动脉
AICA	anterior inferior cerebellar artery	小脑前下动脉
ASA	anterior spinal artery	脊髓前动脉

续表

英文简称	英文全称	中文
BA	basilar artery	基底动脉
MCA	mild cerebral artery	大脑中动脉
PCA	posterior cerebral artery	大脑后动脉
PCoA	posterior communicating artery	后交通动脉
PICA	posterior inferior cerebellar artery	小脑后下动脉
SCA	superior cerebellar artery	小脑上动脉
VA	vertebral artery	椎动脉

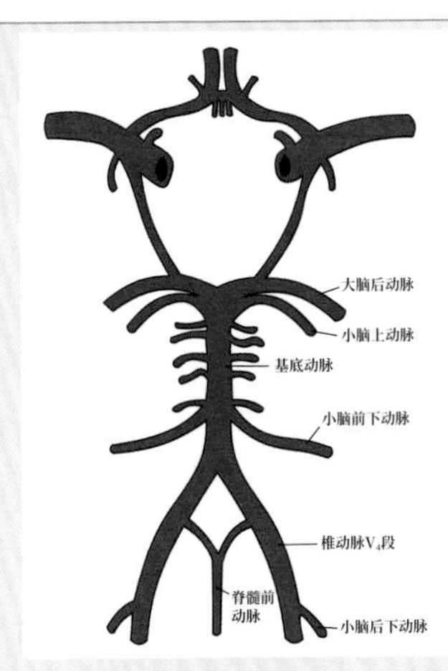

图2-4-1　椎-基底动脉及大脑后动脉解剖结构示意

二、相关切面及操作技巧

双侧大脑后动脉于颞窗探查，检测深度在55 ~ 70 mm，通常以大脑中动脉为参考，将探头向后枕部、下颌方向调整，流速及声频低于同侧大脑中动脉和大脑前动脉。压颈试验可以区分大脑后动脉血流来源，当大脑后动脉来自基底动脉，后交通动脉发育正常时，同侧颈总动脉压迫试验可见同侧大脑后动脉血流速度增高；当后交通动脉缺如时，压同侧颈总动脉，同侧大脑后动脉血流速度不变；当大脑后动脉血流来自颈内动脉系统时（如胚胎型大脑后动脉），压同侧颈总动脉，同侧大脑后动脉血流速度下降。

TCCD则能很好地区分大脑后动脉的P_1段、P_2段，并在判断是否存在后交通动脉方面优于TCD。TCCD于颞窗轴向扫查可探及中脑切面，穿透良好的情况下，可显示双侧丘脑、第三脑室、中缝核、松果体和对侧前额角，环池包绕的中脑呈蝴蝶形低回声结构，是大脑脚的定位标志。向枕部倾斜，可探及大脑后动脉绕大脑脚向后外侧走行，能够较好的区分大脑后动脉的P_1段和P_2段，通常P_1段显示为朝向探头的红色血流，P_2段同时显示为朝向探头的红色血流和背离探头的蓝色血流。

双侧椎动脉V_4段及基底动脉于枕窗及枕旁窗探查，可取坐位、侧卧位或仰卧位（头偏向一侧）。枕窗为枕骨粗隆与第二颈椎棘突凹陷处（枕旁窗旁开1～2 cm处）。探头朝上，可探及双侧椎动脉、基底动脉、小脑后下动脉。常规椎动脉探测深度为50～79 mm，基底动脉探测深度为80～110 mm，血流方向为背离探头，小脑后下动脉则为椎动脉探查范围内的正向血流频谱。值得注意的是，TCD的探测深度只是一个大致的范围，事实上，双侧椎动脉汇合成基底动脉的深度可能有很大差距。TCCD的优势是可以直观地看到血管的走行，二维超声模式下可见低回声的枕骨大孔结构，彩色模式下，可见双侧椎动脉沿枕骨大孔两侧逐渐靠拢，汇合成基底动脉，典型的频谱呈“Y”字形结构。TCCD可以对入射角度进行调整，这保证了血流速度的精确性，但椎-基底动脉走行相对纡曲，为避免测量误差及漏诊狭窄病变，应尽量长的显示所测量的血管。

三、声像图特征

声像图特征见动图2-4-1，图2-4-2～图2-4-20。

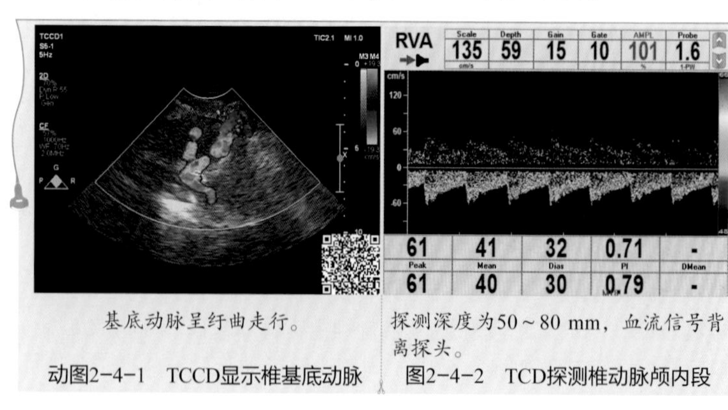

基底动脉呈纡曲走行。

动图2-4-1　TCCD显示椎基底动脉

探测深度为50～80 mm，血流信号背离探头。

图2-4-2　TCD探测椎动脉颅内段

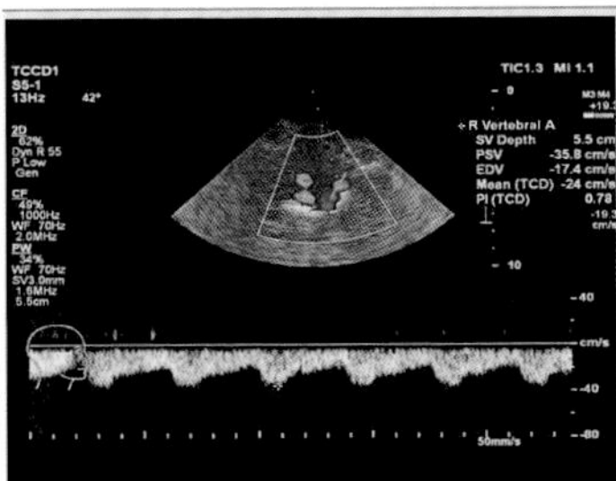

图2-4-3 TCCD测量椎动脉血流频谱

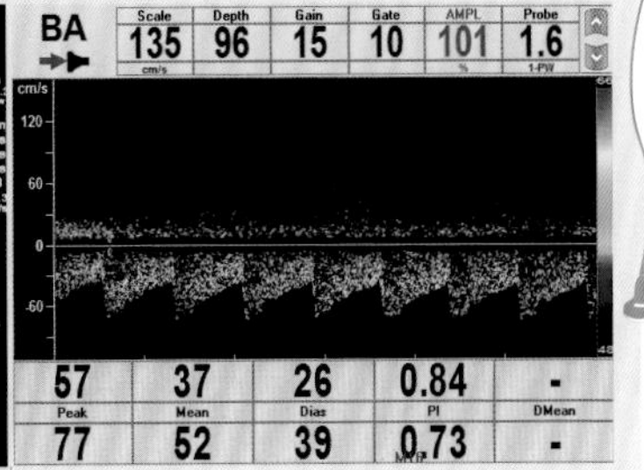

探测深度80～110 mm，血流信号背离探头。

图2-4-4 基底动脉探测

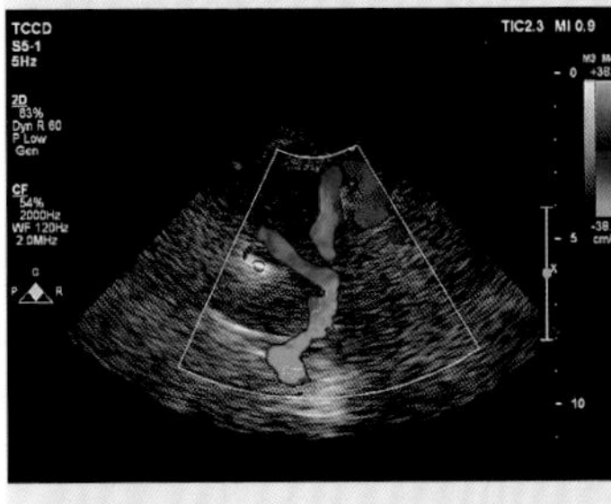

TCCD显示椎–基底动脉“Y”字形结构。

图2-4-5 TCCD显示椎–基底动脉

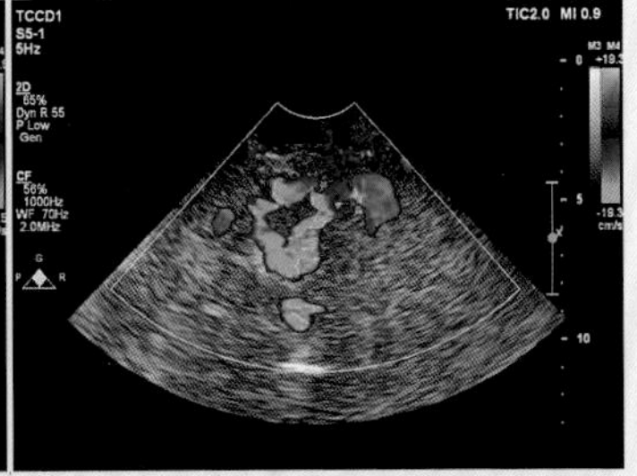

“菱形”延髓动脉环结构组成：双侧V_4段和脊髓前动脉。

图2-4-6 TCCD显示延髓动脉环结构

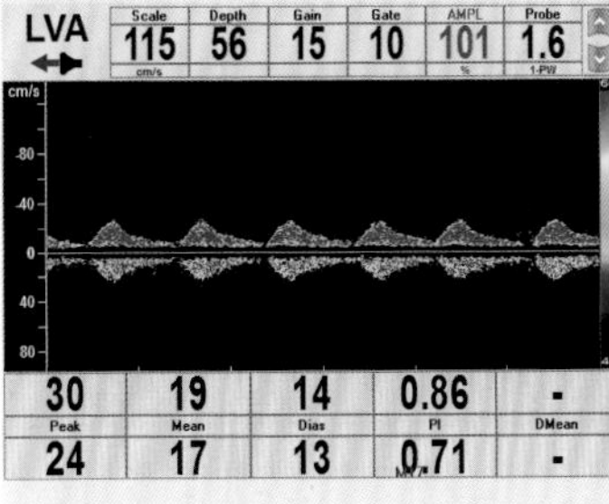

峰时后延，提示椎动脉颅外段病变。

图2-4-7 左侧椎动脉V_4“小慢波”

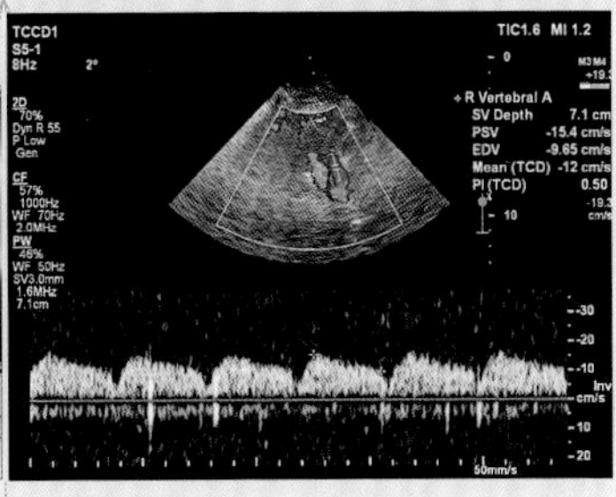

峰时后延，伴舒张末切迹，提示椎动脉颅外段病变。

图2-4-8 右侧椎动脉V_4“小慢波”

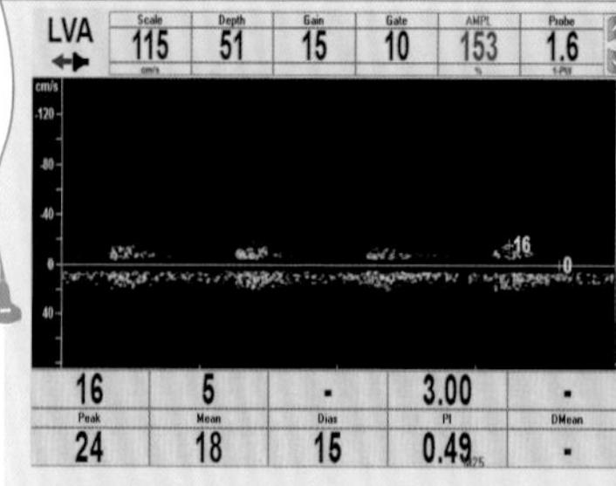

椎动脉单峰频谱，提示远段闭塞性病变。

图2-4-9　椎动脉远段闭塞性病变

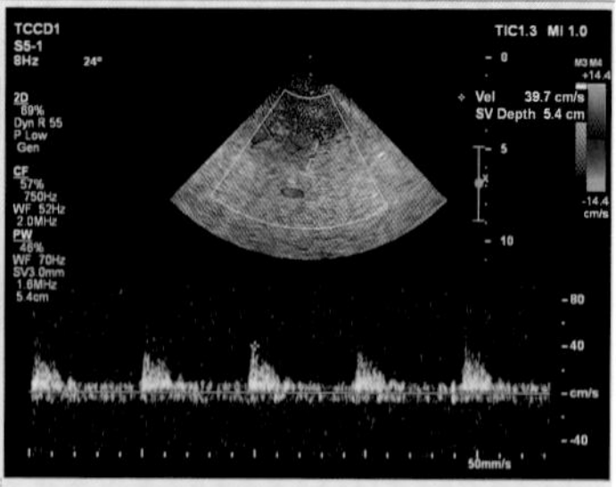

椎动脉颅内段反向振荡频谱，提示颅外段病变（近段闭塞）。

图2-4-10　椎动脉颅外段病变（近段闭塞）

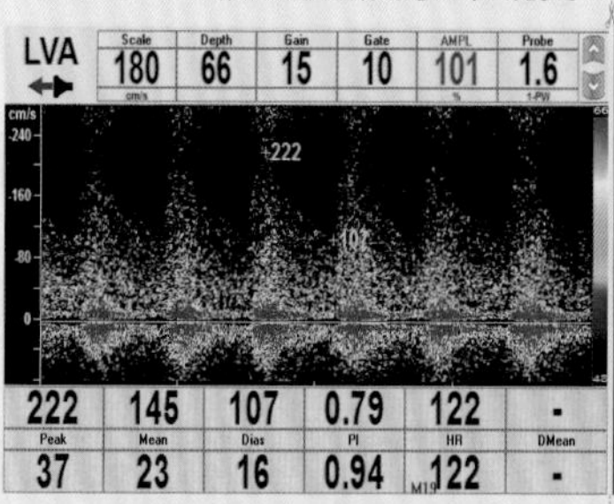

血流速度增快伴涡流形成。

图2-4-11　椎动脉狭窄频谱

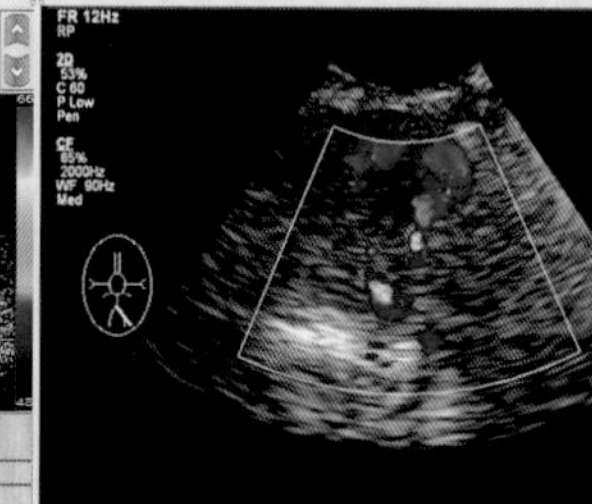

可见“花血”及“束腰征”。

图2-4-12　椎动脉颅内段狭窄TCCD

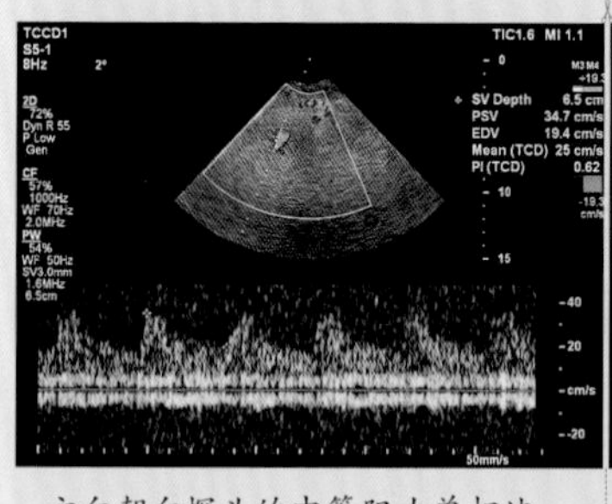

方向朝向探头的中等阻力单相波。

图2-4-13　小脑后下动脉正常频谱

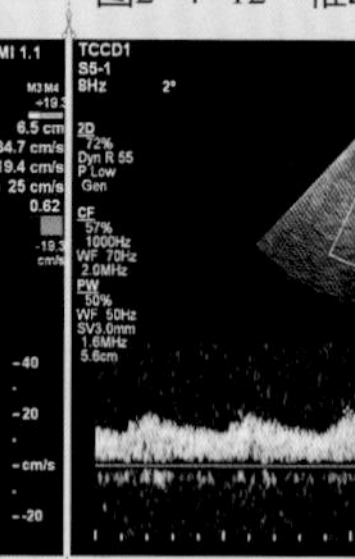

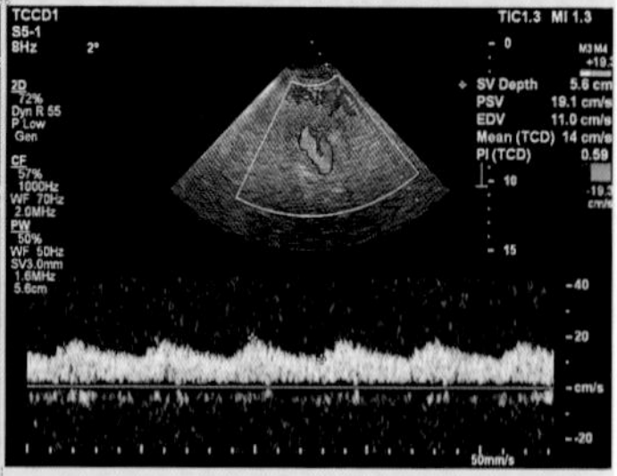

右侧椎动脉开口处重度狭窄，导致同侧小脑后下动脉呈“小慢波”。

图2-4-14　右侧小脑后下动脉“小慢波”频谱

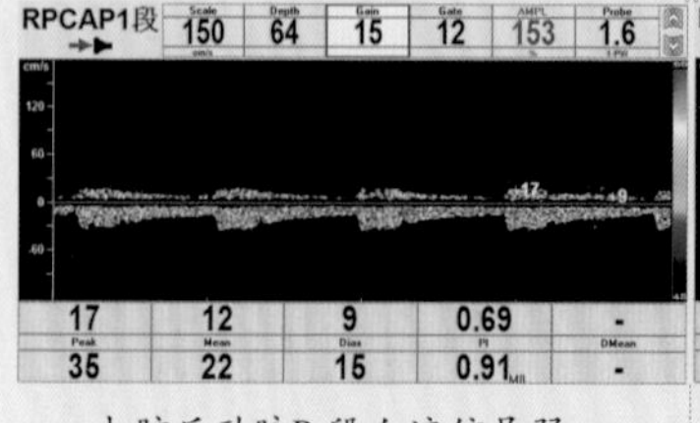

大脑后动脉P_1段血流信号弱。

图2-4-15　大脑后动脉P_1段发育纤细

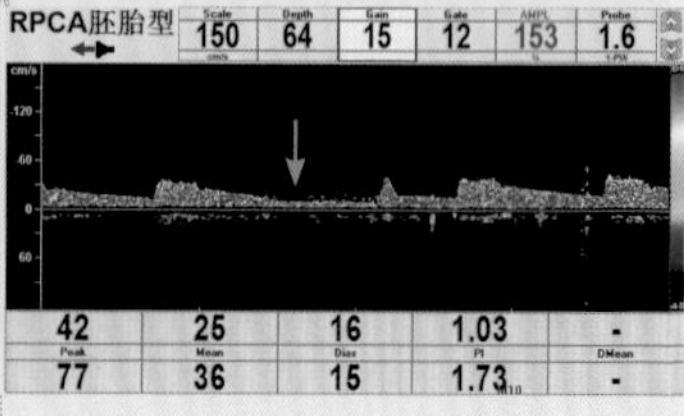

压同侧颈总动脉，大脑后动脉P_2段血流速度减低。

图2-4-16　胚胎型大脑后动脉

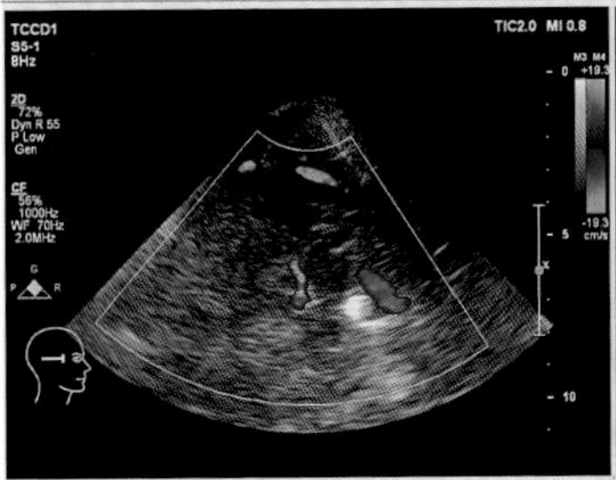

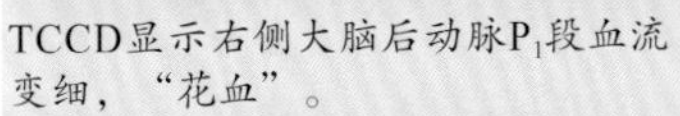

TCCD显示右侧大脑后动脉P_1段血流变细，“花血”。

图2-4-17 右侧大脑后动脉P_1段狭窄

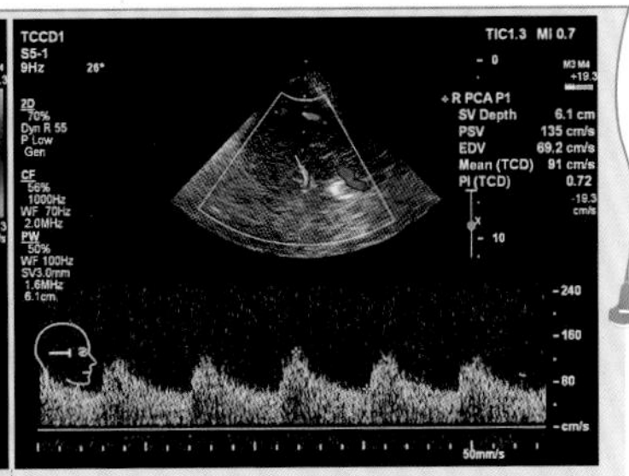

频谱显示右侧大脑后动脉P_1段频谱呈高流速（深度61 mm）。

图2-4-18 右侧大脑后动脉P_1段狭窄

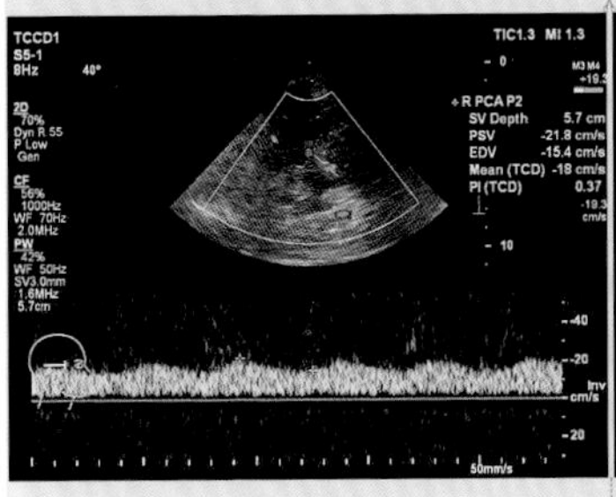

右侧大脑后动脉P_2段频谱呈狭窄后“小慢波”改变（深度57 mm）。

图2-4-19 右侧大脑后动脉P_2段频谱

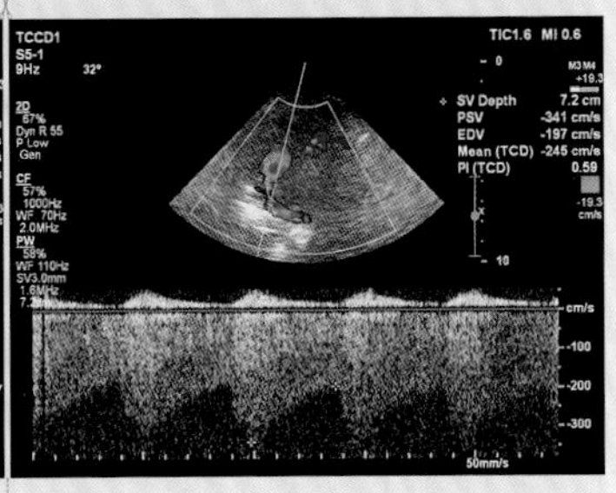

基底动脉频谱呈高流速（深度72 mm）。

图2-4-20 基底动脉狭窄频谱

因血管走行变异及探测角度的影响，TCD对后循环狭窄和闭塞的诊断准确性受到限制。此外，对大脑后动脉P_2段及以远的病变，TCD无法探及。2016年《中国脑血管超声临床应用指南》中，将收缩期峰值流速＞100 cm/s、平均流速＞70 cm/s作为诊断椎－基底动脉及双侧大脑后动脉狭窄的标准。TCD及TCCD对于基底动脉狭窄的分级标准，可参考2015年及2018年首都医科大学宣武医院的分级标准（表2-4-2，表2-4-3）。目前尚未见TCD/TCCD对大脑后动脉狭窄程度的分级标准。

表2-4-2 TCD对基底动脉狭窄程度分级标准（首都医科大学宣武医院，2015）

狭窄程度	诊断值（cm/s）		参考比值
	收缩期流速	平均流速	流速比（BA/VA）
轻度狭窄	$110 \le V_s < 150$	$65 \le V_m < 90$	—
中度狭窄	$150 \le V_s < 210$	$90 \le V_m < 135$	—
重度狭窄	$V_s \ge 210$	$V_m \ge 135$	＞3.5

注：V_s：收缩期峰值流速；V_m：平均流速。

表2-4-3　TCCD对基底动脉狭窄程度分级标准（首都医科大学宣武医院，2018）

狭窄程度	诊断值（cm/s）		参考比值
	收缩期流速	平均流速	流速比（BA/VA）
轻度狭窄	$V_s \geq 110$	$70 \leq V_m < 90$	> 1.5
中度狭窄	$150 \leq V_s < 210$	$90 \leq V_m < 120$	> 2.0
重度狭窄	$V_s \geq 210$	$V_m \geq 120$	> 3.0

四、对比观察

后循环血管的发育变异较前循环更为普遍，侧支循环网络更为丰富，因此狭窄或闭塞后的血流动力学变化也更加复杂，超声在诊断椎-基底动脉及双侧大脑后动脉狭窄或闭塞时，应充分考虑相邻血管有无发育变异及重度狭窄或闭塞性病变。如椎动脉V_4段血流速度的增快，可能源于自身狭窄，也可能是代偿所致，常见病因可能有：对侧椎动脉闭塞、对侧椎动脉发育不良、对侧锁骨下动脉重度狭窄或闭塞、颈动脉重度狭窄或闭塞所致的后交通支开放等。换句话说，当我们发现一侧椎动脉血流速度增快时，应考虑是否存在上述病变，逐一排除后再做出诊断。

五、临床应用

一项新英格兰医学中心后循环注册研究发现，椎动脉颅内段（intracranial vertebral artery，ICVA）狭窄和闭塞是后循环缺血性脑卒中最常见的病变，然而受到的临床关注却较少。ICVA闭塞性病变常为双侧性，多累及椎动脉远段，延续至基底动脉。梗死部位多位于延髓外侧和小脑下缘，临床上以头晕、视力模糊和共济失调为主，对侧肢体和躯干的痛温觉减退常提示脊髓丘脑束受损。MRA和TCD的联合诊断可为ICVA的闭塞提供较准确的证据。由于椎动脉具有丰富的侧支通路，ICVA闭塞患者可能症状轻微或完全没有症状，其侧支来源于对侧椎动脉、脊髓前动脉及小脑动脉间的侧支吻合，若ICVA发出小脑后下动脉后闭塞，则小脑后下动脉与小脑前下动脉、小脑上动脉之间亦可形成吻合，以供应小脑半球和脑干。ICVA闭塞在TCD中可以有以下几种表现：①无血流信号（图2-4-21A）；②单峰血流信号（图2-4-21B）；③增快的静脉血流频谱（图2-4-21C）。

基底动脉动脉粥样硬化性狭窄可发生在近、中、远段，缺血常导致患者头晕、后枕部头痛、复视、双下肢乏力及短暂性脑

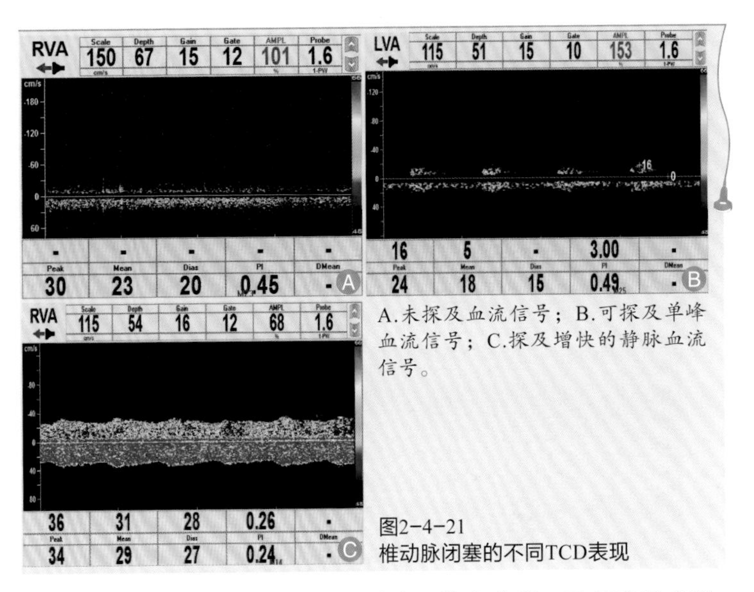

A.未探及血流信号；B.可探及单峰血流信号；C.探及增快的静脉血流信号。

图2-4-21
椎动脉闭塞的不同TCD表现

缺血发作。基底动脉闭塞可致四肢瘫、构音障碍、吞咽障碍或死亡，其预后取决于血栓的部位、程度及侧支代偿情况。侧支血流可来源于小脑后小动脉与小脑上动脉之间的吻合，也可能来源于后交通动脉。当阻塞位置在基底动脉近端时，血流会从颈内动脉经后交通动脉逆向供应基底动脉上中段，此时TCD常在基底动脉近端探及单峰或无血流信号，远段可探及逆向血流信号（图2-4-22）。这些间接的血流征象对诊断基底动脉闭塞有很大的帮助。

大脑后动脉梗死多累及皮质区，常见的梗死机制为心源性栓塞和动脉到动脉栓塞。临床表现以视觉症状为主，如一侧视野缺损、视力丧失、同向偏盲、视物变形、视觉失认等，当大脑后动脉存在动脉粥样硬化性狭窄时，可伴有肢体的短暂性偏侧感觉障碍及一过性偏盲。Caplan根据临床和影像学表现将后循环缺血区域按血管分布进行划分，以方便临床针对缺血部位选择相应的检查手段：后循环远段供血区（基底动脉远段、小脑上动脉、大脑后动脉及其分支）是后循环缺血最常见的受累部位，包括小脑上动脉供血的部分小脑、丘脑、中脑，以及大脑后动脉供血的颞叶、枕叶；其次为ICVA及其分支小脑后下动脉供血的延髓及小脑，为颅内后循环近端供血区；颅内后循环中段供血区即脑桥和小脑前下动脉供血区则相对不易受累。

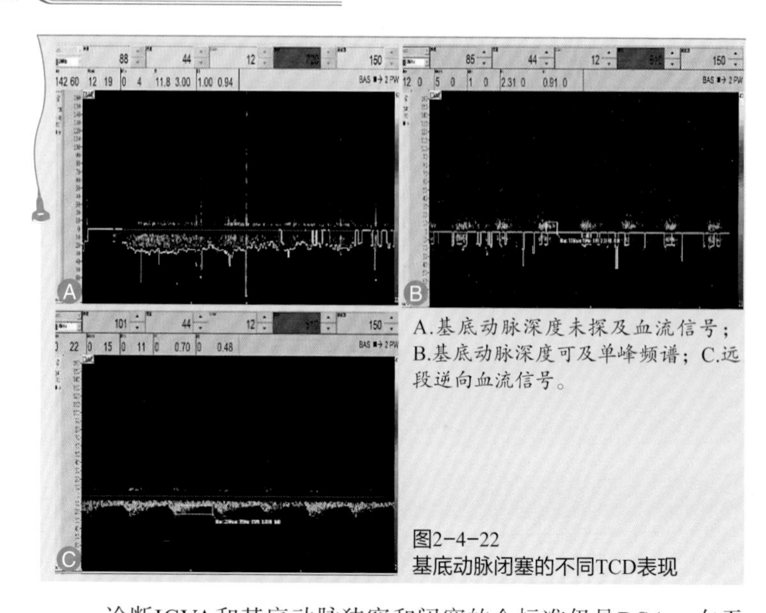

A.基底动脉深度未探及血流信号；B.基底动脉深度可及单峰频谱；C.远段逆向血流信号。

图2-4-22
基底动脉闭塞的不同TCD表现

诊断ICVA和基底动脉狭窄和闭塞的金标准仍是DSA，在无创检查手段中，CTA具有较好的优势。MRA对诊断ICVA＞50%的狭窄较TCD有优势，但在区分50%～70%的狭窄方面不如TCD，同时MRA对重度狭窄具有过度评判的缺点，尤其是双侧椎动脉存在极重度狭窄病变时，椎动脉颅内段、基底动脉及双侧大脑后动脉常显影浅淡或不显影，结合TCD/TCCD可提高对后循环狭窄或闭塞的诊断准确性。TCD对后循环病变有较高的阴性预测值，但对于椎动脉远段（近基底动脉汇合处）则难以区分病变位置，即所检测到的高流速难以判断究竟来自于哪支血管，TCCD则为鉴别诊断提供了二维及彩色血流频谱依据。在对后交通支开放的诊断上，TCCD也优于TCD，可以直观地探测到后交通动脉的血流。由于探测深度的影响，TCCD对基底动脉中远段病变显示欠佳。每一种检测手段都有其优缺点，充分利用好各自的优点，综合分析，才能对病变的发生、发展及转归有深刻的认识。

六、报告书写

报告的书写要描述所检测血管的频谱特征、血流速度、血管搏动指数及声频，并验证双侧同名动脉是否具有对称性，涉及后交通支开放时，应详细描述颈总动脉压迫试验后的血流改变。当考虑以血流速度增快为代偿性质时，需明确有相邻或对侧血管的重度狭窄或闭塞性病变。

七、要点与讨论

单纯TCD对后循环狭窄和闭塞诊断的敏感性较低，一是对椎动脉远段闭塞和发育不良，以及走行变异未汇入基底动脉的情况难以鉴别；二是对V_4段低流速、低搏动频谱不能判断是椎动脉入颅前重度狭窄所致，还是闭塞后的侧支血流；三是对椎动脉远段探及的高速血流信号无法区分责任动脉。此时，全程探查有助于提高诊断准确性，尤其要注重血流速度和频谱形态的节段性改变。椎动脉发育不良其管径在颅外段椎动脉超声上即可显示，血流速度从颅外到颅内均为相对低速高阻改变，而椎动脉远段闭塞则呈渐进性改变，即随着探测深度的加深，血流速度逐渐减低，血管搏动指数则逐渐增高，直至呈单峰频谱，当在颅外段管径正常的情况下，此改变对椎动脉远段闭塞则更加有提示作用。

由锁骨下动脉和椎动脉开口病变所致的椎动脉颅内段血流频谱改变，本节不再赘述（详见本章第八节“椎动脉”及本章第九节“锁骨下动脉、无名动脉”）。椎–基底动脉为人体独特的倒“Y”字形的血管结构，与锁骨下动脉、主动脉弓形成一个大环形回路，又参与颅底Willis环的供血，同时自身的延髓动脉环结构也会影响血流动力学，加之椎动脉从颅内到颅外走行特点不同，影响因素不一，可形成复杂的多种频谱改变。需要注意的是，当椎动脉颅内段与颅外段频谱不一致时，需要考虑侧支代偿的因素，以及窃血通路不畅的问题。完整而细致的检查对正确诊断至关重要。

八、思考题

患者男性，65岁，因“头晕11天，加重3天”入院。外院超声提示：左锁骨下动脉重度狭窄。其他相关检查见图2–4–23～图2–4–25。

既往史：高血压、高血脂病史。有吸烟史。

入院查体：NIHSS评分0分。

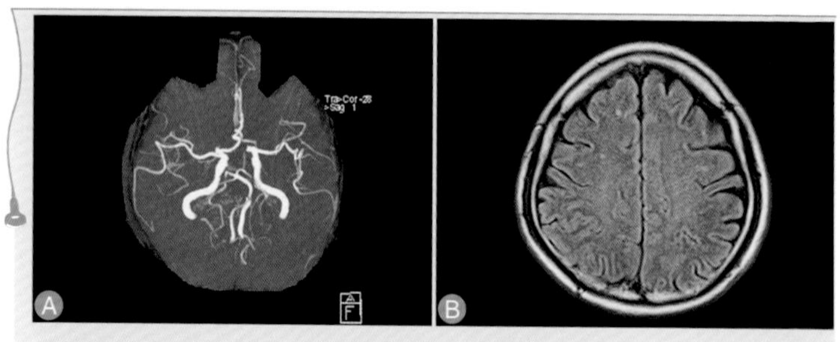

A.MRA显示双侧大脑后动脉P_2段局限性中度狭窄，右侧椎动脉颅内段纤细，左侧大脑前动脉A_1段中–重度狭窄的诊断；B.MRI显示颞、顶、枕叶多发腔隙性缺血脑梗死灶，未见急性梗死。

图2–4–23　MR检查

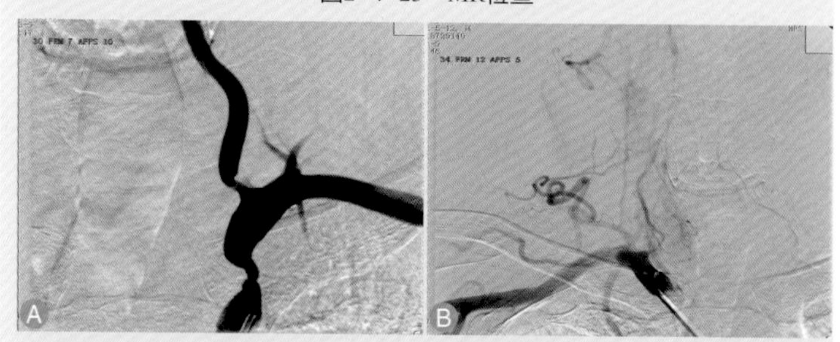

A.左锁骨下动脉重度狭窄，左椎动脉开口约70%狭窄；B.右侧椎动脉纤细。

图2–4–24　DSA检查

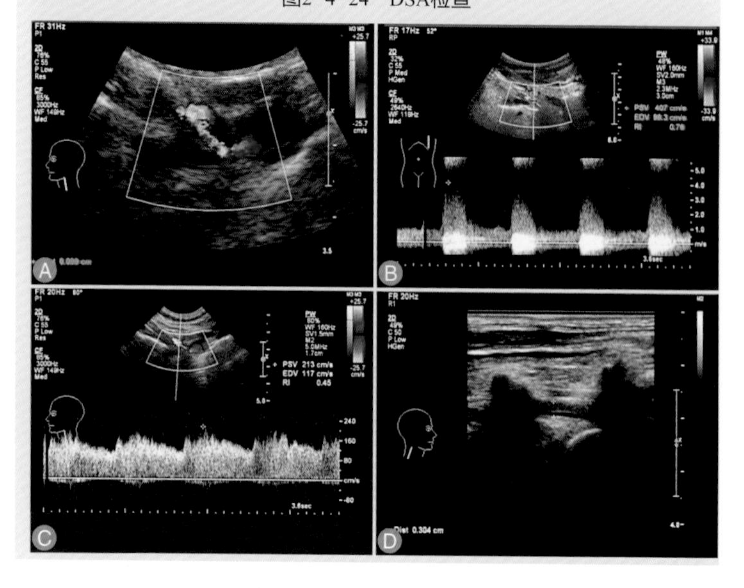

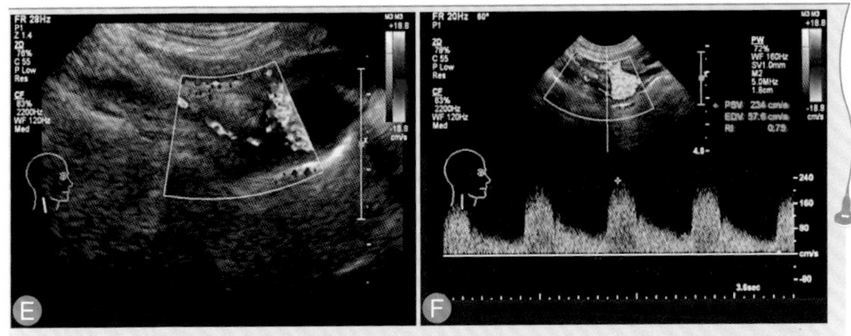

A.左锁骨下动脉流速：407 cm/s；B.左侧椎动脉开口：70%～99%狭窄；C.左侧椎动脉V_2段：隐匿型窃血频谱；D.右侧椎动脉V_2段狭窄；E.右侧椎动脉开口70%～99%狭窄；F.右侧椎动脉开口流速：204 cm/s。

图2-4-25 CDFI检查

思考题：

（1）患者左锁骨下动脉重度狭窄，左椎动脉V_2段呈隐匿型窃血的原因是什么？

（2）右侧椎动脉DSA上显示发育纤细，超声显示开口处流速可达204 cm/s，其重度狭窄的诊断是否成立？

（3）右侧椎动脉V_2段管腔内可见线状高回声影，除考虑夹层外，还应考虑什么？如何鉴别？

（4）患者左锁骨下动脉行动脉狭窄支架成形术后，管腔通畅，左椎动脉隐匿型窃血频谱消失，但头晕症状仍未缓解，可能的原因是什么？

（5）患者在无创血管评估中，还应着重评估哪些内容？

（6）患者在术后TCD检查中，发现基底动脉流速高达350/147 cm/s，诊断为重度狭窄。患者术前DSA检查漏诊基底动脉重度狭窄的原因？

（7）血管检查方法各自的优缺点是什么？

【推荐阅读文献】

[1] UZ A.The segmentation of the posterior cerebral artery：a microsurgical anatomic study[J].Neurosurg Rev，2019，42（1）：155-161.

[2] 中华医学会神经病学分会，中华医学会神经病学分会脑血管病学组，中华医学会神经病学分会神经影像学协作组.中国脑血管超声临床应用指南[J].中华神经科杂志，2016，49（7）：507-518.

第五节 侧支代偿评估

一、超声解剖概要

大脑有非常丰富的侧支代偿通路，其中Willis环是颅内最大的侧支通路，它沟通了双侧大脑半球和前、后循环；此外，颈内动脉与颈外动脉之间、颅内动脉之间亦有丰富的吻合支。在脑动脉重度狭窄或闭塞时，由于压力差的作用使得血液从灌注正常区域通过这些通路到达缺血区，从而使缺血组织得到灌注代偿，以减少梗死面积，改善预后（图2-5-1）。

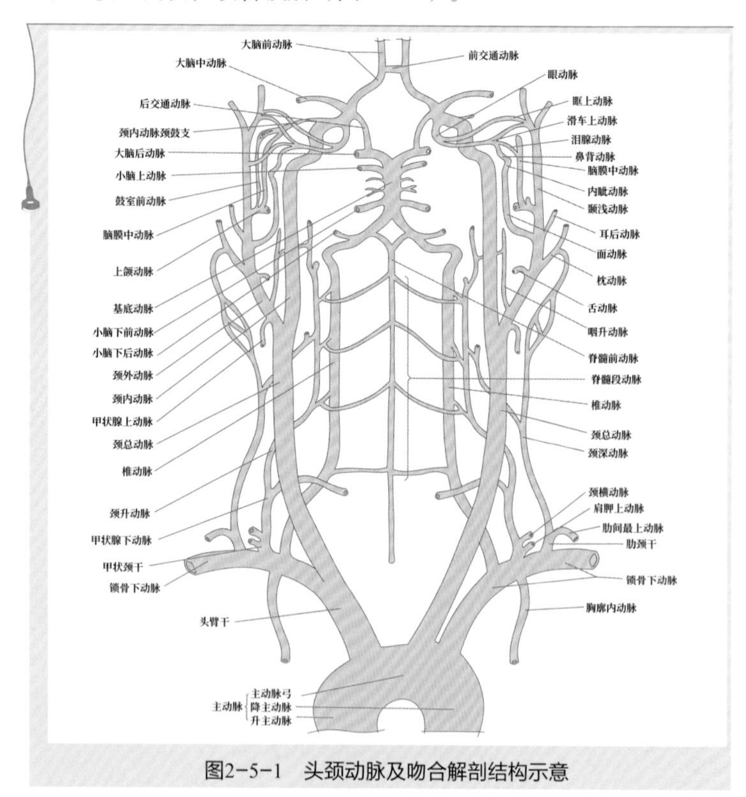

图2-5-1 头颈动脉及吻合解剖结构示意

根据代偿途径将脑动脉的侧支代偿分为3级（表2-5-1）。

1.一级侧支代偿

一级侧支代偿包括前交通动脉（支）和后交通动脉（支），是代偿能力最强的侧支代偿通路。通过前交通动脉沟通双侧颈动脉系统；双侧后交通动脉联结左右前、后循环。Willis环的完整性影响着一级侧支通路的建立，如大脑前动脉A_1段的发育不良或缺如（1%～10%）、前交通动脉的缺如（1%～4%）等影响前交通支的开放；后交通动脉的缺如（30%～61%）、大脑后动脉P_1段的缺如或发育变异（15%～22%）则影响后交通支的开放；当代偿动脉管径<1 mm时，代偿能力将受到影响。

2.二级侧支代偿

（1）颈外动脉分支与颈内动脉分支间存在较多的吻合支，如颞浅动脉、上颌动脉、面动脉与眼动脉之间的吻合，即颈内-颈外动脉侧支；此外脑膜中动脉、咽升动脉分支与颈内动脉岩段、海绵窦段分支之间亦存在吻合。

（2）颈内动脉分支之间也存在着较多的吻合支，即软脑膜吻合支，包括大脑中动脉和大脑前动脉之间、大脑中动脉和大脑后动脉之间、大脑前动脉与大脑后动脉之间的吻合。

（3）颈外动脉/锁骨下动脉分支与椎动脉分支之间的吻合，如颈深动脉-椎动脉、颈升动脉-椎动脉、枕动脉-椎动脉、双侧椎动脉之间及脊髓前动脉-椎动脉等之间的吻合。吻合血管的数量、变异或发育不良影响二级侧支通路的建立。

3.三级侧支代偿

三级侧支代偿即新生血管。动物实验表明，大鼠大脑中动脉缺血再灌注3天后缺血侧半球出现显著的血管扩张和大量的新生细小血管。脑血管病的危险因素：高龄、高血压、高血脂、糖尿病等均可能使血管的调节能力、内皮功能下降，进而影响三级侧支代偿的建立。

侧支循环的影响因素除了发育变异之外，还与压力梯度、狭窄发展的速度等相关，压力梯度越大、狭窄进程越长，侧支代偿建立的越好；同时，长期低灌注可导致多种促血管生长因子增加，可促进新生血管生成。

本节常见英文词汇对照见表2-5-2。

表2-5-1　ASITN/SIR 侧支血管分级系统

分级	描述
0	缺血区无侧支循环形成
1	缺血区周边可见缓慢的侧支血流，但仍可见充盈缺损区
2	缺血区周边可见快速的侧支充盈，缺血区内有部分血流灌注
3	静脉晚期可见缺血区有缓慢但完全的侧支循环血流充盈
4	侧支循环快速而完全地充盈缺血区域

注：ASITN/SIR：美国介入与治疗神经放射学会/介入放射学会。

表2-5-2　常用英文词汇对照

英文简称	英文全称	中文
ACoA	anterior communicating artery	前交通动脉
PCoA	posterior communicating artery	后交通动脉

二、声像图特征

（一）前交通支开放的TCD/TCCD征象

TCD/TCCD对前交通支开放的判断有较高的敏感性。当一侧颈内动脉重度狭窄或闭塞时，由于双侧存在压力梯度差，血流由对侧大脑前动脉经由前交通动脉逆向给患侧大脑前动脉A_1段供血，并向大脑中动脉供血区代偿供血。此时，患侧大脑前动脉A_1段血流方向逆转，对侧大脑前动脉A_1段血流速度代偿性增快。可通过压颈试验进行鉴别诊断。前交通支开放的必备条件：①双侧颈动脉系统存在压力梯度；②侧支代偿通路完整。相关检查见图2-5-2～图2-5-5。

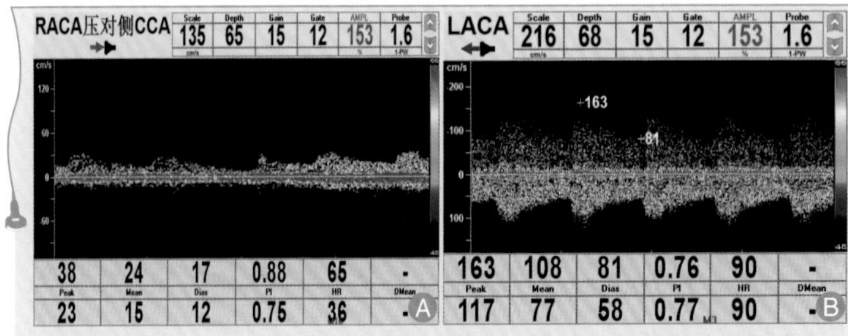

A.患侧大脑前动脉血流反向逆转，压对侧颈总动脉时，患侧大脑前动脉流速下降，提示前交通支开放，左向右代偿供血；B.左侧大脑前动脉流速代偿性增快。

图2-5-2　前交通动脉开放TCD检查

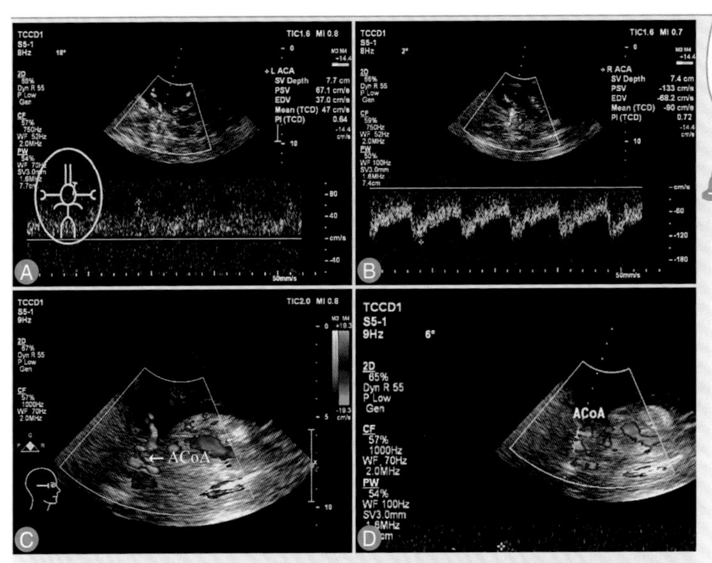

A.患侧大脑前动脉低速低阻，A_1段血流方向逆转，压对侧颈总动脉，血流速度减低；B.对侧大脑前动脉血流速度代偿性增快；C.前交通动脉（ACoA）开放，左→右，于中线水平呈红色朝向探头血流信号；D.前交通动脉脉冲波多普勒测量。

图2-5-3 前交通动脉开放TCCD检查

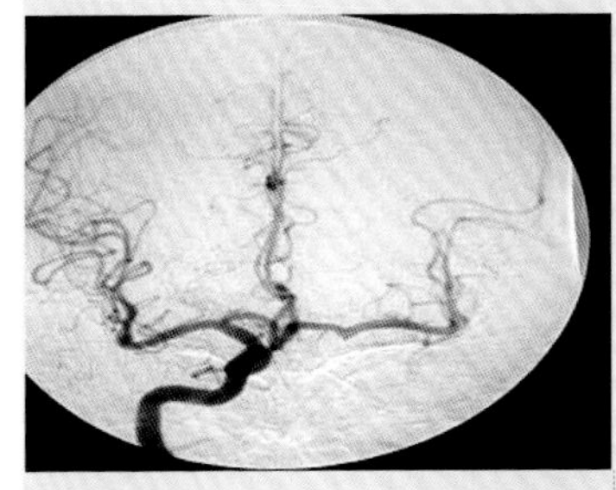

前交通支开放，RICA造影，前交通动脉及对侧大脑前动脉、大脑中动脉显示。

图2-5-4 DSA检查

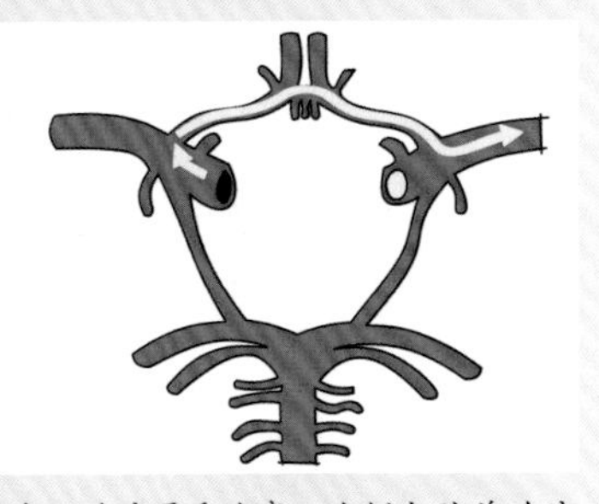

左颈动脉严重狭窄，右侧大脑前动脉A_1段通过前交通动脉向左侧大脑前动脉A_1段供血。

图2-5-5 前交通动脉开放示意

（二）后交通支开放的TCD/TCCD征象

当一侧颈动脉重度狭窄或闭塞时，同侧或对侧大脑后动脉可通过患侧后交通动脉向前循环供血。可探及患侧大脑后动脉P_1段、P_2段血流速度增快，通常高于同侧大脑中动脉及对侧大脑后动脉，PI指数往往高于同侧大脑中动脉，但低于对侧大脑后动脉。同时，双侧椎动脉及基底动脉血流速度亦相应增快，频谱形态及血管搏动指数正常。

后交通支的开放也可见于基底动脉闭塞性病变。当基底动脉近中段闭塞时，血流可通过双侧后交通动脉逆向供应基底动脉远段。供血途径：颈内动脉→后交通动脉→大脑后动脉P_1段、P_2段→基底动脉远段。此时，基底动脉近段可无血流信号或仅探及单峰血流信号，远段可探及逆转血流信号。由于双侧大脑后动脉由颈动脉供血，双侧颈总动脉压迫试验可见血流速度均减低，双侧椎动脉可呈低流速高阻力或单峰样血流频谱改变（动图2-5-1，图2-5-6～图2-5-8）。

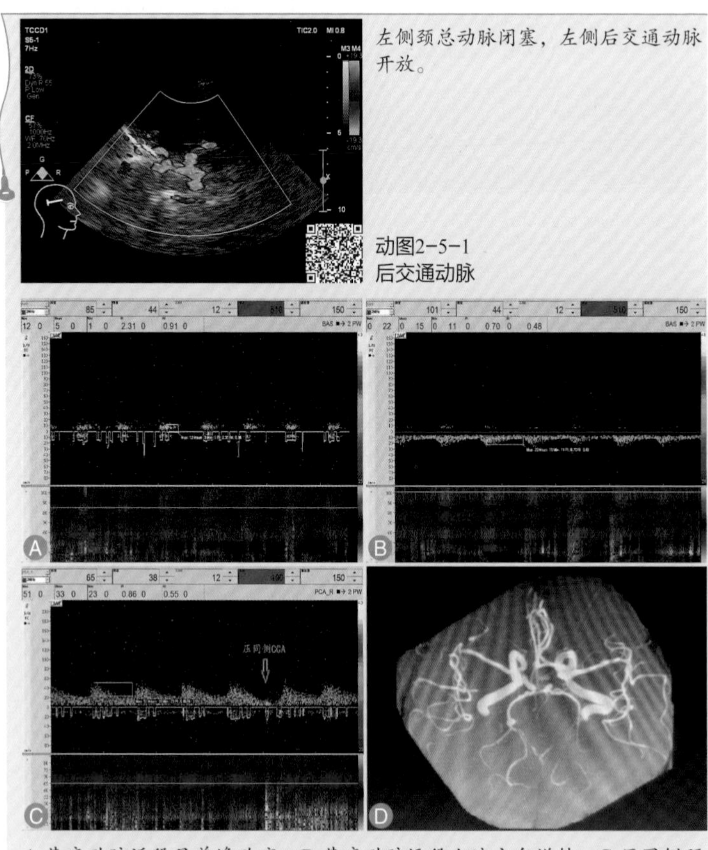

左侧颈总动脉闭塞，左侧后交通动脉开放。

动图2-5-1 后交通动脉

A.基底动脉近段呈单峰改变；B.基底动脉远段血流方向逆转；C.压同侧颈总动脉，右侧大脑后动脉血流速度减低；D.MRA未见椎-基底动脉。

图2-5-6 基底动脉闭塞性病变后交通动脉开放

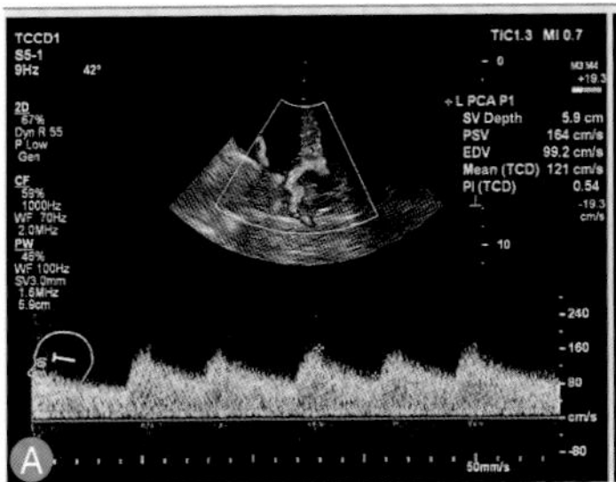

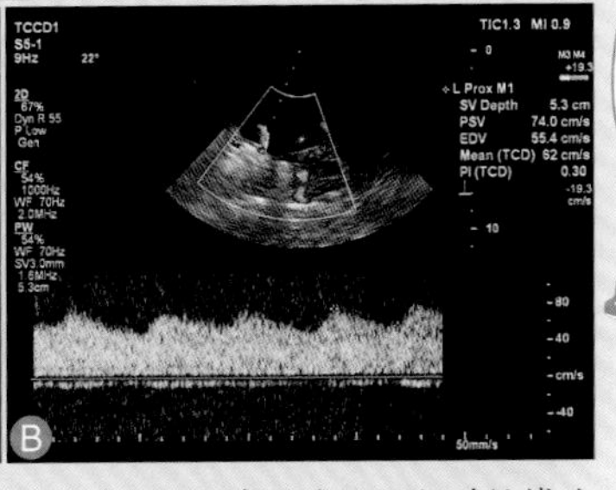

A.左侧大脑后动脉P_1段流速代偿性增高；B.左侧大脑中动脉M_1段频谱低搏动改变，双侧压颈后流速无变化。

图2-5-7 颈内动脉严重病变后交通动脉开放TCCD图像

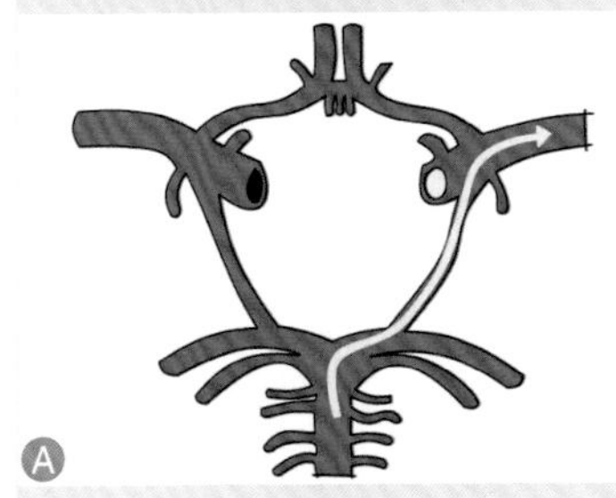

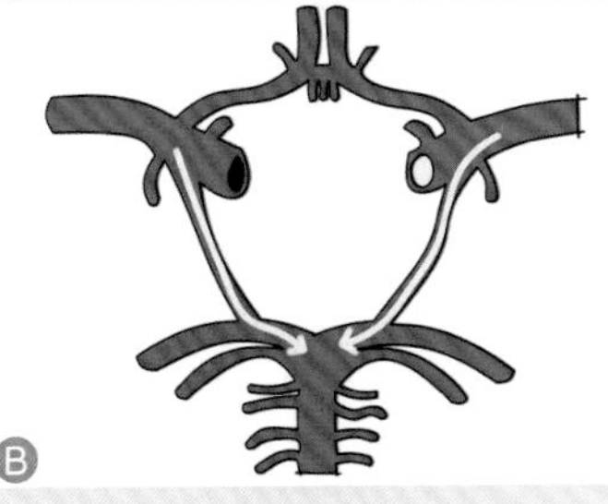

A.颈内动脉重度狭窄后闭塞性病变，血流经后交通动脉由后循环向前供血；B.基底动脉闭塞性病变，血流经双侧后交通动脉由前循环向后供血。

图2-5-8 后交通动脉开放解剖结构示意

（三）二级侧支的TCD/TCCD征象

二级侧支包括软脑膜吻合支和颈内-外侧支。软脑膜吻合支直径为200～600 μm，数目和直径存在个体差异，同一个体左右大脑半球之间也存在差异。软脑膜侧支在脑梗死发生时，可以提供初始的血液灌注，缩小梗死面积。有研究表明，软脑膜支代偿能力与临床预后、梗死体积及出血转化风险相关。TCD对软脑膜侧支的评估缺乏敏感性，当大脑中动脉闭塞时，可沿大脑中动脉水平探及方向各异的、低速的血流信号，这些血流信号考虑有软脑膜侧支代偿血流，血流来源于同侧大脑后动脉和（或）大脑前动脉；也有颈内动脉末段和（或）后交通动脉发出的新生血管，TCCD也无法准确显示软脑膜支血流信号。但有研究认为大脑前动脉及大脑后动脉血流动力学参数与DSA上LMA分级具有明显相关性，且与CT灌注成像结果有良好的一致性。

眼动脉为颈内动脉入颅后的第一个分支，正常情况下为低速高阻型血流频谱。当颈内动脉发出眼动脉前存在重度狭窄或闭塞性病变时，同侧的颈内动脉灌注减少，颈外动脉的分支通过与眼动脉的吻合支逆向供应颈内动脉，表现为眼动脉血流方向逆转，血流速度可增快、正常或减低，频谱形态颅内化，呈低搏动样改变（图2-5-9～图2-5-11）。

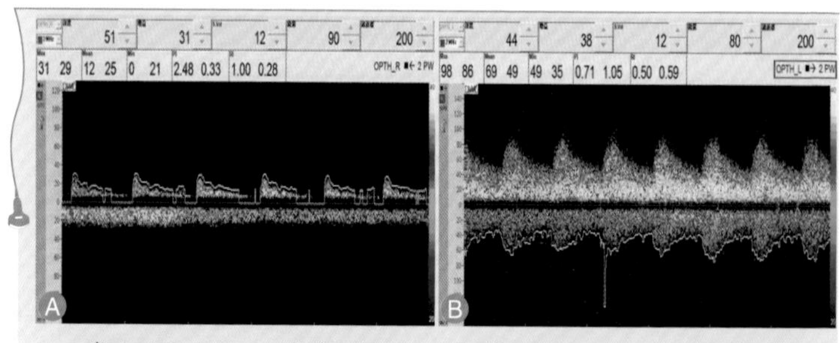

A.正常眼动脉为正向、低速、高阻血流频谱；B.眼动脉血流方向逆转，血流速度增快。

图2-5-9　眼动脉TCD检查

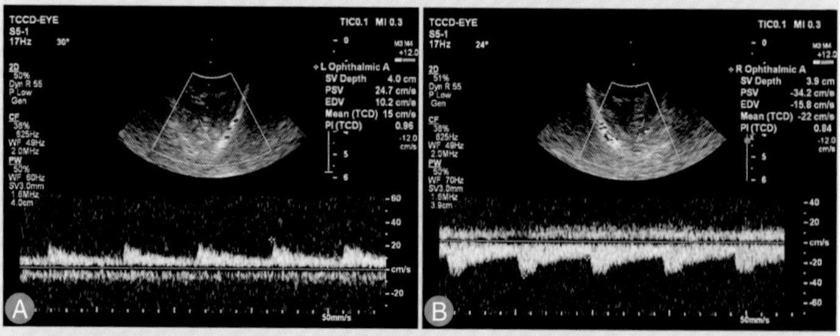

A.正常眼动脉为正向、低速、高阻血流频谱；B.眼动脉血流方向逆转、频谱颅内化。

图2-5-10　眼动脉TCCD检查

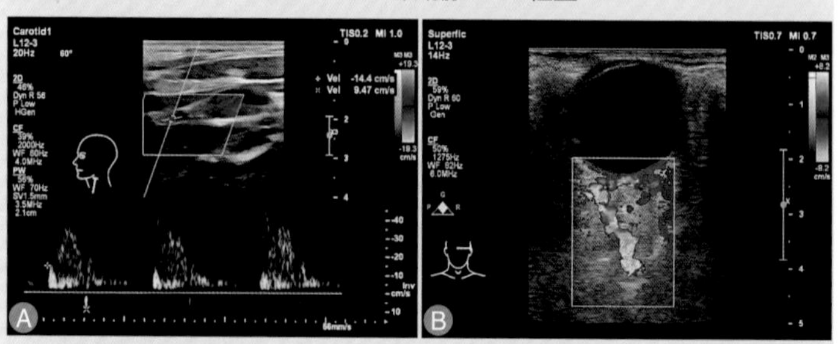

A.颈内动脉收缩期单峰频谱，提示眼动脉分支前闭塞；B.眼动脉血流方向逆转蓝色背向探头。

图2-5-11　CDFI检查

（四）颈部二级侧支评估

颈外动脉/锁骨下动脉分支与椎动脉分支之间的吻合，如颈深动脉–椎动脉、颈升动脉–椎动脉、枕动脉–椎动脉、双侧椎动脉之间及脊髓前动脉–椎动脉等之间的吻合。

枕椎吻合：枕动脉和椎动脉的吻合，其中直接吻合10%，肌支吻合90%。

枕颈吻合：主要是甲状颈干的颈升动脉、肋颈干的颈深动脉和颈横动脉的升支与椎动脉之间的吻合。

双侧颈外动脉分支之间，甲状腺上、下动脉之间。

1.颈总动脉严重病变时的颈外侧支通路

颈总动脉严重病变时的颈外侧支通路见图2–5–12。

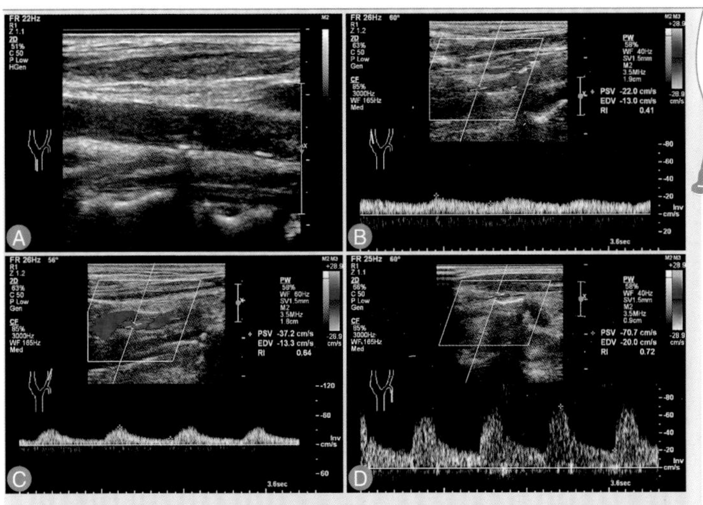

A.二维超声显示颈总动脉闭塞；B.频谱多普勒显示颈外动脉（甲状腺上动脉分支之前）向颈内动脉供血；C.频谱多普勒显示颈外动脉（甲状腺上动脉分支之后）分支以远正向血流；D.频谱多普勒显示甲状腺上动脉逆向血流。

图2–5–12 颈总动脉严重病变时的颈外侧支通路

2.无名动脉严重病变时的侧支通路

无名动脉严重病变时的侧支通路见图2–5–13，图2–5–14。

无名动脉重度狭窄时有以下血流动力学特征：①右侧颈总动脉、锁骨下动脉、颈内动脉、颈外动脉、椎动脉血流速度减低；②上述动脉血流频谱异常，呈低阻力性特征；③右侧颈总动脉、锁骨下动脉、颈内动脉、颈外动脉的RI值明显低于对侧；④患侧椎动脉血流方向部分逆转（锁骨下动脉窃血综合征）。

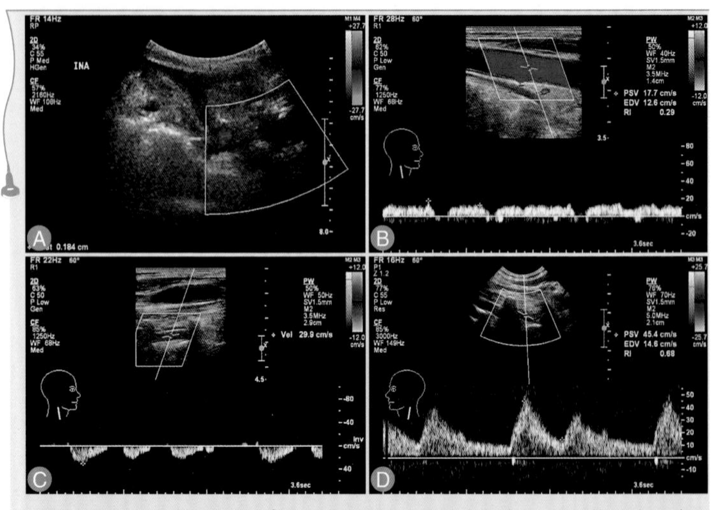

A.CDFI显示无名动脉严重狭窄；B.右侧颈总动脉切迹频谱；C.右侧椎动脉频谱显示血流方向完全逆转；D.左侧椎动脉代偿血流频谱。

图2-5-13 无名动脉严重狭窄时侧支通路

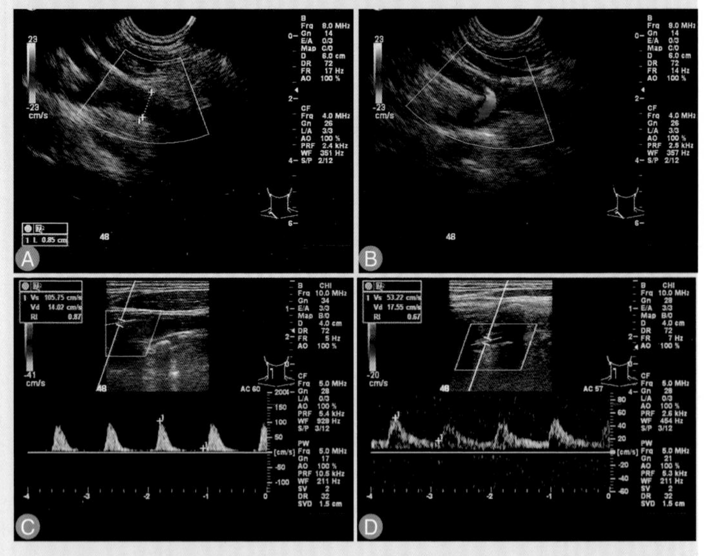

A.CDFI显示无名动脉闭塞；B.CDFI显示右侧锁骨下动脉向右侧颈总动脉供血；C.右侧颈外动脉频谱显示血流方向完全逆转；D.右侧椎动脉频谱显示血流方向完全逆转。

图2-5-14 无名动脉严重病变时的侧支通路

无名动脉闭塞临床上以慢性闭塞性病变多见，除了管腔内探及异常回声，CDFI显示血流信号消失特征外，侧支情况表现为：①颈总动脉与锁骨下动脉血流方向不一致，由于颈部侧支循环的建立，通常在锁骨上窝可检查到小动脉侧支向锁骨下动脉供血，并逆向颈总动脉供血；②患侧椎动脉血管结构无异常但血流方向完全逆转，并向锁骨下动脉供血（锁骨下动脉窃血综合征）；③患侧颈外动脉与颈内动脉血流方向不一致，颈外动脉逆向给颈内动脉供血；④颈总动脉、锁骨下动脉、椎动脉、颈内动脉、颈外动脉血流频谱异常。

3.椎动脉近段严重病变时的侧支通路

椎动脉分支与颈外动脉/锁骨下动脉分支之间有丰富的吻合，如颈深动脉–椎动脉、颈升动脉–椎动脉、枕动脉–椎动脉、双侧椎动脉之间，以及脊髓前动脉–椎动脉等之间也有吻合。

当近段或V_1段闭塞时，椎动脉闭塞管腔内充填均质或不均质回声，CDFI检测无血流信号。$V_2 \sim V_3$段可检测到相对低速的血流信号，沿椎动脉解剖走行可检测到侧支动脉血流向V_2段及其以远段椎动脉供血，多普勒频谱可出现低阻力性改变，血流加速时间延长。$V_3 \sim V_4$段，一般可探测到血流流速逐渐增加，到V_4段可接近或达到正常水平。

一般来说，V_3段的枕椎侧支建立可以提供有效血流，通常在V_2段$C_2 \sim C_4$旁探测的侧支血流多为颈升动脉的侧支吻合。

需注意当侧支建立不良时，未闭塞管腔处可探及反向振荡频谱；侧支建立良好者，侧支与闭塞段之间的椎动脉管腔内可探及反向振荡频谱。另外颅内段因延髓动脉环的存在，V_4远段的血流也会受影响（图2–5–15）。

4.锁骨下动脉近段严重有病变时的侧支通路

锁骨下动脉近段严重有病变时的侧支通路见图2–5–16。

锁骨下动脉近段有严重病变时，其分支均可发生血流动力学改变，因椎动脉是最粗分支，会引起相关临床症状，受关注最多，另外对于冠状动脉搭桥（coronary artery bypass bridge，CABG）的患者，可因内乳动脉的窃血，引起胸痛症状。

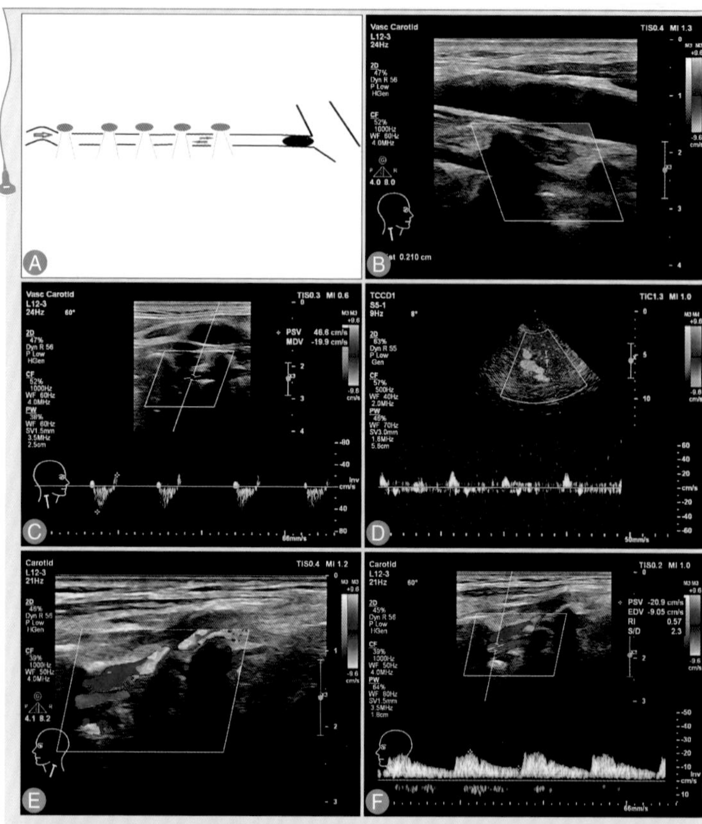

A.椎动脉近段闭塞，侧支建立不良，血流逆行示意；B.CDFI显示椎动脉近段闭塞；C.椎动脉V_2段反向振荡频谱（收缩期反向）；D.椎动脉V_4段反向振荡频谱（收缩期反向）；E.CDFI显示椎动脉V_2段旁可探及颈升动脉侧支；F.椎动脉V_2段由侧支供血，频谱呈低速低阻力改变。

图2-5-15　椎动脉近段严重病变时的侧支通路

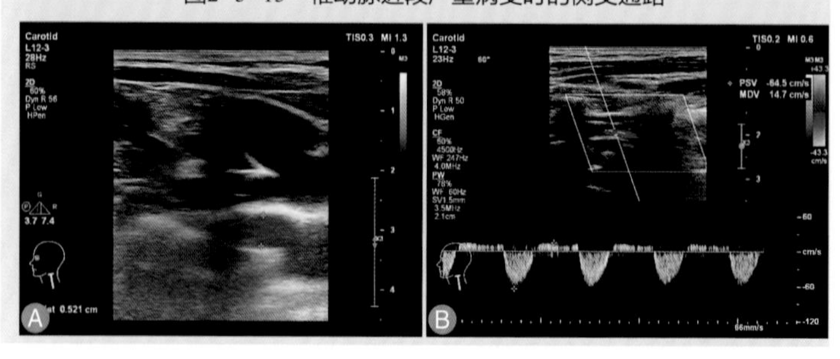

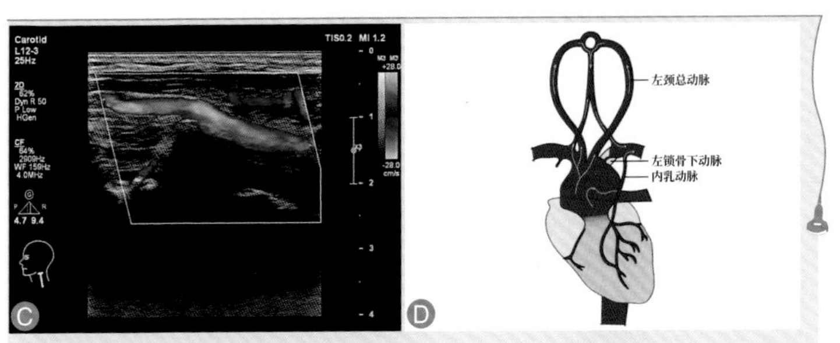

A.二维超声显示多发性大动脉炎患者闭塞的左侧锁骨下动脉；B.左侧椎动脉部分型窃血频谱；C.CDFI显示左侧颈升动脉逆转，干扰椎动脉血流；D.内乳动脉桥血管窃血示意。

图2-5-16 锁骨下动脉近段严重有病变时的侧支通路

三、分析思路

（一）思维导图

侧支循环分析思维导图见图2-5-17。

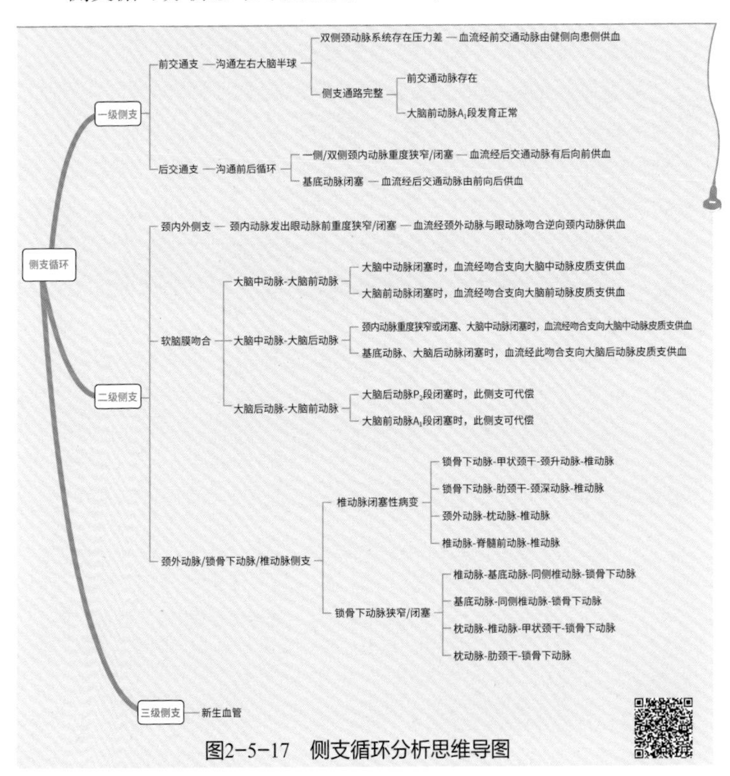

图2-5-17 侧支循环分析思维导图

（二）侧支相关概念

侧支是指连接邻近大血管的分支血管结构，存在于大多数组织中。侧支血管的主要作用为改变血流路径，对闭塞血管供血区提供血流灌注。脑侧支循环是指当大脑的供血动脉严重狭窄或闭塞时，血流通过其他血管（侧支或新形成的血管吻合）到达缺血区，从而使缺血组织得到不同程度的灌注代偿，动脉–动脉或静脉–静脉之间均可通过吻合形成侧支循环。侧支循环决定了缺血半暗带、梗死体积大小、脑缺血的时程、严重程度及血管闭塞后是否发生脑卒中，是脑卒中异质性的主要原因，认识及评估侧支循环有助于进行临床决策及预后判断。

大脑中调节和决定代偿能力、血管反应性和脑血管病理生理学转归的神经血管结构统称为侧支组学（collaterome）。侧支组学的概念涉及整个脑循环系统，包括动脉、微血管及静脉，同时涵盖血管结构、血流动力学、组织代谢及神经元功能变化，是相应多学科整合的评估体系，属于一个新兴的科学领域。

（三）不同影像学方法评估侧支循环的比较

侧支循环的影像评估方法可分为结构学评估和功能学评估。结构学评估方法包括：TCD、TCCD、基于CTA的评估方法、基于MRA的评估方法及DSA。功能学评估方法包括：TCD血流储备功能测定、氙增强CT、单光子发射CT、正电子成像术、CT灌注、磁共振灌注加权成像（perfusion weighted imaging，PWI）、动脉自旋标记（arterial spin labeling，ASL）、对灌注图像进行动态因素分析（FADS）（表2–5–3）。

侧支血供的个体间差异是导致临床和影像学结果差异的重要原因，侧支血管越好，再灌注率越高。

表2–5–3　侧支代偿评估方法的优缺点

检查项目	优点	缺点
DSA	显示各侧支循环的解剖结构和代偿情况	有创、费用高，会受造影剂推注速度及剂量的影响
TCD/TCCD	评估一级、二级侧支循环简便、安全、无创、经济、可重复	受颞窗穿透限制、受操作者技术影响，对二级侧支及新生血管的评估有限
CTA	较直观显示脑血液循环情况，与 DSA 有较高的一致性	受钙化性质病变影响，对发育不良结构存在一定的局限性
MRA	对评估 Willis 环结构有较高的敏感性	受解剖分辨率的限制，只能用于 Willis 环近端血管的评估

（四）展望

随着影像学技术的发展，对脑侧支血管结构、血流动力学变化、组织代谢变化及神经元功能检测手段日趋多样，脑侧支循环评估、分级及相关干预治疗研究不断取得进展，必将促进脑卒中个体化诊断和精准治疗方案的发展。脑侧支循环是未来临床研究的重要方向。

四、临床应用

脑动脉狭窄或闭塞后侧支代偿能力与患者的临床症状及功能和预后密切相关，良好的侧支代偿不但可以延长血管内治疗的时间窗，预测血管内治疗的疗效，还可以降低血管内治疗出血转化的风险。同时，准确的侧支代偿评估，也是颈动脉内膜剥脱术、支架植入术术前评估的重要内容，为患者围手术期的安全保驾护航。

有学者对437例颈动脉内膜切除术患者的侧支代偿评估发现，单纯颈内外侧支开放或无交通支存在的患者，术后高灌注综合征的发生率明显高于前交通支和（或）后交通支开放者。当下述情况存在时，考虑侧支代偿不充分：①压颈试验患侧大脑中动脉血流速度下降＞55%；②对侧颈动脉系统存在重度狭窄或闭塞性病变；③代偿血管发育不良或狭窄；④次级侧支的开放等。此外，Willis环不完整、脑储备功能减低、血压控制不良等也是颈动脉内膜切除术后高灌注的预测指标。颅内动脉侧支循环的整体化评估有助于临床在术中及术后及时采取有效的措施，以预防高灌注及低灌注的发生，对围手术期血压的管理有指导意义。

五、报告书写

描述：

左（右）侧大脑中动脉相对低流速、低搏动改变，压同侧颈总动脉，血流速度未见明显变化，压对侧颈总动脉，血流速度减低（前交通支开放征），左（右）侧大脑前动脉A_1段血流方向逆转，对侧大脑前动脉A_1段血流速度增快（代偿性）。右侧大脑中动脉血流速度正常。

左侧大脑后动脉血流速度增快，流速高于同侧大脑中动脉及对侧大脑后动脉，血管搏动指数正常，压同侧颈总动脉血流速度未见变化，压对侧颈总动脉，血流速度增快（后交通支开放征）。

左侧眼动脉血流速度增快，频谱颅内化，血流方向逆转（颈内外侧支开放征）。右侧眼动脉血流方向、频谱形态及血管搏动指数正常。

双侧椎动脉及基底动脉血流速度略增快，频窗清晰，血管搏动指数正常。

结论：

左侧颈内动脉颅外段重度狭窄或闭塞性病变；前交通支开放；左侧后交通支开放；左侧颈内外侧支开放。

六、要点与讨论

（1）当发现大脑中动脉出现低流速低搏动性改变时，通常需要进行颈总动压迫试验，以鉴别血流来源及侧支代偿通路。压同侧颈总动脉，同侧大脑中动脉血流不变或稍减低，压对侧颈总动脉，同侧大脑中动脉血流速度明显减低，同时伴有同侧大脑前动脉A_1段血流方向逆转，对侧大脑前动脉A_1血流速度增快，则提示前交通支开放。

（2）当颈内动脉重度狭窄或闭塞部位发出在眼动脉之后，对眼动脉血流的影响不大，因此，眼动脉的血流方向和频谱形态在大多数情况下可以作为区分颈内动脉病变部位的一个间接指标。当颈内动脉发出眼动脉后闭塞时，眼动脉仍为高阻型频谱，血流速度可升高或正常；颈内动脉虹吸段血流信号消失或呈低速高阻型频谱改变。

七、思考题

患者男性，56岁，骑摩托车与人相撞后，逐渐出现头晕、耳鸣、听力明显下降、走路不稳等症状。当地医院保守治疗后疗效不明显，1周后转院。

既往心肌梗死病史，保守治疗；2型糖尿病病史，以“格列吡嗪缓释片”和“阿卡波糖片”控制血糖；高血压病史，未规律服药。吸烟史30余年。

查体合作，神志清，言语欠清，饮水呛咳；Horner征（±），双侧瞳孔不等大，左侧2.5 mm，右侧3.5 mm，对光反射灵敏，双眼左视不能，未引出眼震；左上肢肌力4级，左下肢肌力3+级，右侧肢体肌力4级，左侧指鼻试验欠稳准，站立不稳，右侧肢体痛觉减退。

CT：左侧小脑半球梗死。

MRI：双侧小脑半球、枕叶、小脑蚓部及右侧海马旁回、左侧大脑脚、左侧桥臂、延髓多发急性、亚急性脑梗死；MRA：基底动脉、双侧椎动脉颅内段、双侧大脑后动脉未见显示。

TCD：双侧大脑后动脉可探及负向血流信号，速度正常，行双侧颈总动脉压迫试验均可见同侧大脑后动脉血流速度减低。左椎动脉V_4段及基底动脉近段血流信号未探及，基底动脉远段可探及低速、逆转血流信号，右侧椎动脉V_4段血流速度减低，频谱峰时后延，血管搏动指数增高。

颈部超声：双侧椎动脉V_2段单峰，考虑远段闭塞性病变。

思考题：

（1）患者椎–基底动脉闭塞的可能病因有哪些？

（2）可能启动的侧支代偿途径有哪些？

【推荐阅读文献】

[1] MAHDJOUB E，TURC G，LEGRAND L，et al.Do Fluid-Attenuated Inversion Recovery Vascular Hyperintensities Represent Good Collaterals before Reperfusion Therapy?[J].AJNR Am J Neuroradiol，2018，39（1）：77–83.

[2] 中国卒中学会脑血流与代谢分会.缺血性卒中侧支循环评估与干预中国指南（2017）[J].中华内科杂志，2017，56（6）：460–471.

第六节 卵圆孔未闭相关卒中超声应用

一、超声解剖概要

卵圆孔是胎儿时期的“生命通道”。来自母体的动脉血经胎盘从脐静脉进入胎儿体内，经下腔静脉进入右心房，通过卵圆孔进入左心房→左心室→主动脉→供应胎儿的心脏、脑及上肢；来自上腔静脉的血液由右心房直接进入右心室→肺动脉→供应腹腔器官、躯干和下肢，提供胎儿发育所需的氧气和营养物质。胎儿出生后，肺循环得以建立，肺小动脉扩张，使右心房压力降低；

同时回心血量增加导致左心房内压力增加，使原发房间隔和继发房间隔相互靠近、粘连、融合，逐渐形成永久性房间隔。多数婴儿在1岁内卵圆孔达到解剖闭合，若幼儿>3岁仍未闭合者为卵圆孔未闭（patent foramen ovale，PFO）（图2-6-1）。

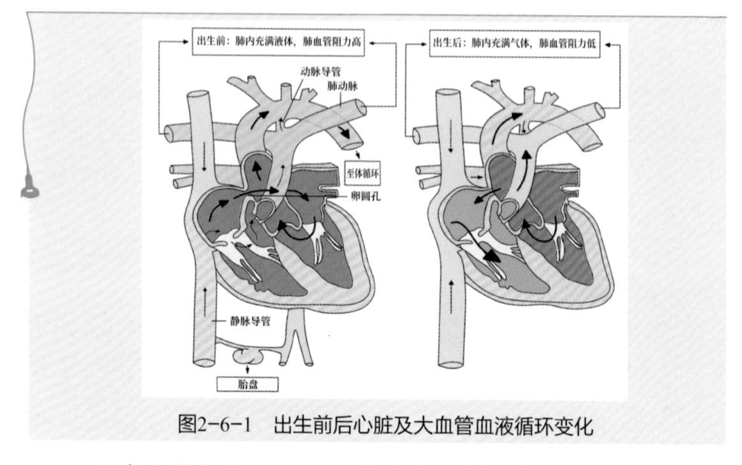

图2-6-1　出生前后心脏及大血管血液循环变化

正常人群中有25%～34%的人存在卵圆孔未闭，是目前成年人中最常见的先天性心脏病。解剖上，原发隔为纤维样组织，薄、摆动大，继发隔为肌性组织，较厚。正常情况下，左心压力高于右心，卵圆孔未闭处于关闭状态，当右心压力高于左心压力时（如咳嗽、排便、哭泣、打喷嚏及Valsalva动作），左侧薄弱的原发隔被推开，未经肺循环过滤的静脉血会通过未闭的卵圆孔由右心房向左心分流，进入体循环，成为潜在的反常栓塞通路，也就是右向左分流（right-to-left shunt，RLS）。卵圆孔未闭与多种疾病发病过程相关联，包括隐源性脑卒中、短暂性脑缺血发作（transient ischemic attack，TIA）、偏头痛、减压所致的动脉气体栓塞、斜卧呼吸-直立性低氧血症综合征、咳嗽性晕厥、睡眠呼吸暂停综合征等。

房间隔原发隔和继发隔重叠的程度为卵圆孔未闭的长度，不融合的距离为卵圆孔未闭的宽度或大小，卵圆孔未闭长度范围为3～18 mm，卵圆孔未闭大小范围为1～19 mm，卵圆孔未闭大小随年龄增加而增大。根据卵圆孔未闭开放的大小将卵圆孔未闭分为小（<2 mm）、中（2～3.9 mm）、大（>4 mm）3种类型。根据卵圆孔未闭的解剖结构特点可分为简单型卵圆孔未闭和复杂型卵圆孔未闭，复杂型卵圆孔未闭有如下特点：①长隧道型

（≥8 mm）；②过长的下腔静脉瓣或希阿里氏网；③继发隔肥厚>10 mm；④合并房间隔瘤；⑤其他解剖异常及复合病变。根据右向左分流出现的时程将静息状态下出现的右向左分流称为固有型；通过Valsalva动作激发后出现的右向左分流称为潜在型。

本节常见英文词汇对照见表2-6-1。

表2-6-1 常用英文词汇对照

英文简称	英文全称	中文
ASD	atrial septal defect	房间隔缺损
cTCD	contrastenhanced transcranial Doppler	对比增强经颅多普勒超声
HPs	hepatopulinonary syndmme	肝肺综合征
MB	microbubble	微气泡
PAVF	pulmonary arteriovenous fistula	肺动静脉瘘
PDA	patent ductus arteriosus	动脉导管未闭
PFO	patent foramen ovale	卵圆孔未闭
RLS	right-to-left shunt	右向左分流
TCCS/TCCD	transcranial color code sonography/ transcranial color-coded duplex sonography	经颅彩色多普勒超声
TEE	transesophageal echocardiography	经食管超声心动图
TTE	transthoracic echocardiography	经胸超声心动图

二、操作技巧及声像图特征

目前，诊断卵圆孔未闭的超声方法有经胸超声心动图（transthoracic echocardiography，TTE）、经胸超声心动图声学造影（contrastenhanced transthoracic echocardiography，cTTE）、对比增强经颅多普勒超声声学造影（contrastenhanced transcranial Doppler，cTCD）、经食管超声心动图（transesophageal echocardiography，TEE）、经食管超声心动图声学造影（contrastenhanced transesophageal echocardiography，cTEE）。以下内容将详细介绍各种诊断方法。

（一）经胸超声心动图

通过TTE观察卵圆孔未闭，应针对房间隔的局部解剖结构和不同个体，选择不同切面去观察，主要切面包括胸骨旁大动脉短轴切面、四腔心切面，心尖四腔心切面、剑突下四腔心切面、双房切面。但是，因受各种因素，如体型、肥胖、肺气过多等影响，TTE对卵圆孔未闭检出的敏感性和准确率较低，亦难以准确测量卵圆孔未闭的大小和判断卵圆孔未闭是否引起右向左分流。所以，TTE在临床上作为卵圆孔未闭初步筛查应用。

（二）经胸超声心动图声学造影

cTTE也称为右心声学造影，是在患者静息时和进行标准Valsalva动作时，在肘静脉注射生理盐水微泡造影剂，通过TTE检查，发现是否存在心腔内（如卵圆孔未闭、房间隔缺损）或心腔外[如肺动静脉瘘（pulmonary arteriovenous fistula，PAVF）]右向左分流的一种检查手段。

1.右心声学造影是判断是否存在右向左分流的主要方法

右心声学造影利用静脉注射微泡造影剂进行声学显像，正常情况下，右心声学造影剂的微泡直径大于人体肺部毛细血管的直径（<10 μm），因此造影剂微泡不能通过肺部毛细血管网而进入肺静脉，且产生的二氧化碳气泡极易通过肺泡而逸出，并在经过肺循环时被过滤或交换耗尽，故通常仅使右心系统显影而不会使左心房及左心室显影。

因此除非右向左分流，否则左心系统内不出现造影剂回声。右向左分流是指左右心房、左右心室、体循环与肺循环之间存在的异常通道，包括卵圆孔未闭、房/室间隔缺损、肺动静脉瘘、肝肺综合征及动脉导管未闭等（图2-6-2）。

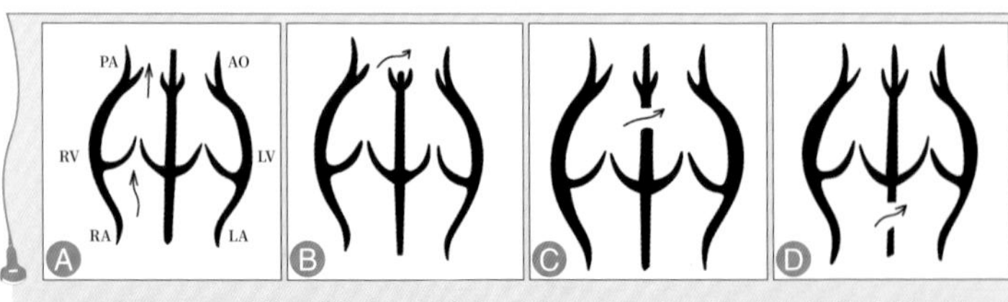

A.正常人右心声学造影时，可见右心房、右心室、肺动脉顺序显影，左心系统不显影；B.大动脉水平右向左分流时，可见右心房、右心室、肺动脉顺序显影，而后可见主动脉显影，无主动脉瓣反流时，左心房、左心室不显影；C.心室水平右向左分流时，可见右房、右室顺序显影，随后左室、大动脉均显影，无二尖瓣反流时，左心房不显影；D.心房水平右向左分流时，可见右心房首先显影，随后左房、两侧心室、大动脉顺序显影。

图2-6-2　不同水平右心声学造影剂动向示意

2.右心声学造影检查方法

（1）准备工作：①检测前获得临床医师认同，应向患者做详尽解释，让患者或家属签署知情同意书；②物品准备：10 mL

注射器2支，三通管1个，0.9%生理盐水100 mL 1袋，18 G或20 G套管针1个，酒精和棉签，输液贴，有条件可选配压力计；③建立左或右前臂静脉通路，如疑有永存左位上腔静脉者，必须左臂注射造影剂，因为左臂静脉回流时经左位上腔静脉及冠状窦而后达到右房，由于冠状窦内造影剂显影清晰，对诊断有较大帮助，如左位上腔静脉回流入左房，左臂静脉推注造影剂后，左房内左位上腔静脉入口处可见造影剂回声；④右心声学造影剂的制备：目前临床常用的右心声学造影剂是振荡无菌生理盐水注射液，常用方法如下：取10 mL注射器2支，通过三通管将2支注射器相连，取一支注射器抽取0.9%生理盐水9 mL与1 mL空气，然后接回三通管，确认静脉通路通畅后回抽1 mL血液，将生理盐水、血液与空气在2支注射器间来回推注不少于20次，使盐水、空气及血液充分混合至完全浑浊，呈不透明状态，无肉眼可见的气泡，即微泡造影剂；⑤Valsalva动作训练，向患者讲解如何进行Valsalva动作，患者取左侧卧位，将探头置于患者心尖处，请患者配合做Valsalva动作，Valsalva动作需持续10秒及以上，快速释放，同时通过超声观察房间隔在释放瞬间是否向左房侧偏移，如果用压力计，压力是否达到40 mmHg，以评估其有效性，或采用频谱多普勒协助判断，观察Valsalva动作期间二尖瓣血流频谱变化率是否>25%，如此进行反复练习，直至达到标准；⑥声窗选择：一般选择非标准心尖四腔心切面、胸骨旁四腔心切面进行观察。

（2）操作流程：①患者取左侧卧位，左肘静脉留置18 G套管针，连接三通管及2支10 mL注射器；②超声探头置于患者心尖处，启用二次谐波成像，取心尖四腔心切面，可以微调探头方向，以清晰显示房间隔图像为最佳切面，同时训练Valsalva动作，寻找探头最佳位置；③配制右心声学造影剂；④患者平静呼吸下，“弹丸式”快速注射充分混合好的右心微泡造影剂，同时可推压患者注射侧上肢，利于造影剂快速回流入心腔，观察静息状态下，造影剂从腔静脉入右心房、右心室的显影过程，同时注意观察左心房系统内是否有造影剂回声出现，出现的时间及造影剂的多少，建议右心显影前一帧开始留取动态图像，至少留取15个心动周期以上，以备后续分析左心微泡造影剂出现时间及造影剂的数量，同时记录臂心循环时间（周围静脉注射造影剂后至心脏内出现造影剂回声所经历的时间，称为臂心循环时间）；⑤静息状态下右心房显影后，左心见大量微泡显影则无须加做

Valsalva动作，否则需要加做Valsalva动作；⑥Valsalva动作：一般嘱患者做Valsalva动作3～5秒后，静脉“弹丸式”推注微泡造影剂，右房微泡显影即刻快速释放，观察Valsalva动作释放瞬间左心房内是否有微泡造影剂出现，以及出现的时间与数量，留取图像自右心显影前一帧开始，至少留取15个心动周期以上的动态图像，通常Valsalva动作可反复执行，间隔5～10分钟，等心腔内残留微泡基本消失时进行下一次检查，建议不超过5次，可以根据臂心循环时间选择造影剂注射时机，当臂–心时间较短时，Valsalva动作开始3～5秒后注射振荡生理盐水，当臂–心时间较长时，Valsalva动作与注射可同时进行；⑦结束检查后，请患者平卧休息几分钟，确认无不适后，拔出静脉留置针离开。

（3）诊断标准如下。

1）阴性结果：无右向左分流。

2）阳性结果：有右向左分流，按静止的单帧图像上左心腔内出现的微泡数量将右向左分流分级，0级：左心腔内没有微泡，无右向左分流；Ⅰ级：左心腔内1～10个微泡，少量右向左分流；Ⅱ级：左心腔内10～30个微泡，中量右向左分流，Ⅲ级：左心腔内可见>30个微泡，或左心腔内几乎充满微泡，心腔浑浊，大量右向左分流。

3）典型的心内分流通常在右心房造影微泡显影后前三个心动周期就能观察到左心系统有微泡显影，而肺动静脉瘘在右心房造影微泡显影后至少5个心动周期才能观察到左心系统出现微泡显影，但左心系统显影可能在肺动静脉分流呈高输出状态下提前出现。

3.分流程度声像图特征

分流程度声像图特征见图2–6–3～图2–6–6。

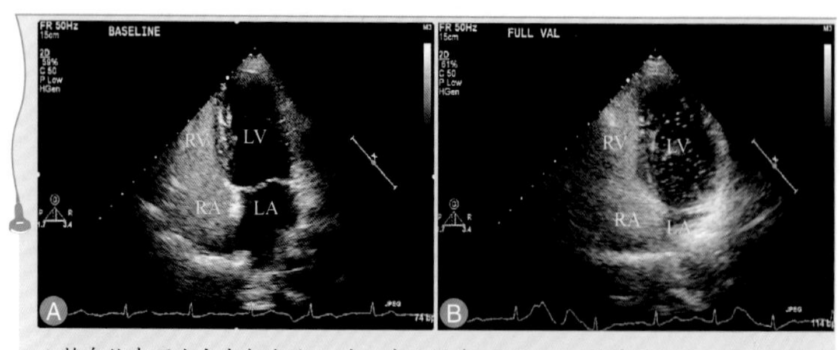

A.静息状态下右向左分流0级：左心内无微泡；B.Valsalva动作释放后，左心内见大量微泡回声>30个微泡。RV：右心室；LV：左心室；RA：左心房；LA：右心房。

图2–6–3　右向左分流 0级

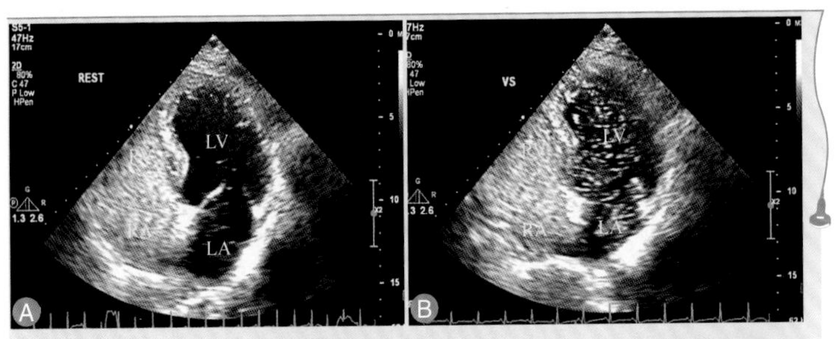

A.静息状态下右向左分流Ⅰ级；B.Valsalva动作释放后，左心内见大量微泡回声。RV：右心室；LV：左心室；RA：左心房；LA：右心房。

图2-6-4　右向左分流Ⅰ级

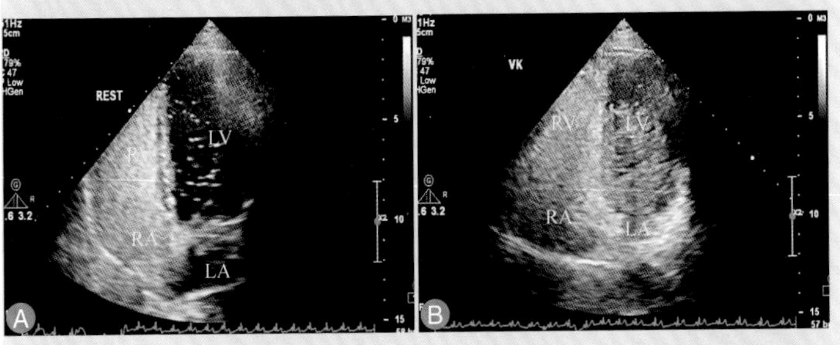

A.静息状态下右向左分流Ⅱ级；B.Valsalva动作释放后，左心腔内几乎充满微泡回声。RV：右心室；LV：左心室；RA：左心房；LA：右心房。

图2--6-5　右向左分流Ⅱ级

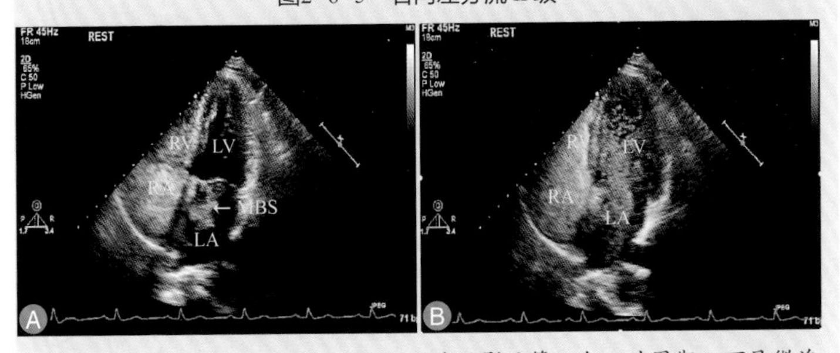

A.静息状态下右向左分流Ⅲ级：右心微泡显影后第二个心动周期，可见微泡“短促性”进入左房；B.静息状态下右向左分流Ⅲ级：左心腔内可见＞30个微泡，或左心腔内几乎充满微泡，心腔浑浊。MBS：微泡；RV：右心室；LV：左心室；RA：左心房；LA：右心房。

图2-6-6　右向左分流Ⅲ级

（三）对比增强经颅多普勒超声声学造影

cTCD也称为发泡试验，是患者静息时和进行标准Valsalva动作时，在肘静脉注射生理盐水微泡造影剂，通过经颅多普勒监测颅内动脉微栓子信号，判断是否存在右向左分流的一种检查手段。

发泡试验判断是否存在右向左分流的原理与右心声学造影相同。在检查方法中，准备工作和操作流程基本与右心声学造影类似。不同的是，cTCD可以使用TCD或TCCD2种仪器检查，通过颞窗监测双侧大脑中动脉（如无条件，也可监测一侧大脑中动脉，如果颞窗穿透不佳，监测椎动脉亦被证明有效），在静息和进行标准Valsalva动作时，观察屏幕中微栓子信号出现的时间及数量。

1.栓子信号的识别

监测血管中探测到的微气泡信号特点：短时程，持续时间≤300毫秒；高强度，信号强度比背景信号≥3 dB；单方向出现在频谱中，呈纺锤波形（图2-6-7）；声频突出于背景血流声频。应该注意的是，探头的移动、患者轻微的吞咽动作等都可能产生高强度信号，此为伪差，多出现在基线上下方、无时间差（同时出现在不同深度的频谱中），波形为尖锐波（图2-6-8）。

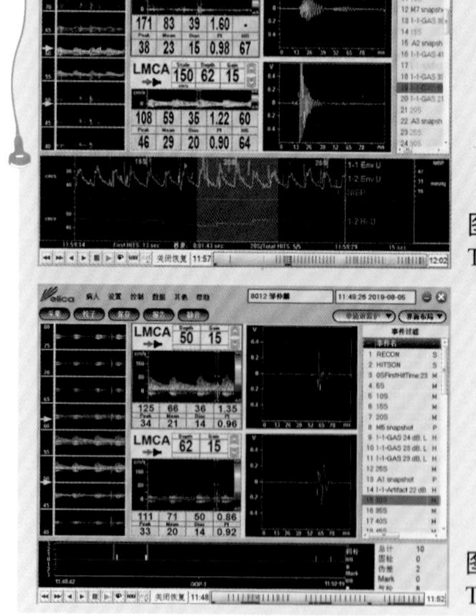

可见少量微气泡，呈纺锤波形。

图2-6-7
TCD栓子监测界面

图2-6-8
TCD伪差，呈尖锐波形

使用TCCD检查，微栓子为血流频谱中明亮的条形光带，较正常血流频谱红细胞信号强度大，伴有尖锐哨音（图2-6-9，图2-6-10）。

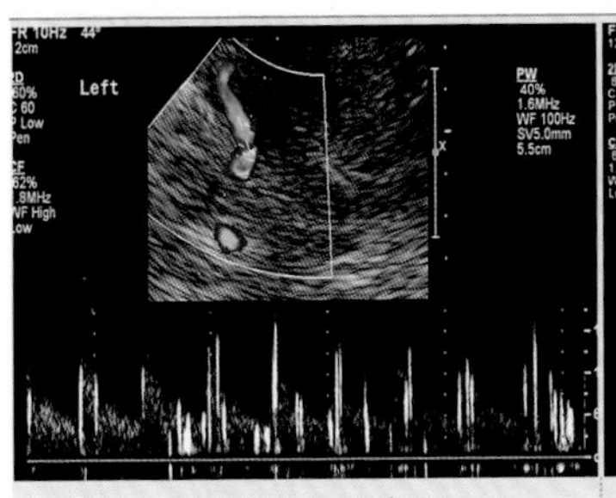

可见中量微气泡。

图2-6-9 TCCD监测左大脑中动脉

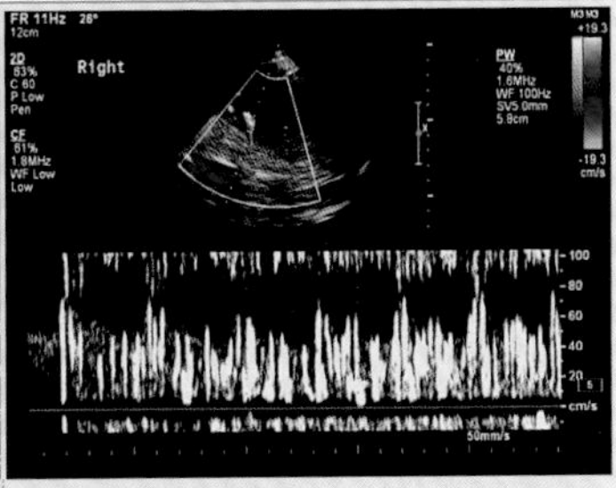

可见大量微气泡，呈雨帘状。

图2-6-10 TCCD监测右大脑中动脉

2.诊断标准

右向左分流分级标准目前尚未统一。

2000年欧洲国际会议专家共识将cTCD的右向左分流结果分为4级：没有微气泡出现；1～10 MB；>10 MB，但未形成雨帘；雨帘状。

2019年发表的拉美国家专家共识分级标准为：阴性：0 MB；小量分流：1～10 MB；中量分流：11～20 MB；大量分流：>20 MB，但未形成雨帘状；雨帘状。

国内杨弋教授团队发表的分级标准为：阴性：无分流；小量分流：1～10 MB；中量分流：11～25 MB；大量分流：>25 MB。

上述分级标准均为单侧微泡信号数量，如果是双侧，分级标准则以双倍计算。

对于不能配合Valsalva动作的患者，国内学者发现采用下腔静脉压迫法具有相近的效力：于剑突下5 cm右移2 cm位置按压15秒，按压深度5 cm或根据TCD监测到的血流速度下降幅度检测按压效果。

3.分流程度声像图特征

分流程度声像图特征（参照2019年拉美国家专家共识标准）见图2-6-11，图2-6-12。

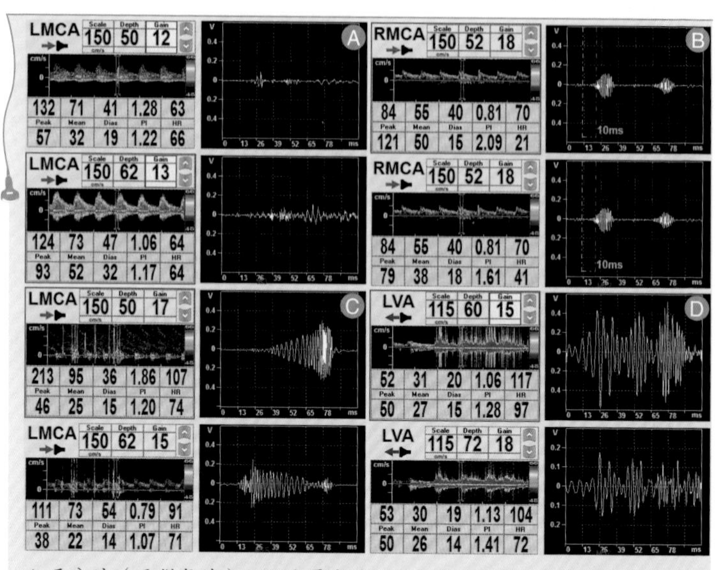

A.无分流（无微气泡）；B.小量分流：1～10 MB；C.中量分流：11～20 MB；D.大量分流：>20 MB。

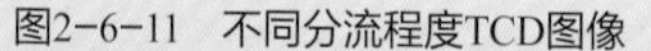

图2-6-11　不同分流程度TCD图像

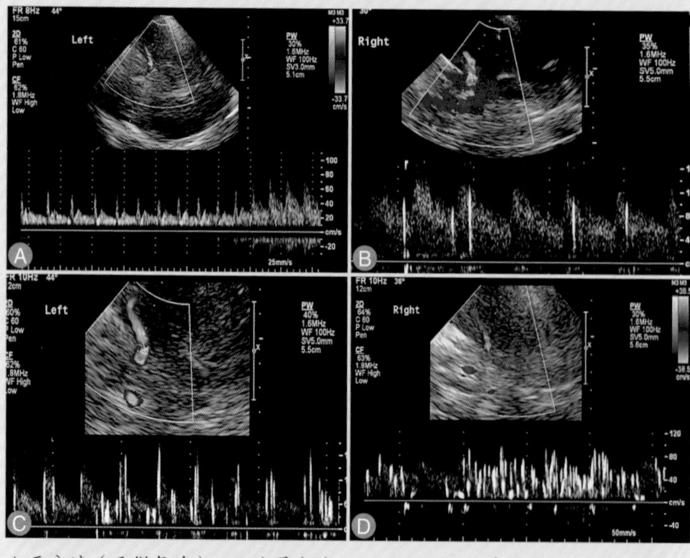

A.无分流（无微气泡）；B.小量分流：1～10 MB；C.中量分流：>10 MB，非雨帘状；D.大量分流：雨帘状。

图2-6-12　不同分流程度TCCD图像

cTCD和cTTE对于判断是否存在右向左分流的原理相同，准备工作和操作流程也类似。cTCD结合Valsalva动作，对于右向左分流评价比cTTE具有更高的敏感度。有文献报道，cTCD诊断右向左分流敏感度为68%～100%，特异度为65%～100%。cTCD可以较为精准的量化微栓子信号，且重复性强，尤其对于潜在型右向左分流有较高的检出率。但cTCD无法识别右向左分流栓子的来源，需要结合TEE明确栓子来源，才能对右向左分流的病因学诊断提供依据。对于颞窗无法穿透的患者，也可使用cTTE作为替代检查方法。

cTCD和cTTE诊断的关键在于Valsalva动作是否标准，不管是房间隔的移位还是血流频谱的变化率，都存在非标准化，建议Valsalva动作行吹气压表，到达40 mmHg，坚持10秒，这样可以达到检查方法标准化，使检查结果更具客观性和准确性。

对于卵圆孔未闭封堵后治疗效果评估，cTCD和cTTE亦作为术后复查的常规检查方法。

（四）经食管超声心动图和经食管超声心动图声学造影

TEE检查是一种侵入性检查，患者禁食、禁水，咽喉表面麻醉后，将探头插入食管观察房间隔，不受肺气、胸肋骨等因素影响，可以清晰显示卵圆孔未闭的大小、形态、有无附壁血栓及房间隔膨胀瘤等，是诊断卵圆孔未闭的金标准和首选方法。通过0°～90° 的系列切面能清楚观察房间隔原发隔与继发隔的情况，测量卵圆孔未闭的大小和判断分型，有助于指导卵圆孔未闭封堵治疗。3D-TEE可以清晰地显示卵圆孔三维结构，提供更准确的卵圆孔形态信息，为临床明确诊断和精准治疗提供更多的影像学依据（图2-6-13，图2-6-14）。

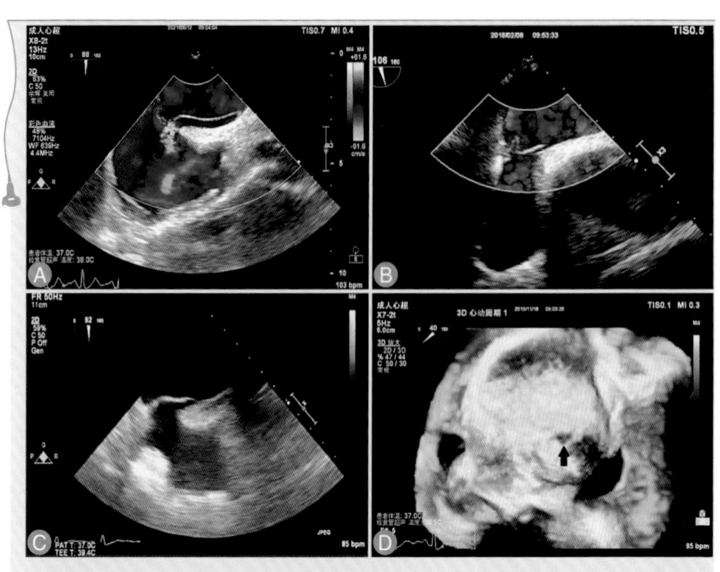

A.长隧道型卵圆孔未闭；B.卵圆孔未闭合并房间隔膨胀瘤；C.卵圆孔未闭伴继发隔过厚；D.3D-TEE显示卵圆孔未闭。

图2-6-13 卵圆孔未闭经食管超声心动图

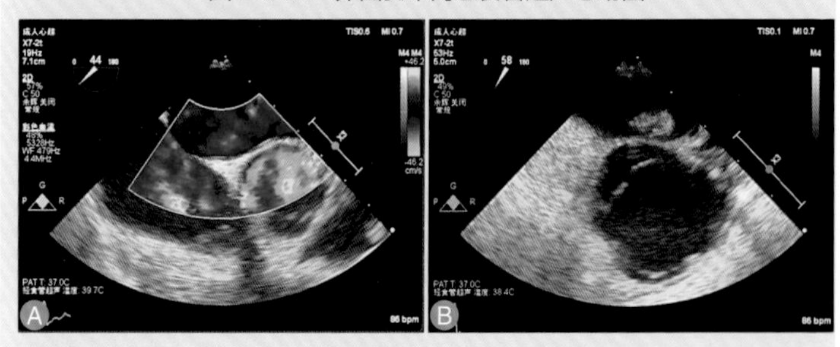

A.TEE下未明确卵圆孔未闭；B.同一患者，cTEE下明确右向左分流来源卵圆孔未闭。

图2-6-14 经食管超声心动图声学造影

三、分析思路

临床应用中，一般先做TTE和cTCD（或cTTE）检查，如为阴性则可排除卵圆孔未闭，如呈阳性进一步行TEE检查，明确是否有卵圆孔未闭，如不明确，行cTEE确定分流是否为卵圆孔未闭来源。多种检查方法联合有助于提高准确率。

对于卵圆孔未闭的检查，除了明确是否存在，还要判断右向左分流是否存在及程度，不同的检查方法各具优劣。

1.不同检查方法比较

常用卵圆孔未闭检查方法见表2-6-2。

表2-6-2 常用卵圆孔未闭检查方法对比

检查项目	优点	缺点
TTE	无创，便捷，可观察解剖特征，作为初步筛查应用	敏感性和准确率最低。无法测量卵圆孔未闭大小和分型，也无法判断右向左分流
cTTE	结合 Valsalva 动作，可以提高诊断卵圆孔未闭的检出率和阳性率。可以判断右向左分流源于心内还是心外	在诊断少量右向左分流敏感性相对其他检查方法较低
cTCD	敏感度、特异性相对其他检查方法最高	无法观察解剖特征及判断右向左分流来源。受颞窗等影响，部分患者不适宜此项检查
TEE	清楚观察卵圆孔未闭解剖结构、大小和分型，是诊断的“金标准”和首选方法。对于卵圆孔未闭封堵有指导意义	有创。对操作者要求高。无法判断右向左分流。对于微小卵圆孔未闭，仍存在误诊率
cTEE	结合 Valsalva 动作，可以提高卵圆孔未闭的检出率	右向左分流检出率和分级程度低于 cTCD 和 cTTE。不作为常规右向左分流的检查方法

2.思维导图

左向右分流分析思维导图见图2-6-15。

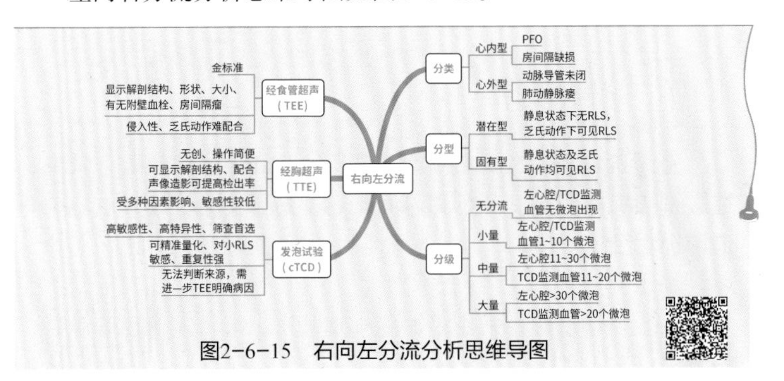

图2-6-15 右向左分流分析思维导图

四、临床应用

世界范围内，每年新发缺血性脑卒中患者1150万，其中20%为隐源性脑卒中，在18~60岁的隐源性脑卒中患者中，约50%伴有卵圆孔未闭。2017年，*N Engl J Med*连续发表的3项研究表明：远期随访显示在降低脑卒中复发风险方面，卵圆孔未闭封堵优于单纯药物治疗，提示卵圆孔未闭与脑卒中密切相关。2020年有学者在*JAMA Neurol*提出：不应将卵圆孔未闭合并缺血性脑卒中归为隐源性脑卒中，应将卵圆孔未闭相关的脑卒中进行重新分类。

说明了临床对于卵圆孔未闭在缺血性脑卒中的致病机制和治疗方法的认识已经发生了变化。之前有研究特别强调年龄<55岁的隐源性脑卒中患者需要进行卵圆孔未闭的筛查，但2018年*Lancet*杂志发表的一篇荟萃分析中指出，右向左分流与隐源性脑卒中的关联在老年人群中仍然存在，提出对老年短暂性脑缺血发作和非致残性脑卒中人群筛查卵圆孔未闭的必要性。卵圆孔未闭引发脑卒中的可能机制除反常栓塞外，左心房功能紊乱及伴随的房颤，认为可能是与卵圆孔未闭相关的脑卒中机制；同时，局部高凝状态继发的心脏血栓形成、房间隔膨出瘤被认为是脑卒中的潜在机制。因此，对于不明原因的脑卒中患者，尤其是无高血压、糖尿病、吸烟等脑血管病危险因素者，筛查是否有卵圆孔未闭，以及是否存在右向左分流，可作为常规检查方法。

近年来，其他研究也表明，卵圆孔未闭也是偏头痛的重要发病机制，尤其是伴有先兆性的偏头痛。中国一项多中心病例对照研究表明，偏头痛患者存在右向左分流，特别是大量分流，与先兆型偏头痛、非先兆型偏头痛均关系密切，建议临床对偏头痛患者进行右向左分流的常规检测。

五、报告书写

（一）右心声学造影

内容：

造影剂制备、外周静脉注射部位；Valsalva动作配合情况；造影剂显影的顺序、部位和时间；右心造影结果评估；右心声学造影提示结论。

描述：

右心声学造影：采用手振荡生理盐水，注入左侧肘静脉后，右心房、右心室顺序显影；

静息状态下，3个心动周期内，左心见/未见“短促性”造影剂微泡通过，右向左分流__级；>5个心动周期后，左心见/偶见“连续性”造影剂微泡通过，右向左分流__级；Valsalva动作释放时，左心见/未见“短促性”造影剂微泡通过，右向左分流__级。

结论：

右心声学造影：静息状态（__个心动周期内），右向左分流__级；Valsalva动作释放时，见/未见明显右向左分流（__级）。

建议进一步行TEE检查。

附：右向左分流的评估标准：0级（无右向左分流），左心房未见微泡；1级（少量右向左分流），左心房内可见1～10个微泡/帧；2级（中量右向左分流），左心房内可见11～30个微泡/帧；3级（大量右向左分流），左心房内可见>30个微泡/帧，或者左心房几乎充满微泡并致透声窗明显降低。

根据在3个心动周期内/“短促性”，考虑右向左分流来源于房间隔；>5个心动周期/“持续性”，考虑右向左分流来源于肺循环，小肺动静脉瘘的可能性大。

（二）对比增强经颅多普勒超声声学造影

报告描述中应体现设备型号、监测血管（单侧/双侧）及静息状态下MB出现的时间、数量、持续时间，以及Valsalva动作下MB出现的时间、数量、持续时间。

报告结果中应提示有无右向左分流（阴性/阳性）；如果阳性则进一步标明分型（潜在型/固有型），以及右向左分流分级（少量/中量/大量）。

描述：

监测设备：×××。

监测血管：双侧大脑中动脉、双通道双深度。

静息状态：快速推注激活生理盐水后，未见微泡信号出现。

Valsalva动作：快速推注激活生理盐水后嘱患者行Valsalva动作，5秒后可见50个微泡信号出现，持续时间约15秒。

结论：

cTCD发泡试验阳性：提示右向左分流（潜在型，大量）。

建议进一步行TEE检查。

六、要点与讨论

（1）禁忌证：重症发绀患者伴心内大量分流者；重度肺动脉高压、急性大面积肺栓塞患者；有栓塞病史者；重症肺气肿、呼吸功能不全、重症贫血患者；酸中毒及严重心、肾功能不全患者；急性冠状动脉综合征、主动脉夹层患者及腹主动脉瘤、重度主动脉或左心室流出道狭窄等严禁Valsalva动作者；其他危重症或精神病无法配合Valsalva动作者。

（2）声学造影检查一般情况下无明显不良反应，极少数可有咳嗽、呼吸困难等呼吸系统症状，以及头晕眼花、四肢麻木等神经系统症状，可持续几分钟，后恢复正常，一般无后遗症。

（3）任何环节出现雨帘状微栓子信号，都应终止检查。

（4）评估仅为单个通道/单帧图像每次的最高栓子数量，而不是其总和（强烈建议将最大栓子数量屏幕截图包含在报告中）。

（5）cTTE作为一种非侵入性的检查方法，现已广泛应用于临床。cTTE结合Valsalva动作，可以提高诊断卵圆孔未闭的检出率和阳性率。但是，对于少量右向左分流的卵圆孔未闭，它的诊断敏感性相对其他检查方法较低。该方法受影响因素较多，如肥胖、肺过度通气、胸廓运动及是否能形成有效的房间压差等。

（6）虽然TEE灵敏度最高，但是对于部分微小的卵圆孔未闭，仍会存在误诊率。cTEE可用于协助判断右向左分流是否存在和分流量。TEE操作过程中患者比较痛苦，难以配合Valsalva动作，会影响检测右向左分流的敏感性，其右向左分流检出率低于cTCD和cTTE，不作为常规检查右向左分流的方法。cTEE的目的更多是弥补TEE不能明确的卵圆孔未闭，能准确判断右向左分流是源于卵圆孔未闭还是其他异常通路。

七、思考题

患者女性，52岁，打坐2小时后发现右侧肢体乏力、言语不利。入院查左侧大脑中动脉M_2段急性闭塞，溶栓再通，遗有左侧大脑中动脉轻度狭窄。出院后再发脑卒中2次、下肢静脉血栓形成1次。常年进素食，无高血压、高血脂、高血糖等脑血管病危险因素。cTCD发现右向左分流（固有型、雨帘状）。

问题：患者还需要进行哪项检查？

患者多次脑卒中的发病机制？

【推荐阅读文献】

[1] 郭雨竹，邢英琦.对比增强经颅多普勒超声诊断右向左分流相关问题探讨[J].中国卒中杂志，2016，11（7）：515-529.

[2] SNIJDER R J，LUERMANS J G，DE HEIJ A H，et al.Patent Foramen Ovale With Atrial Septal Aneurysm Is Strongly Associated With Migraine With Aura：A Large Observational Study[J].Am Heart Assoc，2016，5（12）：e003771.https://doi.org/10.1161/jaha.116.003771.

[3] ZETOLA V F，LANGE M C，SCAVASINE V C，et al.Latin American Consensus Statement for the Use of Contrast-Enhanced Transcranial Ultrasound as a Diagnostic Test for Detection of Right-to-Left Shunt[J].Cerebrovasc Dis，2019，48（3-6）：99-108.

[4] MAZZUCCO S，LI L X，BINNEY L，et al.Prevalence of patent foramen ovale in cryptogenic transient ischaemic attack and non-disabling stroke at older ages：a population-based study，systematic review，and meta-analysis[J].Lancet Neurol，2018，17（7）：609–617.

[5] 张玉顺，蒋世良，朱鲜阳.卵圆孔未闭相关卒中预防中国专家指南[J].心脏杂志，2021，32（1）：1–10.

[6] HE Y T，DENG J，TU J M，et al.Is inferior vena cava compression an alternative for Valsalva maneuver in contrast-enhanced transcranial doppler?[J].Echocardiography，2020，37（2）：331–336.

[7] 王睿，周碧怡，马杰，等.与卵圆孔未闭相关的不明原因脑卒中的研究进展[J].中华神经医学杂志，2021，20（1）：92–97.

[8] 中华医学会超声医学分会超声心动图学组.中国心血管超声造影检查专家共识[J].中华超声影像学杂志，2016，25（4）：277–293.

[9] 舒先红.右心声学造影——2016超声心动图检查指南解读[J].中国医学影像技术，2017，33（4）：485–486.

第七节　颈动脉

一、超声解剖概要

颈总动脉左右各一，二者的起点和长度均不同，左侧颈总动脉起自主动脉弓顶端，右侧颈总动脉起自无名动脉（头臂干）。左侧颈总动脉因起点低，并上升至胸锁关节水平，故较右侧长；胸锁关节以上左右两侧长度基本相同。颈总动脉的起源有许多变异，右侧颈总动脉变异多见，左侧颈总动脉也可以起源于无名动脉或左锁骨下动脉。有少数左、右颈总动脉起源于一条总干上，或者颈内、外动脉分别直接发自无名动脉和主动脉弓之上（图2–7–1）。

颈内动脉约在第四颈椎水平，约相当于甲状软骨上缘处由颈总动脉发出。颈内动脉目前常用七段分法，颈部探查部分为C_1段。颈内动脉颅外段一般没有分支，少见情况可有变异，需注意永存动脉（永存寰前节间动脉、永存舌下动脉）。

颈外动脉初在颈内动脉的前内侧走行，继而跨过颈内动脉前方，绕至其外侧，经二腹肌后腹和茎突舌骨肌深面上行，入下颌后窝，穿过腮腺继续上行，在下颌颈处，分为颞浅动脉和颌内动脉两个终支，两侧颈外动脉沿途发出：甲状腺上动脉、舌动脉、面动脉、枕动脉、耳后动脉、咽升动脉，分支之间有丰富的吻合。颈内动脉和颈外动脉的解剖关系可有变异，不能作为识别血管的唯一方法。有个案报道无分叉颈动脉，即颈外动脉分支起源于颈内动脉。

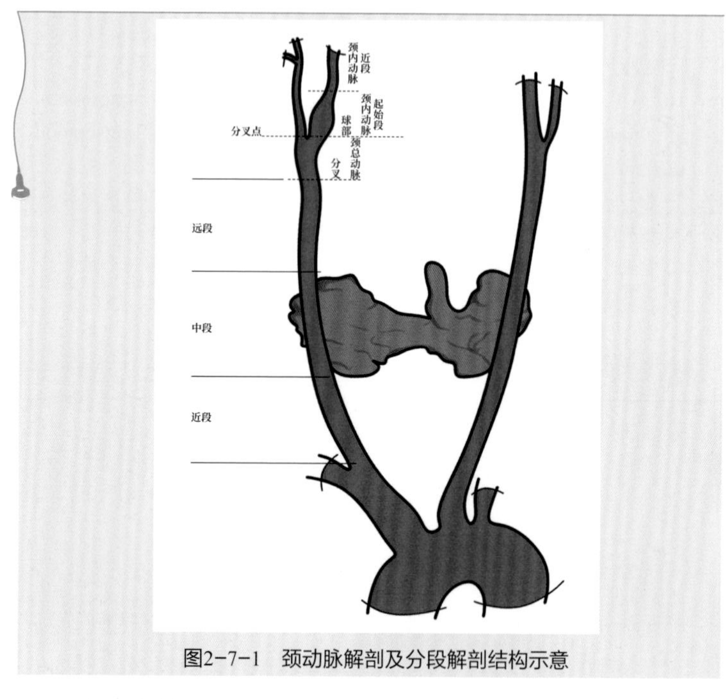

图2-7-1　颈动脉解剖及分段解剖结构示意

超声容易识别的颈总动脉变异为：右侧迷走锁骨下动脉（右侧颈总动脉起源于主动脉弓，右侧锁骨下动脉因走行于气管后方不能完整显示）、牛型弓（左侧颈总动脉起源于头臂干）。

为了更准确地描述颈总动脉病变的位置，常将颈总动脉分为近段、中段、远段。推荐将颈总动脉全长分为3段：以甲状腺上下极水平为标志，近段指颈总动脉起始至甲状腺下极水平，中段指甲状腺上下极水平之间段，远段指甲状腺上极至分叉以近段。

颈总动脉分叉点为定位标志，即颈总动脉分出颈内动脉和颈外动脉的端点。我国专家共识明确了相关定义：①颈动脉球部（carotid bulb）：即颈内动脉起始处，为颈总动脉分叉点以远、颈内动脉起始处局部膨大部分，球部以远、颈内动脉前后壁相对平行的部分，可称为颈内动脉近段；②窦部：病理生理学概念，为压力感受器所在的位置，超声无法明确其位置，一般分布于颈动脉分叉至颈动脉球部区域；③颈动脉分叉：颈总动脉远段管腔开始膨大处至颈总动脉分叉点之间的部分，属于颈总动脉。颈动脉球部膨大也存在变异性，可局限在分叉部或者累及颈外动脉起始等。

本节常见英文词汇对照见表2-7-1。

表2-7-1 常用英文词汇对照

英文简称	英文全称	中文
Bif	carotid bifurcation	颈动脉分叉
Bulb	carotid bulb	颈动脉球部
CAD	cervical artery dissection	颈部动脉夹层
CBT	carotid body tumor	颈动脉体瘤
CCA	common carotid artery	颈总动脉
ECA	external carotid artery	颈外动脉
FMD	fibromuscular dysplasia	纤维肌发育不良
GCA	giant cell artefitis	巨细胞动脉炎
ICAex	extracranial internal carotid artery,	颈内动脉颅外段
IMT	intimal medial thickeness	内 - 中膜厚度
TA	takayasu arteritis	多发性大动脉炎

二、设备调试

完整的颈动脉超声检查，需要根据探测深度和解剖情况切换探头：线阵探头（频率相对低的血管专用探头，3.0 ~ 11.0 MHz）、凸阵探头（腹部探头，1.0 ~ 5.0 MHz）、小凸阵探头（小儿腹部探头，5.0 ~ 8.0 MHz）。凸阵探头设定条件时，可在肾脏模式下调整，降低取图深度、调高频率、调高线密度；彩色模式下壁滤波中低档、彩色平滑高档、低线密度、余辉高档。小凸阵探头旋转灵活，尤其是在胸锁关节和锁骨上窝处使用时有优势。

三、操作技巧

患者低枕（目的保持颈部肌肉松弛，以达到最佳声窗）平卧，头适当转向对侧，从右侧开始，先用线阵探头从下而上进行横断面连续性扫查，观察管壁和管腔内情况，初步判断病变分布和特点，纵断面常规测量动脉管径、内–中膜厚度（intimal medial thickness，IMT），此时应保持管壁呈水平状态。测量流速时，需要偏转探头，同时偏转彩色取样框，使取样角度≤60°，检查深在血管（颈总动脉近段、颈内动脉颅外远段）需要切换凸阵探头。

四、相关切面

相关切面表现见图2-7-2～图2-7-4。

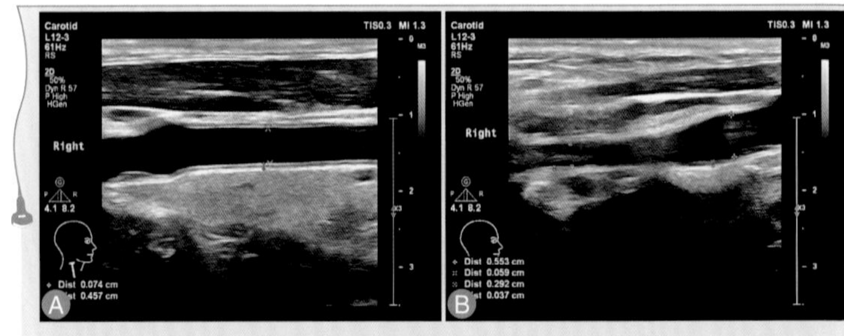

A.显示并测量颈总动脉远段和IMT；B.显示并测量颈动脉球部和颈内动脉近段。

图2-7-2　颈动脉纵断面二维声像

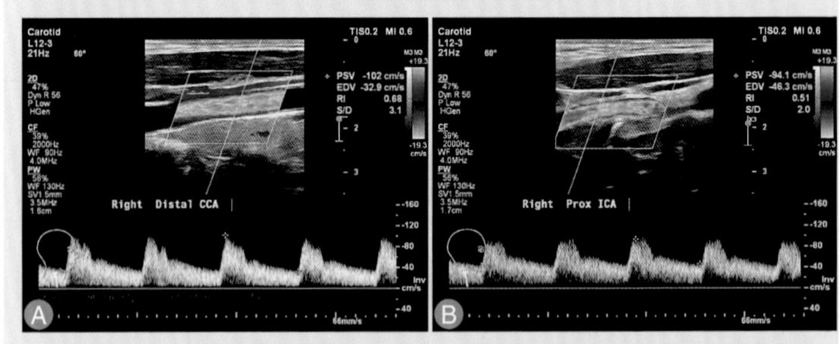

A. 颈总动脉频谱测量；B. 颈内动脉频谱测量。

图2-7-3　颈动脉频谱多普勒

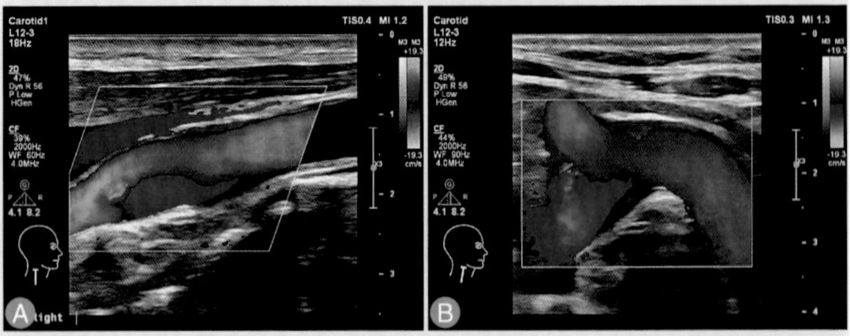

A.颈动脉球部生理性涡流呈红蓝信号；B.右侧颈总动脉和锁骨下动脉起始处血流信号。

图2-7-4　颈动脉CDFI

（一）测量IMT

因近场的混响伪像，应测量远场的动脉壁（需避开斑块），探头平面与管壁平行，声束垂直于管腔，以纵断切面与横断切面联合测量IMT最厚的部位，一般在分叉下方1～1.5 cm处测量，不均匀增厚时选择最厚处测量。IMT是内膜上缘至外膜上缘的垂直距离、血管壁内膜与中膜的联合厚度。管径测量是血管后壁内膜上缘至前壁内膜下缘之间的垂直距离。

正常情况下，IMT＜1.0 mm，若1.0 mm≤IMT＜1.5 mm提示为IMT增厚。内–中膜增厚的图像改变包括：内膜回声增强，中膜低回声消失，内–中膜层融合（图2–7–5，图2–7–6）。

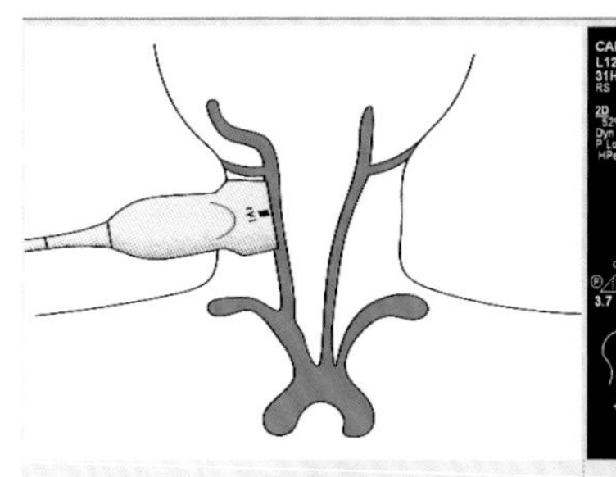

图2–7–5 线阵探头显示检测示意

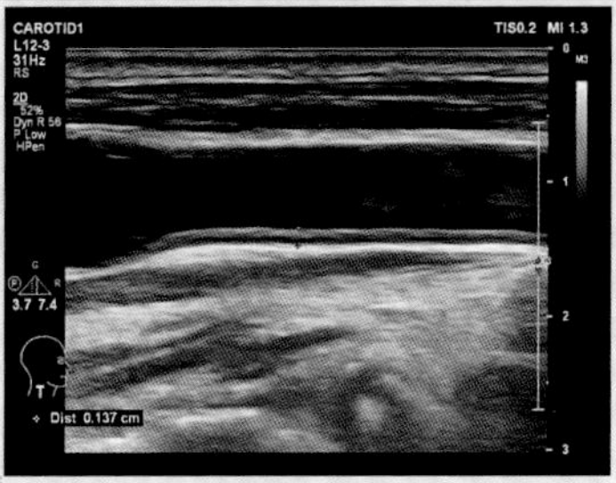

内膜上缘至外膜上缘的垂直距离。

图2–7–6 颈总动脉IMT测量

（二）测量斑块

当IMT≥1.5 mm，凸出于血管腔内，或局限性增厚并高于周边IMT的50%时，可定义为动脉粥样硬化斑块形成（图2–7–7）。

斑块描述应从斑块位置、大小、形态、回声4个方面进行描述。

1.斑块位置

根据斑块所在动脉的解剖位置可分为颈总动脉近段、中段、远段、分叉处及颈动脉球部、颈内动脉近段、颈外动脉等。若斑块长度较长，则可表述为“延续至”，如“从颈总动脉分叉延续至球部”。根据斑块的横断面，按照八分法进行定位，分为：前壁（腹侧）、后壁、内侧壁（气管侧）、外侧壁、前内侧壁、后内侧壁、前外侧壁、后外侧壁。

2.斑块大小

以长×厚（mm）表述长度（斑块凸起于内–中膜的水平距离）和厚度（斑块表面最高点至血管壁外膜上缘的垂直距离）。

3.斑块形态

分为规则形、不规则形及溃疡性斑块（斑块表面纤维帽破裂不连续，形成“火山口征”，“火山口”长度及深度≥2.0 mm，CDFI显示血流向斑块内灌注）。

4.斑块回声

分为均质回声斑块（进一步分为均质低回声、均质等回声、均质强回声）和不均质回声斑块（斑块内有20%以上的回声不一致，应进一步描述以哪种回声为主）。

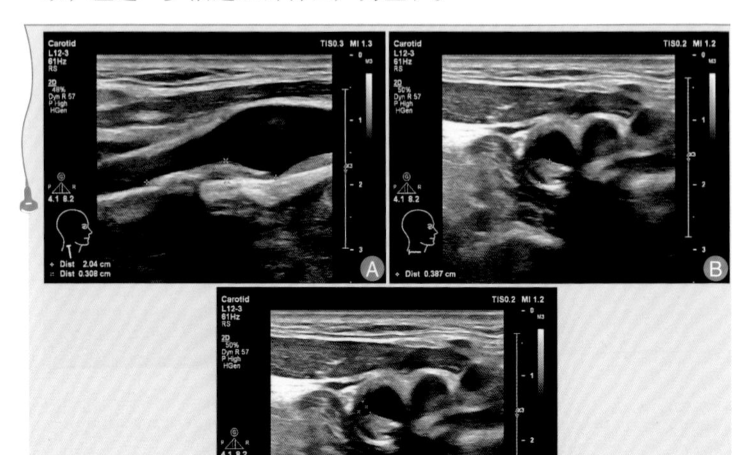

A.纵断面，右侧颈内动脉起始段远壁可探及20.4 mm × 3.1 mm的规则不均质回声斑块，以等回声为主，上肩部可探及强回声；B.于横断面观察，斑块位于后外侧壁，外侧壁部分表面不规则，后壁可探及靠近表面的钙化，测量最大厚度3.7 mm；C.测量不规则缺损部分，长2.0 mm，深1.4 mm，归属到不规则类。最终描述：右侧颈内动脉起始段后外侧壁可探及20.4 mm × 3.9 mm的不规则不均质回声斑块，以等回声为主，上肩部可探及强回声。

图2-7-7　不同扫查切面测量斑块

（三）颈内动脉起始段狭窄测量方法

颈内动脉起始段狭窄测量方法如图2-7-8所示。

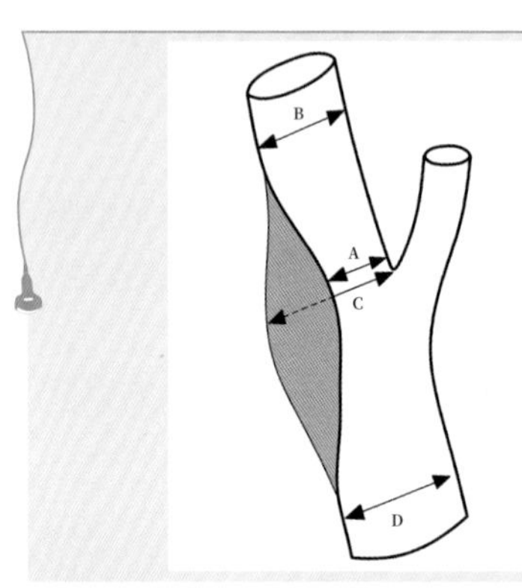

NASCET法：（B-A）/B × 100%；ESCT法：（C-A）/C × 100%；A：狭窄段最窄直径；B：狭窄远端正常直径；C：狭窄处正常直径；D：狭窄近端正常直径。

图2-7-8
颈动脉狭窄测量示意

DSA测量常用的2种方法学：北美症状性颈动脉剥脱试验（North American Symptomatic Carotid Endarterectomy，NASCET）和欧洲颈动脉外科学试验（Europe Carotid Surgery Trial，ECST）。NASCET和ECST的区别在于参照血管的选择，NASCET由于选择了远端管径作为参照，会对颈动脉狭窄程度低估15%～25%，特别是对于重度狭窄患者，狭窄以远的血管负性重构，会导致分母偏小而明显低估。ECST法是对局部狭窄程度的评估，DSA影像上不能准确识别管壁，需要估测血管的原始管径，对于有经验的操作者来说，并不影响其狭窄程度的判断，也具有重复性，而且从结构上来说，ECST法更接近解剖学狭窄变化。

超声对动脉狭窄的判断是一个综合评估的过程，包括直径狭窄率、面积狭窄率和血流动力学参数。在这些指标中，单发节段狭窄的定量诊断主要依据血流动力学参数，但是长节段狭窄或极重度狭窄病变，狭窄处PSV反而下降，此时需要参考直径狭窄率和面积狭窄率做出正确诊断。

50%直径狭窄率对应的是75%面积狭窄率，面积狭窄率评估常导致患者对于狭窄程度严重性认识过高，所以判断狭窄程度时面积狭窄率多用作参考。对于对称性狭窄，超声测量直径狭窄率较为准确（符合DSA诊断）；对于非对称性狭窄，应测量血管横断切面最大面积狭窄率，结合血管狭窄处及狭窄以远段的血流速度和频谱，更有助于狭窄率的综合判断。

五、声像图特征

声像图特征见图2-7-9～图2-7-45。

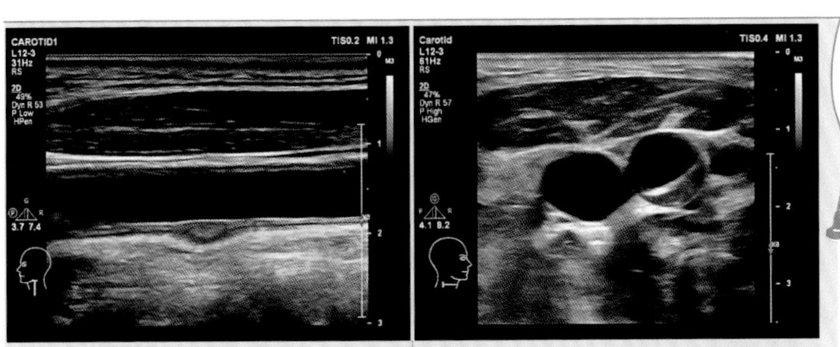

纵断面二维超声显示斑块向外隆起（重构）。

图2-7-9 正性重构斑块

横断面二维超声显示斑块位于后内侧壁。

图2-7-10 斑块横断面分布观

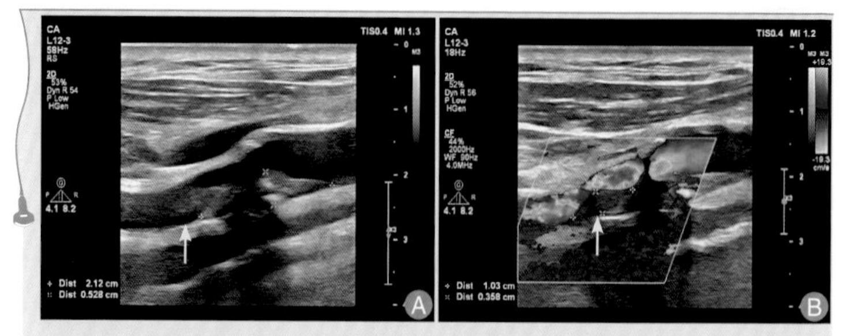

A.二维超声显示斑块并血栓（箭头）；B.CDFI显示血栓（箭头）处血流充盈缺损。

图2-7-11　颈内动脉斑块并血栓形成

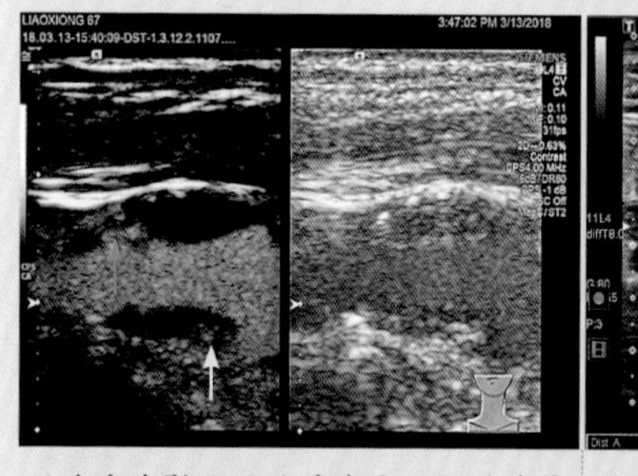

颈动脉造影显示近壁溃疡斑块（蓝箭头），远壁斑块内新生血管（黄箭头）。

图2-7-12　颈动脉易损斑块造影

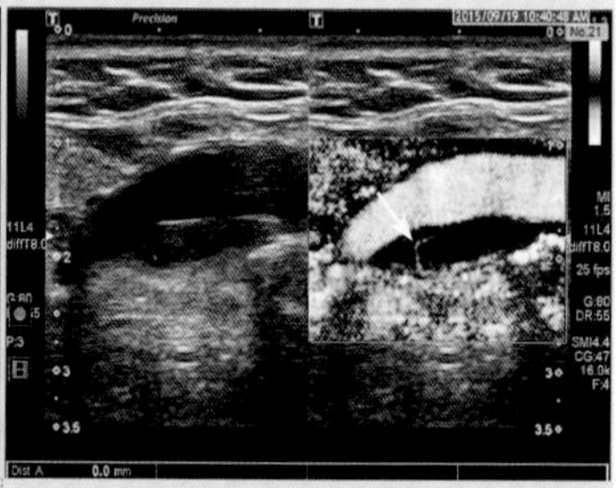

超微血管显像（SMI）显示斑块内新生血管（箭头）。

图2-7-13　斑块内新生血管

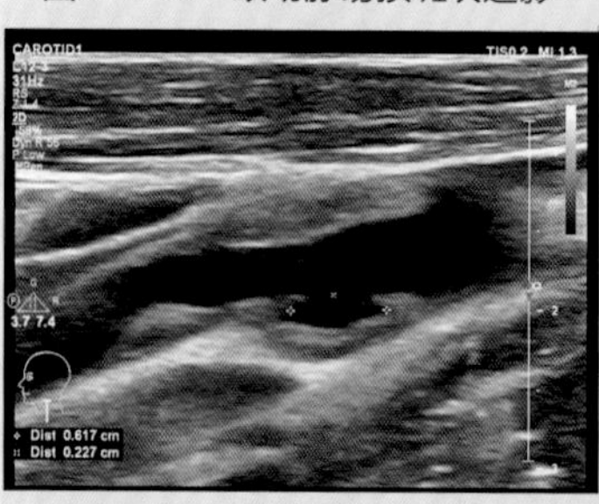

二维超声显示溃疡最大宽度6.2 mm，深度2.3 mm。

图2-7-14　溃疡斑块测量

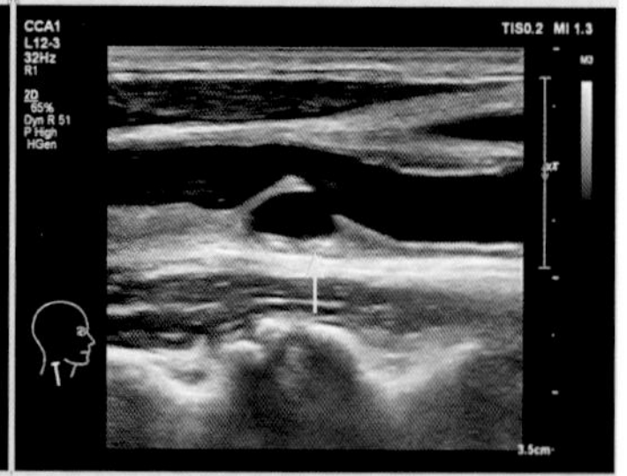

二维超声显示穿透性溃疡（箭头）。

图2-7-15　溃疡斑块

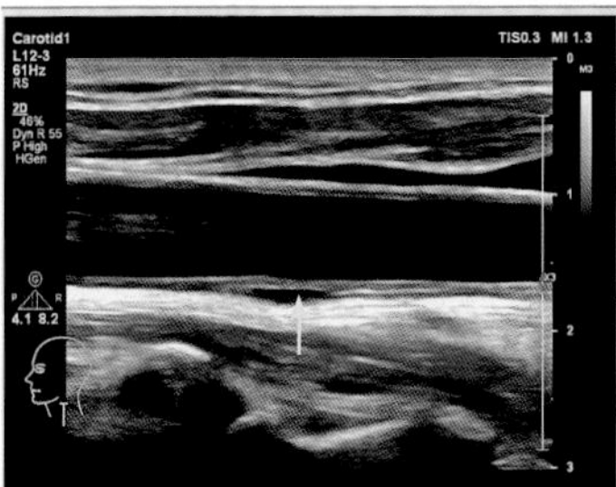

二维超声显示斑块内出血（箭头）。

图2-7-16 正性重构斑块内出血

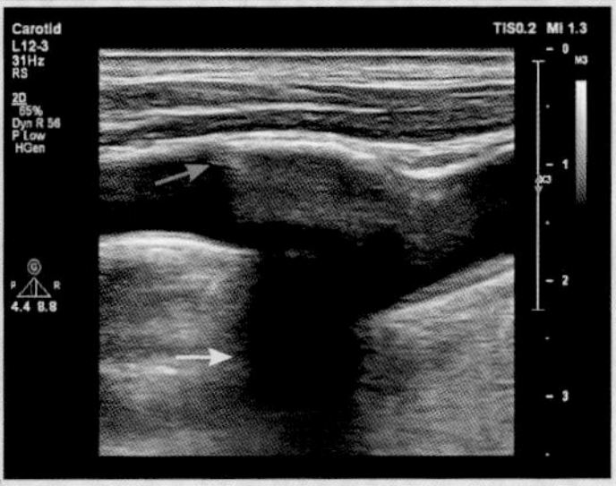

二维超声显示钙化斑块（蓝箭头）；声影（黄箭头）。

图2-7-17 颈动脉钙化斑块伴明显声影

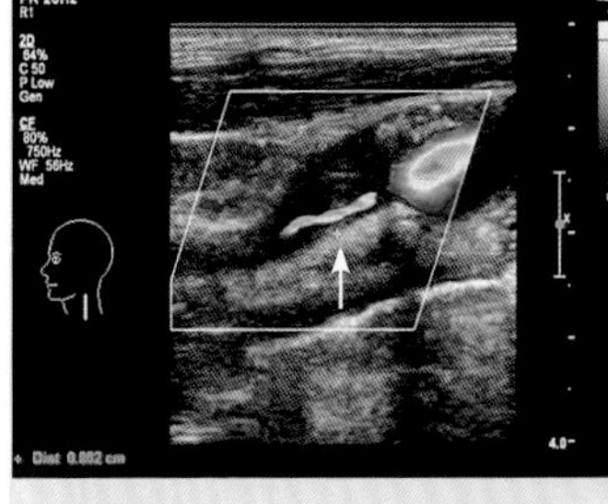

CDFI显示细线样血流（箭头）。

图2-7-18 颈内动脉次全闭塞

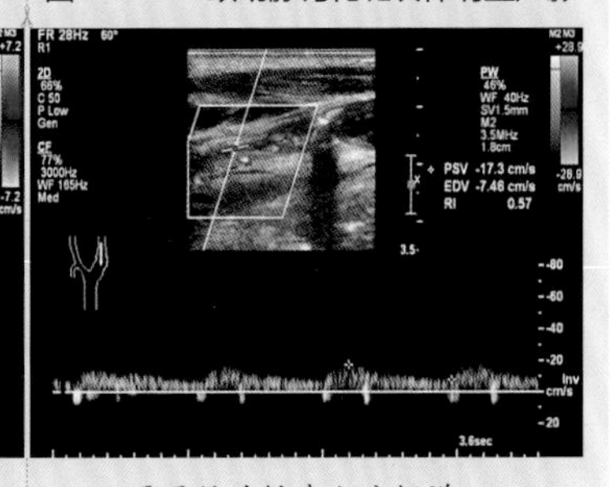

再通段的低速血流频谱。

图2-7-19 颈内动脉闭塞后再通

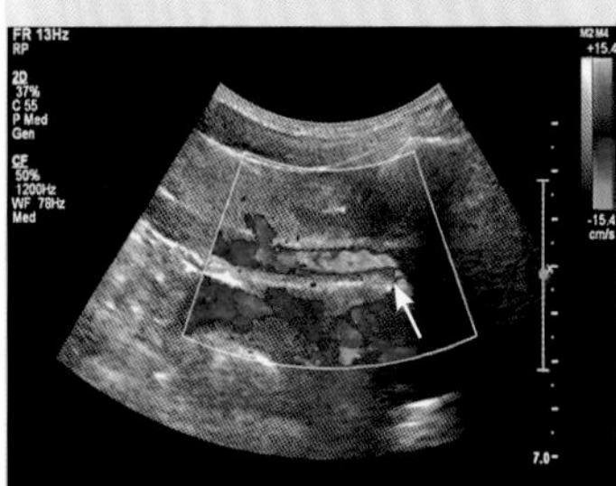

起源于主动脉弓并狭窄（箭头）。

图2-7-20 右侧颈总动脉起始段狭窄

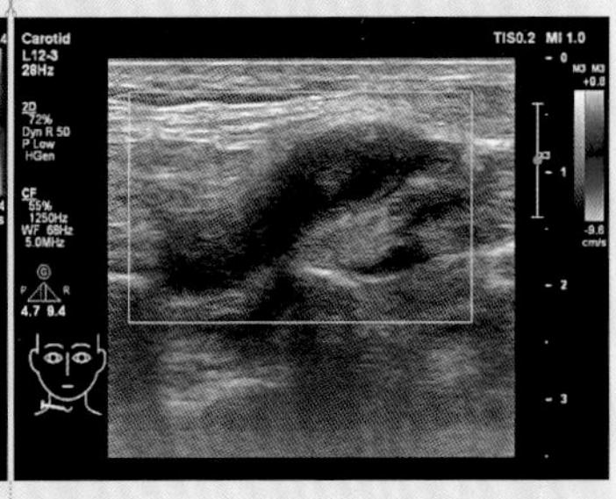

甲状腺上动脉电凝后血栓延伸至颈外动脉。

图2-7-21 颈外动脉血栓形成

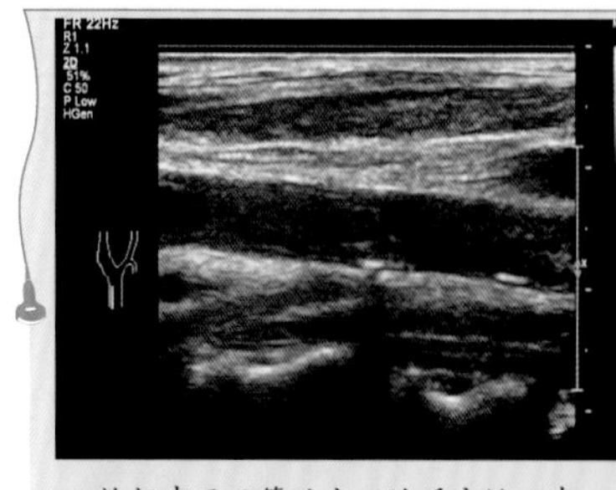

二维超声显示管腔内不均质实性回声。

图2-7-22　颈总动脉（慢性）闭塞

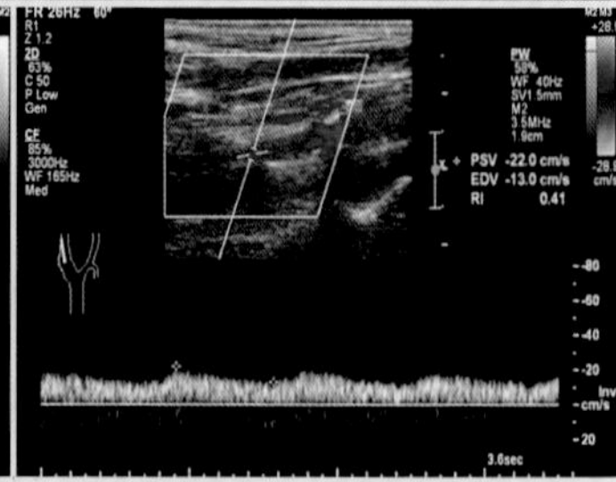

颈内动脉呈低速低阻力频谱。

图2-7-23　颈外动脉向颈内动脉供血

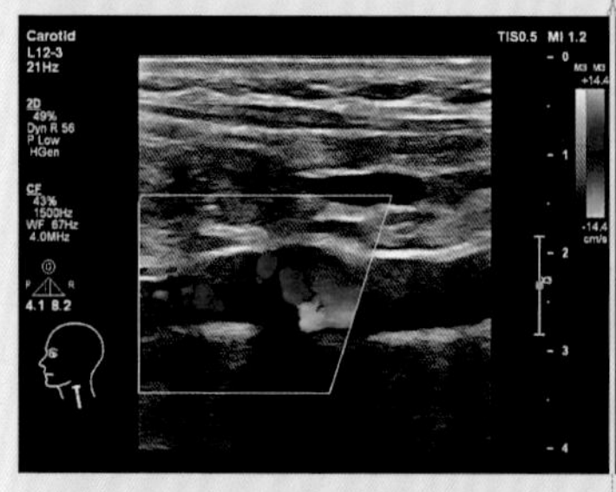

CDFI呈不规则隧道样改变。

图2-7-24　颈内动脉血栓形成

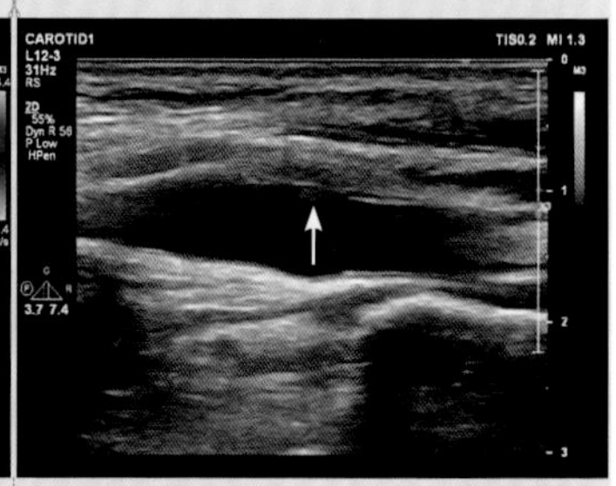

颈动脉分叉处前壁增厚、模糊不清，特发性颈动脉炎（箭头）。

图2-7-25　颈动脉痛

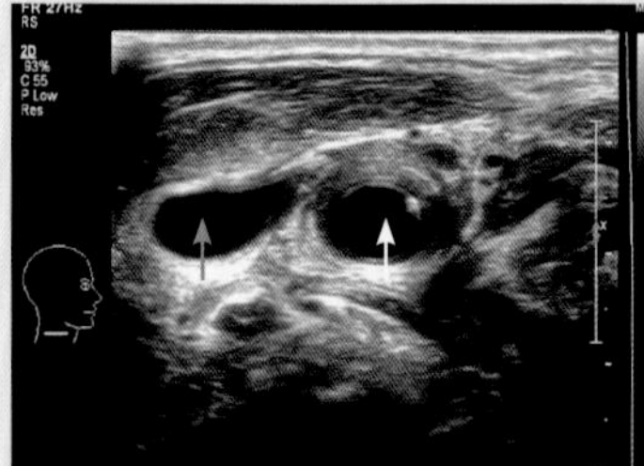

IgG4相关疾病老年患者。颈总动脉（白箭头）、颈内静脉（蓝箭头）继发性炎症改变：管壁增厚。动脉内合并粥样硬化钙化斑块。

图2-7-26　继发血管炎症改变

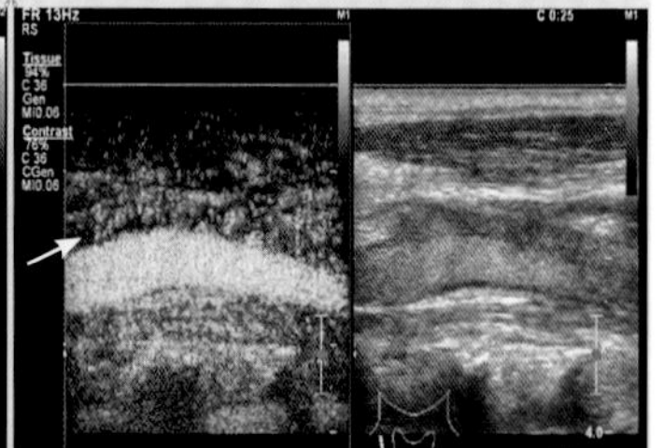

IgG4相关疾病老年患者，造影显示颈总动脉增厚，管壁呈密集型点线样增强（箭头）。

图2-7-27　动脉壁炎症造影改变

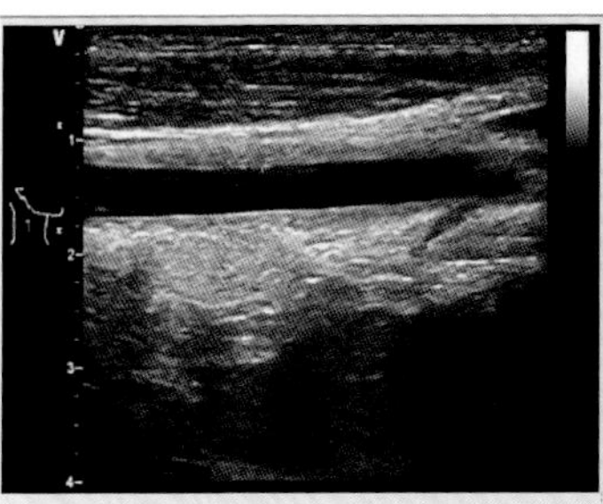

颈总动脉低回声增厚。

图2-7-28 多发性大动脉炎活动期

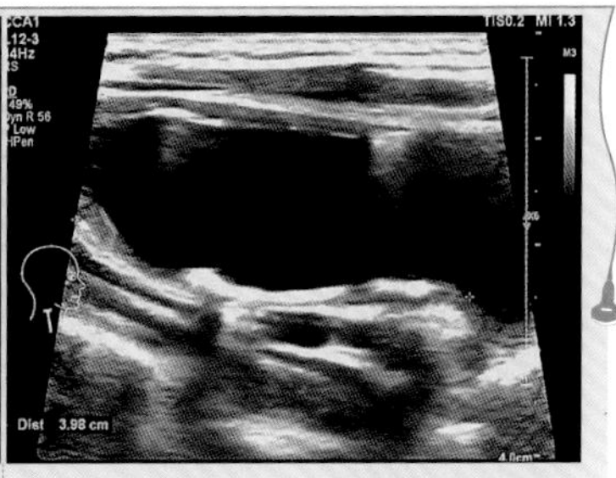

颈总动脉动脉瘤改变。

图2-7-29 多发性大动脉炎非活动期

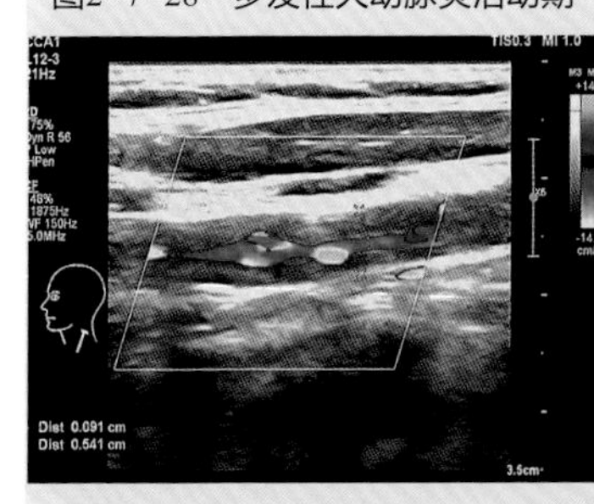

颈总动脉不规则狭窄。

图2-7-30 多发性大动脉炎非活动期

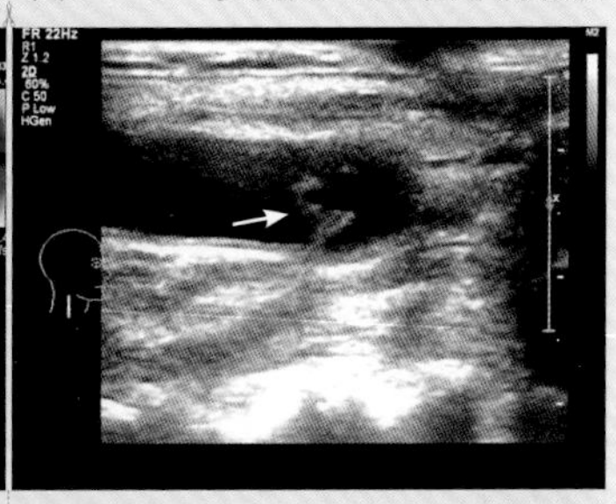

不规则高回声带（箭头）。

图2-7-31 颈总动脉外伤后夹层

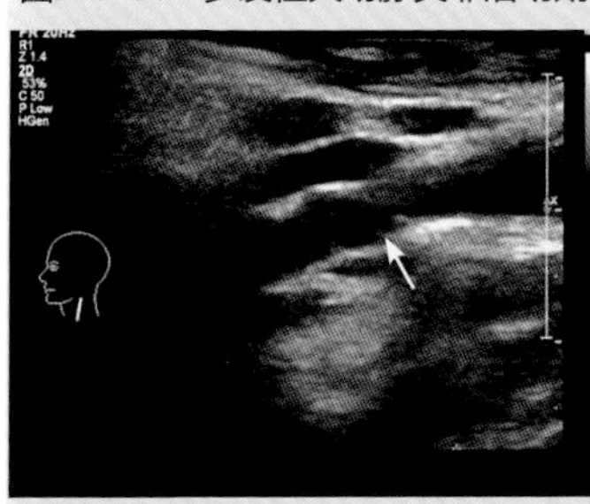

管壁模糊，不光滑（箭头）。

图2-7-32 颈内动脉纤维肌发育不良

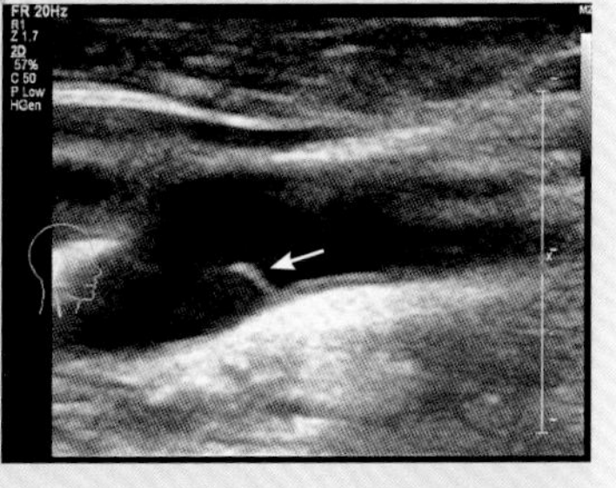

鞘状高回声（箭头）。

图2-7-33 颈动脉蹼

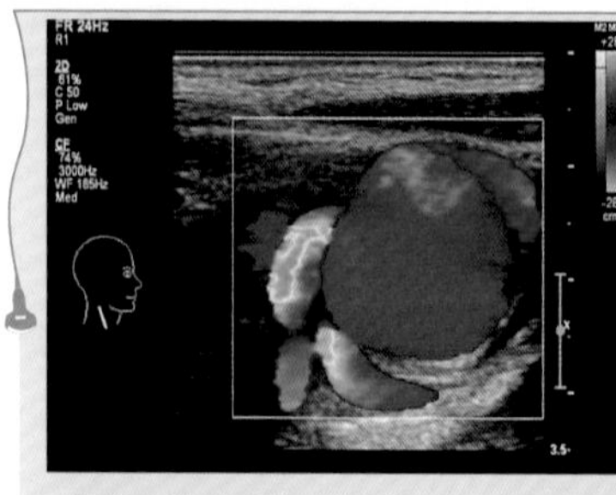

瘤体呈球形，瘤内呈漩涡状红蓝血流。

图2-7-34　颈内动脉真性动脉瘤

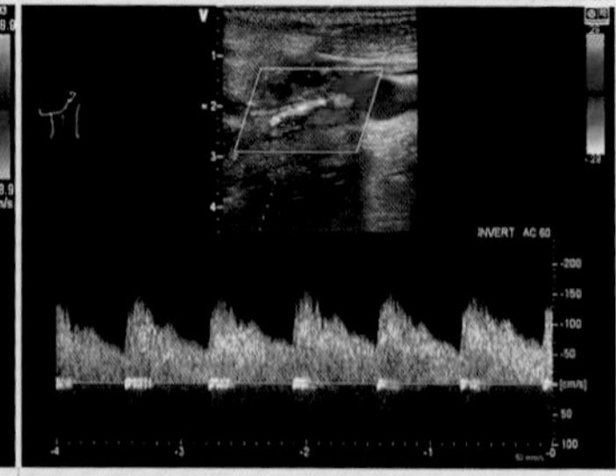

颈内动脉频谱高速低阻、毛刺状、涡流信号增多。

图2-7-35　外伤后颈内动脉-颈内静脉动静脉瘘

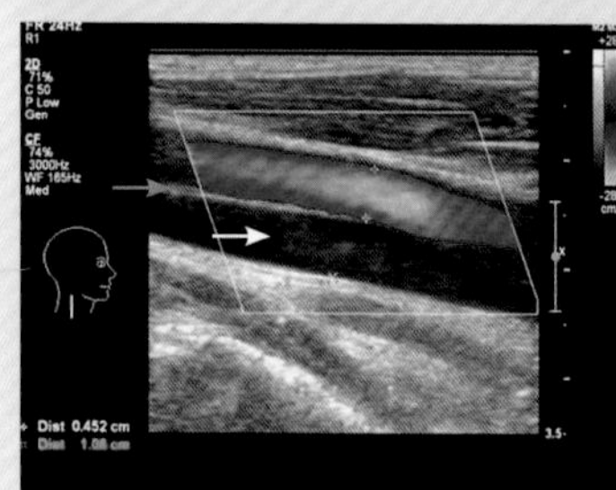

高回声内膜带（蓝箭头）和低回声血栓（白箭头）。

图2-7-36　颈总动脉壁内血肿夹层

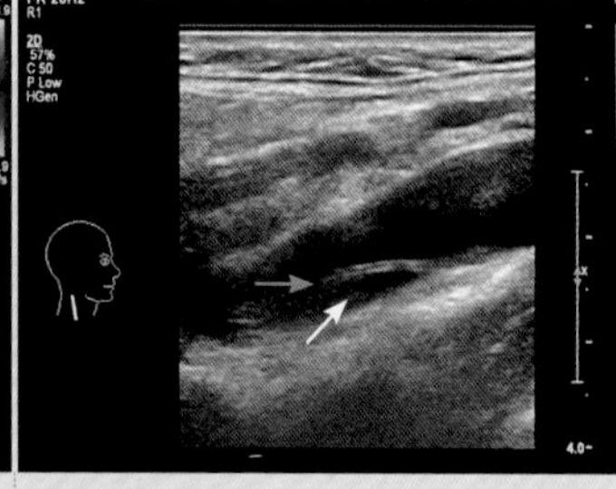

高回声内膜带（蓝箭头）和低回声血栓（白箭头）。

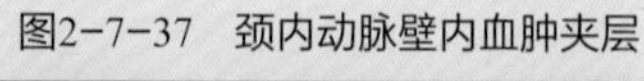

图2-7-37　颈内动脉壁内血肿夹层

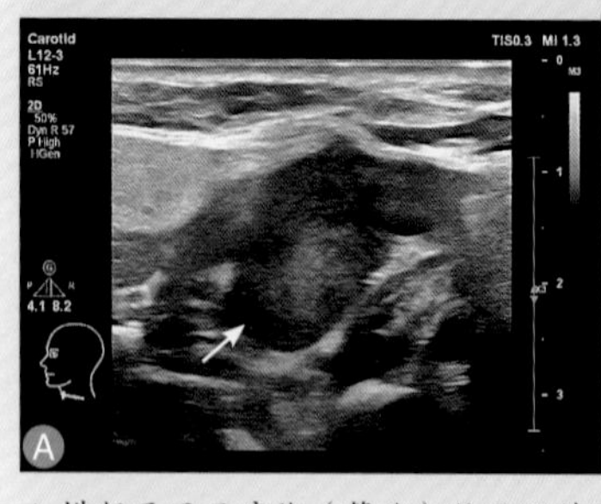

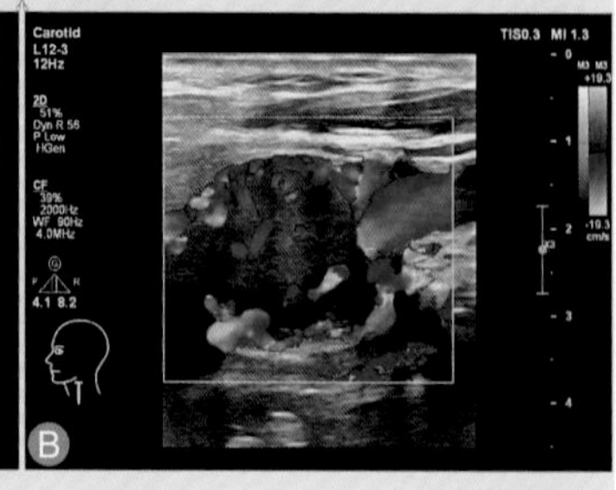

A.横断面显示瘤体（箭头）位于颈总动脉分叉处，颈内动脉和颈外动脉之间距离增大；B.瘤内丰富血流信号。

图2-7-38　颈动脉体瘤

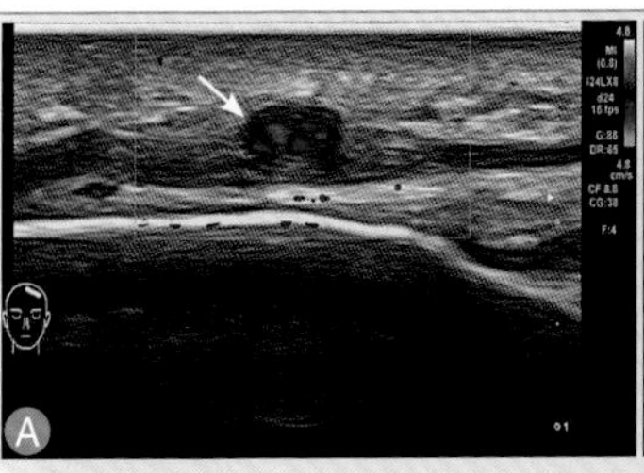

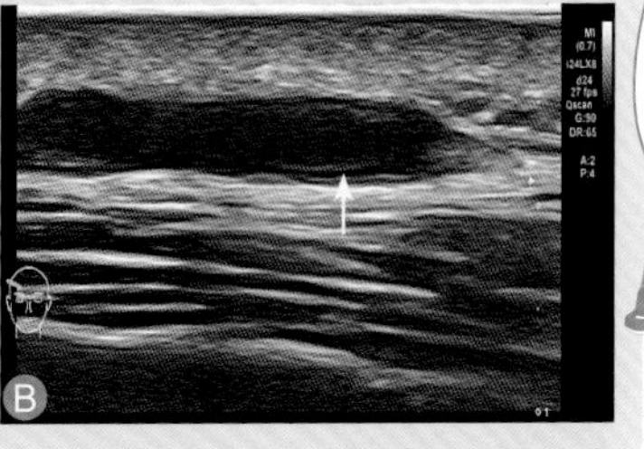

A.颞浅动脉额支呈“晕环征”（箭头）；B.颞浅动脉额支管腔瘤样扩张、管壁增厚（箭头）。

图2-7-39 巨细胞动脉炎

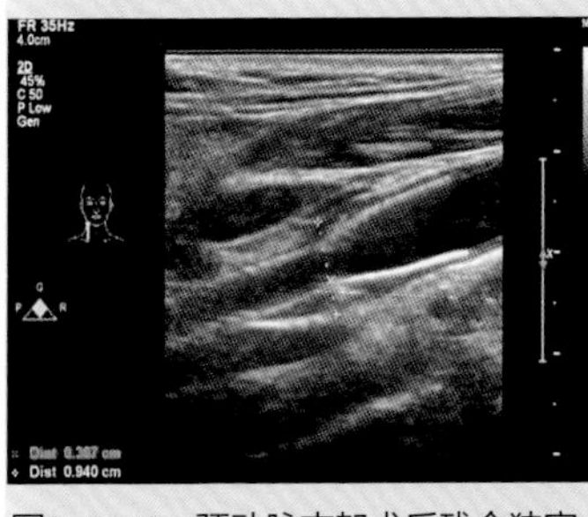

图2-7-40 颈动脉支架术后残余狭窄

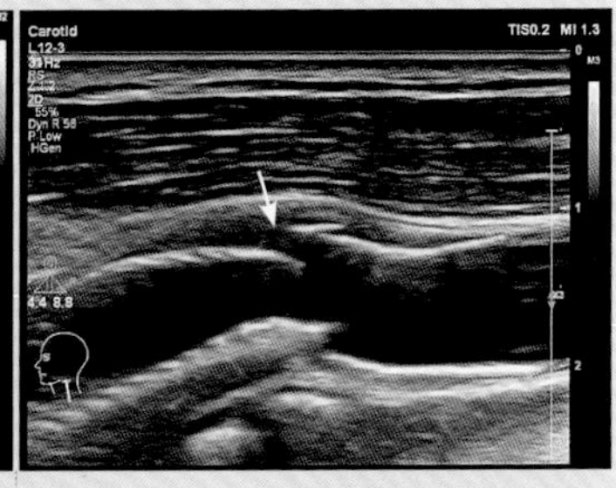

图2-7-41 颈动脉支架断裂（箭头）

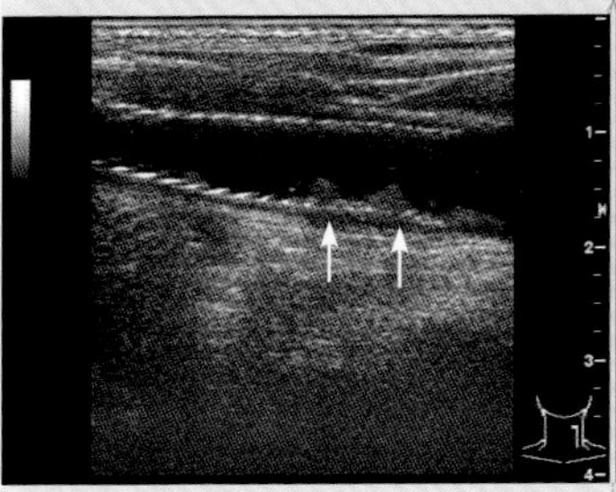

支架内形成低回声突起（箭头）。

图2-7-42 颈动脉支架切割效应

支架内见实性回声充填，CDFI见星点血流信号。

图2-7-43 颈动脉支架术后急性血栓形成

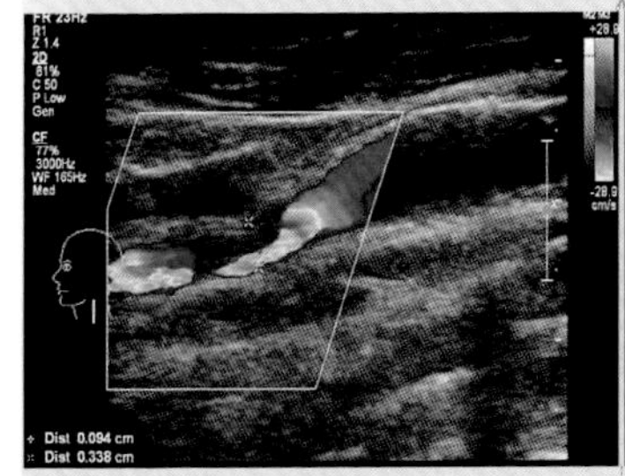

支架内低回声内膜增生导致管腔变窄。

图2-7-44 颈动脉支架术再狭窄

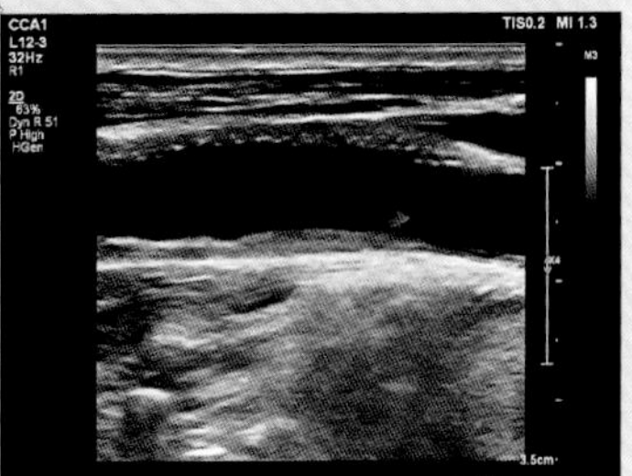

“点状缝线征”。

图2-7-45 颈动脉剥脱术后

六、分析思路

（一）思维导图

颈动脉病变思维导图见图2-7-46。

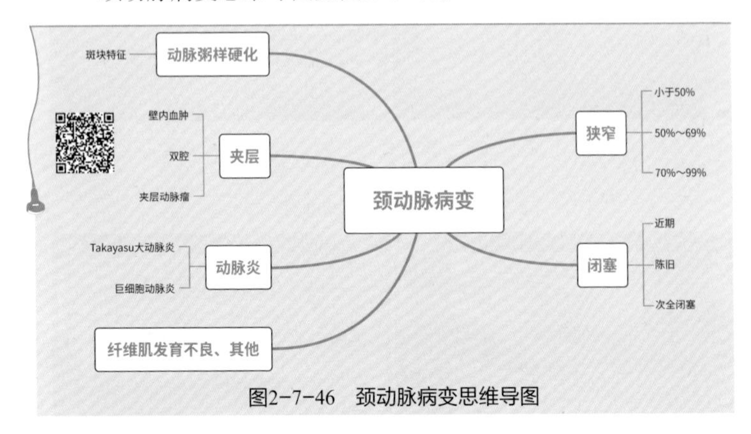

图2-7-46　颈动脉病变思维导图

（二）颈动脉超声IMT诊断价值和意义

颈动脉病变常见为粥样硬化，其次为夹层、动脉炎、纤维肌发育不良、动脉瘤等。头颈部动脉狭窄是动脉粥样硬化性狭窄发展的严重阶段，伴有头颈部狭窄的脑卒中是导致严重残疾与死亡的主要类型，是脑卒中发生前一级预防的重要干预目标。颈动脉IMT增厚和斑块是继Framingham危险因素之后的心血管疾病风险评估的有效指标，并被写入指南。有症状的颈动脉狭窄患者IMT虽然只是冠状动脉疾病的一般独立预测因子，但却是脑卒中较强的独立预测因子。调整基线特征、危险因素、脑卒中亚型和二级预防治疗后，发现IMT升高是脑卒中复发的独立预测因子。IMT每增加0.1 mm，脑卒中复发的概率增加18.0%。

IMT和斑块分别代表动脉壁的终末疾病，但反映不同的疾病属性或分期。IMT特别是在早期过程中，会引起中层细胞的高血压肥厚反应。有证据表明，颈总动脉IMT与局部剪应力和拉应力的变化有关，可能是动脉粥样硬化早期动脉重塑过程中管径的直接作用。相反，动脉斑块可能代表动脉粥样硬化形成的晚期，与内膜增生、氧化、内皮功能障碍和（或）平滑肌细胞增殖有关。导致内–中膜增厚和斑块形成的病理过程可能不相似，斑块和IMT增厚可能反映动脉粥样硬化形成的不同生物学方面，与临床血管疾病有着独特的关系。斑块的测量也可能反映出与IMT不同的基因影响。颈动脉球部或颈内动脉的斑块与高脂血症和吸烟有较强的相关性，是心肌梗死的较强预测因子，而颈总动脉IMT与高血压和缺血性脑卒中的关系较强。低回声斑块（即脂质丰富的斑块）则增加心肌梗死和脑卒中的风险。

综上所述，超声是一种无创、敏感、可重复的亚临床血管疾病诊断和定量脑血管疾病及风险评估技术。

（三）斑块的易损性分析

易损斑块（plaque vulnerable）及时、有效地诊断与治疗对预防缺血性脑卒中有重要意义。“易损斑块”的概念是1989年由Muller提出的，2003年被Naghavi量化，指的是具有破裂、血栓形成倾向或可能迅速发展为犯罪病变的斑块，与缺血性心血管事件关系密切。易损斑块属于病理概念，主要特征包括：①活动性炎症，斑块内有大量炎性细胞浸润，如单核细胞、巨噬细胞，有时可见T淋巴细胞；②斑块内可见较大偏心的脂质核心（>40%的斑块面积），表面覆盖薄的纤维帽（<65 μm）；③血管内皮有不同程度脱落，伴表面血小板凝集；④裂隙样斑块；⑤管腔狭窄>90%。其余特征还有：①斑块表面有结节样钙化；②血管内镜下斑块呈黄亮色；③斑块内出血、新生血管形成；④血管内皮功能障碍；⑤血管正性重构。由于斑块边缘及肩周区纤维帽较薄，大量炎性细胞浸润，过多脂质增加了纤维帽的张力，导致斑块易破裂。

从风险上来说，低风险斑块有以下超声特征：形态规则、等/高回声、表面光滑、无新生血管、斑点样钙化少、大的钙化多、斑块负担低（狭窄<40%）。高风险斑块超声特征：形态不规则、低/无回声、表面不光滑、有新生血管、斑点样钙化多、大的钙化少、斑块负担高（狭窄>70%）。

有学者荟萃分析了23项包含6706个颈动脉斑块的研究，与无症状颈动脉狭窄者相比，有症状者的超声斑块特征包括斑块新生血管（OR=19.68，95%CI=3.14～123.16）、复杂斑块（OR=5.12，95%CI=3.42～7.67）、斑块溃疡（OR=3.58，95%CI=1.66～7.71）、斑块回声（OR=3.99，95%CI=3.06～5.19）和斑块内运动（OR=1.57，95%CI=1.02～2.41）。

血管超声评估斑块的最新进展包括：对比增强超声测量斑块活性、灰阶中位数（gray scale median，GSM）分析、结构和背向散射积分（backscattering integral，IB）测量斑块质量或组成及三维超声来评价斑块形态学特征。

易损斑块的超声特征如下。

1.斑块破裂/溃疡型斑块

斑块破裂（plaque rupture）：斑块表面纤维帽断裂，管腔内可见断裂的纤维帽随心律搏动，或表面继发血栓，或形成溃疡型斑块。溃疡型斑块（ulcer plaque）的超声特征：斑块表面纤维帽破裂不连续，形成“火山口征”，凹陷≥2.0 mm。CDFI呈现血流向斑块溃疡底部灌注。溃疡型斑块表面显示不规则缺损，可继发血小板聚集、血栓形成并脱落后引起动脉栓塞，导致短暂性脑缺血发作或缺血性脑卒中。

2.大的脂质核心/斑块内出血

斑块内部为低回声/低至无回声/无回声特征。大的脂质核心/斑块内出血（intraplaque hemorrhage）与斑块进展有关。斑块内出血可以在表面纤维帽破裂后发生，若继发血小板聚集可形成血栓；也可以在斑块基底部新生血管破裂后发生。大的脂质核心/斑块内出血范围越大，斑块破裂的风险越高。斑块破裂可加重血管狭窄程度或导致闭塞（超声和CT识别斑块内出血敏感性、特异性较低）。

3.斑块内新生血管形成

超声造影（对比增强超声，contrast enhanced ultrasound，CEUS）及超微血管成像技术（superb microvascular imaging，SMI）可显示斑块内新生微血管及其位置与分布范围。斑块内新生血管可促进粥样硬化病变的发展，甚至诱发斑块内出血和斑块破裂，是造成斑块易损性的重要因素之一。

（四）颈内动脉狭窄诊断标准

颈动脉狭窄的超声诊断标准最初是在20世纪70年代末至80年代初通过超声的频谱形态参照动脉造影而建立的，结果导致狭窄分类较宽。现在有各种颈动脉疾病分类的频谱标准，有些侧重于狭窄的类别，而另一些则侧重于狭窄的阈值水平。

2002年来自各种医学专业的专家小组集中在一起审查颈动脉超声文献，该小组就颈动脉超声检查的关键部分和颈内动脉狭窄分层的合理标准达成了共识（表2-7-2），共识委员会还建议，所有颈动脉检查应完成灰阶成像、CDFI和多普勒频谱。采集多普勒频谱时应尽可能调整声波角度接近60°，但不超过60°，取样容积应放置在最大狭窄范围内。小组还认为，对于＜50%的颈内动脉狭窄进行亚分类，多普勒是相对不准确的，并建议将这些病变归入<50%狭窄的单一类别，而不再使用较小狭窄程度的亚分类。

表2-7-2　颈内动脉狭窄诊断标准（2003年北美放射协会）

狭窄 / 流速	PSV（cm/s）	EDV（cm/s）	PSVICA/PSVCCA
正常或< 50%	< 125	< 40	< 2.0
50% ~ 69%	≥ 125，< 230	≥ 40，< 100	≥ 2.0，< 4.0
70% ~ 99%	≥ 230	≥ 100	≥ 4.0
闭塞	无血流信号	无血流信号	无血流信号

诊断标准适用于颈内动脉，原因在于病变多发生在球部（颈内动脉起始段），对于颈总动脉和颈外动脉评估并不完全适用，可以作为参考，并以比值作为重要参数。

PSV一般很容易获得，但其重复性也是一个重要的问题，PSV是作为确定颈内动脉狭窄的主要参数，附加参数如PSVICA/PSVCCA比值和EDV是次要参数，当PSV与疾病程度不符时，附加参数尤其有用。轻中度狭窄的PSV升高更有特异性，重度狭窄的EDV特异性增高。同时要考虑血管正性/负性重构问题，狭窄长度和极重度狭窄等是影响血流动力学的因素。

另外，因国人血管条件，诊断截断值可上调，具体参考首都医科大学宣武医院的研究结果。对于颈动脉中度狭窄和重度狭窄的鉴别，可参考头颈部血管超声若干问题专家共识（颈动脉部分）中提出的多参数、综合分析理念（表2-7-3）。

表2-7-3　颈动脉中重度狭窄的鉴别

狭窄内径	（mm）	PSV（cm/s）	EDV（cm/s）	PSVICA/PSVCCA	PSV 狭窄处/PSV 狭窄以远段	ICA 远段频谱
50% ~ 69%	≥ 1.5	≥ 125，< 230	≥ 40，< 100	≥ 2.0，< 4.0	≥ 2.0，< 4.0	无变化
70% ~ 99%	< 1.5	≥ 230	≥ 100	≥ 4.0	≥ 4.0	低阻力

对于颈动脉重度狭窄性病变的血流动力学检查，应尽可能探查到颅外段颈内动脉的最远段（即颈内外动脉分支上方4 ~ 6 cm以远），该处血流的低流速、低搏动性改变，对于近段颈内动脉70% ~ 99%狭窄的准确判断具有重要的提示作用。

（五）狭窄判定的参数不一致性分析

先看一组示意图（图2-7-47～图2-7-52）。

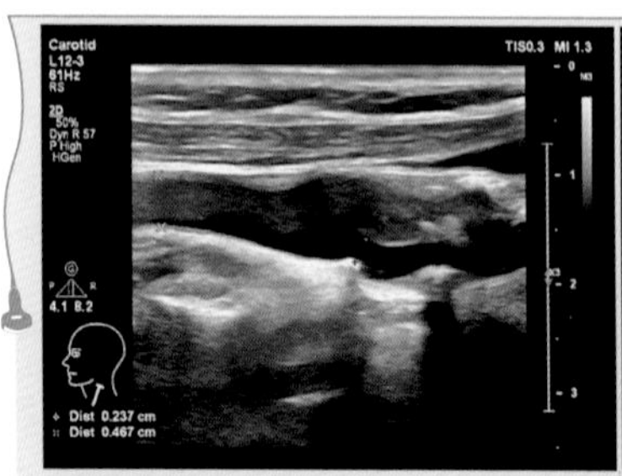

残余管径2.4 mm，狭窄远端4.7 mm。颈动脉球部斑块（低回声为主）。

图2-7-47　纵断面测量残余管径

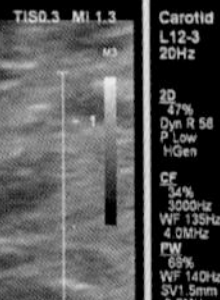

残余管径2.5 mm，原始管径10.0 mm，狭窄率74.6%。

图2-7-48　横断面测量残余管径

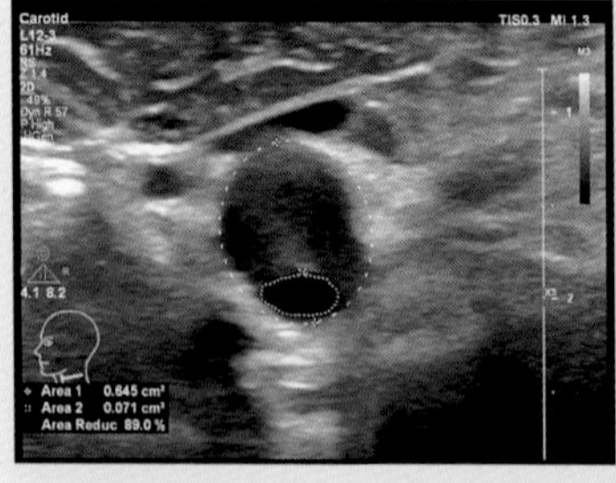

残余面积0.071 cm²，原始面积0.645 cm²，狭窄率89.0%。

图2-7-49　横断面测量残余面积

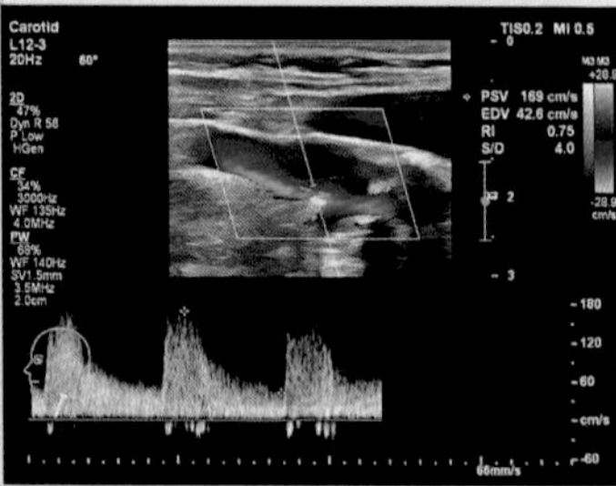

PSV 169 cm/s，EDV 43 cm/s。

图2-7-50　纵断面测量狭窄处

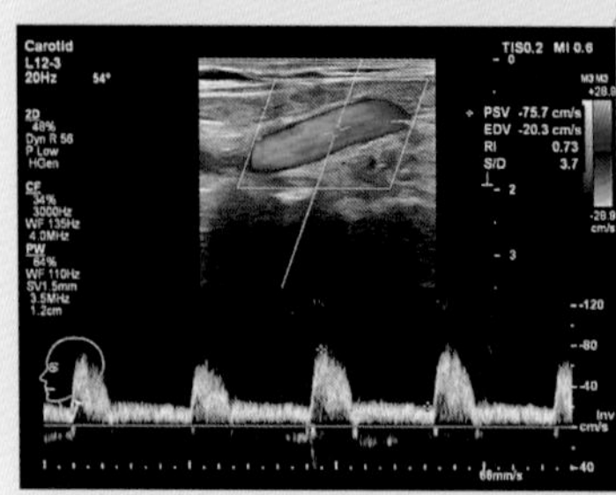

狭窄近段，PSV 76 cm/s，EDV 20 cm/s。

图2-7-51　纵断面测量颈总动脉

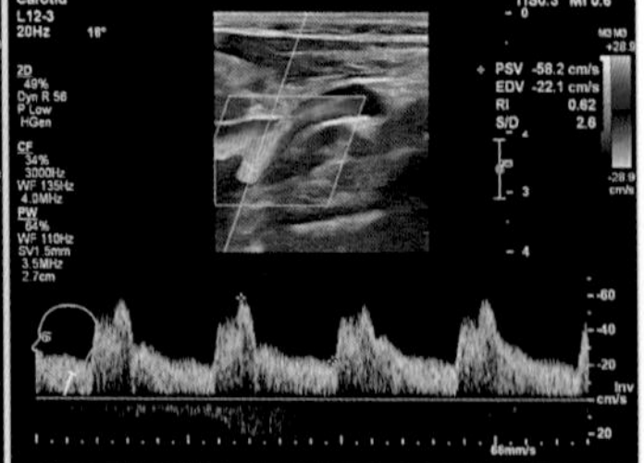

狭窄远段，PSV 58 cm/s，EDV 22 cm/s。

图2-7-52　纵断面测量颈内动脉

分析：狭窄的直径测量和面积测量方法，狭窄率都在70%以上，但因为斑块的正性重构加上球部的生理性膨大因素，狭窄处的有效管腔可达2.5 mm，血流动力学影响偏小，从PSV和EDV及比值参数，加之颈内动脉远端血流改变，并可结合颅内、眼动脉血流，分析可知患者狭窄程度非重度病变，属于50%～69%。但斑块属于以低回声为主的大脂质核心斑块，同时表面有钙化结节，归属到易损斑块类型。

（六）颈总动脉病变

颈总动脉狭窄＜70%时，对远端血流动力学影响不大。当狭窄≥70%时，可造成血流动力学改变，同时病变近段和远段出现狭窄前后的特征性改变。颈总动脉闭塞分为急性闭塞和慢性闭塞。闭塞往往累及颈内动脉与颈外动脉，灰阶超声显示颈总动脉管腔内以低回声为主，无血流信号。慢性闭塞以不均质回声为特征，可以检测到颈外动脉向颈内动脉逆向供血。

（七）颈外动脉病变

颈外动脉狭窄程度判断目前无统一标准，可参照颈内动脉狭窄标准，比值和狭窄远段改变具有重要的参考价值。颈外动脉为颈内-外侧支循环的重要通路，当颈内动脉发生严重病变时，颈外动脉通畅与否是侧支循环开放的重要因素。

1.颈总动脉闭塞

颈总动脉闭塞时结构变化可参照上一节，可以检测到颈外动脉向颈内动脉逆向供血，当主要参与代偿侧支为甲状腺上动脉分支时，可出现颈外动脉近段（甲状腺上动脉分支以近）血流逆转，远段（甲状腺上动脉分支以远）血流方向为低速低阻力改变。当枕椎侧支开放时，即颈动脉系统血流由椎动脉通过枕椎吻合供应时，颈外动脉主干血流逆转。

2.颈内动脉严重病变（重度狭窄或闭塞）

颈内动脉严重病变（重度狭窄或闭塞）时需评估同侧颈外动脉血流，并注意观察眼动脉侧支开放情况。颈外动脉也可能是栓子的来源（颈动脉残端综合征）。

3.颈外动脉狭窄或闭塞

颈外动脉狭窄或闭塞时其侧支代偿情况与病变长度和累及的分支动脉有关。枕椎吻合为重要侧支通路。

（八）多发性大动脉炎

多发性大动脉炎（takayasu arteritis，TA）是一种病因不明的、主要累及主动脉及其主要分支，导致血管壁增厚，管腔狭窄、闭塞，甚至发生动脉瘤的少见的非特异性炎症性疾病，在血管炎的分类中属于大血管炎。好发于年轻女性患者，多在50岁以前发病，男女患病率约1∶4。主要累及主动脉、肺动脉及其主要分支。97%累及主动脉弓，46%有腹主动脉病变，仅2%有腹主动脉病变而无胸主动脉受累。多发性大动脉炎的病因及发病机制尚不十分清楚，可能与自身免疫、内分泌、环境因素、遗传、炎症等相关。结核分枝杆菌及病毒感染可能是重要诱因（表2-7-4）。

表2-7-4　国内学者对大动脉炎病变的综合分型

病变部位	病变性质
Ⅰ型主动脉弓及头臂动脉	A 型狭窄－闭塞
Ⅱ型降主动脉、腹主动脉和（或）分支	B 型扩张－动脉瘤
Ⅲ型Ⅰ＋Ⅱ	C 型混合型
Ⅳ型升主动脉、主动脉瓣或冠状动脉	D 型动脉壁严重增厚钙化
Ⅴ型肺动脉	E 型动脉壁外膜明显肿胀

（九）巨细胞动脉炎

巨细胞动脉炎（giant cell arteritis，GCA）又称颞动脉炎、肉芽肿性动脉炎，是一种原因不明、以侵犯大动脉为主的坏死性动脉炎，好发于50岁以上人群，随年龄增加患病率升高，典型症状呈颞部疼痛，头皮及颞动脉触痛，间歇性下颌功能障碍，40%～60%患者合并风湿性多肌痛，约25%患者出现视力丧失、脑卒中等致残性并发症，是严重威胁老年人群健康水平的疾病之一。

目前GCA诊断标准采用1990年美国风湿病学会（American Rheumatism Association，ACR）标准：①发病年龄＞50岁；②新近出现的头痛；③颞动脉病变：颞动脉压痛或触痛、搏动减弱，应除外颈动脉硬化所致；④红细胞沉降率增快：魏氏法测定红细胞沉降率＞150 mm/h；⑤动脉活检异常：血管炎，以单核细胞免疫为主的炎性浸润或肉芽肿性炎症，常有多核巨细胞。符合上述5条标准中至少3条可诊断。

颞动脉活检是诊断GCA的金标准，但属于有创检查，且敏感性低。目前已被超声、CTA等影像学方法代替，2018年欧洲风湿病学会指出了影像学在大血管炎诊断中的作用，血管超声因证据丰富、方便等特点，在GCA早期诊断中越来越受到重视。超声检查时需注意GCA与颞动脉钙化防御（中层钙化）图像鉴别，后者大部分发生于终末期肾病透析患者。

（十）颈部动脉夹层

颈部动脉夹层（cervical artery dissection，CAD）是指颈部动脉内膜撕裂导致血液流入管壁内形成壁内血肿，继而引起动脉狭窄、闭塞或动脉瘤样改变，主要为颈内动脉夹层（internal carotid artery dissection，ICAD）和椎动脉夹层（vertebral artery dissection，VAD）。CAD发生率为（2.6～3.0）/10万，其中ICAD发生率（2.5～3.0）/10万，VAD发生率为（1.0～1.5）/10万，13%～16%患者存在多条动脉夹层。虽然发生率较低，但CAD是青年脑卒中的重要病因。CAD临床表现多样，局部症状以脑神经受累多见，继发的脑血管病可导致严重神经功能缺损，缺血性脑卒中是CAD患者最常见的脑血管病变类型。CAD形成后可导致局部疼痛，形式多样，抽痛或刺痛样，可为单侧、双侧。患者通常缺乏心脑血管病的常见危险因素，应询问是否存在某些诱发因素，是否有家族史等，创伤（非开放性）是发生CAD的重要危险因素。15%～20%自发性颈动脉夹层的发生与FMD相关。

（十一）颈动脉体瘤

颈动脉体瘤（carotid body tumor，CBT）是起源于颈动脉分叉的、血供丰富的肿瘤，临床上通常根据肿瘤包绕颈动脉的程度，将肿瘤分为ShamblinⅠ型、ShamblinⅡ型、ShamblinⅢ型。由于肿瘤与颈动脉和颅神经的关系密切，手术风险较高。CBT起源于颈动脉体，颈动脉体是一种化学感受器，通过感受血液中的氧浓度调节血压、呼吸和心率，因此CBT又称为化学感受器瘤。CBT同时又是一种副神经节瘤（paraganglioma，PGL）。PGL是发生于副神经节的肿瘤，副神经节是与神经节伴行的、由起源于神经嵴的非神经元细胞构成的结构。

（十二）颈动脉超声造影

欧洲超声医学和生物学联合会（European Federation of Societies for Ultrasound in Medicine and Biology，EFSUMB）非肝脏超声造影指南中对颈部血管造影应用提出以下几点。①鉴别完全闭塞与重度狭窄残余血流；②改善管腔显示；③斑块新生血管评估；④夹层动脉瘤；⑤支架术后随访。

斑块新生血管的评分参考标准如下。

0分：斑块无增强。

1分：斑块内有点状增强。

2分：介于1分和3分之间，可见点状及1～2短线状增强。

3分：斑块内见线状增强，可贯穿或大部分贯穿斑块，或有血液流动征。

超声造影在常规临床实践中的作用有待进一步研究，应用超声造影需综合考量患者病情。次全闭塞等情况可通过调节机器参数、使用能量模式等改善图像显示，对于侧壁的不规则斑块可使用SMI等改善图像显示。多发性大动脉炎的活动性评估无统一标准，超声造影评价新生血管可以有效反映多发性大动脉炎活动性，且管壁增强强度与炎性因子水平明显相关。

（十三）颈部动脉放射性损伤

肿瘤放射治疗是利用放射线治疗肿瘤的一种局部治疗方法。口腔和鼻咽癌因距离颈动脉较近，放射治疗损伤可引起颈动脉及椎动脉的病变。有研究认为，放射治疗损害中小血管的机制为射线辐照，涉及内皮细胞、细胞因子和生长因子的炎症反应，直接导致血管壁损伤，包括内膜增生、中膜坏死、外膜纤维化和加速动脉粥样硬化。放射线引起外膜滋养血管闭塞导致颈动脉狭窄，加速动脉粥样硬化引起血管广泛损伤，从渐进性动脉狭窄到颈动脉血栓形成，甚至动脉破裂。

（十四）茎突异常与颈部血管疾病

茎突与颈部血管关系密切，居于颈内、外动脉之间，颈内静脉的内后方，茎突异常可以刺激颈部血管而引发症状。

茎突综合征又称Eagle综合征、Eichen综合征和茎突过长症，1937年由Eagle首次报道，分为感觉异常、神经痛、颈痛3种类型。因本病临床表现多样，极易被误诊为慢性咽喉炎、颈椎病、慢性扁桃体炎、舌咽神经痛、颞下颌关节紊乱等疾病。诊断上主要依靠患者临床症状、耳鼻咽喉科专科查体（主要为扁桃体窝触诊）、影像学检查（茎突X线片、茎突CT及三维重建）。1979年出版的《耳鼻咽喉科全书——咽科学》中关于“茎突综合征”也提到，茎突综合征的发病率应比想象中要高，并怀疑某些脑血管病、高血压、偏头痛可能与此有关。

茎突异常与颈动脉夹层、痉挛、纡曲均有相关报道，并可导致支架断裂，也可以使颈内静脉受压，引起颈痛和耳痛症状。

（十五）颈动脉纡曲

颈动脉纡曲（carotid artery tortuosity）是指血管拉伸导致血管冗长或变道。文献报道，颈动脉纡曲的发生率为18%～34%不等。颈动脉扭曲会导致眩晕、耳鸣和夹层。在神经血管手术中，颈动脉纡曲会使进入颅血管的途径复杂化，医源性夹层的风险更高。颈动脉纡曲的机制仍不清楚，组织病理学变化包括中膜和弹力膜的退行性变。相关因素包括高血压、体质指数（body mass index，BMI）升高、高龄和动脉粥样硬化疾病，以及一些潜在的胶原病。颈总动脉纡曲部分是由主动脉弓升高而引起的。由于动脉起始处向头部推挤，颈动脉需要通过弯曲适应近端和远端之间的距离缩短，同样原因也会导致左侧椎动脉起始段纡曲。2014年AHA关于纤维肌发育不良的声明中也指出严重颈内动脉纡曲在纤维肌发育不良中的发生率明显增加，可能是纤维肌发育不良的一种表现。

颈动脉纡曲定义为形状改变，包括盘绕（coil）、袢形（loop）和扭曲（kink）。①盘绕是走行为C形或S形，出现≤90°的2次转弯；②袢形是指完整的360°旋转；③扭曲是指血管中出现≥90°的弯曲。放射影像学通常会用测量纡曲指数（tortuosity index）来评价纡曲的情况。

纡曲指数=（曲线长度/直线长度−1）×100

（十六）纤维肌发育不良

纤维肌发育不良（fibromuscular dysplasia，FMD）是一种特发性、节段性、非动脉粥样硬化和非炎症性的动脉壁肌性疾病，可导致中小动脉狭窄，累及肾动脉最多（58%～75%），其次为颈/椎动脉（32%），15%～20%自发性颈动脉夹层的发生与FMD相关，常见病理形式为中膜纤维增生。颈椎动脉FMD临床表现为：头痛（60%）、血管杂音（22.2%）、搏动性耳鸣（27.5%）、颈部疼痛、非搏动性耳鸣、头晕、一过性黑蒙、短暂性脑缺血发作、脑卒中、蛛网膜下腔出血、动脉夹层、动脉瘤。

详细内容请参见第四章第四节“肾动脉”。

（十七）颈动脉蹼

颈动脉蹼（carotid web，CaW）定义为纤维肌性发育不良的内膜变异，在颈动脉球部后壁特别是在颈内动脉起始处的“嵴样”病变。影像学分析显示在CaW结构下方血流动力学紊乱，突起的“嵴样”结构呈“口袋样”，导致局部血栓形成和脑栓塞（动脉到动脉栓塞）。CaW为年轻患者脑卒中的病因之一，是前循环隐源性缺血性卒中因素，但治疗方面缺少广泛研究。

1968年，Rainer等人首次报道了一位反复发作的短暂性右侧偏瘫的年轻女性，其颈内动脉球部后壁有嵴状充盈缺损。与经典的FMD不同，蹼的影像学表现为“抛物体”状，病理检查揭示了其组织学特征与经典FMD类似，但唯一不同的是动脉壁纤维化主要发生在最内层。

既往资料对抛物体形态的描述包括：蹼状（weblike formation）、隔膜（diaphragm）、蹼状隔膜（weblike septum）、隔膜状FMD（septal FMD）、血栓性颈动脉大球部（thrombotic carotid megabulb）、突起（spur）、颈动脉球非典型FMD（carotid bulb atypical FMD）、鞘（shelf）和假瓣膜折叠（pseudovalvular fold）。目前“颈动脉蹼”已成为一个广泛性术语来描述该病变。

CaW在超声上的表现是发生在颈动脉内（多位于颈总动脉分叉与球部）凸出于管腔的隔膜样结构。但超声有操作者依赖性，以及既往对于CaW认识不足，容易将CaW与管壁间形成的涡流、血流充盈缺损或血栓，误认为是溃疡性斑块或颈动脉夹层。CaW的病因虽与动脉硬化无关，但随着年龄增长，患者易合并高血压与高血脂等动脉硬化危险因素，导致CaW周边动脉硬化斑块的出现。

七、临床应用

对于颈动脉IMT增厚和斑块者，无缺血性脑卒中症状，控制高血压、糖尿病、血脂异常和吸烟、饮酒等相关危险因素，对于有易损斑块或狭窄＞50%以上者，指南建议用他汀类药物治疗。

颈动脉狭窄的测量表面上看只是技术路线问题，实际上是一个复杂的临床问题。面对一个颈动脉病变患者，要有整体思维：包括整个脑血管循环的血流动力学思维和临床诊断分析思路。

从缺血性脑卒中的病因分型可以看到，动脉粥样硬化性因素仅占1/4左右，包括颅内、颈部（颈动脉病变和椎动脉病变）、主动脉弓3处病变（图2-7-53）。

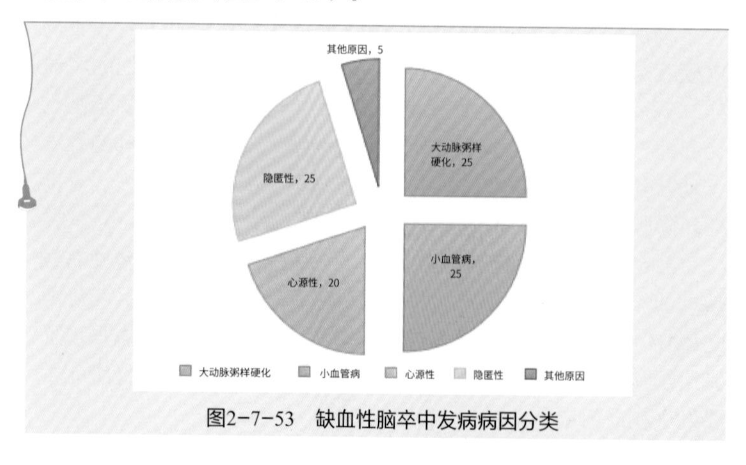

图2-7-53　缺血性脑卒中发病病因分类

而对于颈动脉病变，要注意其发病机制，对于大多数患者来说，因狭窄或者全身性问题导致的远端低灌注（血流减少）机制其实是最少见的情况，更多的是动脉到动脉栓塞或者在斑块等基础上血栓形成。

颈动脉狭窄的常见病因是动脉粥样硬化，尤其好累及颈动脉球部，所以我们前面提到的血流动力学标准也适用于颈内动脉狭窄的评估。但颈内动脉起始处病变还包括夹层、继发血栓形成、肌纤维发育不良、血栓栓塞、炎症、颈动脉蹼等。因此，要注意取图的调整，清晰显示二维结构才有助于识别病变。

在精准识别病变的特征之后，结合临床表现，确定是否为责任病灶。同时注意前后循环的评估，颅内外的评估，了解患者的高危因素等情况，超声医师应该在检查时，右手探头调整不停，熟练的手法帮助我们获得优质的超声图像；左手控制面板不停，通过调整机器参数，获取最佳质量图像，从二维超声到CDFI和频谱；同时还要和患者进行细致的沟通交流，快速获取现病史，了解既往史，让患者能够在诊疗过程中获益最大。

颈动脉蹼的病因虽与动脉硬化无关，但随着年龄增长，高血压与高血脂等动脉硬化危险因素风险也增加，可能会导致颈动脉蹼周边动脉硬化斑块的出现，导致管腔的狭窄。

八、报告书写

颈内动脉重度狭窄

描述：

颈动脉颅外段走行正常，双侧颈动脉内中膜层增厚（右侧IMT：__mm，左侧IMT：__mm）。可探及多个斑块回声，大小约__mm×__mm的扁平等回声斑块（右颈总动脉远段后壁），__mm×__mm的不规则不均回声斑块（右颈动脉分叉部前壁），__mm×__mm的不规则不均回声斑块（左颈动脉分叉部后壁，表面可见缺损口，大小__mm，内见血流信号灌注）。左/右侧颈内动脉起始段残余管径__mm，原始管径__mm，狭窄以远管径__mm，局部流速升高达__cm/s，呈湍流频谱，颈总动脉流速__cm/s，狭窄以远处流速__cm/s，RI：__，呈低速低阻力改变。

结论：

双侧颈动脉内膜增厚伴多发斑块形成；左侧颈动脉分叉部溃疡斑块；左/右侧颈内动脉狭窄（起始段，70%~99%）。

九、要点与讨论

颈动脉病变主要分为狭窄和闭塞，本着定位、定性、定量的原则，先确定病变特点和位置，然后量化分析狭窄程度，注意病因学（粥样硬化、夹层、动脉炎等）鉴别诊断。从超声影像来说，血管诊断需要先关注二维结构，再辅以血流动力学分析。

动脉粥样硬化的进展程度和IMT及临床事件相关，我们在日常工作中需提供IMT厚度和斑块信息，作为动脉粥样硬化的诊断依据，并准确量化狭窄程度和评估斑块易损性。

科研设计根据临床需求展开，厚度和面积被认为是重复性好的参数，需要设计科学严谨的测量方法。脑血管事件发生后，需关注病因学、发病机制、病变特点与程度。

颈动脉支架术后，血管顺应性减低，流速会较自体血管增高，目前缺少多中心的再狭窄血流动力学标准，可在自体血管狭窄血流动力学标准的基础上略提高。

动脉硬化（arteriosclerosis）疾病是以动脉管壁增厚、变硬、失去弹性为表现的一类疾病的总称，从病理角度分为：动脉粥样硬化、动脉中层钙化和小动脉硬化症3种类型，所以，动脉粥样硬化是动脉硬化疾病的一种类型。

血管钙化按钙化形成和发展的部位分为血管中层钙化和血管内膜钙化。血管中层钙化也称Mönckeberg型硬化，引起中层钙化的危险因子包括基因变异遗传病、衰老、糖尿病、慢性肾病、高血压等。血管内膜钙化是指钙磷结晶在动脉硬化患者的粥样斑块的脂质坏死核内沉积并发展的过程。

动脉粥样硬化（atherosclerosis，AS）与广义上的动脉硬化（arterial stiffness）在病变部位、危险因素、发病机制等方面存在不同（表2-7-5）。

表2-7-5　动脉粥样硬化和动脉硬化的比较

项目	动脉粥样硬化	动脉硬化 （血管僵硬度增加，顺应性降低）
病变范围	局灶性，阻塞性	广泛性，进展缓慢
病变部位	动脉内膜疾病	动脉中层疾病
病变性质	炎症性	纤维性（弹性蛋白分解，胶原增加）
病理改变	内皮功能紊乱	外膜和中膜增生
危险因素	与低密度脂蛋白胆固醇氧化有关	与年龄和血压有关
病变方向	病变由向管腔内发生（向心性）	病变在血管壁周发生（离心性）

十、思考题

患者男性，66岁，因短暂性脑缺血发作入院。既往有高血压、高血糖病史。

超声常规检查时发现右侧颈动脉频谱异常（图2-7-54），请思考责任血管在哪?

参考答案:

右侧颈总动脉开口处严重病变（狭窄）。

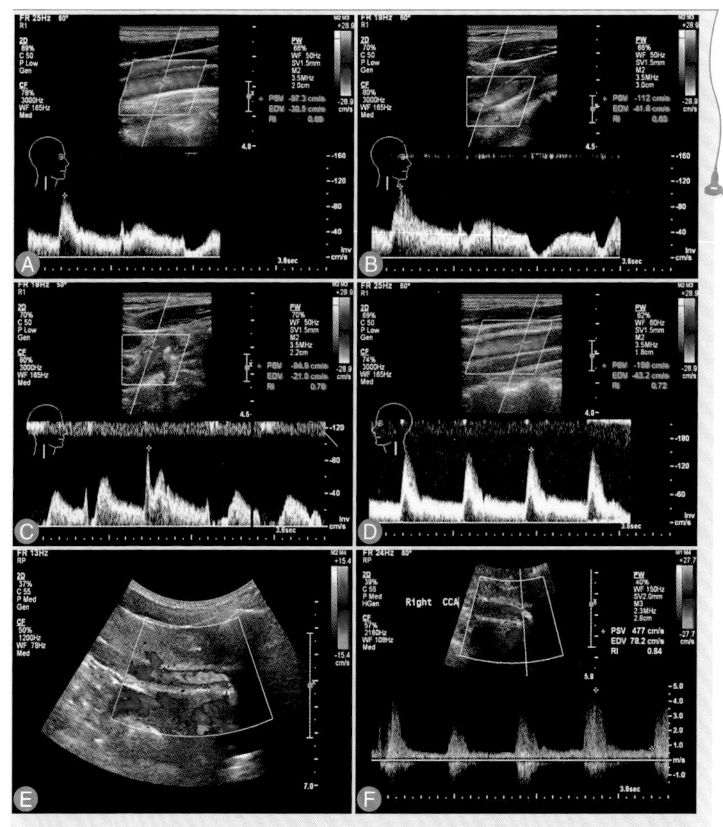

A.右侧颈总动脉频谱；B.右侧颈内动脉频谱；C.右侧颈外动脉频谱；D.左侧颈总动脉频谱；E.切换凸阵探头，观察右侧颈总动脉开口处血流；F.右侧颈总动脉频谱：PSV 477 cm/s。

图2-7-54 右侧颈动脉频谱

【推荐阅读文献】

[1] LASZLOCSIBA，CLAUDIOBARACCHINI.神经超声指南[M].邢英琦，主译.北京：人民卫生出版社，2019.

[2] 国家卫生健康委员会脑卒中防治专家委员会血管超声专业委员会，中国超声医学工程学会浅表器官及外周血管超声专业委员会，中国超声医学工程学会颅脑及颈部血管超声专业委员会.头颈部血管超声若干问题的专家共识（颈动脉部分）[J].中国脑血管病杂志，2020，17（6）：346–352.

[3] DHARMASAROJA P A，URANSILP N，WATCHARAKORN A，et al.Accuracy of carotid duplex criteria in diagnosis of significant carotid stenosis in asian patients[J].J Stroke Cerebrovasc Dis，2018，27（3）：778–782.

[4] 张庆泉，王永福，王强，等.茎突异常与颈部血管疾病[J].国际耳鼻咽喉头颈外科杂志，2020，44（5）：304–306.

[5] SAADOUN D，VAUTIER M，CACOUB P.Medium–and Large–Vessel Vasculitis[J].Circulation，2021，143（3）：267–282.

[6] 邹玉宝（综述），宋雷，蒋雄京（审校）.大动脉炎诊断标准研究进展[J].中国循环杂志，2017，32（1）：90–92.

[7] 刘然，李景植，夏明钰，等.超声造影对颈动脉大动脉炎活动性的评估[J].中华医学超声杂志（电子版），2021，18（1）：33–39.

[8] MADAELIL T P，GROSSBERG J A，NOGUEIRA R G，et al. Multimodality Imaging in Carotid Web[J].Front Neurol，2019，10：220.

[9] 杨洁，华扬，周福波，等.血管超声评价颈动脉蹼的结构特征[J].中华医学超声杂志（电子版），2020，17（7）：679–683.

第八节 椎动脉

一、超声解剖概要

中枢神经系统发生自胚胎第三周形成的神经管，胚胎第四周时，神经管的头端即“脑泡”结构快速发育，在颈动脉背侧，仅有的两条以血管丛形式存在的纵向神经动脉（longitudinal neural arteries，LNAs）雏形并不能满足后脑脑泡的发育需要。在这一阶段，出现了联系颈-椎-基底动脉的三大原始血管：原始三叉动脉（primitive trigeminal artery，PTA）、原始耳听动脉（primitive otic artery，POA）和原始舌下动脉（primitive hypoglossal artery，PHA）。这些动脉的命名均来自于伴行的颅神经，而且鉴于其与脊髓更为典型的“节段间供血（intersegmental）”的区别，也有文献将其统称为“节段前动脉（presegmental arteries）”。此时，后循环的供血完全依靠颈动脉系统经过这些原始血管向后供血。这些原始血管在椎-基底动脉系统形成之前起到了重要的“由前向后”的供血作用，但它们的“寿命”只有短短的一周左右。在胚芽长5 ~ 6 mm阶段，在颈内动脉远端即形成向后与LNAs吻合的血管，即后交通动脉。随后，这些节段前原始血管便纷纷退化萎缩，按照退化的先后顺序分别是原始耳听动脉、原始舌下动脉与原始三叉动脉，这也可能是残存的胚胎原始血管出现概率由低到高的顺序。它们残留下来依然在行使着由前向后供血的任务，但由于发育上的某些缺陷，也就成为动脉扩张、动脉瘤以及动静脉瘘形成的高危部位。随着LNAs的逐渐发育成熟，至胚芽长7 ~ 12 mm阶段，双侧LNAs逐渐融合，成为基底动脉。发生在此阶段的融合障碍，则往往导致发育成熟后的“开窗”或“重复”变异。此时，基底动脉仍然主要依靠后交通动脉自前向后供血。自第一节段动脉开始，每一个神经管节段均有相应的横向伴行的节段动脉，而这些动脉之间由相应的节段间动脉沟通吻合。第七节间动脉最终形成锁骨下动脉，这些节段间动脉逐渐发育成熟并自下而上融合，第六节间动脉即形成椎动脉起始段。几乎同时期，颅内双侧LNAs融合形成基底动脉，至此椎动脉系统的颅内-颅外段完全沟通，血流方向变成自下而上。

椎动脉是后循环系统的重要供血动脉，正常起自左、右锁骨下动脉，在颅内汇合成基底动脉，主要为脑干及脑后部供血。现代四段法把椎动脉分为4段（图2-8-1）：①V_1（颈段），起自锁骨下动脉上方，向上进入C_6横突孔；②V_2（横突孔/椎间隙段），通过C_6横突孔至枢椎横突孔；③V_3（寰枢/枕段），椎动脉入枢椎横突孔后，经过寰椎横突孔，走行于寰椎动脉沟内，穿硬膜入颅前；④V_4（颅内段），过枕骨大孔，在脑桥及延髓交界处合成基底动脉。注意传统四段法与现代四段法不同，传统四段法把寰枢椎水平段归到V_2段。

椎动脉V_1段位于前斜角肌与颈长肌之间，左侧椎动脉前方有胸导管经过，有时可探及缓慢流动的乳糜液注入静脉角。椎动脉颅外段发出小的脊髓支到骨膜和椎体，发出肌支供应深部的周围肌肉区。颅内段较大分支有脊髓前、后动脉供应延髓和脊髓，发出细小的穿支动脉到延髓；其最大的分支——小脑后下动脉负责延髓和小脑背侧一小部分的血液供应。

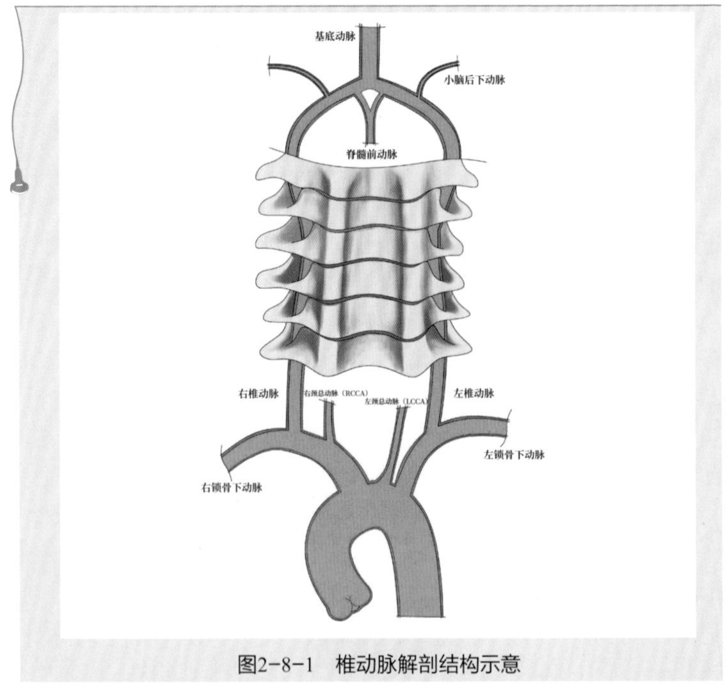

图2-8-1　椎动脉解剖结构示意

椎动脉解剖变异较多，需要在检查中注意识别，避免误诊或漏检。常见的形式包括以下3种。①走行异常：入门异常指椎动脉从C_7以下横突孔或者C_6以上横突孔进入，高位进入横突孔者，

V_2段未显示血流，易误诊为闭塞，穿通异常指椎动脉提前从横突孔出来，在椎外走行；②位置异常：正常右侧椎动脉起自距离锁骨下动脉开口2 cm处，左侧椎动脉起自距离锁骨下动脉开口3 cm处，常见起源异常为左侧椎动脉起源于主动脉弓，右侧椎动脉起源于右侧锁骨下动脉开口附近（低位起源），起源异常和走行异常往往容易同时发生；③形态异常：包括重复型椎动脉、窗式变异、颅内段闭锁、原始三叉动脉。

椎动脉不对称性常见，左侧椎动脉优势约占50%，右侧椎动脉优势25%。椎动脉管径细（发育不良）与后循环卒中关系密切，也是椎-基底动脉延长扩张症（vertebrobasilar dolichoectasia，VBD）的重要诱因。对椎动脉发育不良目前无统一诊断标准，超声多采用2.0 ~ 2.5 mm的内径标准。

椎动脉狭窄多发生在起始部和颅内汇合处，另外由于椎动脉走行于肌肉和骨性结构之间，容易受压变窄或导致动脉夹层发生。

颈外动脉/锁骨下动脉分支与椎动脉分支之间有丰富的吻合，如颈深动脉-椎动脉、颈升动脉-椎动脉、枕动脉-椎动脉、脊髓前动脉-椎动脉及双侧椎动脉之间等（图2-8-2）。当出现严重病变时，侧支通路开放，影响相关血管的血流（表2-8-1）。

本节常见英文词汇对照见表2-8-2。

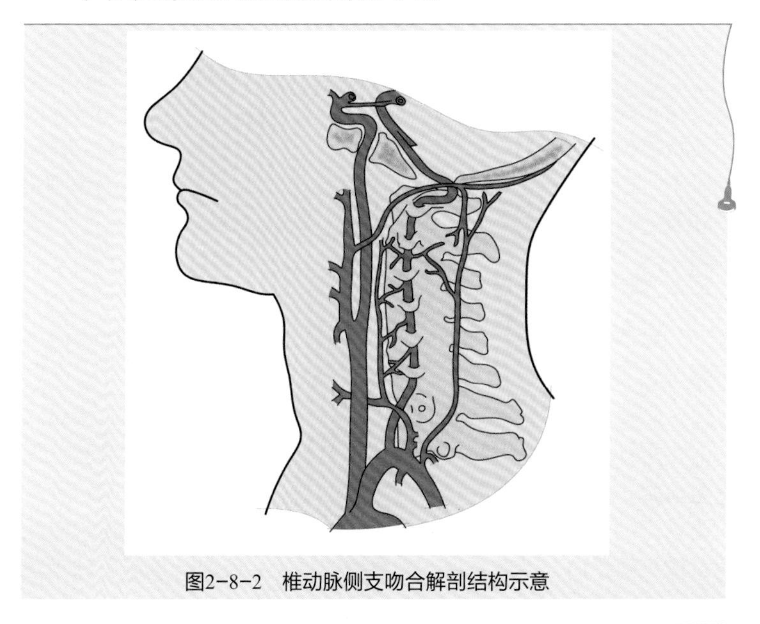

图2-8-2 椎动脉侧支吻合解剖结构示意

表2-8-1 椎动脉起始段狭窄特征和颈动脉及颅内动脉比较

临床特征	椎动脉起始部 AS	颈动脉球部 AS	颅内动脉 AS
尸检发生率（%）	14 ~ 39（＞35岁）	32 ~ 72（＞35岁）	31.4 ~ 44.8（＞40岁）
血管成像检查发生率	18.4 ~ 40.7	33.8 ~ 67.9	27.7 ~ 44.5
动脉粥样斑块比例	低	高	低
纤维成分比例	高	低	高
溃疡	低	高	低
狭窄几何特征	向心性狭窄	偏心性狭窄	向心性狭窄

表2-8-2 常用英文词汇对照

英文简称	英文全称	中文
ASA	arteriae spinalis anterior	脊髓前动脉
PICA	posterior inferior cerebellar artery	小脑后下动脉
RVAOS	rotational vertebral artery occlusion syndrome	旋转性椎动脉闭塞综合征
VA	vertebral artery	椎动脉
VAOS	vertebral artery origin stenosis	椎动脉起始部狭窄

二、设备调试

完整的椎动脉超声检查，需要切换多种探头：线阵探头（频率相对低的血管探头，3.0 ~ 11.0 MHz）、凸阵探头（腹部探头，1.0 ~ 5.0 MHz）、小凸阵探头（小儿腹部探头，5.0 ~ 8.0 MHz）、相控阵探头（心脏超声探头，1.0 ~ 5.0 MHz）。

三、操作技巧

患者枕低枕（目的：保持颈部肌肉松弛，以获取最佳声窗），头适当转向对侧，从仰卧位开始，采用线阵探头检查V_2段，此处最容易显示，先测量内径和频谱，然后在彩色血流模式下，逆行沿管腔向下显示V_1段（包括起始段）和锁骨下动脉、无名动脉。血管位置深在时，建议切换凸阵探头，尤其是起始段易受声窗的影响，小凸/微凸阵探头有显示优势。左侧检查时需注意探头的指向，一般来说，因检查习惯（V_1段逆行显示）和手法方便，左侧椎动脉起始段及锁骨下动脉近段图像显示与解剖方位翻转，这样更方便操作。V_3段的检查注意沿着血管走行方向（倾斜45°）观察，必要时也可使用凸阵探头。V_4段检查时，患者可采取侧卧位和坐位，注意职业防护，避免操作者手臂出现职业损伤。左侧卧位有利于检查枕窗偏右的患者，但缺少操作者手臂支撑；右侧卧位类似于心脏超声检查姿势，有助于保护操作者手臂；坐位检查时操作空间最大，需注意调节好患者高度和操作者手臂的高度，可让患者坐于有靠背的椅子，操作者手臂有支点支撑。V_1 ~ V_3段的检查以纵断面显示为主，横断面检查缺少优势。

四、相关切面

相关切面表现见图2-8-3 ~ 图2-8-7。

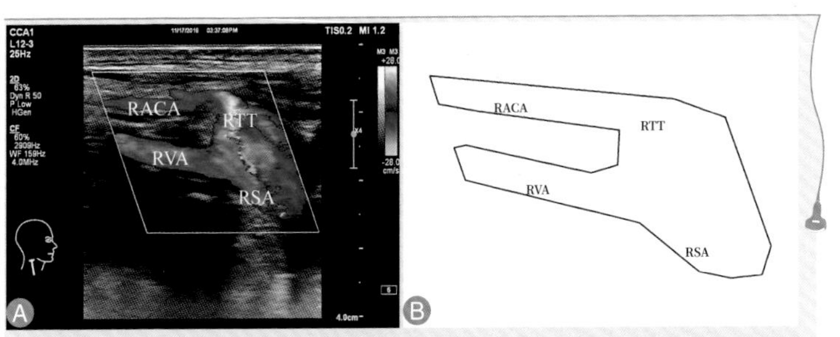

A.右侧V_1（颈段）超声图像；B.右侧V_1（颈段）简单示意。RSA：右锁骨下动脉；RVA：右椎动脉；RTT：右甲状颈干；RACA：右颈升动脉。

图2-8-3　右侧V_1（颈段）及其示意

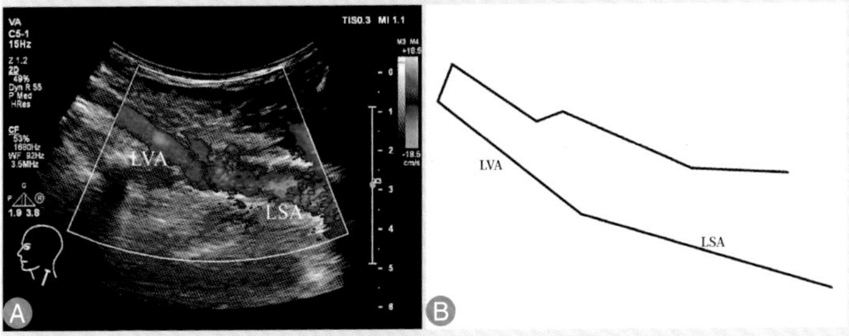

A.左侧V_1（颈段）超声图像；B.左侧V_1（颈段）简单示意。LSA：左锁骨下动脉；LVA：左椎动脉。

图2-8-4　左侧V_1（颈段）及其示意

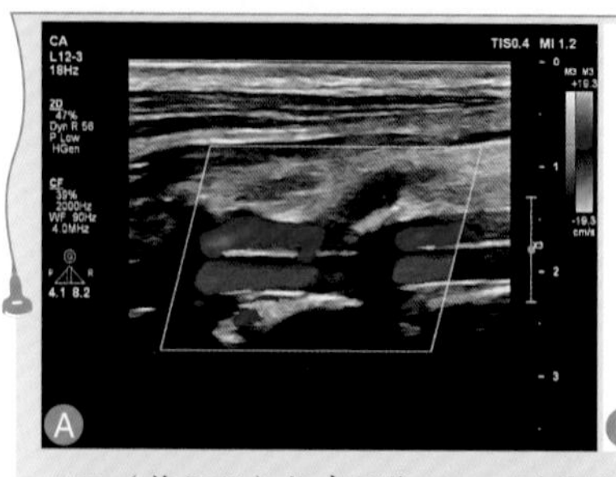

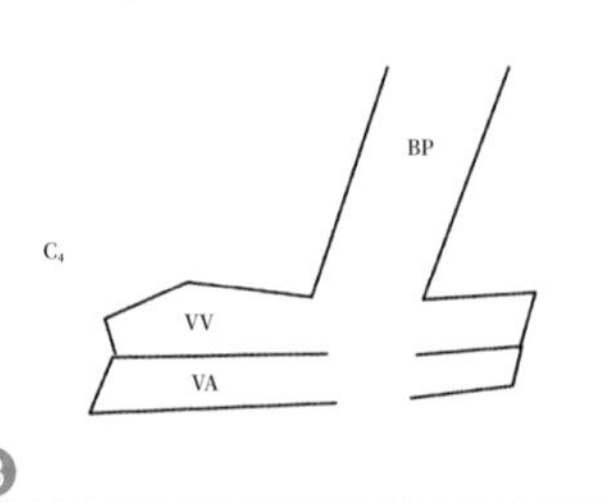

A.V_2（椎间段）超声图像；B.V_2（椎间段）简单示意。VA：椎动脉；VV：椎静脉；BP：臂丛神经；C_4：第四颈椎横突。

图2-8-5　V_2（椎间段）及其示意

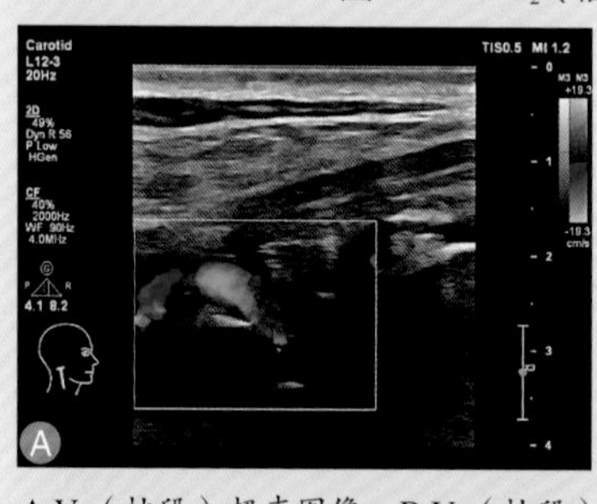

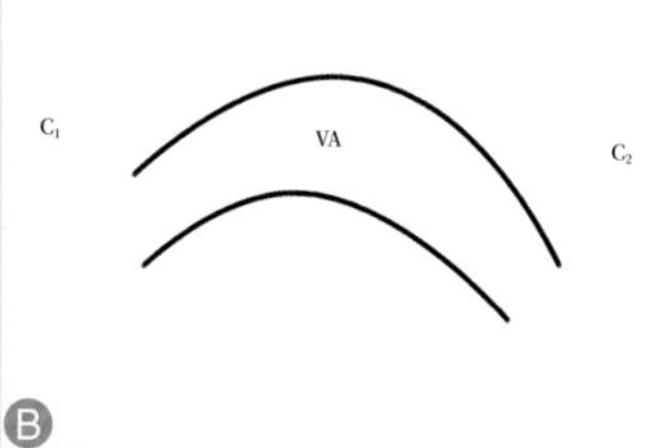

A.V_3（枕段）超声图像；B.V_3（枕段）简单示意。VA：椎动脉；C_1：第一颈椎横突；C_2：第二颈椎横突。

图2-8-6　V_3（枕段）及其示意

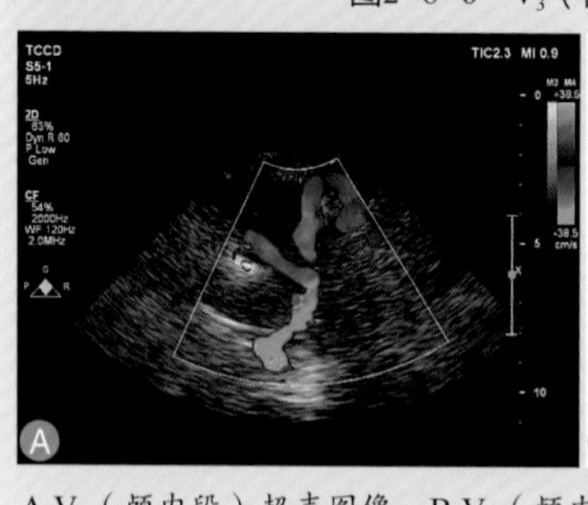

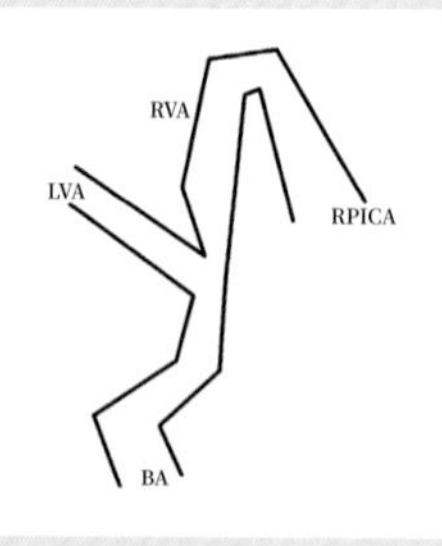

A.V_4（颅内段）超声图像；B.V_4（颅内段）简单示意。RVA：右侧椎动脉；LVA：左侧椎动脉；BA：基底动脉；RPICA：右侧小脑后下动脉。

图2-8-7　V_4（颅内段）及其示意

五、声像图特征

声像图特征见图2-8-8～图2-8-16。

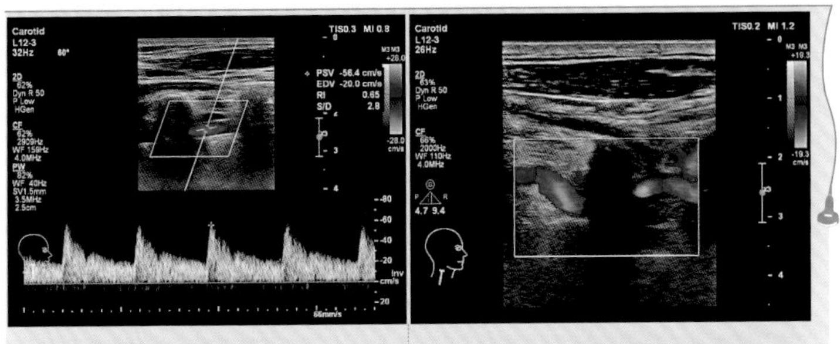

单相三峰递减型。

图2-8-8 正常椎动脉频谱

图2-8-9 椎动脉V_2段走行纡曲

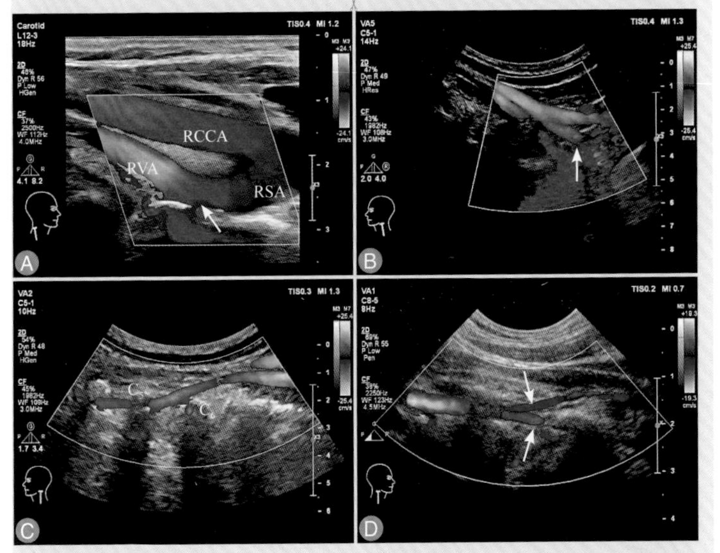

A.右侧椎动脉低位起源（箭头）；B.左侧椎动脉起源于主动脉弓（箭头）；C.椎动脉走行变异，从C_5～C_6横突孔进入上行；D.椎动脉窗式变异，椎间和椎外各见一支椎动脉汇合（箭头）。

图2-8-10 椎动脉常见解剖变异

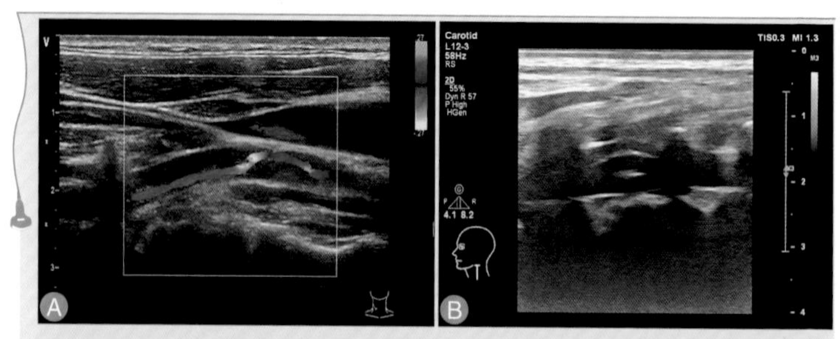

A.椎动脉V_1段夹层（壁内血肿），管腔内见壁间低回声；B.椎动脉V_2段夹层动脉瘤，管腔瘤样扩张，中间可见高回声内膜片。

图2-8-11　常见椎动脉夹层表现

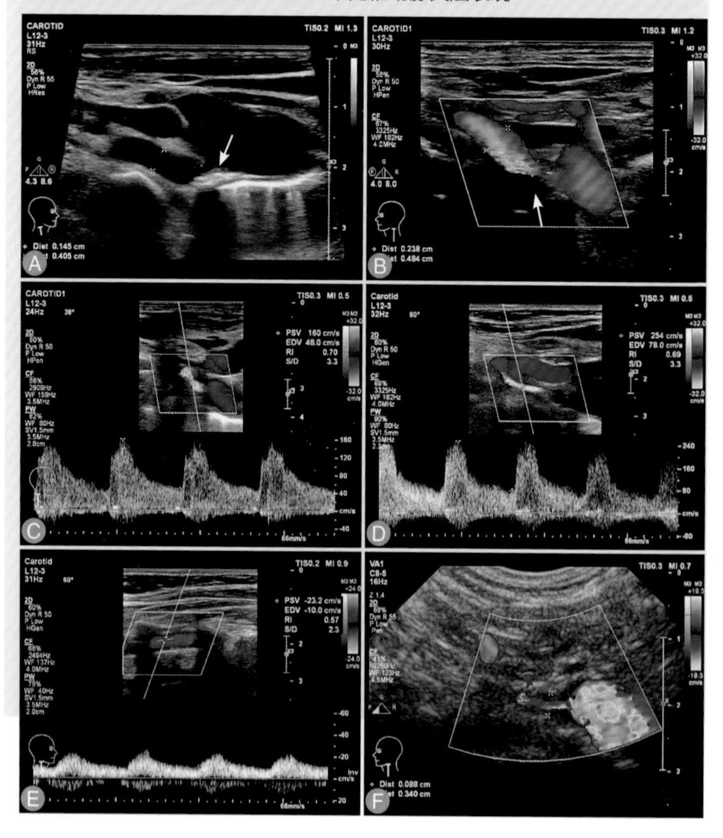

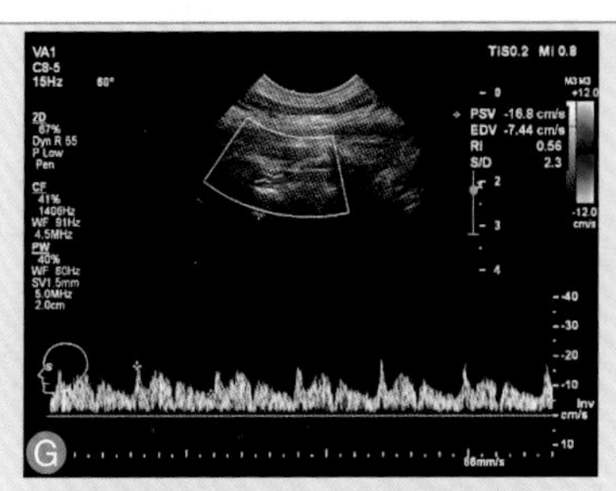

A.锁骨下动脉斑块延伸累及椎动脉起始段，造成管腔狭窄（箭头）；B.椎动脉起始段管壁环形增厚（低回声，箭头），局部轻度狭窄，最大流速95 cm/s；C.椎动脉起始段中度狭窄，最大流速160 cm/s；D.椎动脉起始段重度狭窄，最大流速254 cm/s；E.椎动脉起始段重度狭窄，V_2段“小慢波”频谱：低速、低阻、加速时间延长、峰圆钝；F.椎动脉起始段极重度狭窄彩色血流；G.椎动脉起始段极重度狭窄所致V_2段切迹频谱改变。

图2-8-12　椎动脉开口处狭窄表现

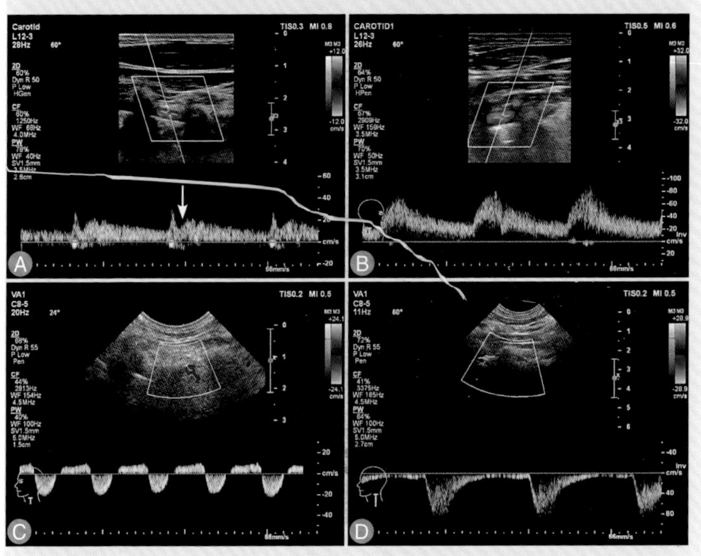

A.椎动脉收缩期切迹（箭头）：收缩中期血流速度的短暂急剧下降，第二个收缩峰（S_2）圆钝，舒张期前向血流恢复；B.对侧椎动脉频谱代偿性改变：流速相对升高，加速时间延长，峰圆钝；C.椎动脉双向血流频谱：收缩期血流方向逆转；D.椎动脉完全逆转血流频谱：血流方向全周期逆转。

图2-8-13　锁骨下动脉盗血所致椎动脉频谱改变

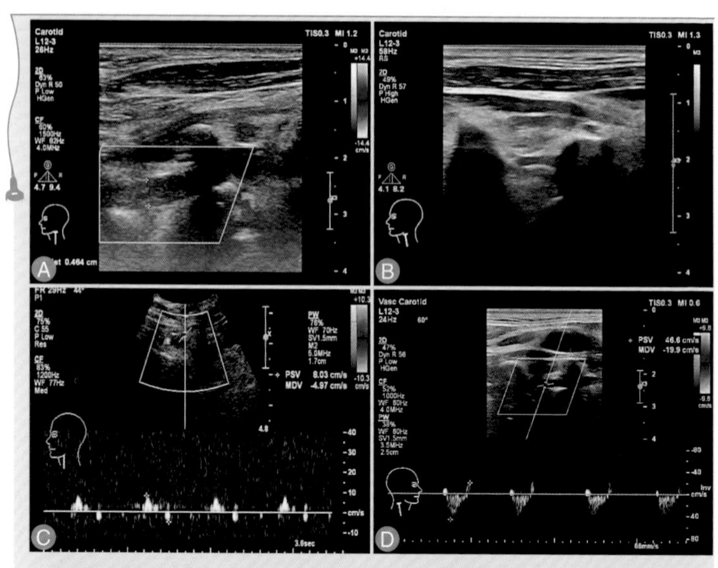

A.椎动脉近期闭塞：颅外段血管壁轮廓和管腔内低回声，管腔内血流信号消失；B.椎动脉陈旧闭塞：管腔内等回声或不均匀，与周围组织分界不清；C.椎动脉远段闭塞（分支前）所致的收缩期正向振荡频谱；D.椎动脉近段闭塞所致的收缩期负向振荡频谱。

图2-8-14 椎动脉闭塞的不同表现

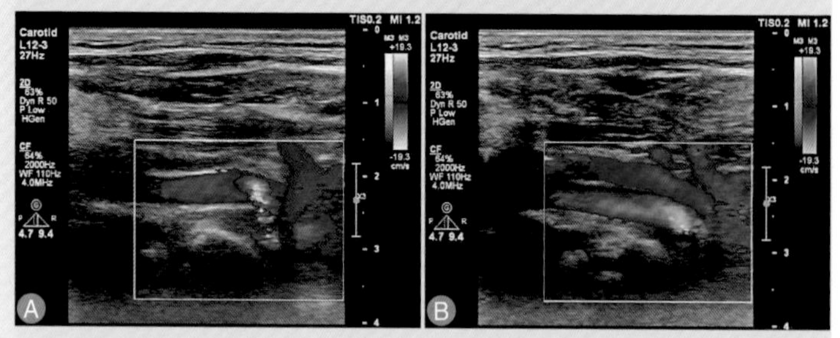

A.椎动脉起始段平静状态下走行纡曲；B.椎动脉起始段深吸气或坐位后走行变直。

图2-8-15 椎动脉受呼吸和体位影响变化

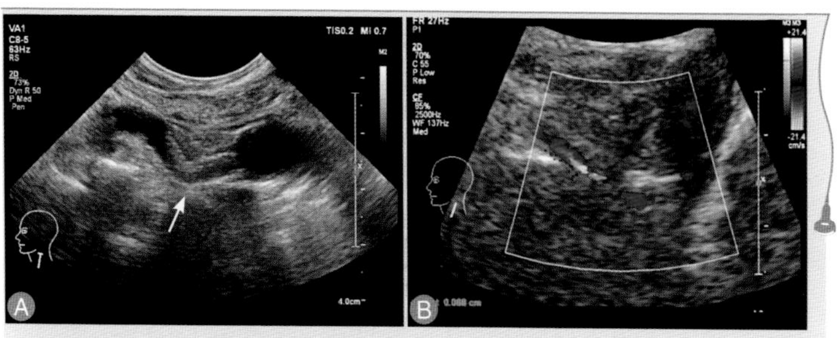

A.椎动脉起始段支架成角；B.椎动脉起始段支架术后，支架内再狭窄。

图2-8-16 椎动脉支架术后并发症

六、分析思路

（一）思维导图

椎动脉狭窄及闭塞思维导图见图2-8-17，图2-8-18。

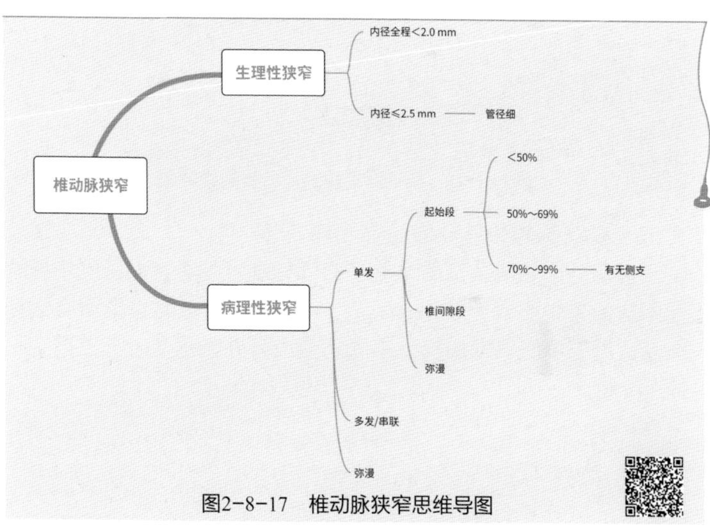

图2-8-17 椎动脉狭窄思维导图

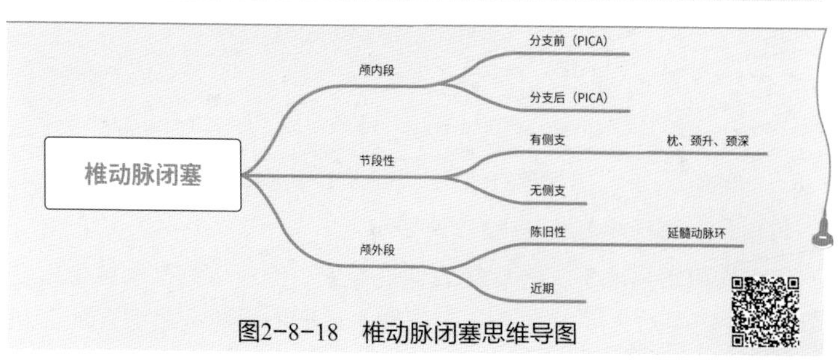

图2-8-18 椎动脉闭塞思维导图

（二）频谱分析

注意当椎动脉出现切迹时，除了锁骨下动脉和无名动脉病变之外，也可见于椎动脉开口重度狭窄，以及透析患者高流量内瘘或者椎动脉开窗畸形等情况，详细切迹讨论见锁骨下动脉章节（图2-8-19）。

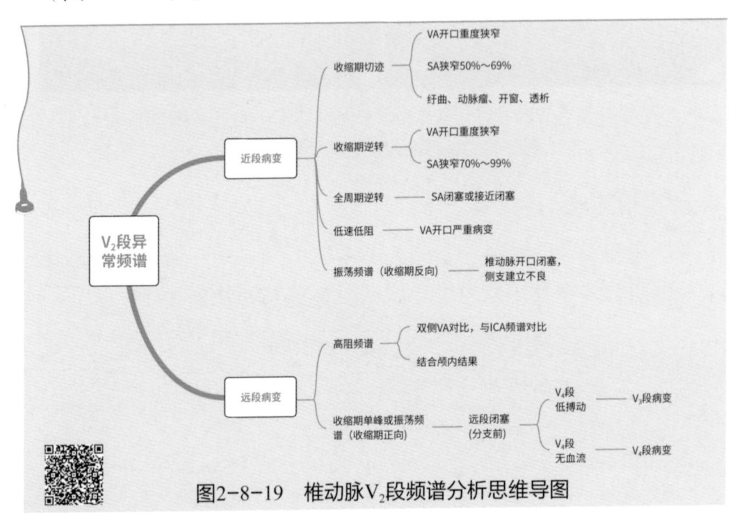

图2-8-19　椎动脉 V_2 段频谱分析思维导图

（三）椎动脉起始段狭窄诊断参考标准

椎动脉起始段狭窄的血流动力学标准可参考宣武医院华扬教授团队的单中心研究结果，见表2-8-3，需注意此血流动力学标准仅适用于单侧单发病变，串联病变或者并联病变时需根据实际情况分析。

表2-8-3　椎动脉起始段狭窄参考标准

狭窄程度	PSV（cm/s）	EDV（cm/s）	$PSV_{起始段}/PSV_{椎间隙段}$
＜50%	≥85，＜140	≥27	≥1.3
50%～69%	≥140，＜210	≥35，＜50	≥2.1，＜4.0
70%～99%	≥210	≥50	≥4.0
闭塞	无血流信号	无血流信号	无血流信号

（四）旋转性椎动脉闭塞综合征

RVAOS是由于头部旋转或伸展导致一侧或双侧椎动脉受压变窄，对侧椎动脉因发育不良而代偿不足所引发的一组综合征，包括突发性眩晕/晕厥、共济失调、伴有眼球震颤、意识丧失等后循环缺血症状，其特点是反复发作性、可逆性，体位恢复后症状消失。

RVAOS受压部位多位于V_3段（$C_1 \sim C_2$段水平），可能的原因为：枕骨异常、椎体不稳、椎间孔变窄、寰枢椎错位、颈肌肥厚等。RVAOS可能的发病机制：优势椎动脉受压变窄，而对侧椎动脉发育不良、不能提供充足的代偿血流。超声医师在日常检查时会遇到患者转颈后V_2段血流速度下降和阻力指数增高的现象，但多数因对侧可代偿，无临床症状，可提示受压现象（图2-8-20）。

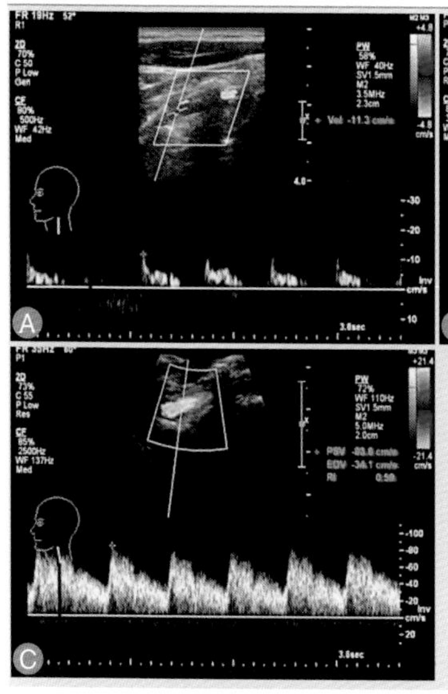

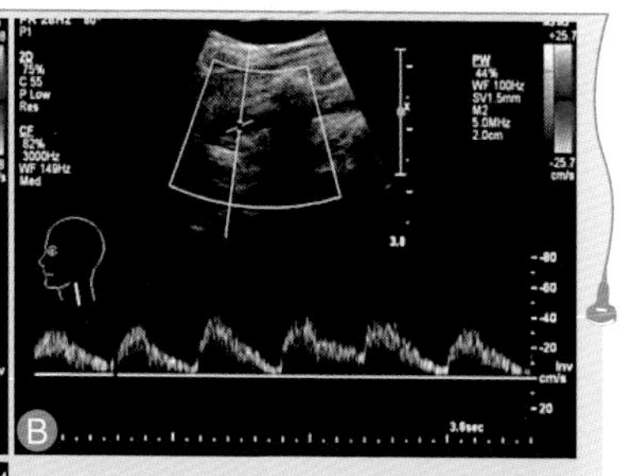

A.转颈受压后椎动脉频谱异常改变：呈高阻型频谱，严重时呈现单峰样频谱；B.开始转正，椎动脉频谱逐渐回复；C.完全转正后，椎动脉频谱恢复正常，提示患者为动态受压。

图2-8-20
转颈受压时椎动脉频谱动态变化

（五）椎动脉起始段支架

椎动脉起始部狭窄（VAOS）支架置入技术成功率为92.8%～100%，再狭窄率为20%～50%，椎动脉支架断裂发生率为5%～6%，主要受以下因素影响。

（1）肌型（中）动脉：丰富的平滑肌和弹性纤维，外膜致密，重塑性差。

（2）新生内膜：内皮细胞损伤、平滑肌细胞迁移。

（3）血管直径、狭窄程度、长度、纡曲、与锁骨下动脉的解剖关系、病变远段情况。

（4）颈部转动。

（5）动态呼吸所致纡曲（dynamic respiratory tortuosity，DRT）。

再狭窄发生时间节点：多见于术后3～6个月，所以对支架的术后评估工作非常重要。

支架突入锁骨下动脉长度为2 mm左右为宜。支架仅覆盖椎动脉边缘或未能完全覆盖病变，会增加再狭窄的发生率；若支架伸入锁骨下动脉过多，易导致红细胞机械性破坏。

（六）椎动脉残端综合征

2008年有学者提出椎动脉残端综合征（vertebral artery stump syndrome，VASS）的概念，其诊断标准：①后循环急性梗死；②椎动脉起始部闭塞；③同侧椎动脉远端存在顺行血流；④排除其他梗死病因。

血管闭塞后动脉栓塞造成的脑缺血事件有3种潜在机制：①栓子停滞；②低流量状态；③有残端或其他栓子通过侧支（图2-8-21）。

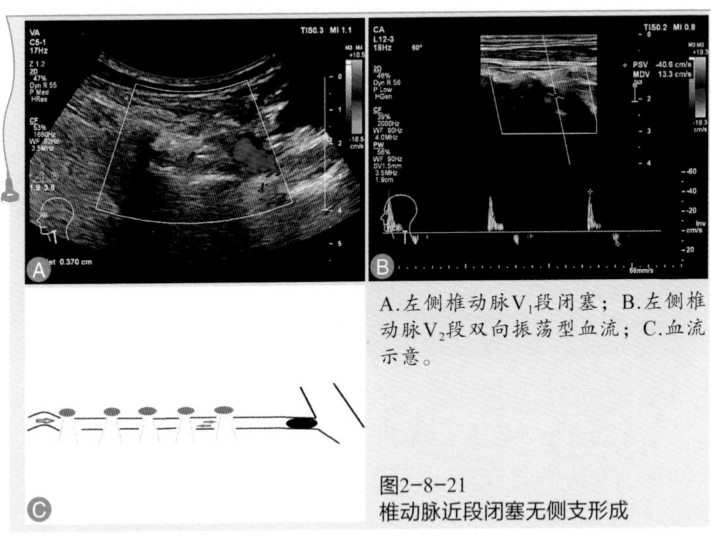

A.左侧椎动脉V_1段闭塞；B.左侧椎动脉V_2段双向振荡型血流；C.血流示意。

图2-8-21
椎动脉近段闭塞无侧支形成

七、临床应用

椎动脉病变所致的后循环缺血常见症状：头晕/眩晕、肢体/头面部麻木、肢体无力、头痛、呕吐、复视、短暂意识丧失、视觉障碍、行走不稳或跌倒。常见体征：眼球运动障碍、肢体瘫痪、感觉异常、步态/肢体共济失调、构音/吞咽障碍、视野缺损、声嘶、Horner综合征等。头晕的原因较为复杂，分为中枢性和周围性，所以对于头晕患者，可详细询问头晕发生的症状，是否受体位改变影响，持续时间长短等。

八、报告书写

（一）椎动脉狭窄、走行变异

描述：

双侧椎动脉管径正常（右V_2段：__mm，左V_2段：__mm），内膜尚光滑，未见明显斑块回声。左侧椎动脉起源于主动脉弓，从C_5 ~ C_6横突孔进入而后上行。

右侧椎动脉起始段可见环形低回声增厚，管腔变窄，残余管径__mm，狭窄以远/原始管径__mm，局部流速达__cm/s。V_2段流速减低，频谱形态改变，V_2远段可见侧支血管建立。V_4段流速正常（__cm/s），频谱形态改变。

左侧椎动脉开口处局部管腔无变窄，各段流速正常，频谱形态正常。

双侧锁骨下动脉、无名动脉流速正常。

结论：

右侧椎动脉狭窄（起始段，70% ~ 99%）；左侧椎动脉起源异常，走行变异；双侧锁骨下动脉、无名动脉未见明显异常。

（二）椎动脉颅内段病变

描述：

双侧椎动脉管径不对称，右侧管径细（右V_2段：__mm，左V_2段：__mm），内膜尚光滑，未见明显斑块回声。

右侧椎动脉开口处局部管腔无变窄，V_2段流速代偿性增高，频谱形态改变。

左侧椎动脉内膜不光滑，V_2段频谱呈收缩期单峰改变，舒张早期可见小反向波。V_4段小脑后下动脉分支可显示，分支后血流显示中断。

双侧锁骨下动脉、无名动脉流速正常。

结论：

右侧椎动脉管径细；左侧椎动脉V_2段收缩期单峰，分支后病变（闭塞）；双侧锁骨下动脉、无名动脉未见明显异常。

九、要点与讨论

椎动脉病变分析与颈动脉类似，主要分为狭窄、闭塞、发育变异等，本着定位、定性、定量的原则，先确定病变特点和位置，然后量化分析狭窄程度，注意病因学（粥样硬化、夹层、动脉炎等）鉴别诊断。从超声影像来说，血管诊断需要先关注二维结构、再辅以血流动力学分析。

椎动脉病变的发病机制主要为动脉到动脉栓塞，最常见的病因为动脉粥样硬化。由于椎动脉的解剖和运动损伤等因素，椎动脉夹层也需要关注和鉴别，患者多以颈部疼痛来诊，或有运动、扛重物等病史。纤维肌发育不良累及椎动脉者，主要发生在颅内段，超声显示结构变化较为困难。多发性大动脉炎患者病变较少累及椎动脉，但需注意锁骨下动脉的炎性增厚可引起椎动脉开口处狭窄，且因为高血流动力学改变，容易出现远端切迹频谱。

椎动脉走行较长，干扰因素多，病变好发部位主要在开口处和颅内段近汇合处，而且椎动脉属于中动脉，起始部位病变特点与颈动脉不同，需注意鉴别。超声常见病变形式为环形低回声增厚或锁骨下动脉粥样硬化斑块累及椎动脉起始部。

椎动脉起始段支架术后，因顺应性减低，支架内流速高于自体血管，所以支架内再狭窄标准的流速截断值略高于椎动脉狭窄的截断值。支架后再狭窄发生率较高，尤其是3～6个月最容易发生，超声为理想的随访工具。

十、思考题

患者男性，67岁，偶发头晕。彩超体检发现颈动脉多发斑块形成，于右侧椎动脉发现频谱异常，下图依次为右侧椎动脉和左侧椎动脉V_2段频谱（图2-8-22，图2-8-23），请问考虑什么情况？如何与锁骨下动脉窃血鉴别？

参考答案：

右侧椎动脉近段闭塞。

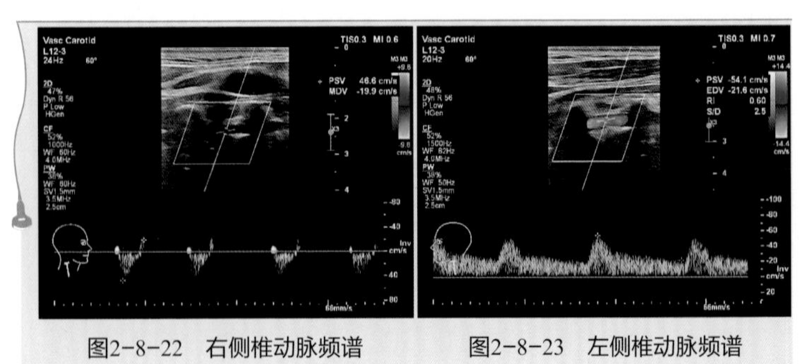

图2-8-22　右侧椎动脉频谱　　图2-8-23　左侧椎动脉频谱

【推荐阅读文献】

[1] SANTINI-DOMINGUEZ R，ZHANG J M，HOSSEINI M，et al. Endovascular Vertebral Artery Transposition Using Flow Reversal Technique for Left Subclavian Artery Stump Syndrome[J].Ann Vasc Surg，2020，63：455.e7-455.e10.https://doi.org/10.1016/j.avsg.2019.07.028.

第九节 锁骨下动脉、无名动脉

一、超声解剖概要

锁骨下动脉（subclavian artery，SA）右侧起自无名动脉（innominate artery，INA），左侧直接起自主动脉弓。它们分别沿左右肺尖的内侧上行，然后斜行越过胸膜顶的前面出胸廓上口到达颈根部，呈弓状向外侧走行，依次经斜角肌间隙、锁骨中点下方和第一肋上方到达其外缘，而后移行为腋动脉进入腋窝。其主要分支有椎动脉、胸廓内动脉、甲状颈干、肋颈干、颈横动脉等，分支分布于头颈、胸腹壁等区域。无名动脉短粗，长4～6 cm，在分出锁骨下动脉处分叉部因受血流剪切力的影响，易形成斑块。

胚胎时期，第三对主动脉弓残存的血管与第四对腹主动脉的右半部发育为无名动脉（又称头臂干），第四对主动脉弓与右侧背主动脉的一段、从背主动脉发出的第六节间动脉共同形成了右侧锁骨下动脉，而左锁骨下动脉由左侧第六节间动脉形成。

锁骨下动脉解剖上以前斜角肌为界分为3段：由起点至前斜角肌内缘为第一段，前斜角肌后方为第二段，余为第三段。第一段、第二段的后下方与胸膜顶和肺尖相邻，第二段、第三段外上方与臂丛相邻。超声以椎动脉分支为界，可分为近段（椎动脉分支之前，相当于第一段、第二段）、远段（椎动脉分支之后，相当于第三段），头颈动脉检查主要关注的是近段病变。

迷走右锁骨下动脉（aberrant right subclavian artery，ARSA）是指锁骨下动脉起始于主动脉弓胸主动脉移行部，这种起始异常的右锁骨下动脉多数经过食管后方，也可经过气管后方或前方，还可与右位主动脉弓合并出现，形成一个“血管环”（详见本章

第十一节“主动脉”）。在临床上可能压迫食管和气管，引起呼吸困难和吞咽困难。走行纡曲、延长的迷走右锁骨下动脉可造成血流动力学异常，同时影响桡动脉入路的冠脉造影实施。右侧锁骨下动脉也容易受颈部距离缩短、主动脉弓抬高等因素影响而纡曲成角，造成分叉嵴部的“折叠样”狭窄。

当锁骨下动脉近段发生病变时，除了最粗的分支椎动脉血流动力学受影响外，其他分支也出现异常，并互相影响。对于冠状动脉搭桥（coronary artery bypass grafting，CABG）的患者，可能会出现桥血管-乳内动脉窃血，因此，左侧锁骨下动脉病变的检出尤为重要。

锁骨下动脉近段因与肺尖相邻，肺胸膜（脏层胸膜）形成的大界面全反射，容易出现镜面伪像，在后方显示出对称的血管图像。

本节常见英文词汇对照见表2-9-1。

表2-9-1　常用英文词汇对照

英文简称	英文全称	中文
CCT	costocervical trunk	肋颈干
IMA/ITA	internal mammary artery/ internal thoracic artery	内乳动脉 / 胸廓内动脉
INA/BT	innominate artery/brachiocephalic trunk	无名动脉 / 头臂干
SSS	subclavian steal syndrom	锁骨下动脉窃血综合征
SubA/SA	subclavian artery	锁骨下动脉
TCT	thyrocervical trunk	甲状颈干

二、设备调试

锁骨下动脉、无名动脉超声检查，需要根据探测深度和解剖情况切换探头：线阵探头（频率相对低的血管用探头）、凸阵探头/小凸阵探头。

三、操作技巧

患者低枕（目的：保持颈部肌肉松弛，以达到最佳声窗）平卧，头适当转向对侧，声窗较好、血管走行表浅的受检者可采用线阵探头，于右侧胸锁关节上方探查右侧锁骨下动脉近段和无名动脉，锁骨下动脉远段的探查一般沿血管走行进行连续性检查，在锁骨中线水平探头切换至锁骨下方检查，血管受压的评估需结合横断面、纵断面（详见第三章第一节“上肢动脉”）。左侧检查时需注意探头的指向，一般来说，因检查习惯和手法方便，左侧椎动脉起始段及左侧锁骨下动脉近段图像显示与解剖方位翻转，这样更方便操作，左侧锁骨下动脉远段显示方向和方法可参考右侧。因声窗问题，体积较大的探头难以转动观察，小凸阵探头有一定优势，可适当偏转角度观察。由于动脉粥样硬化病变多发生于开口/分叉处，锁骨下动脉和无名动脉需要尽量显示其起始段情况。

四、相关切面

相关切面表现见图2-9-1 ~ 图2-9-3。

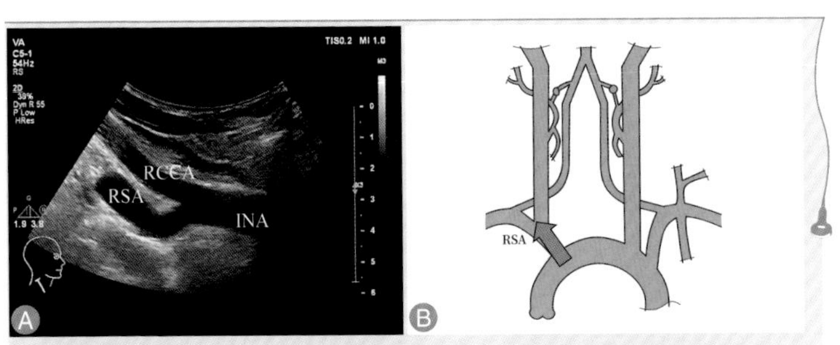

A.右侧锁骨下动脉近段和无名动脉超声图像；B.右侧锁骨下动脉解剖结构示意（箭头）。RSA：右锁骨下动脉；INA：无名动脉；RCCA：右颈总动脉。

图2-9-1 右侧锁骨下动脉近段+无名动脉及其解剖结构示意

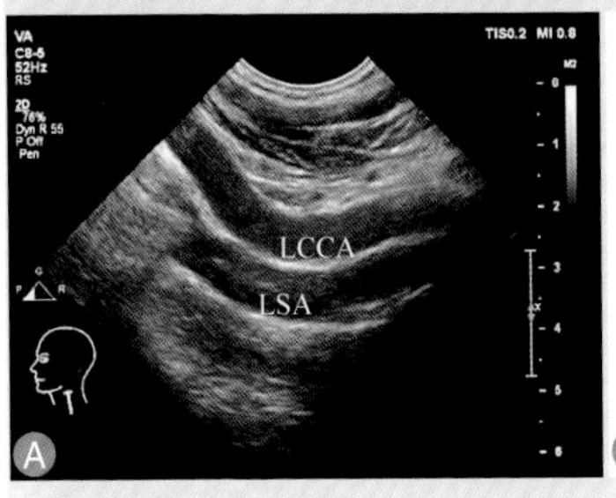

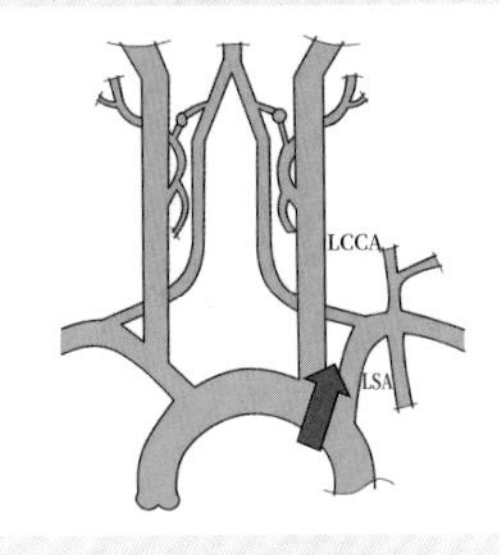

A.左侧锁骨下动脉近段和无名动脉超声图像；B.左侧锁骨下动脉近段解剖结构示意（箭头）。LSA：左侧锁骨下动脉；LCCA：左侧颈总动脉。

图2-9-2 左侧锁骨下动脉近段及其解剖结构示意

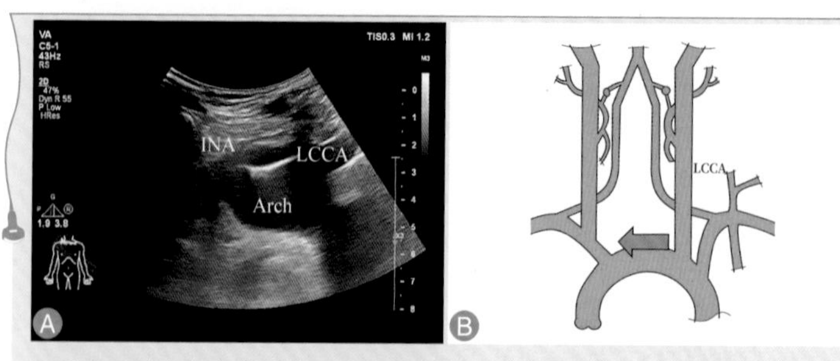

A.弓上动脉分支超声图像；B.弓上动脉分支解剖结构示意（箭头）。Arch：主动脉弓；INA：无名动脉；LCCA：左颈总动脉。

图2-9-3　弓上动脉分支及其解剖结构示意

五、声像图特征

声像图特征见图2-9-4～图2-9-13。

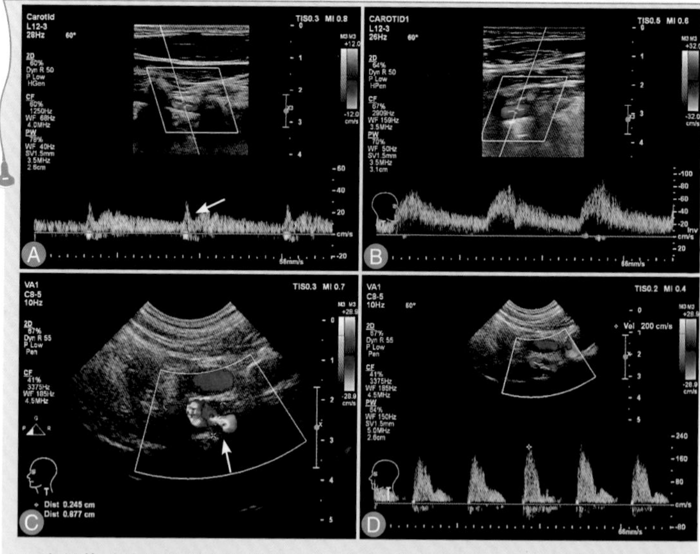

A.左侧椎动脉隐匿型窃血频谱，收缩期切迹（箭头）；B.右侧椎动脉频谱代偿性改变：流速相对升高，加速时间延长，峰圆钝；C.左锁骨下动脉起始段狭窄，残余管径2.5 mm，原始管径8.8 mm（箭头）；D.左锁骨下动脉起始段狭窄频谱，PSV 为200 cm/s。

图2-9-4　锁骨下动脉隐匿型盗血

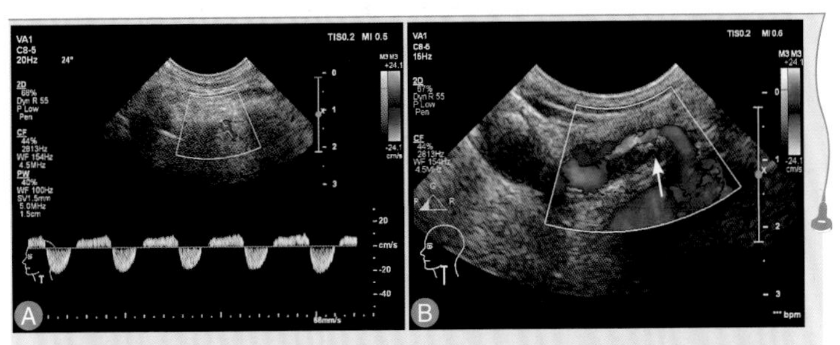

A.椎动脉双向血流频谱，收缩期血流方向逆转（部分型窃血频谱）；B.左锁骨下动脉起始段狭窄，PSV为 500 cm/s（箭头）。

图2-9-5　锁骨下动脉部分型盗血

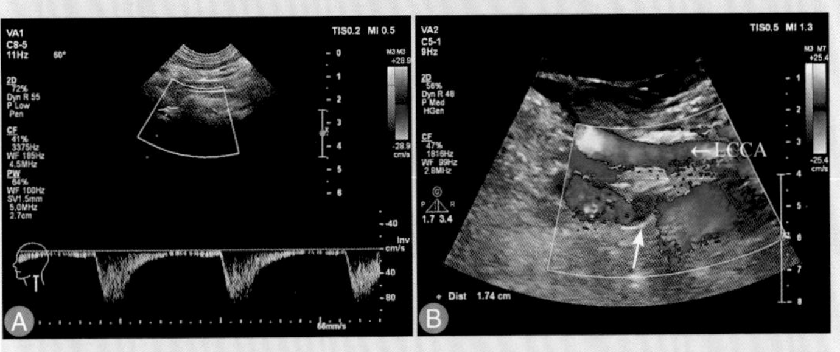

A.椎动脉完全逆转血流频谱：血流方向全周期逆转（完全型窃血）；B.左锁骨下动脉起始段闭塞（箭头），闭塞长度17 mm。LCCA：左颈总动脉。

图2-9-6　锁骨下动脉完全型盗血

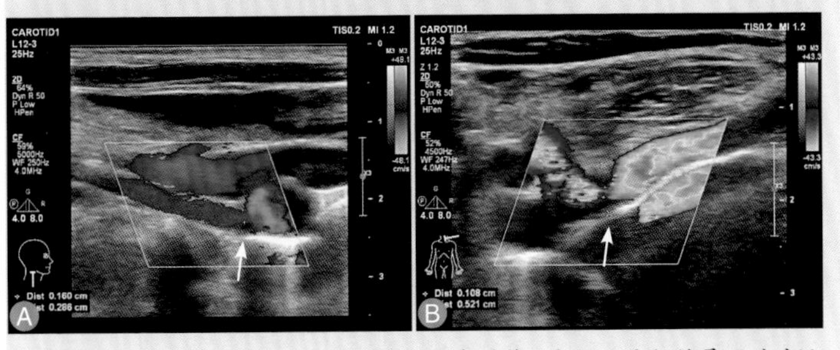

A.右侧锁骨下动脉至椎动脉开口处受累变窄（箭头）；B.左侧锁骨下动脉远段（椎动脉开口之后）受累变窄（箭头）。

图2-9-7　多发性大动脉炎患者

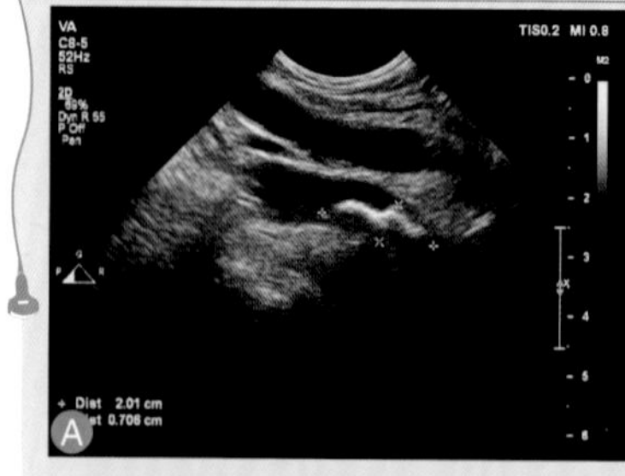

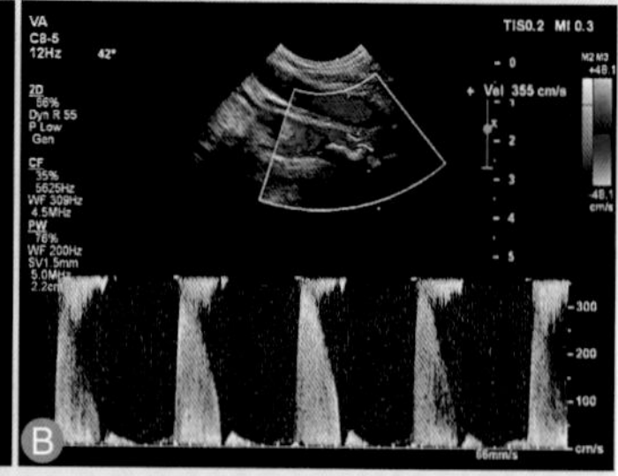

A.左侧锁骨下动脉起始段钙化斑块形成致管腔狭窄；B.左侧锁骨下动脉起始段狭窄血流频谱，PSV为355 cm/s。

图2-9-8　左侧锁骨下动脉斑块并狭窄

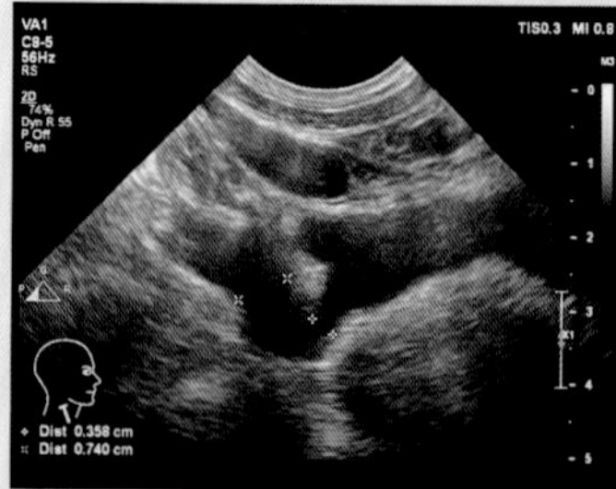

右侧锁骨下动脉纡曲并斑块形成，形成“折叠样”狭窄。

图2-9-9
右侧锁骨下动脉纡曲

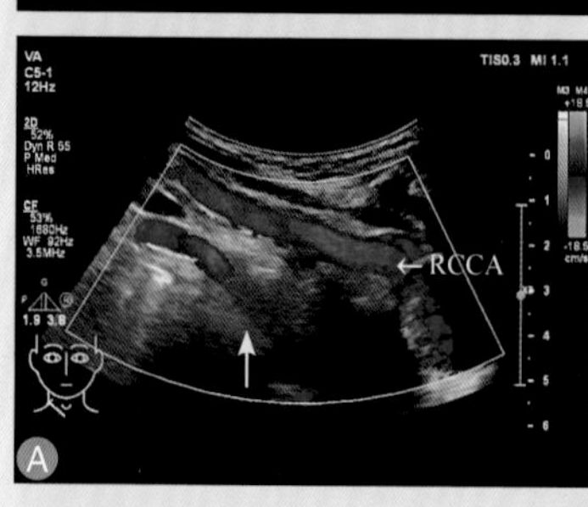

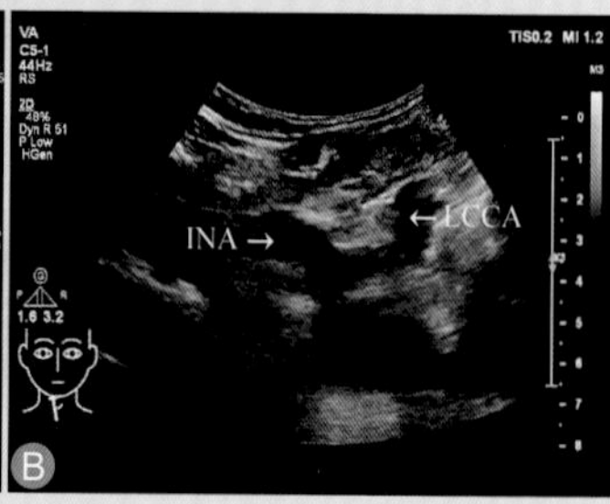

A.右侧迷走锁骨下动脉（近段显示不清，箭头），右侧颈总动脉起源于主动脉弓；B.无名动脉、左侧颈总动脉共干（牛型弓）。

图2-9-10　锁骨下动脉变异示意

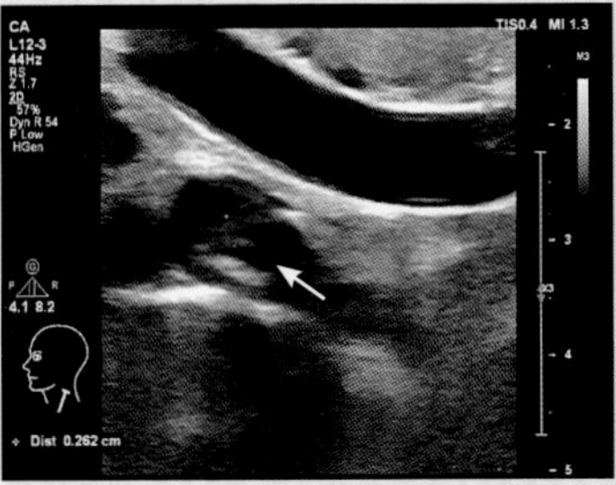

可见管腔内斑块并血栓形成（箭头）。

图2–9–11 左侧锁骨下动脉闭塞

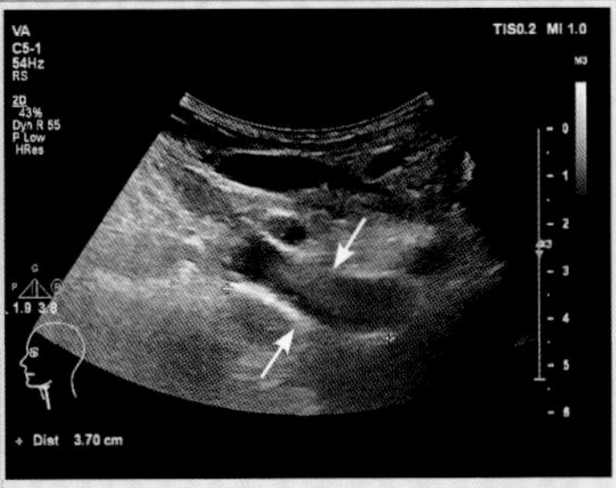

支架置入术后，显示支架呈强回声（箭头）。

图2–9–12 左侧锁骨下动脉近段

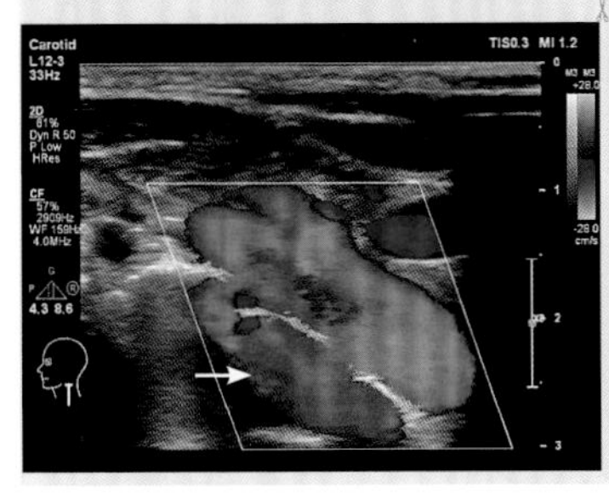

近场为锁骨下动脉，箭头处为镜像伪像，中间高亮回声为脏层胸膜。

图2–9–13
左侧锁骨下动脉镜像伪像

六、分析思路

（一）思维导图

锁骨下动脉窃血分析思维导图见图2–9–14。

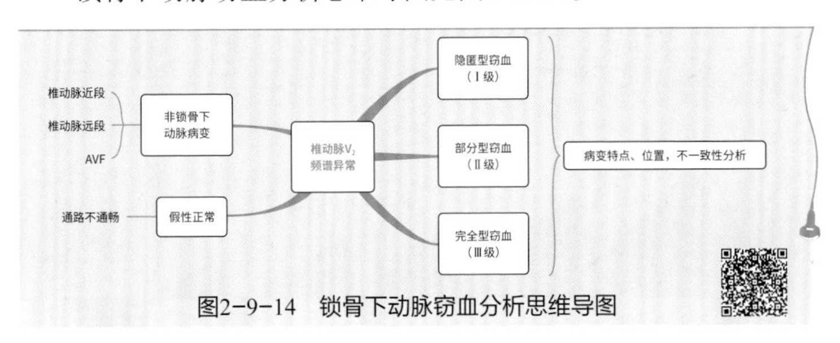

图2–9–14 锁骨下动脉窃血分析思维导图

（二）诊断原则

锁骨下动脉、无名动脉病变需要联合椎动脉和颈动脉评估，并关注锁骨下动脉分支血流变化（图2–9–15）。当椎动脉血流频谱异常时，分析其病变及频谱相关性变化。

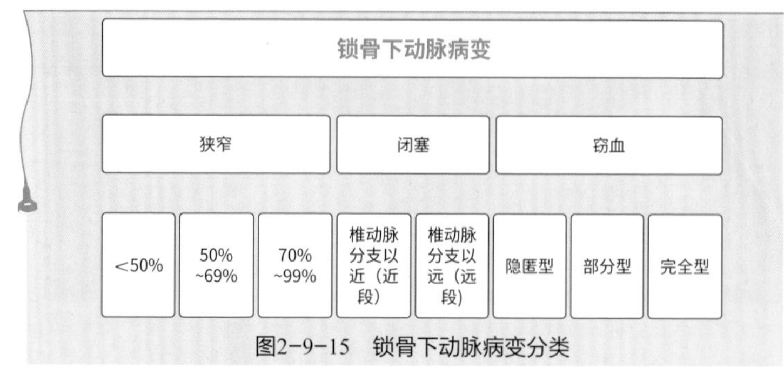

图2-9-15 锁骨下动脉病变分类

（三）锁骨下动脉窃血频谱分类

锁骨下动脉窃血综合征是由于锁骨下动脉或无名动脉于椎动脉分支前段发生狭窄或闭塞性病变，导致其远段上肢及同侧椎动脉供血异常，出现上肢和（或）后循环缺血的临床症状和体征，并继发椎动脉血流动力学和（或）血流方向异常的现象。

窃血类型分级如下（图2-9-16）。

1.隐匿型窃血（Ⅰ级）

患侧椎动脉血流频谱显示收缩期“切迹征”。

2.部分型窃血（Ⅱ级）

患侧椎动脉收缩期血流方向逆转，舒张期血液方向正常，呈现双向“振荡型”血流频谱。

3.完全型窃血（Ⅲ级）

患侧椎动脉收缩期血流方向完全逆转，与同侧颈总动脉血流方向完全相反。

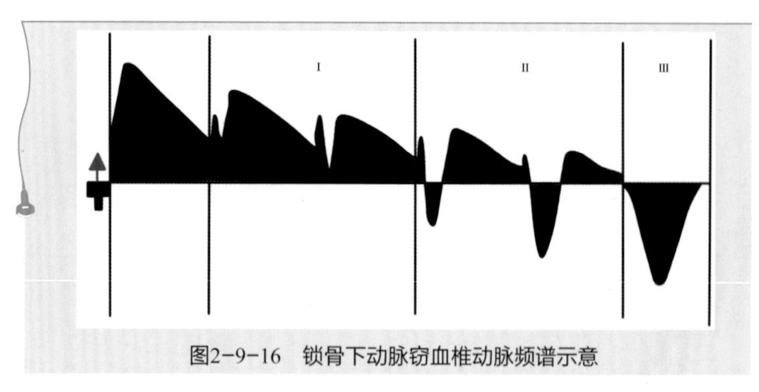

图2-9-16 锁骨下动脉窃血椎动脉频谱示意

（四）收缩期切迹

收缩期切迹（systolic notch）定义为：收缩中期血流速度短暂急剧下降，第二个收缩峰（S_2）圆钝，舒张期前向血流恢复。常见于锁骨下动脉窃血患者的椎动脉频谱。以下为几种常见形态如下（图2-9-17）。

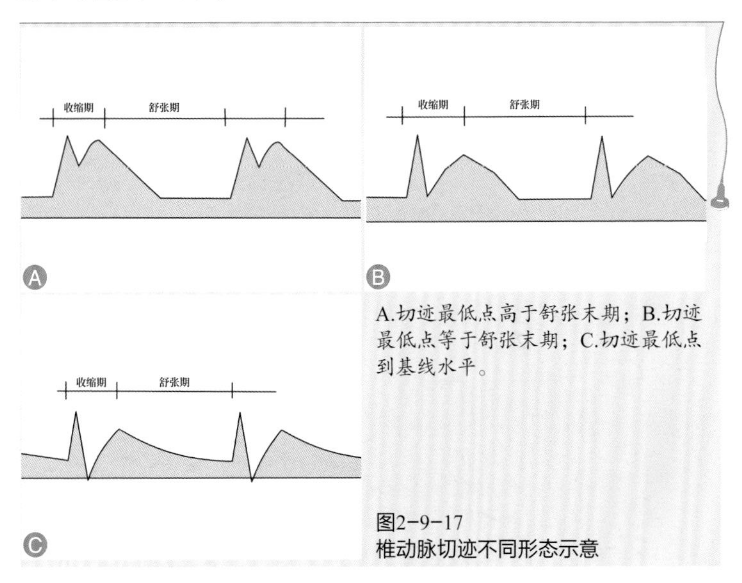

A.切迹最低点高于舒张末期；B.切迹最低点等于舒张末期；C.切迹最低点到基线水平。

图2-9-17
椎动脉切迹不同形态示意

（五）锁骨下动脉重度狭窄诊断参考标准

锁骨下动脉重度狭窄标准见表2-9-2。

表2-9-2 锁骨下动脉狭窄诊断标准（2011年，首都医科大学宣武医院）

狭窄程度	PSV(cm/s)	EDV（cm/s）	PSV_{OR}/PSV_{DIS}	椎动脉频谱
＜50%	—	—	—	无改变
50% ~ 69%	—	—	—	切迹 / 部分逆转 隐匿型 / 部分型窃血
70% ~ 99%	≥ 343	≥ 60	≥ 4.0	部分逆转（部分型窃血）
闭塞	无血流信号	无血流信号	无血流信号	完全逆转（完全型窃血）

（六）无名动脉病变分析

无名动脉重度狭窄时有以下血流动力学特征：①右侧颈总动脉、锁骨下动脉、颈内动脉、颈外动脉、椎动脉血流速度减低；②上述动脉血流频谱异常，呈低阻力性特征；③右侧颈总动脉、锁骨下动脉、颈内动脉、颈外动脉的RI值明显低于对侧；④患侧椎动脉血流方向部分逆转（锁骨下动脉窃血综合征）。

无名动脉闭塞临床上以慢性闭塞多见，除了管腔内探及异常回声、CDFI显示血流信号消失的特征之外，侧支情况表现为：①颈总动脉与锁骨下动脉血流方向不一致，由于颈部侧支循环的建立，通常在锁骨上窝可检查到小动脉侧支向锁骨下动脉供血，并逆向对颈总动脉供血；②患侧椎动脉血管结构无异常但血流方向完全逆转，并向锁骨下动脉供血（锁骨下动脉窃血综合征）；③患侧颈外动脉与颈内动脉血流方向不一致，颈外动脉逆向向颈内动脉供血；④颈总动脉、锁骨下动脉、椎动脉、颈内动脉、颈外动脉血流频谱异常。

（七）锁骨下动脉狭窄与窃血不一致性分析

锁骨下动脉狭窄与窃血不一致性分析见表2–9–3。

表2–9–3　锁骨下动脉狭窄与窃血不一致性分析

表现	病因	特点
“假”窃血	动力异常：椎动脉开口重度狭窄、AVF	非锁骨下动脉病变
	结构异常：动脉瘤、压迫、右弓、迷走锁骨下动脉、发育不良、走行纡曲（呼吸和体位）	非锁骨下动脉狭窄性病变
窃血程度减低	对侧椎动脉、锁骨下动脉重度狭窄	窃血途径不畅
	同侧椎动脉起始段或颅内段狭窄	
	锁骨下动脉其他分支参与窃血	
无窃血发生	同侧、对侧或双侧椎动脉闭塞	
	椎动脉以远锁骨下动脉狭窄或闭塞	不影响窃血通路
	双侧锁骨下动脉病变一致	压力平衡

（八）锁骨下动脉窃血时，椎动脉各段频谱不一致分析

当锁骨下动脉窃血时，因窃血通路不同和分支、侧支影响，可出现各段椎动脉频谱不一致改变。经典的锁骨下动脉窃血，血流来源于对侧通畅的椎动脉，呈现V_1～V_4窃血程度逐渐加重的趋势。当枕椎侧支开放时，部分血流进入V_4段，可造成V_4段窃血程度降低。当锁骨下动脉分支参与窃血时，舒张期血流可进入椎动脉，V_1～V_2段窃血程度降低。当延髓动脉环参与时，V_4段可出现2种频谱，远段窃血程度降低。

另外，由于检查体位不同，坐位因血管下降，血管被拉直，狭窄程度可降低，出现坐位和卧位不同的变化。

七、临床应用

锁骨下动脉狭窄或闭塞病变是引起后循环缺血性脑卒中的重要原因之一，占脑血管病发病的14%～21%。锁骨下动脉窃血一

般被认为具有良性病程，其临床症状表现多样、广泛，主要表现为头晕、眩晕、视物成双等后循环缺血症状和上肢无力、麻木、感觉异常等上肢缺血症状。临床症状的出现还取决于是否能够建立足够的侧支循环，而与锁骨下动脉窃血程度无直接相关。因患者多无症状，不需要特别治疗，有症状的患者可受益于经皮/手术血运重建，另外冠状动脉-内乳动脉搭桥患者可能会出现由左侧上肢运动引起的心绞痛和狭窄（冠状动脉锁骨下窃血）。文献报道左侧窃血发生率是右侧的3～4倍，因为左侧锁骨下动脉直角发出，容易导致斑块形成及血栓事件，DSA下易检测到部分型和完全型窃血。右侧锁骨下动脉起始处因分叉处血流剪切力影响亦是斑块好发部位，同时右侧锁骨下动脉容易受血管纡曲影响，形成“折叠样”狭窄。国内多中心横断面研究超声数据显示，3种类型窃血累计发生率，右侧（49%）接近于左侧（51%）。

既往国内外发表的文献多以锁骨下动脉窃血程度（Ⅰ期隐匿型、Ⅱ期部分型、Ⅲ期完全型）作为评估锁骨下动脉狭窄程度的标准。但其实窃血程度与狭窄程度并不能一一对应，尤其是当锁骨下动脉狭窄为双侧，或合并一侧或双侧椎动脉狭窄时，由于窃血途径不畅通，往往不能检测到典型的血流动力学变化特征。

八、报告书写

（一）锁骨下动脉隐匿型窃血

描述：

双侧椎动脉管径对称，内膜尚光滑，未见明显斑块回声，开口处局部管腔无变窄。

右侧椎动脉V_2段流速减低，收缩期可见切迹形成，切迹最低点高于/低于舒张末期流速/达到基线水平/位于基线以下。

左侧椎动脉流速代偿性增高，频谱形态改变，峰钝，峰时后延。

右侧锁骨下动脉起始处可探及__mm×__mm的不规则不均回声斑块，致管腔变窄，残余管径__mm，狭窄以远管径__mm，局部流速达__cm/s。

左侧锁骨下动脉、无名动脉流速正常。

结论：

右侧椎动脉收缩期切迹——Ⅰ级/隐匿型窃血；右侧锁骨下动脉起始处斑块并狭窄（50%～69%）。

（二）锁骨下动脉部分型窃血

描述：

双侧椎动脉管径对称，内膜尚光滑，未见明显斑块回声，开口处局部管腔无变窄。

左侧椎动脉V_2段流速减低，收缩期血流方向逆转，红蓝交替血流。

左侧椎动脉流速代偿性增高，频谱形态改变，峰钝，峰时后延。

右侧锁骨下动脉起始处可探及__mm×__mm的不规则不均回声斑块，致管腔变窄，残余管径__mm，狭窄以远管径__mm，局部流速达__cm/s。

右侧锁骨下动脉、无名动脉流速正常。

结论：

左侧椎动脉双向血流——Ⅱ级/部分型窃血；左侧锁骨下动脉起始处斑块并狭窄（70%～99%）。

（三）锁骨下动脉完全型窃血

描述：

双侧椎动脉管径对称，内膜尚光滑，未见明显斑块回声，开口处局部管腔无变窄。

左侧椎动脉V_2段流速减低，血流方向完全逆转。

右侧椎动脉流速代偿性增高，频谱形态改变，峰钝，峰时后延。

左侧锁骨下动脉起始处可探及__mm×__mm的不规则不均回声斑块，致管腔变窄，残余管径__mm，狭窄以远管径__mm，局部流速达__cm/s。

左侧锁骨下动脉起始段闭塞，闭塞残端长__mm，闭塞长度__mm，闭塞宽度__mm。

（甲状颈干/内乳动脉分支血流方向改变）

右侧锁骨下动脉、无名动脉流速正常。

结论：

左侧椎动脉血流反向——Ⅲ级/完全型窃血。

左侧锁骨下动脉近段接近闭塞/闭塞。

九、要点与讨论

锁骨下动脉、无名动脉病变主要影响其分支血流，引起一系列血流动力学变化，因椎动脉是其最粗大的分支，并会出现相关脑血管症状而受到关注。锁骨下动脉近段狭窄或闭塞可能引起各分支（乳内动脉、椎动脉、甲状颈干）逆流以维持远段血供，单纯以椎动脉逆流程度来判断锁骨下动脉近心段狭窄程度并不可靠。另外椎动脉分支、侧支代偿情况复杂，加上呼吸体位的影响，可出现颅内外情况不一致的现象。当锁骨下动脉合并椎动脉病变时，窃血程度与狭窄程度不一致。

十、思考题

病例1　患者男性，77岁，因外伤检查发现动脉多发狭窄闭塞，有糖尿病史。彩超检查颈动脉显示多发斑块并右侧颈总动脉远段溃疡斑块形成（图2–9–18）。

请思考椎动脉各段频谱变化。

病例2　患者女性，80岁，因双侧上肢收缩压差50 mmHg来诊，有糖尿病史。彩超检查颈动脉显示多发斑块形成（图2–9–19）。

问题：为何患者左侧椎动脉频谱无异常？

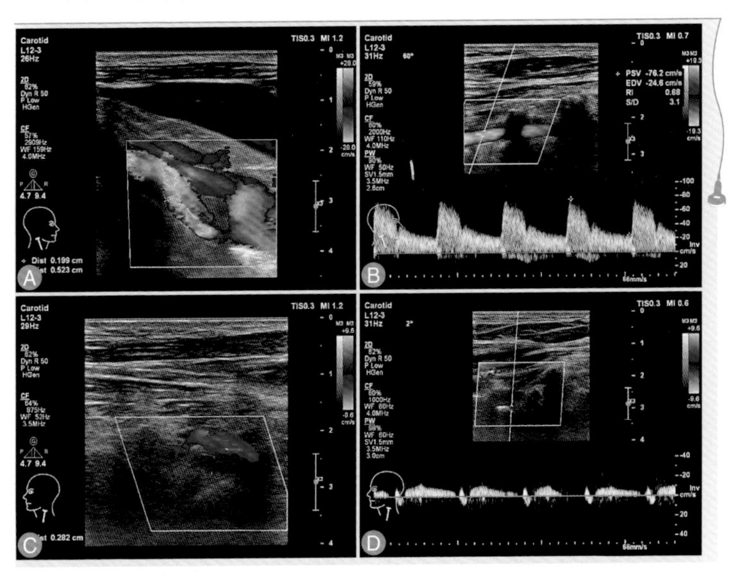

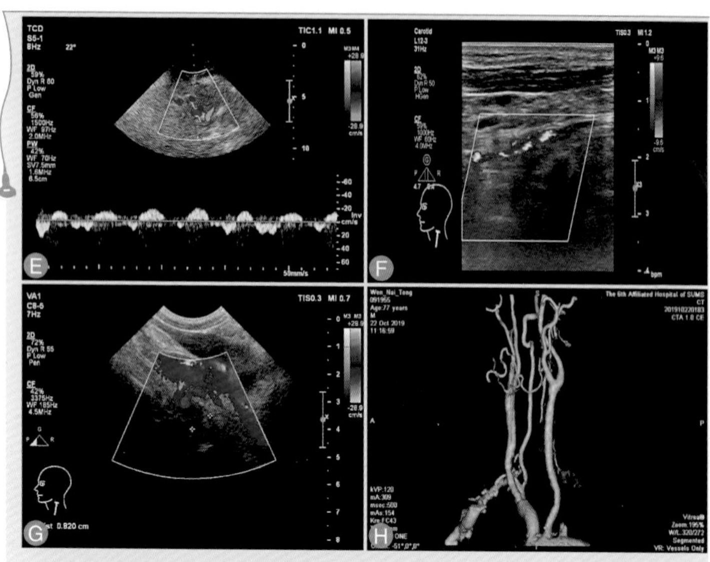

A.右侧椎动脉起始段狭窄约50%；B.右侧椎动脉V_2段代偿血流；C.左侧椎动脉V_1～V_2段闭塞；D.左侧椎动脉V_3段微弱双向血流；E.左侧椎动脉V_4段双向血流；F.左侧椎动脉血流通过颈升动脉逆流；G.左侧锁骨下动脉闭塞；H.CTA显示左侧闭塞锁骨下动脉及侧支通路。

图2-9-18　病例1影像资料

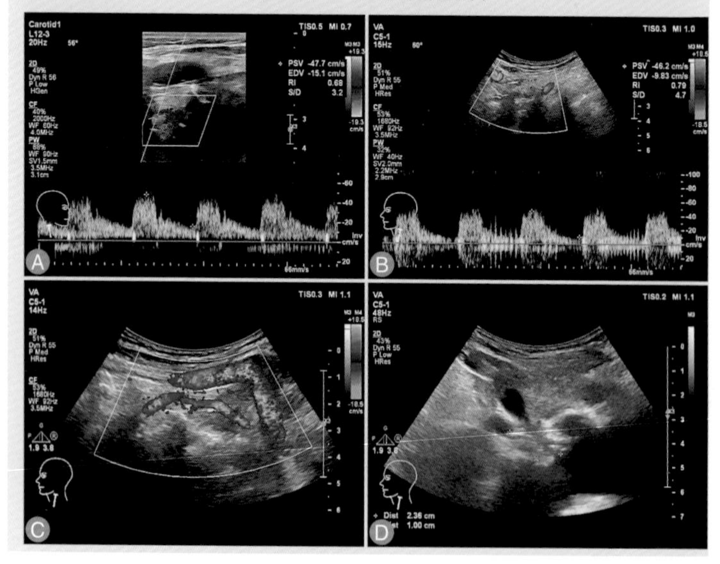

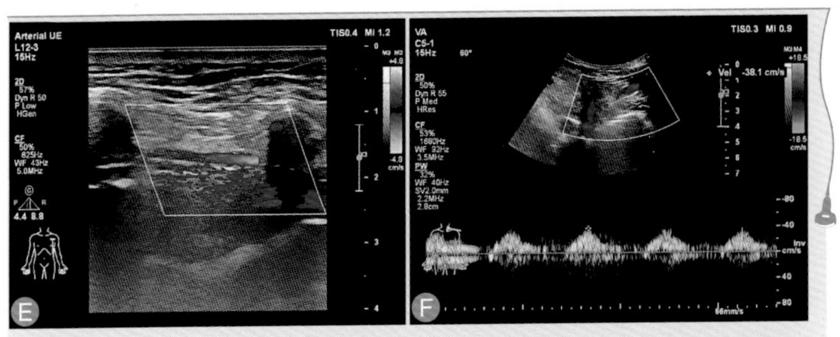

A.右侧椎动脉V_2段血流频谱；B.左侧椎动脉V_2段血流频谱；C.左侧椎动脉起源于主动脉弓，走行变异；D.左侧锁骨下动脉近段闭塞；E.左侧内乳动脉血流方向逆转；F.左侧锁骨下动脉远段血流频谱。

图2-9-19 病例2超声影像资料

【推荐阅读文献】

[1] KARGIOTIS O，SIAHOS S，SAFOURIS A，et al.Subclavian Steal Syndrome with or without Arterial Stenosis：A Review[J].J Neuroimaging，2016，26（5）：473-480.

第十节 颈部静脉

一、超声解剖概要

颈内静脉是头颈部最大的静脉干，收集脑部和面、颈部浅表部位的血液，主要属支包括颅内静脉窦、面静脉、舌静脉、咽静脉、甲状腺上静脉、甲状腺中静脉等。向上在颈静脉孔处与颅内乙状窦相续，向下行于颈动脉鞘内，开始偏颈内动脉背侧，然后沿颈总动脉外侧下行，至锁骨的胸骨端深面与锁骨下静脉汇合成头臂静脉。汇合处有静脉瓣膜阻止血液逆流，多为双叶瓣，少数为单叶或三叶瓣。颈内静脉体表投影在耳垂至锁骨内侧端的带状区内。

由于颈内静脉自出颅段至汇入头臂静脉沿途中会有多支较粗大的属支汇入（图2-10-1），有学者建议评估时将颈内静脉分3个节段：J_1段，自颈内静脉汇入无名静脉处至甲状腺上静脉汇入处；J_2段，自甲状腺上静脉汇入颈内静脉水平处至颈总动脉分叉处；J_3段，自颈总动脉分叉处至颈内静脉出颅处。J_3段参数更能反映颅内静脉的血流动力学特点，而J_1段参数反映了主要属支汇总后颈内静脉的血流动力学特点（包括颈部、颜面部及甲状腺等静脉属支回流情况）。从J_3段至J_1段，内径及面积逐渐减大，血流量逐渐增加。左侧J_3点为病变好发部位。

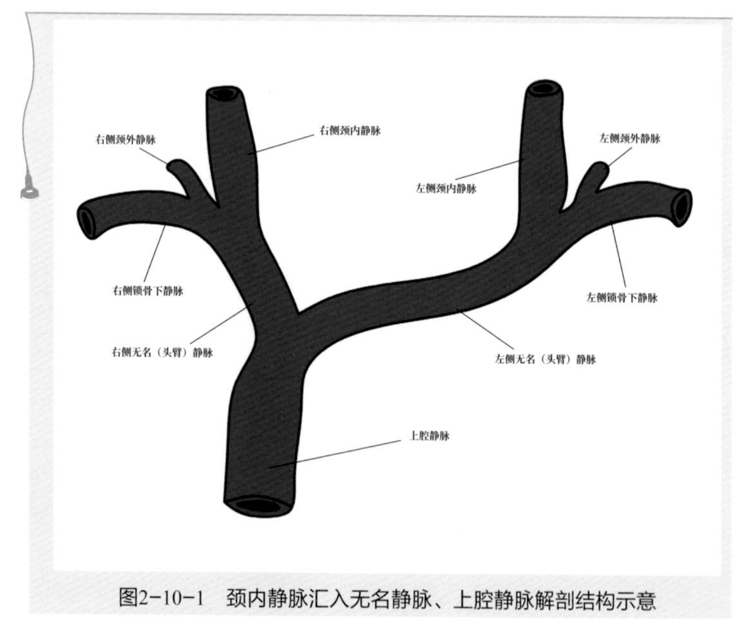

图2-10-1　颈内静脉汇入无名静脉、上腔静脉解剖结构示意

多数人右侧颈内静脉较左侧粗大，且行程与右头臂静脉成直线，所以是回流优势侧，经常作为建立静脉通路、测量中心静脉压、血液透析等的途径。随着年龄增长，左侧颈内静脉回流能力进一步减弱，同时左侧无名静脉受BMI、主动脉弓异常、胸骨后间隙变小等因素影响左侧颈内静脉回流。

颈内静脉是颅内静脉回流的主要通路。头颈静脉系统在维持脑灌注、保持脑血容量、调节脑脊液循环及颅内压方面起着重要作用。

颈外静脉是颈部浅静脉中最大的一支，通常由下颌后静脉的后支和耳后静脉等在下颌角附近汇合而成。经胸锁乳突肌的浅面斜向后下，穿过深筋膜注入锁骨下静脉或颈内静脉。颈外静脉末端的管腔内有一对瓣膜，但功能不全，不能防止血液回流，且该静脉位置表浅，故颈外静脉怒张为上腔静脉回流受阻或右侧心力衰竭的重要体征之一。此静脉亦是内、外科穿刺、置管、进行诊断和治疗的常用途径之一（图2–10–2）。

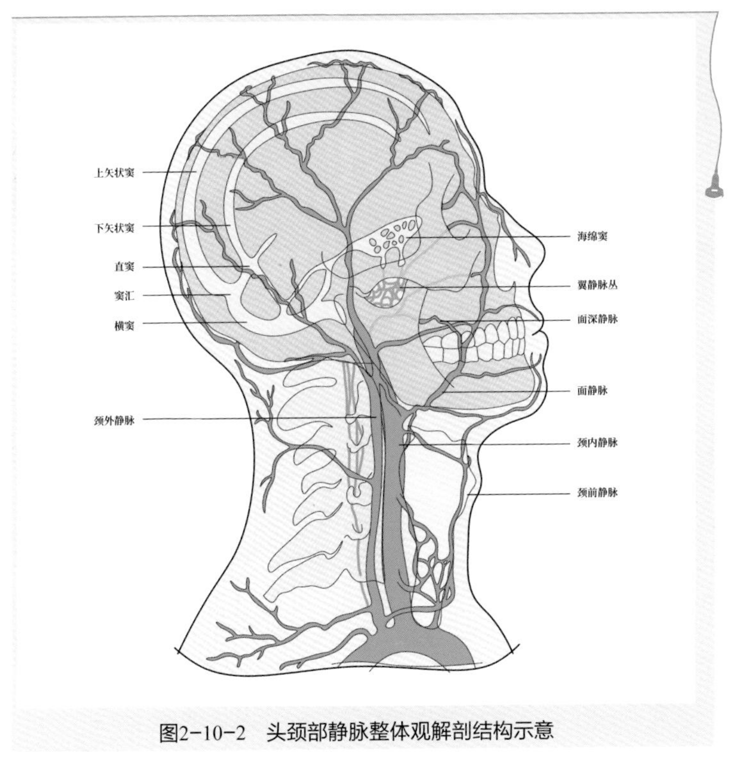

图2–10–2 头颈部静脉整体观解剖结构示意

淋巴导管是淋巴系统的终末部分，多数由九条淋巴干汇集成左右两条，也可呈多干分别注入静脉。其中右颈干、右锁骨下干和右支气管纵隔干汇合成右淋巴导管注入右静脉角，注入点变化较大，也可为右颈静脉、右锁骨下静脉、无名静脉、右椎静脉等。左颈干、左锁骨下干、左支气管纵隔干、肠干和左、右腰干汇合成胸导管（左淋巴导管），注入左静脉角。在检查静脉角时，有时可显示扩张的淋巴导管及缓慢注入乳糜液（图2–10–3）。

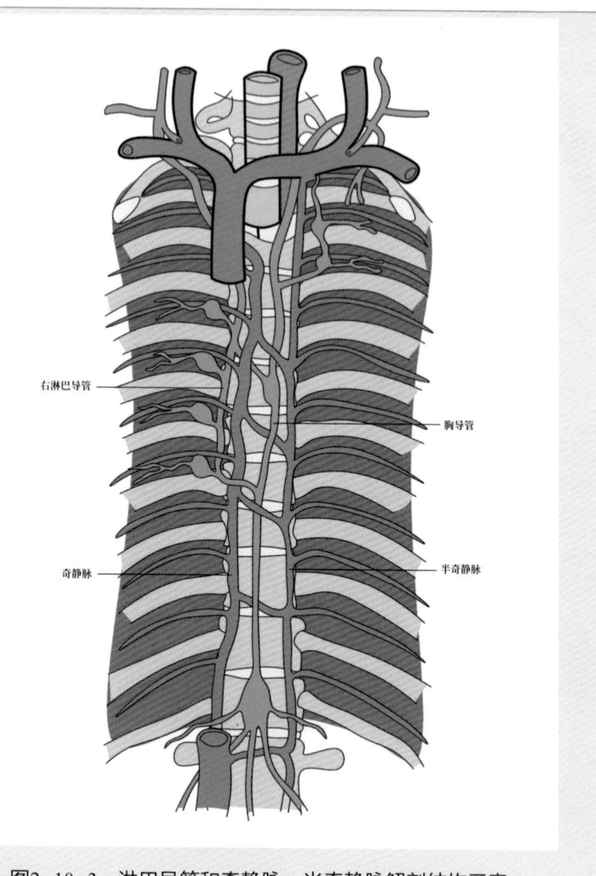

图2-10-3　淋巴导管和奇静脉、半奇静脉解剖结构示意

本节常见英文词汇对照见表2-10-1。

表2-10-1　常用英文词汇对照

英文简称	英文全称	中文
CVP	central venous pressure	中心静脉压
EJV	external jugular vein	颈外静脉
IJV	internal jugular vein	颈内静脉
INV	innominnate/brachicephalic vein	无名 / 头臂静脉
SV	subclavian vein	锁骨下静脉
SVC	superior vena cava	上腔静脉

二、设备调试

同颈部动脉，近中段多数使用线阵探头（3.0 ~ 7.0 MHz），远段及位置过深处可使用凸阵探头（1.0 ~ 5.0 MHz）或小凸阵探头（5.0 ~ 8.0 MHz）。但CDFI的量程及滤波设定应比动脉条件低。

三、相关切面

相关切面见图2-10-4 ~ 图2-10-7。

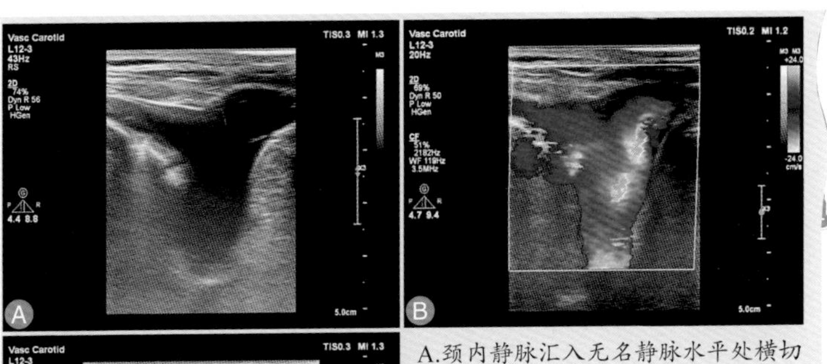

A.颈内静脉汇入无名静脉水平处横切面；B.颈内静脉汇入无名静脉水平处彩色血流；C.颈内静脉汇入无名静脉水平处长轴切面。

图2-10-4
颈内静脉J_1段超声切面

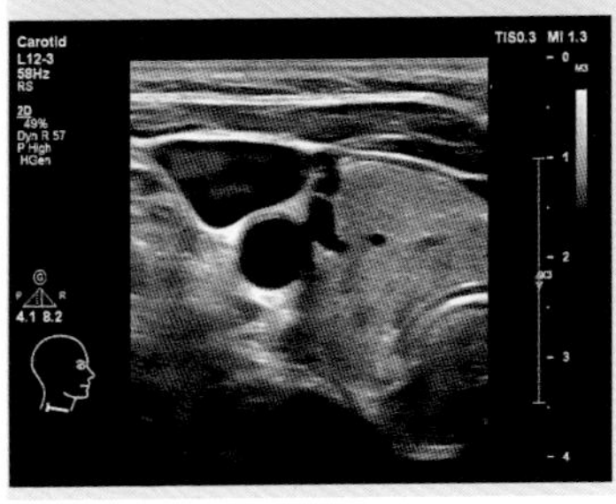

甲状腺上静脉汇入颈内静脉水平处。

图2-10-5
颈内静脉J_2段超声切面

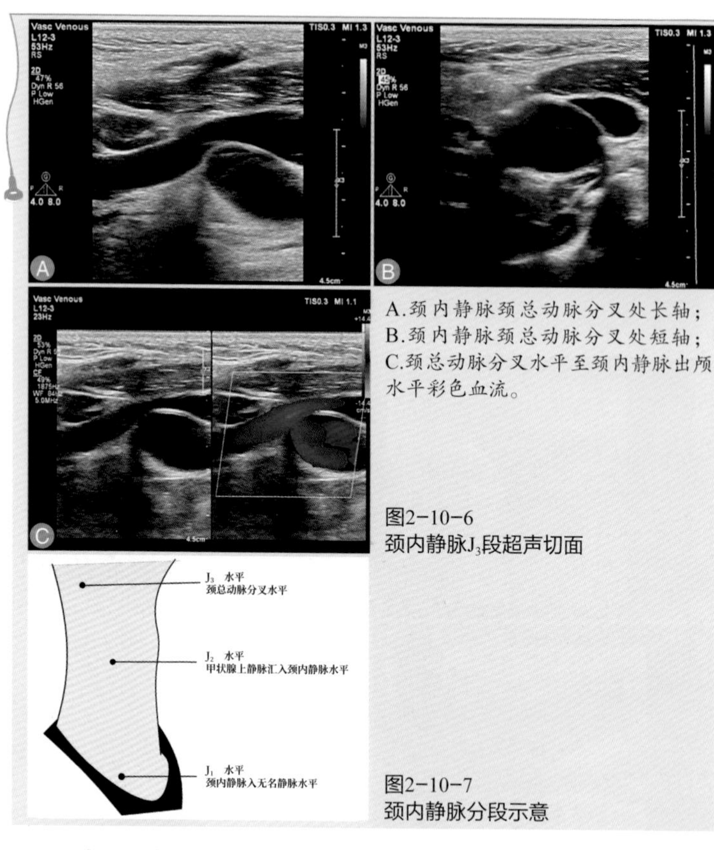

A.颈内静脉颈总动脉分叉处长轴；B.颈内静脉颈总动脉分叉处短轴；C.颈总动脉分叉水平至颈内静脉出颅水平彩色血流。

图2-10-6 颈内静脉J_3段超声切面

图2-10-7 颈内静脉分段示意

四、操作技巧

患者取低枕平卧位，肌肉放松，平静呼吸。建议首先将探头横置轻贴于一侧颈部中段皮肤表面，此处最易显示，于颈总动脉前外侧找到颈内静脉，沿管腔向下至锁骨上窝内侧显示J_1段至与锁骨下静脉汇合处及无名静脉，向上至耳后显示J_2、J_3段。沿途观察或测量管壁、管径及管腔，轻压观察管腔是否完全塌陷；并观察瓣膜形态及启闭活动（开放时瓣尖部能否贴近血管壁）。转换至纵切面观察二维超声和CDFI，注意不能加压，以防外源压力对血流动力学参数的影响。应尽量采用外-内侧位检查颈内静脉各段，且使声束避开颈总动脉、颈内动脉；于平静呼吸时在呼气末测量管径；观察血流充盈情况；观察频谱形态有无异常，血流参数选取随呼吸时相性变化过程中较高流速的“M”型频谱周期进行测量。

五、声像图特征

声像图特征如下（图2-10-8~图2-10-25，动图2-10-1）。

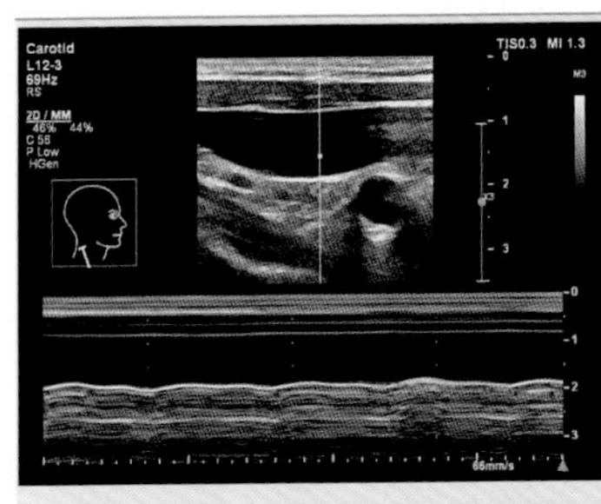

M型超声显示随呼吸颈内静脉管径变化。

图2-10-8 呼吸时颈内静脉管径变化

平卧位颈内静脉呈椭圆形（左图），坐立位颈内静脉变扁，管腔变小（右图）。

图2-10-9 体位改变颈内静脉管径变化

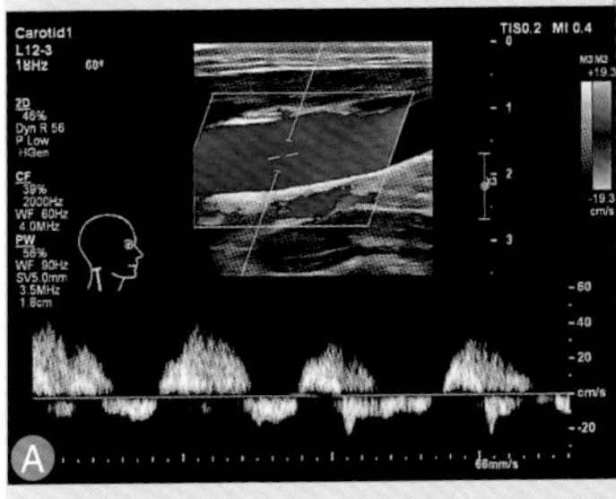

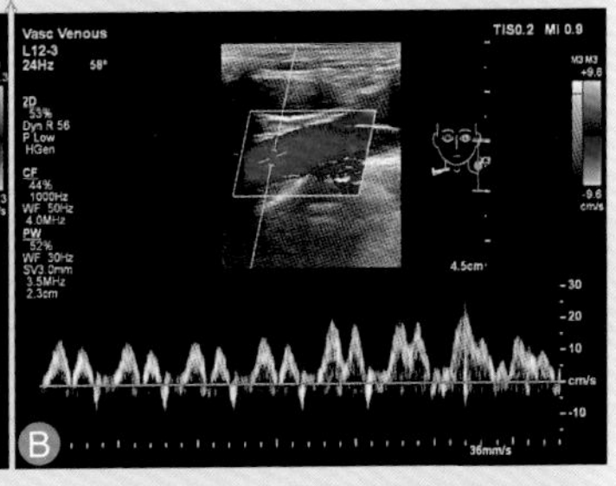

A.正常颈内静脉频谱近心端可呈三峰型，心脏收缩期及舒张早中期两个向心波峰S和D，舒张晚期右房收缩，血液逆流反向第三峰。呼气时流速减低；B.腹式呼气时速度明显减低，心房压改变导致频谱形态改变更明显。

图2-10-10 正常颈内静脉频谱

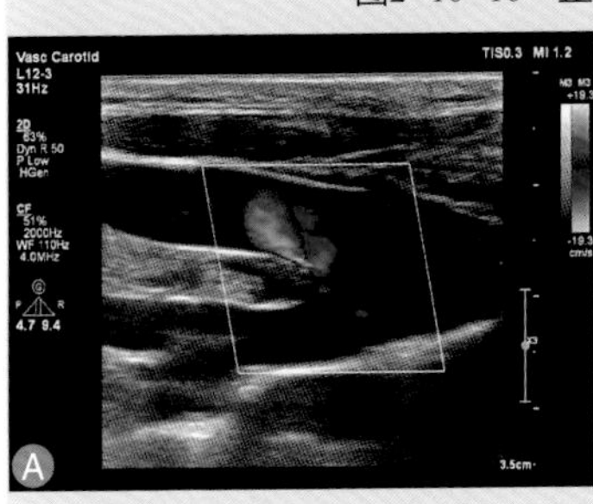

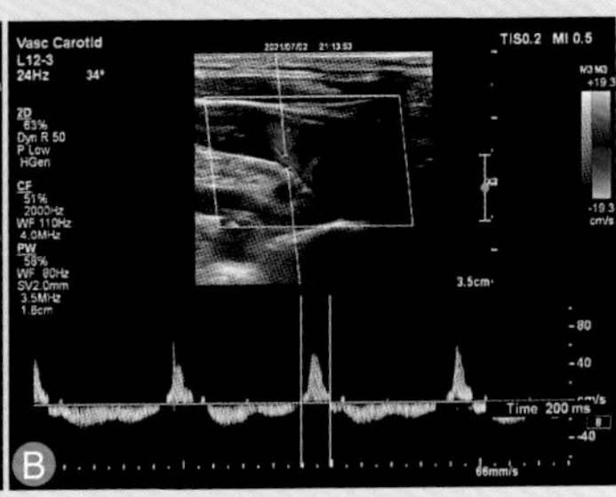

A.CDFI显示颈内静脉生理性反流（红色）；B.颈内静脉生理性反流频谱平静呼吸时J_1水平持续时间<880毫秒，且局限在J_1水平。

图2-10-11 颈内静脉生理性反流

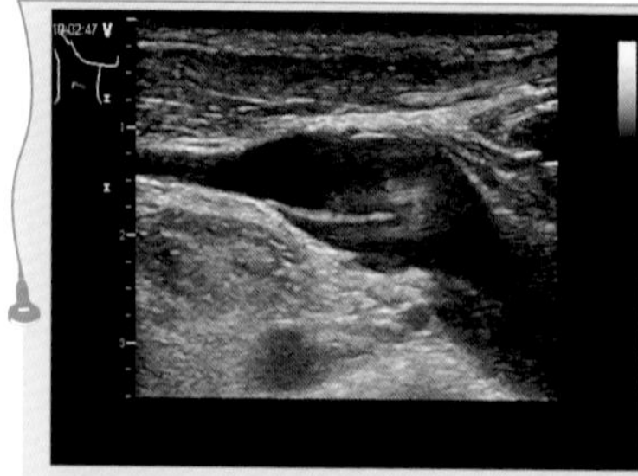

图2-10-12　颈内静脉瓣冗长

右侧颈内动脉-颈内静脉瘘形成，颈内静脉频谱呈毛刺状动脉化

图2-10-13　外伤后动静脉瘘形成

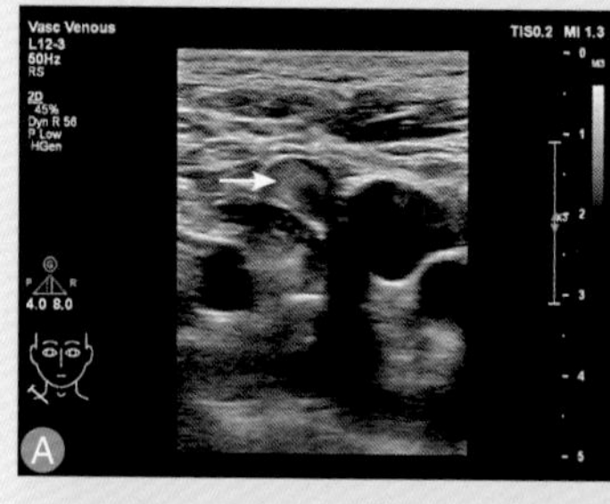

A.右侧淋巴导管汇入静脉角处扩张，内呈云雾状回声（箭头）；B.左侧淋巴导管（胸导管）汇入静脉角处（箭头）。

图2-10-14　淋巴导管声像

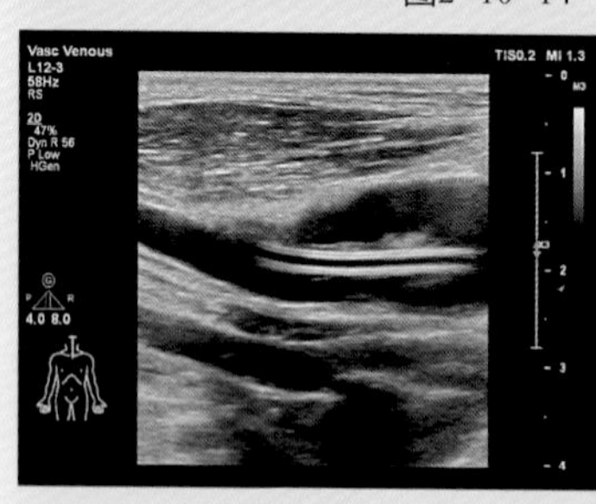

导管周围纤维蛋白鞘形成。

图2-10-15　颈内静脉纤维蛋白鞘

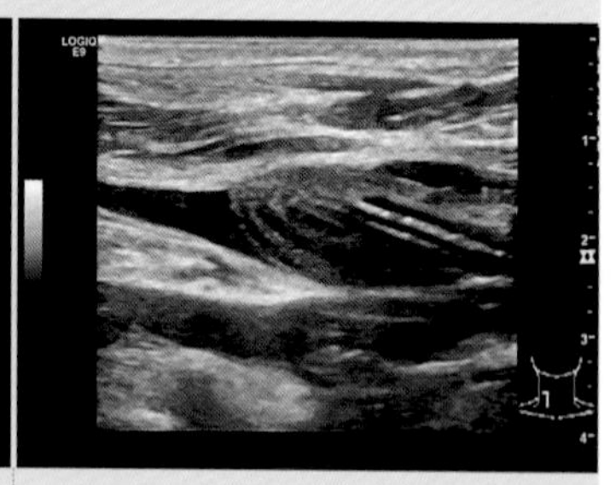

右侧颈内静脉置管后血栓形成。

图2-10-16　颈内静脉血栓

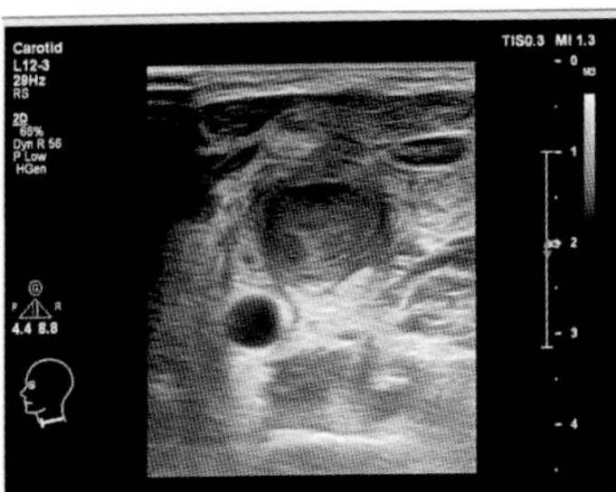

左侧颈内静脉内见实性不均回声血栓充填，管壁增厚，周围组织回声增高。

图2-10-17
颈内静脉血栓形成并炎症

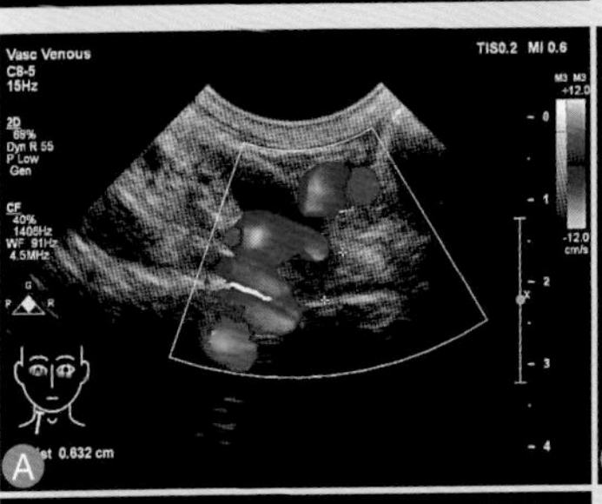

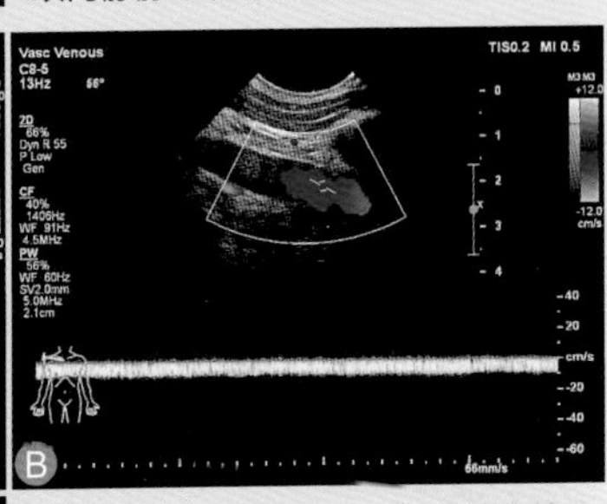

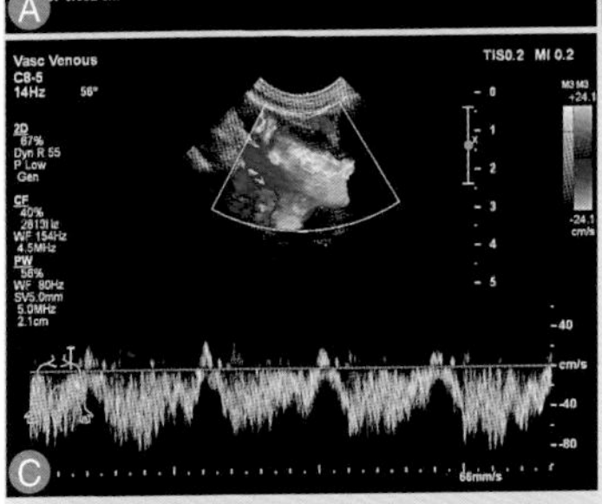

A.CDFI显示右侧无名静脉闭塞处无血流信号；B.右侧锁骨下静脉频谱低平，时相性消失；C.对侧（左侧）锁骨下静脉正常频谱对照。

图2-10-18
右侧无名静脉闭塞

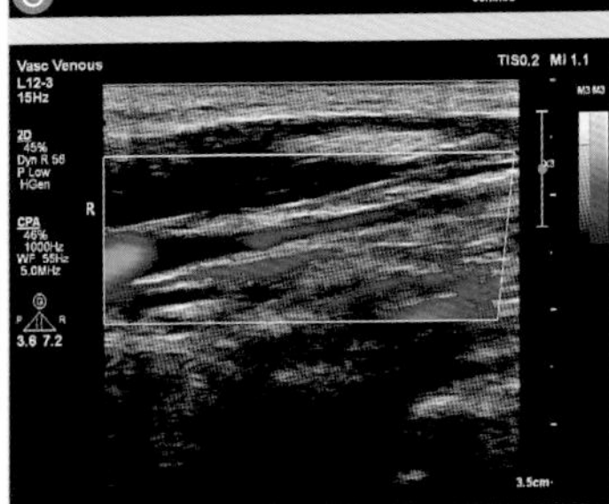

图2-10-19 颈内静脉狭窄能量成像

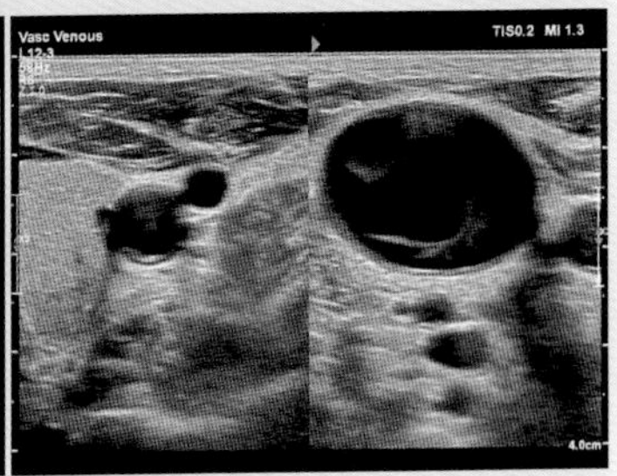

横断面二维超声显示，与对侧（左图）相比，右颈内静脉（右图）明显扩张。

图2-10-20 颈内静脉扩张

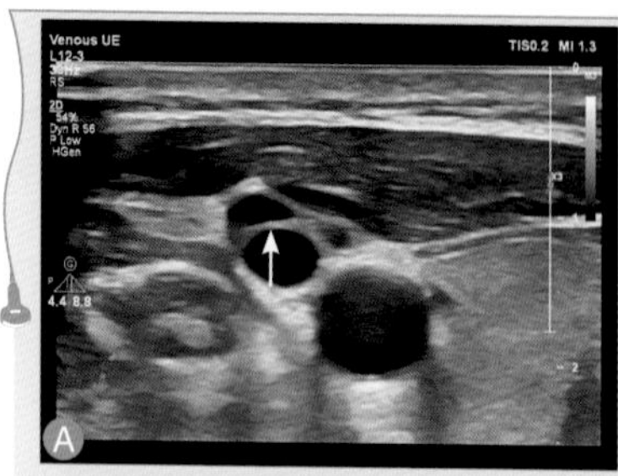

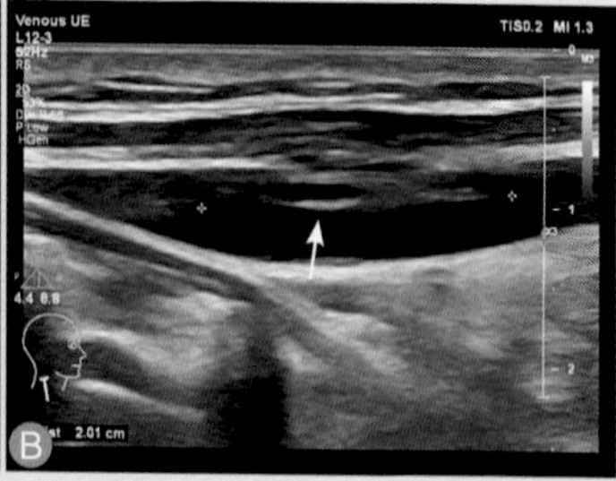

A.介入术后，颈内静脉横断面显示带状高回声夹层（箭头）；B.纵断面显示带状高回声夹层（箭头）

图2-10-21 静脉夹层

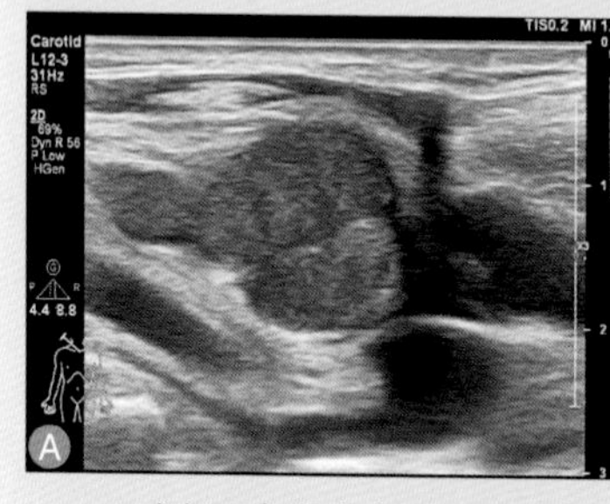

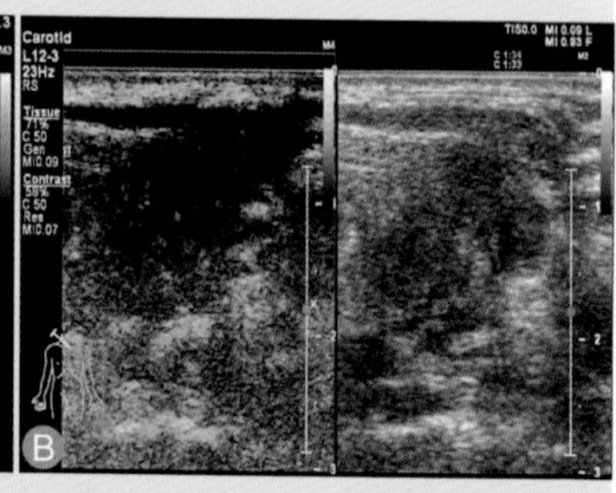

A.右侧颈内静脉癌栓呈团状等回声；B.造影显示癌栓内散在增强。

图2-10-22 静脉癌栓

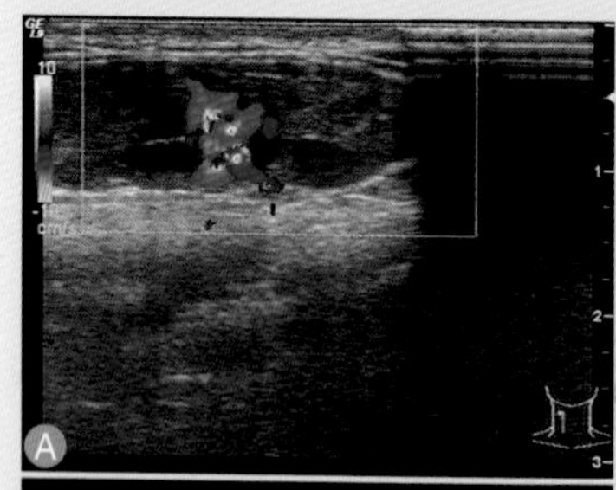

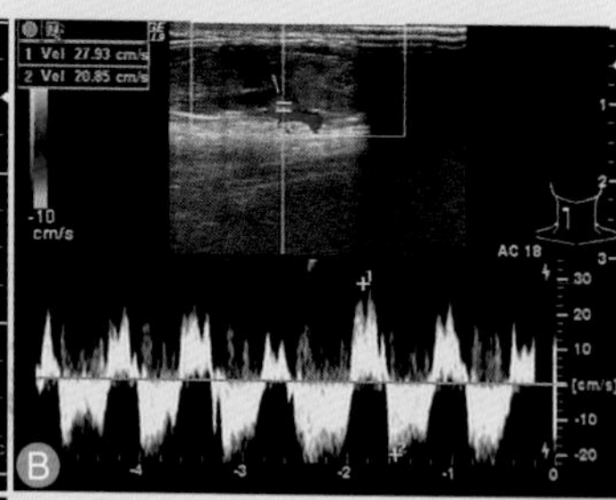

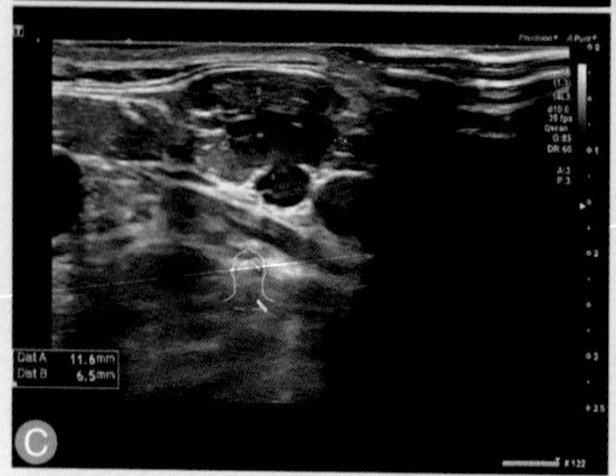

A.颈外静脉假性静脉瘤瘘口处血流；B.颈外静脉假性静脉瘤频谱显示双向血流；C.颈外静脉假性静脉瘤活动瘤腔大小测量示意，周围为血栓。

图2-10-23
颈外静脉假性静脉瘤

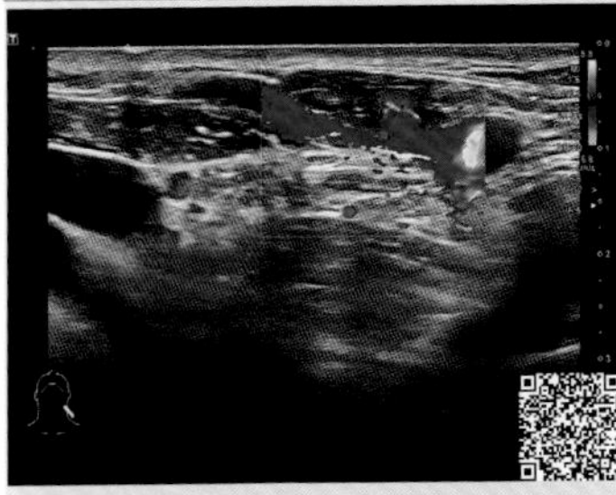

动图2-10-1
左侧颈外静脉假性静脉瘤动态血流

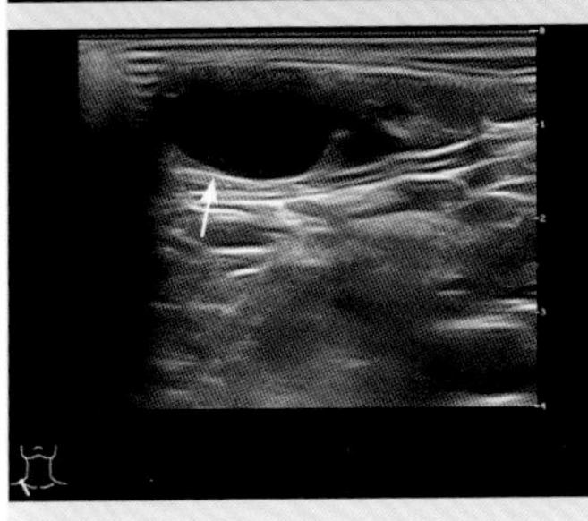

二维超声显示静脉管腔扩张（箭头）。

图2-10-24 右侧颈外静脉扩张

二维超声显示颈外静脉内实性回声充填：血栓形成（箭头）。

图2-10-25 右侧颈外静脉血栓形成

六、分析思路

（一）思维导图

颈内静脉病变结构分析思维导图见图2-10-26。

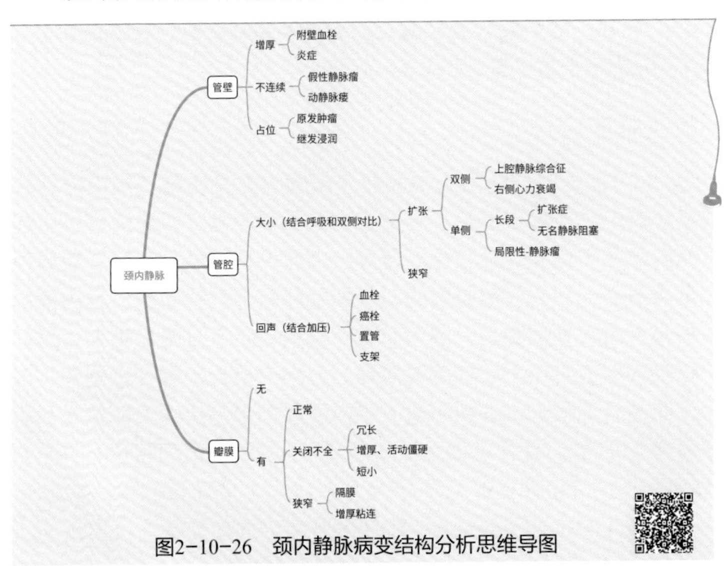

图2-10-26 颈内静脉病变结构分析思维导图

（二）频谱分析

参考静脉频谱分析章节。

（三）诊断标准

目前国内外尚无公认标准，以下为相关研究结论供参考。

1.颈内静脉狭窄

（1）二维超声：①局限性狭窄表现为病变血管内径局限性变细，远心端内径可正常或相对增宽；②长段纤细病变血管表现为颈内静脉全程内径纤细，各段内径通常小于对侧IJV内径的1/2；③疑有颈内静脉狭窄时，嘱患者行Valsalva动作，观察内径随呼吸的时相性变化是否正常，鉴别真性狭窄与假性狭窄。

（2）CDFI：①局限性狭窄病变可表现为局部血流充盈不全，流速增高呈“花彩样”，狭窄近心端和远心端血流随患者呼吸出现的时相性减低，血流色彩显示较暗淡；②长段纤细病变血管表现为颈内静脉全程管腔内血流显示较暗淡，静脉血流不随呼吸节律出现时相性充盈改变。

（3）频谱多普勒：①局限狭窄型病变处V_{max}值相对升高，时相性消失；②长段纤细型病变处V_{max}减低，时相性减弱或消失，频谱形态有时呈“振荡型”；③颈内静脉不同节段压力差的变化是反映颈内静脉有无狭窄的重要参数，DSA认为压力梯度差≥4 mmHg即考虑有局限性狭窄，有手术指征，可对比参考。

2.颈内静脉病理性反流

平静呼吸时J_1水平反流持续时间＞880毫秒，反流超出J_1水平，达J_2水平及以上。

七、临床应用

（1）颈内静脉是头面部静脉回流的主要通路，颈内静脉狭窄、占位（血栓或癌栓）、瓣膜功能异常等导致回流障碍可引起颅内静脉窦血栓、良性颅高压等，因而出现头痛、耳鸣、短暂性全面遗忘、短暂性单眼失明、头面部肿胀等多种症状。颈内静脉扩张可出现颈部肿物，屏气、大声说话或咳嗽时明显膨大，平静呼吸或压迫时缩小，局部无搏动、震颤或杂音，可有患侧头颈部或同侧肩部酸胀、吞咽不适。颈内静脉扩张包括先天性扩张和后天继发扩张，后者主要见于静脉瓣冗长、瓣膜关闭不全、无名静脉或上腔静脉压迫综合征及右心功能不全导致的中心静脉压（central venous pressure，CVP）升高。颈动静脉瘘可表现为头颈部肿胀伴震颤及粗糙连续的杂音。颈内静脉管径及血流随呼吸和心动周期等改变有明显周期性变化，只有超声检查可以无创实时观察这种变化，同时可以显示清晰的结构。因而超声检查是颈内静脉诊断的首选影像学检查方法，可以对颈内静脉扩张、狭窄、血栓、瓣膜异常及肿瘤等多种病变做出明确诊断，并可用于对溶栓、支架等治疗的适应证选择、术中监测、术后评价和随访。

（2）颈内静脉回流不良综合征（internal jugular vein insufficiency syndrome）：颈部静脉作为脑静脉血的引流系统，过去常常被简单地认为是将血液从脑部引流回右心房的通路，而忽略了其在中枢神经系统中的作用，低估了其对中枢神经系统疾病的影响。2009年意大利血管外科医师Zamboni等提出"慢性脑脊髓静脉功能不全（chronic cerebrospinal venous insufficiency，CCSVI）"的概念，认为其主要是一种发生于多发性硬化的血管性疾病，由于脑静脉血的主要流出道（如颈内静脉、椎静脉）阻塞，引起脑脊髓静脉血回流受损。其特征为颈内静脉结构形态学的异常和（或）血流动力学功能性的异常，如颈内静脉狭窄、颈内静脉反流、颈内静脉瓣膜异常和（或）功能不全等引起的颈内静脉血流紊乱、血液回流不畅、紊乱的侧支循环形成等，由于这些异常影响中枢神经系统的血液回流，从而导致了临床症状的出现，表现为头痛、头晕、头昏沉、脑鸣、耳鸣、听力下降、眼部不适、记忆力下降、睡眠障碍、自主神经功能障碍等。

国际神经血管疾病学会推荐，CDFI评估颈部静脉血流动力学异常包括以下5项：①头位于0°和90°时，有一条流出道［颈内静脉和（或）椎静脉］存在反流；②高分辨多普勒超声有颈内静脉近端狭窄的证据，和（或）灰阶超声存在异常（冗长瓣膜、隔膜、网状膜、环周性增厚或无顺应性）；③深呼吸后仍探测不到颈内静脉和（或）椎静脉血流信号；④异常姿势影响颈静脉血流（正常情况下，立位以椎静脉回流为主，卧位以颈内静脉回流为主）；⑤存在任何部位的颅内静脉或深部脑静脉血液反流。

每项影像学检查都有其优势及局限，且随着科学技术的发展出现了新的影像学技术手段，如磁共振黑血序列，因此，目前认为应联合采用多种影像学方法和多重诊断标准，从结构/形态异常，和血流动力学/功能异常的角度来对颅外颈部静脉的异常进行评估和诊断，有助于更好地理解其病理和生理意义。

（3）颈内静脉超声用于中心静脉压的测定

1）半卧位30° ~ 45°，通过超声确定并标记呼气末右侧颈内静脉塌陷点。

2）通过超声获得并标记右心房中心在前胸壁的投影点。

3）测量颈内静脉塌陷点与侧胸壁右心房中心水平投影点的垂直距离，即为中心静脉压（正常值4 ~ 12 cmH_2O）。

八、报告书写

（一）颈内静脉置管术后：置管周血栓形成

描述：

双侧颈内静脉管径（右J_2段：__mm，左J_2段：__mm），壁不厚；右侧近心段管腔内可及平行线样管状高回声，管周可及弱回声包绕，较厚处约__mm，累及长度约__mm；轻压不能完全塌陷；局部血流信号充盈不完整。

左侧颈内静脉管腔内透声好，轻压塌陷，血流充盈完整，频谱形态及流速正常。

结论：

右侧颈内静脉置管术后，静脉内附壁血栓形成。

（二）输液港置入术后：颈内静脉血栓形成并闭塞

描述：

右侧上肢静脉走行未见异常，管腔无明显扩张及狭窄，管腔内未见明显实性回声充填及黏附，探头加压管腔塌陷。CDFI：上述管腔内血流信号充盈可，未见局部充盈缺损，血流方向正常，血流速度正常。

右侧胸壁皮下可见输液港港体及导管回声，周边组织未见异常回声。右侧颈内静脉近心端、无名静脉内可见留置管回声，颈内静脉内见实性不均回声充填，并向下延伸，未见血流信号显示，无名静脉管腔内可见实性回声附壁，局部血流充盈缺损。

结论：

输液港置入术后，右侧颈内静脉血栓并闭塞，右侧无名静脉附壁血栓；右侧上肢静脉血流通畅，未见血栓。

（三）输液港置入术后：无名静脉血栓并闭塞

描述：

右侧上肢静脉走行未见异常，管腔无明显扩张及狭窄，管腔内未见明显实性回声充填及黏附，探头加压管腔塌陷。CDFI：上述管腔内血流信号充盈可，未见局部充盈缺损，血流方向正常，血流速度正常。

右侧胸壁皮下可见输液港港体及导管回声，周边组织未见异常回声。右侧颈内静脉近心端、无名静脉内可见留置管回声，颈内静脉近心端管腔塌陷，血流方向逆转，中段可见侧支形成并回流。右侧无名静脉管腔内见实性回声充填，未见血流显示。

结论：

输液港置入术后，右侧无名静脉血栓形成并闭塞；右侧上肢静脉血流通畅，未见血栓。

九、要点与讨论

颈内静脉距离心房较近，管径及血流受心动周期、呼吸、心功能、体位等变化明显，诊断时需结合上述影响因素，双侧对比、近远段综合、对结构和血流进行全面分析才能做出正确诊断。

对于超声检查所见颈内静脉局部增宽、颈内静脉局部管径偏小、颈内静脉瓣冗长漂动者，若无明显临床症状，可以提示而不予诊断。对于临床出现不明原因头痛、耳鸣等症状，应考虑颈内静脉器质性病变导致颈部静脉回流障碍的可能，比如颈内静脉狭窄致颅内静脉窦血栓形成，颈内静脉瓣冗长致回流异常、颅内静脉/窦扩张而头痛等，结合超声给出相应诊断。

左侧颈内静脉回流路径（左无名静脉）较长，同时汇入上腔静脉角度大，左侧无名静脉变窄跟年龄、BMI、主动脉弓、胸骨后间隙变小等因素有关，均可导致左侧颈内静脉回流变慢，表现为血流淤滞状态，通常改取坐位后可改善。

十、思考题

患者女性，53岁，右侧胸壁输液港置入后，右上肢轻度肿胀。超声检查右侧颈内静脉和右侧锁骨下静脉异常（图2-10-27，图2-10-28），提示右侧无名静脉病变（闭塞）（图2-10-29，图2-10-30）应如何分析？

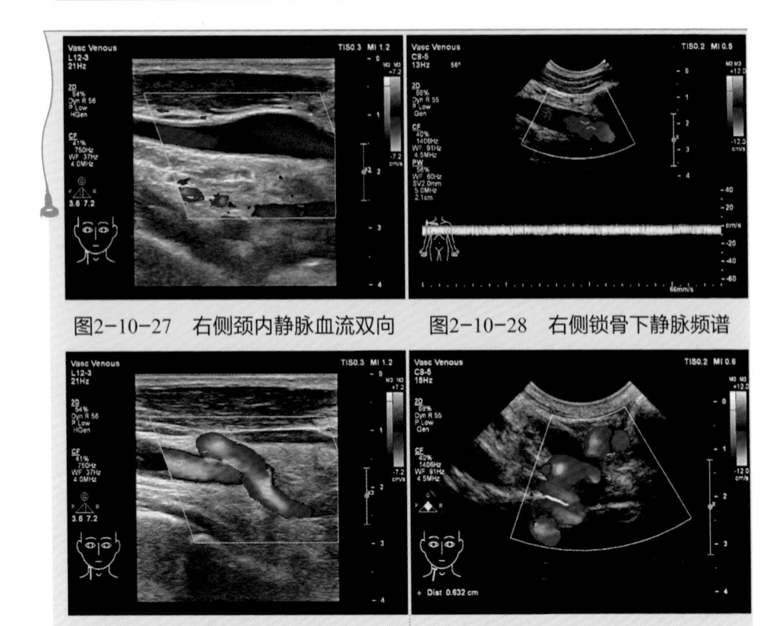

图2-10-27　右侧颈内静脉血流双向

图2-10-28　右侧锁骨下静脉频谱

通过甲状腺静脉代偿回流。

图2-10-29　右侧颈内静脉近心端反向血流

右侧无名静脉血栓并闭塞。

图2-10-30　右侧无名静脉闭塞

【推荐阅读文献】

[1] 贾凌云，华扬，唐煜，等.正常人颈内静脉结构和血流动力学的超声评估[J].中华超声影像学杂志，2018，27（12）：1025–1029.

[2] GUO X，SHI Y，XIE H，et al.Left innominate vein stenosis in an asymptomatic population：a retrospective analysis of 212 cases[J]. Eur J Med Res，2017，22（1）：3.

[3] ZHOU D，MENG R，ZHANG X，et al.Intracranial hypertension induced by internal jugular vein stenosis can be resolved by stenting[J].Eur J Neurol，2018，25（2）：365–e13.https://doi.org/10.1111/ene.13512.

[4] 杨晓燕，闫峰，孟然，等.应关注颈内静脉回流不良综合征[J].华西医学，2018，33（6）：644–650.

第十一节 主动脉

一、主动脉胚胎发育及超声解剖概要

主动脉发育开始于妊娠第三周。这是一个复杂的过程，可导致多种先天变异和病理异常。每个原始主动脉由腹段和背段组成（图2-11-1）。两个腹侧主动脉融合形成主动脉囊，两个背侧主动脉融合形成中线降主动脉。在腹侧主动脉和背侧主动脉之间形成6个成对的原始主动脉弓。背侧主动脉还产生多个节间动脉。原始主动脉弓以从头到尾的顺序一个接一个地出现和退化。随着胚胎发育，原始主动脉弓部分退化而部分持续存在发展，形成头颈部血管，最终形成完整的主动脉弓系统。

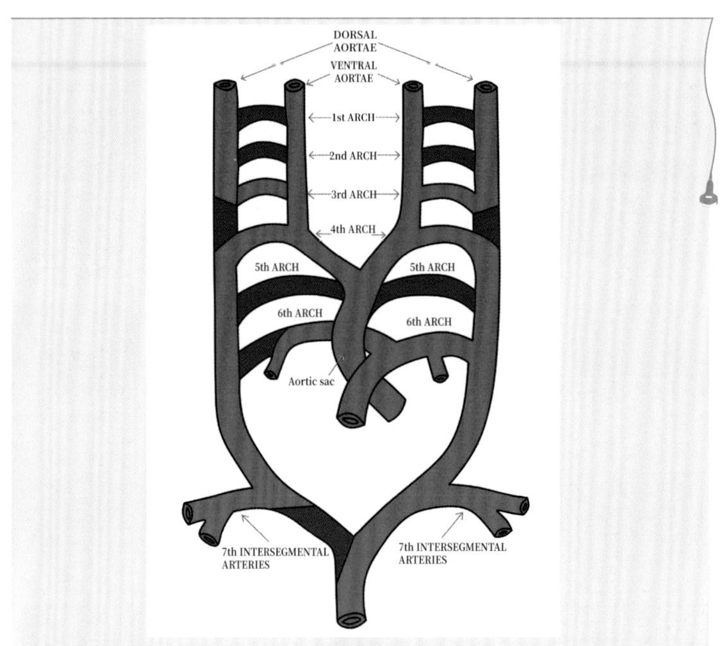

在腹侧主动脉和背侧主动脉之间发育6对原始主动脉弓，暗红色区域代表通常退化的部分。VENTRAL AORTAE：腹侧主动脉；DORSAL AORTAE：背侧主动脉；INTERSEGMENTAL ARTERIES：节间动脉；Aortic sac：主动脉囊；ARCH：弓。

图2-11-1 胚胎主动脉弓和分支发育解剖结构示意

主动脉囊形成升主动脉、近端主动脉弓和无名动脉。左背主动脉通常形成远端主动脉弓和降主动脉，而右背主动脉，其近端部分成为右锁骨下动脉一部分，其余部分退化（图2-11-2）。第一和第二原始主动脉弓早早消失，第一原始主动脉弓的残余部分形成上颌动脉的一部分；第二原始主动脉弓的残余部分形成舌骨和镫骨动脉的一部分；第三原始主动脉弓被称为颈动脉弓，它形成颈总动脉和颈内动脉的近端（颈）部分；第四原始主动脉弓及动脉囊左半段形成最终成人主动脉弓，右侧第四原始主动脉弓参与形成右锁骨下动脉；第五原始主动脉弓通常不形成，或者形成不完全然后退化；第六原始主动脉弓形成动脉导管和中央肺动脉。在正常发育过程中，右侧第六原始主动脉弓导管部分退化，近端作为右肺动脉的近端存在，而左侧第六原始主动脉弓作为主动脉、左肺动脉和左动脉导管存在。在胎儿生命期间动脉导管保持通畅，在出生后的几天内，由于氧气浓度增加而关闭，出生后几个月内，动脉导管通常会消失并成为动脉韧带。第七颈节间动脉（背主动脉的末端分支）向颅迁移到第四个原始主动脉弓对面的位置，成为锁骨下动脉的一部分。成对的背主动脉从尾端到颅端逐渐融合。

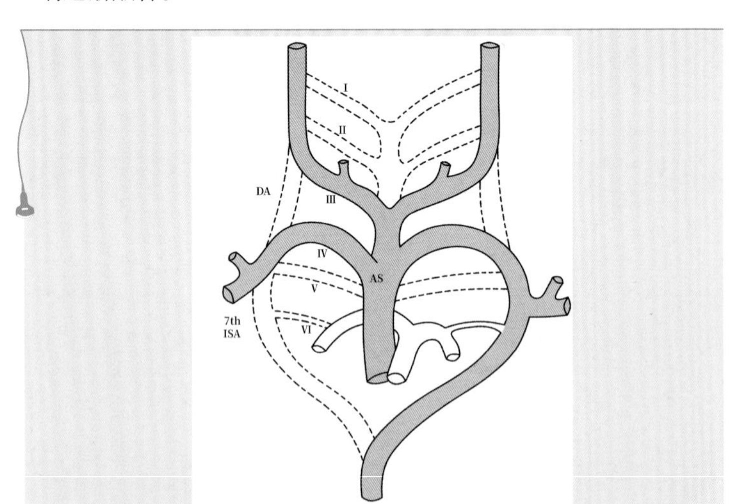

部分背部主动脉和原始主动脉弓通常在7周时消失，以断线显示。ISA：节间动脉。

图2-11-2 主动脉囊（AS）和成对背主动脉（DA）之间形成的6对主动脉弓（Ⅰ~Ⅵ）

主动脉自左心室发出，向上经肺动脉的右侧向右前上方走行，至右侧第二胸肋关节高度呈弓形转向左后方走行，达第四胸椎椎体下缘的左侧，再转向下行，沿脊柱的前面下降至第十二胸椎椎体高度，穿膈的主动脉裂孔进入腹腔，继续在脊柱前面下降至第四腰椎椎体下缘高度，在第四腰椎椎体下缘处分为左、右髂总动脉。

主动脉全长分为四部分：起始部至Valsalva窦管交界处，称为主动脉根部；窦管交界处起上升至右侧第二胸肋关节后方的一段，称为升主动脉；弓形弯曲的一段，称为主动脉弓；沿脊柱下行的一段，称为降主动脉（图2-11-3）。

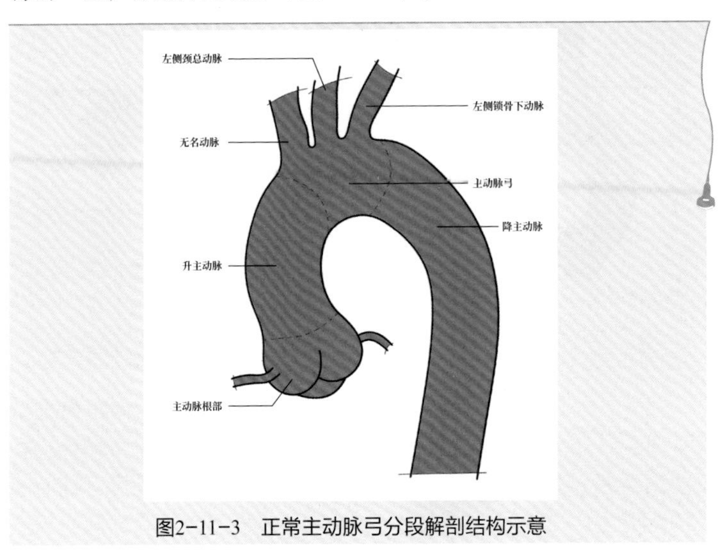

图2-11-3　正常主动脉弓分段解剖结构示意

主动脉根部是指左室流出道主动脉瓣膜基底附着点延伸到远端的窦管交界处，包括主动脉瓣环、主动脉瓣叶及其附着点、乏氏窦及窦管交界处。

升主动脉指从窦管交界处开始并延伸至头臂动脉起点的升主动脉管状部分。

主动脉弓是升主动脉的延续，位于胸骨柄后方的上纵隔内。从右侧第二胸肋关节高度，呈弓形转向左后方，达第四胸椎左侧下缘处，再转向下移行为降主动脉。主动脉弓先在气管前方走行，后转向食管和气管左侧。主动脉弓全长5～6 cm，其下壁与肺动脉分叉部之间有动脉韧带相连（为动脉导管闭锁后的遗迹）。

主动脉弓的凸侧（上壁），从右至左分别向上发出头臂干

（无名动脉）、左颈总动脉和左锁骨下动脉三大分支。它们是向头颈和上肢供血的动脉主干。

基于无名动脉与主动脉弓的解剖学关系特征，将主动脉弓分3种类型，有以下2种常用方法。

（1）根据无名动脉起源与主动脉弓内外曲率平面之间关系分型（图2-11-4）。Ⅰ型主动脉弓：所有3个大血管都起源于主动脉弓外曲率平面；Ⅱ型主动脉弓：无名动脉起源于主动脉弓内外曲率平面之间；Ⅲ型主动脉弓：无名动脉起源于主动脉弓内曲率平面以下。

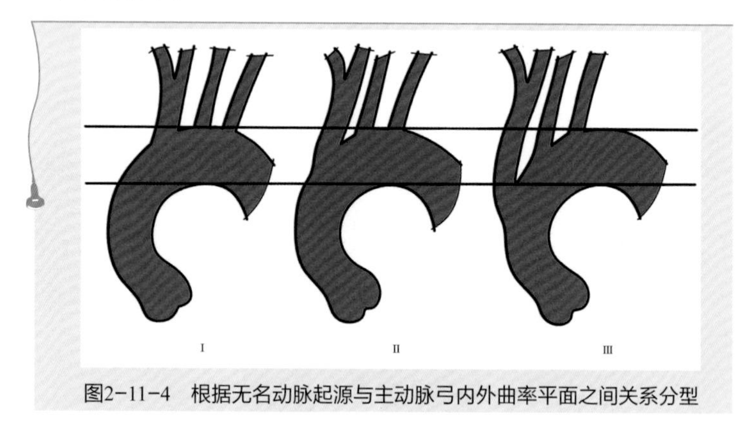

图2-11-4 根据无名动脉起源与主动脉弓内外曲率平面之间关系分型

（2）根据无名动脉起源与主动脉弓外曲率平面间距离分型（图2-11-5）。Ⅰ型主动脉弓：无名动脉起源点位于主动脉弓外曲率平面上；Ⅱ型主动脉弓：无名动脉起源点与主动脉弓外曲率的距离为1～2倍颈总动脉直径；Ⅲ型主动脉弓：无名动脉起源点与主动脉弓外曲率的距离>2倍颈总动脉直径。

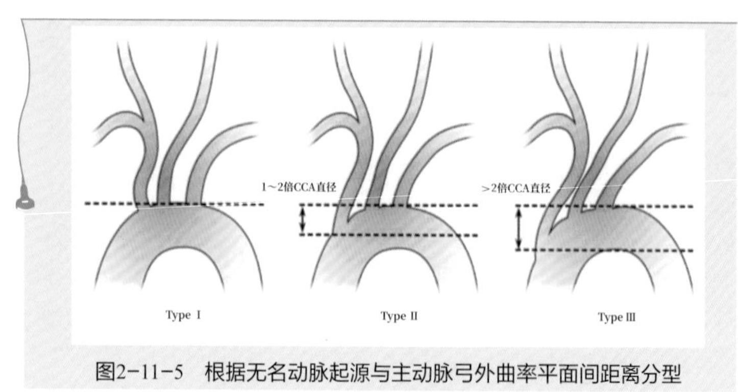

图2-11-5 根据无名动脉起源与主动脉弓外曲率平面间距离分型

降主动脉可分为两段，由第四胸椎处到膈肌的主动脉裂孔处为胸主动脉；膈肌以下至第四腰椎处为腹主动脉。

主动脉壁由内膜、中层和外膜3层结构组成。

本节常见英文词汇对照见表2-11-1。

表2-11-1 常用英文词汇对照

英文简称	英文全称	中文
AAO	ascending aorta	升主动脉
AOA	aortic arch	主动脉弓
DAO	descending aorta	降主动脉
INA	innominate artery	无名动脉 / 头臂干
LA	left atrium	左心房
LCCA	left common carotid artery	左颈总动脉
LSA	left subclavian artery	左锁骨下动脉
LV	left ventricle	左心室
PA	pulmonary artery	肺动脉
PDA	patent ductus arteriosus	动脉导管未闭
RA	right atrium	右心房
RSA	right subclavian artery	右锁骨下动脉
RV	right ventricle	右心室
RVOT	right ventricular outflow trace	右室流出道
TTE	transthoracic echocardiography	经胸超声心动图
TEE	transesophageal echocardiography	经食管超声心动图

二、设备调试

升主动脉、主动脉弓及胸主动脉的探查，一般采用相控阵电子扇形探头，探头频率在2.5 ~ 5 MHz，带有谐波成像模式，成年患者一般选择1.7 ~ 3.4 MHz的谐波成像模式，小儿及较瘦的患者选择2.0 ~ 4.0 MHz。腹主动脉的探查详见第四章第一节“腹主动脉”。

三、相关切面

超声探测声窗：主动脉的超声探测声窗有胸骨旁、心尖、胸骨上窝及剑突下。胸骨旁声窗可以探测主动脉根部和部分升主动脉、胸主动脉；心尖声窗可以探测胸主动脉；胸骨上窝可以探测主动脉弓及降主动脉近端；剑突下切面主要用于观察腹主动脉。

（一）主动脉根部及升主动脉

患者左侧卧位，探头放置于胸骨左缘第二至第四肋间，探头标识指向受检者右肩，获得胸骨旁左室长轴切面，可显示主动脉根部和部分升主动脉（图2-11-6A）。探头在标准胸骨旁左室长轴切面基础上上移一个肋间，并稍向胸骨移动，可以获得一个以升主动脉近端为主的切面（图2-11-6B）。探头放置于胸骨右缘第二或第三肋间，可获得升主动脉长轴切面（图2-11-6C），在主动脉扩张时显示的尤为清晰。主动脉内径的测量通常在主动脉瓣环、主动脉窦部、窦管交界处（即窦部与升主动脉交界）及升主动脉近端测量（图2-11-6D）。

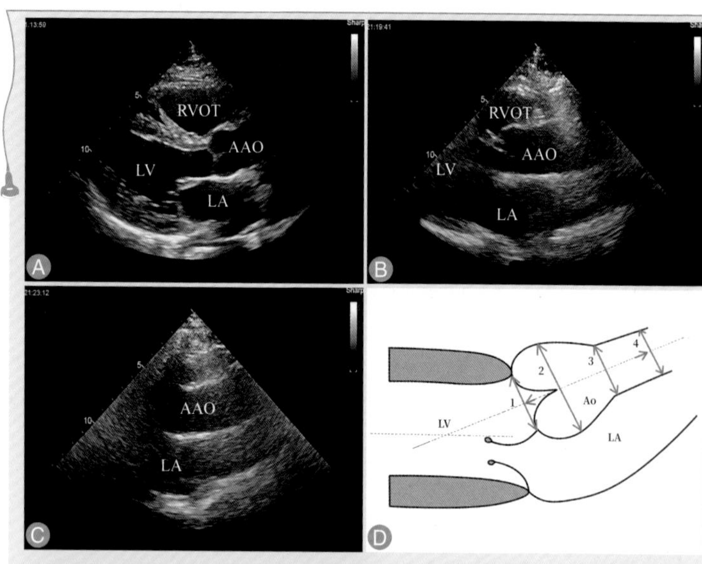

A.胸骨旁左缘左室长轴切面心室主动脉根部及部分升主动脉；B.在图A基础上上移一个肋间并稍向胸骨移动，可以显示更长的升主动脉近端图像；C.胸骨右缘第二或第三肋间，可获得升主动脉长轴切面；D.主动脉根部和升主动脉测量位置示意图显示4个不同的测量位置（浅蓝色箭头）：①主动脉瓣环（主动脉瓣膜和主动脉的连接点）；②乏氏窦（最大直径，通常在中部）；③窦管交界处；④升主动脉近端（要标明此测量处与瓣环切面的距离，粉紫色箭头）。RVOT：右室流出道；AAO：升主动脉；LV：左心室；LA：左心房。

图2-11-6　主动脉根部及升主动脉的相关切面扫查及测量位置示意

（二）主动脉弓

胸骨上窝切面显示主动脉弓长轴及短轴。患者取仰卧位，可以将枕头垫于患者肩下，嘱患者头向后上方仰起，下巴抬高，充分暴露胸骨上窝，探头置于胸骨上凹，探头标识指向12～1点钟方向，探头（超声束）朝向后下，显示主动脉弓长轴及其分支（图2-11-7A）。然后顺时针转动90°，探头标识指向3点钟方向，即可横切主动脉弓（图2-11-7B）。

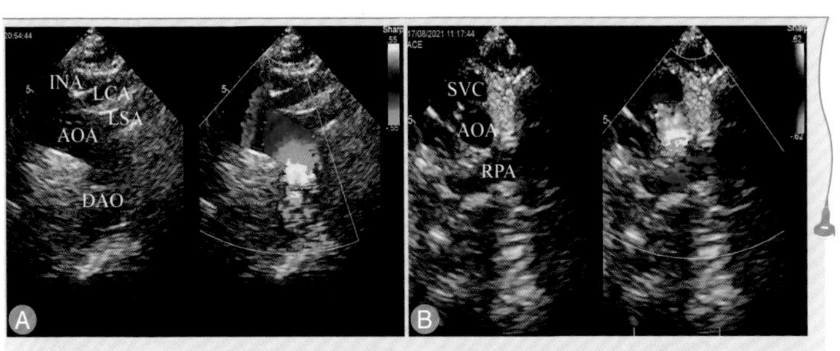

A.胸骨上窝显示主动脉弓长轴及其分支；B.胸骨上窝显示主动脉弓短轴。INA：无名动脉；LCA：左侧颈总动脉；LSA：左锁骨下动脉；AOA：主动脉弓；DAO：降主动脉；SVC：上腔静脉；RPA：右肺动脉。

图2-11-7 主动脉弓胸骨上窝切面

（三）胸主动脉

胸骨旁左室长轴切面和左室短轴切面可以分别显示胸主动脉的短轴和长轴。患者左侧卧位，探头放置于胸骨左缘第二至四肋间，探头标识指向受检者右肩，获得胸骨旁左室长轴切面，同时调节图像深度，对降主动脉进行探查，左室长轴切面可以显示胸降主动脉横切面（图2-11-8A）；在左室长轴基础上顺时针转动探头，在左室后方看见胸降主动脉纵切面（图2-11-8B）。

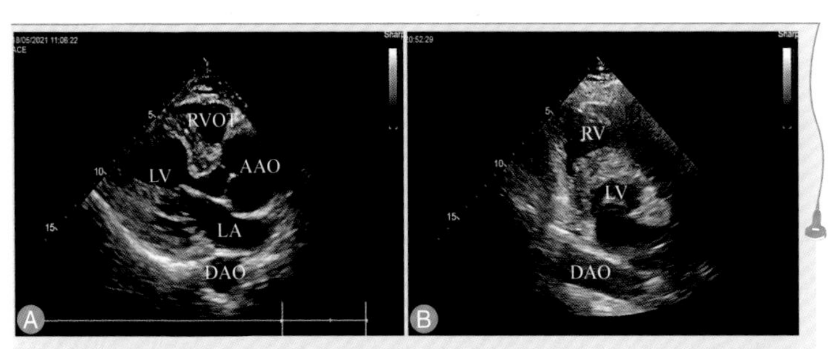

A.胸骨旁左室长轴切面显示胸主动脉横切面；B.胸骨旁左室短轴切面显示胸主动脉纵切面。RVOT：右室流出道；LV：左心室；LA：左心房；RV：右心室；DAO：降主动脉；AAO：升主动脉。

图2-11-8 胸主动脉弓胸骨旁切面

四、操作技巧

检查升主动脉及胸主动脉时，受检者取左侧卧位或平卧位，轻轻移动探头，将探头置于肋间隙内，这样可以避开肋骨的遮挡，使成像质量提高；检查主动脉弓时，受检者取仰卧位，肩部垫高，头后仰充分暴露胸骨上窝，探头置于胸骨上窝后声束朝向后下方，缓慢调整探头。检查过程中需根据血管深度和位置的改变随时调节图像深度、二维增益和时间补偿增益，从而保证良好的图像质量。

部分成年受检者受透声窗等条件限制，主动脉部分节段无法清晰显示。

使用CDFI观测血流时，由于胸主动脉位置较深、探头声束能力衰减，血管腔内血流信号充盈可能不佳，通过适当增大彩色增益和降低标尺，可使血管腔内血流显示更加充盈。

五、临床应用及声像图特征

（一）主动脉瘤

当主动脉壁局部凸出形成隆起时，或当主动脉管腔局部直径增加到相邻正常节段内径的1.5倍以上（或胸主动脉超过45 mm，腹主动脉超过30 mm）时，称为动脉瘤。主动脉内径增宽未达相邻正常节段的1.5倍时，称为主动脉扩张。

主动脉瘤的发生，男性多于女性，40岁以上的人群更常见。最主要的病理改变是动脉壁中层变性，典型表现为弹性纤维断裂和消失，以及蛋白聚糖类沉着增加。危险因素包括：高血压、主动脉瓣疾病（二叶主动脉瓣）、动脉粥样硬化、吸烟、慢性阻塞性肺疾病、高脂血症、糖尿病控制不佳、结缔组织疾病、遗传综合征、梅毒、肺结核及罕见的真菌性动脉瘤等。有些胸主动脉瘤有遗传患病倾向，称为家族性胸主动脉瘤综合征。主动脉瘤可发生在主动脉的不同节段，60%的胸主动脉瘤（aneurysm of thoracic aorta，TAA）发生在主动脉根部或升主动脉，40%发生在降主动脉，10%累及主动脉弓，有些累及多个胸主动脉段。胸主动脉瘤比腹主动脉瘤更容易发生夹层和破裂。

动脉瘤可能会压迫邻近结构而出现相应的临床体征和症状，包括胸痛、声音嘶哑、喘鸣、呼吸困难、吞咽困难、面部及上肢水肿、背部疼痛等。主动脉根部或升主动脉的扩张，可能会引起主动脉瓣关闭不全，并导致心力衰竭。大多数患者通常无症状，是在其他原因检查胸片或CT后被发现。较少患者通过有压迫感、胸痛、主动脉瓣杂音或并发症（即栓塞、夹层或破裂）的临床体征被发现。

对于遗传综合征、二叶主动脉瓣或家族性主动脉瘤患者主动脉直径达到4～5 cm时，根据情况行择期手术；对于其他胸主动脉瘤患者当主动脉直径达5.5 cm或更大时，建议行外科手术治疗，当主动脉直径<5.5 cm，动脉瘤直径扩大每年超过0.5 cm时也应考虑手术（此处的主动脉直径指CT/MR测量的外径，通常比超声测量的内径大0.2～0.4 cm）。

主动脉瘤根据形态分为：梭形主动脉瘤和囊状主动脉瘤（图2–11–9）。梭形主动脉瘤多由动脉硬化引起，在主动脉的某一段出现局限性扩张，常为对称性扩张，与正常主动脉分界不清。囊状主动脉瘤为主动脉某一部位管壁局限性向外凸出，呈囊袋状，可为单个或多个，瘤体与正常主动脉分界清楚，瘤体内常有附壁血栓。

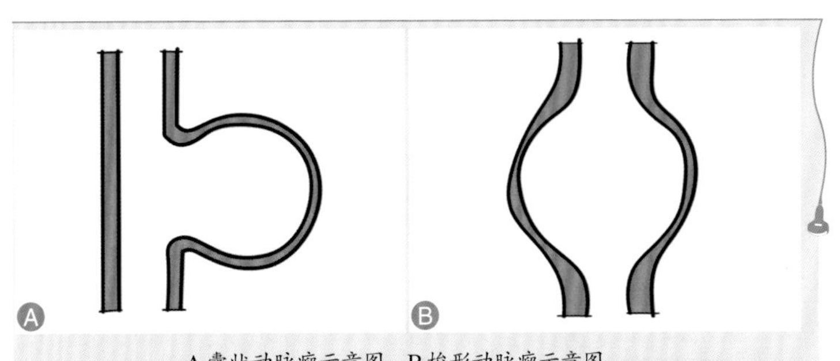

A.囊状动脉瘤示意图；B.梭形动脉瘤示意图。

图2–11–9 主动脉瘤形态示意

超声诊断如下。

主动脉及其主要分支可以通过超声心动图进行探查。胸骨上窝切面最适合观察主动脉弓及其分支，胸骨旁左侧或右侧切面最适合观察主动脉根部和升主动脉。与其他成像方式相比，超声心动图对于胸主动脉的成像不够理想。

主动脉瘤在二维超声上表现为主动脉长轴切面显示主动脉内径增宽（图2–11–10A），呈梭形或囊状扩张，瘤体边缘与主动脉壁相延续；短轴切面显示主动脉内径增宽（图2–11–10B）。

CDFI可见主动脉瘤体内血流暗淡；有时瘤体内可出现漩流现象。如主动脉瘤位于主动脉根部，常可见不同程度的主动脉瓣反流。主要发生在主动脉根部的瘤样扩张病变，多见于遗传综合征患者，如Marfan综合征（图2-11-11）、Loeys-Dietz综合征、Ehlers-Danlos综合征、Turner综合征等，这类患者应对主动脉瓣环、窦部、窦管结合部及升主动脉进行测量，以决定治疗策略。

二叶主动脉瓣是目前主动脉根部及升主动脉扩张的最常见病因之一，当超声心动图检查发现年轻患者出现升主动脉瘤时应注意观察主动脉瓣的形态（图2-11-12）。与三叶主动脉瓣患者相比，二叶主动脉瓣患者发生主动脉夹层的频率高5～10倍，因此对此类患者应行密切随访，观察主动脉内径每年的增长率、主动脉瓣功能改变情况等，以便及时调整治疗方案。

CTA是诊断主动脉瘤的金标准，可以进行精准的直径评估和术前计划。

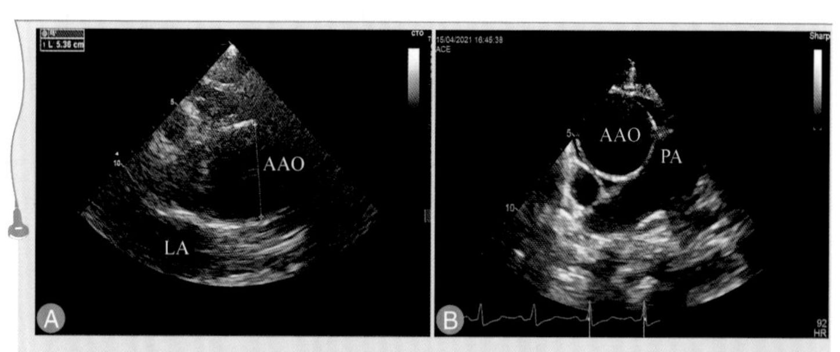

A.胸骨左缘标准左室长轴切面上移一个肋间获得的升主动脉长轴切面，显示升主动脉内径增宽；B.胸骨左缘大动脉短轴切面显示增宽的升主动脉横断面。AAO：升主动脉；LA：左心房；PA：肺动脉。

图2-11-10　主动脉瘤

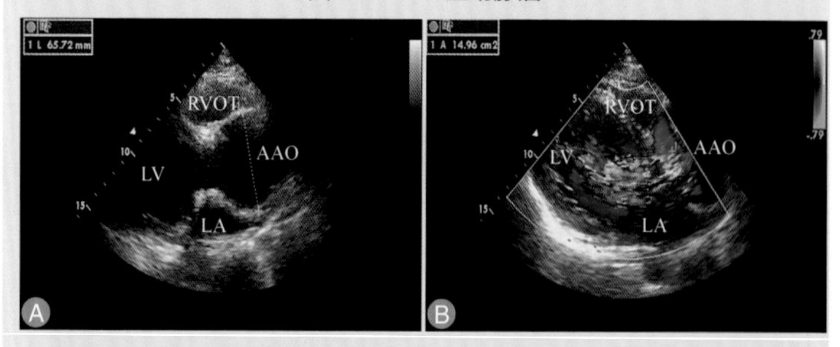

A.胸骨旁切面显示主动脉根部呈梭形主动脉瘤改变；B.CDFI显示主动脉瓣重度反流。RVOT：右室流出道；AAO：升主动脉；LV：左心室；LA：左心房。

图2-11-11　Marfan综合征

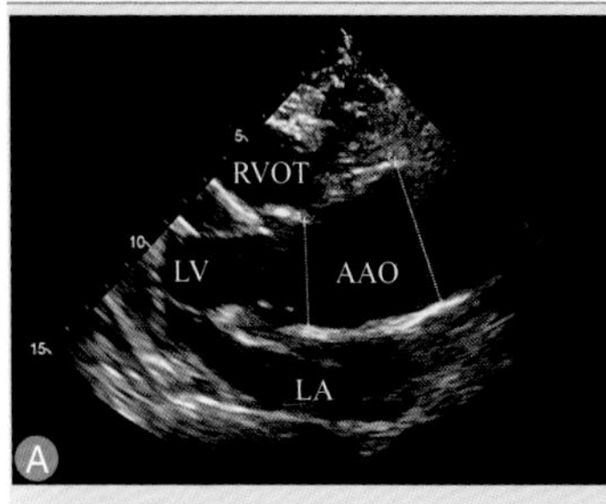

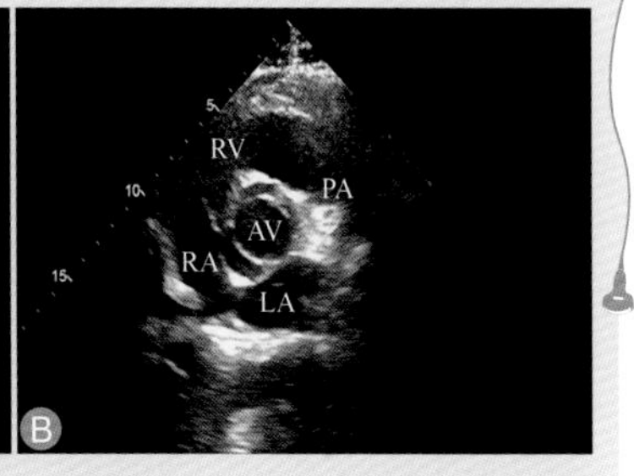

A.胸骨旁左室长轴显示主动脉根部及升主动脉内径增宽；B.胸骨旁大动脉短轴显示主动脉瓣呈二叶瓣形态。RVOT：右室流出道；AAO：升主动脉；LV：左心室；LA：左心房；RV：右心室；RA：右心房；PA：肺动脉；AV：主动脉瓣。

图2-11-12　升主动脉瘤

（二）主动脉夹层

主动脉夹层是指各种原因导致主动脉壁分离，形成有或没有交通的真腔和假腔，真腔和假腔可以沿着主动脉及其分支走行一定距离。主动脉夹层飘动的内膜上虽常有一个至数个破裂口，形成真假腔间交通，但也有部分为无明显内膜破裂或真腔与假腔无交通者。前者称为交通性主动脉夹层，后者称为非交通性主动脉夹层。

主动脉夹层发病率男性高于女性，并且随着年龄的增长而增加。主动脉夹层的主要组织病理改变也是主动脉中层变性。主动脉夹层最常见的危险因素是高血压，其他危险因素包括嗜铬细胞瘤、二叶主动脉瓣畸形、主动脉疾病家族史（如Marfan综合征、Loeys-Danlos综合征、家族性胸主动脉瘤和夹层综合征等）、炎症性血管疾病（如多发性大动脉炎等）、心脏手术史、吸烟、创伤和静脉注射药物（如可卡因和安非他明）的使用、妊娠等。

患者在临床上常有剧烈疼痛、休克和压迫症状。如病变侵犯主动脉大分支，则相应的脏器可发生缺血症状。如病变向动脉壁外破裂引起大出血而危及生命。但需要注意的是部分患者可无疼痛，而仅表现为晕厥、脑卒中或心力衰竭等。

主动脉夹层的准确分型很重要，它有助于决定是否需要手术治疗。2种最常用的主动脉夹层的分型方案是De Bakey分型和Stanford分型（图2-11-13）。

（1）De Bakey分型：根据内膜破口部位和夹层累及的范围，将主动脉夹层分为以下几型。

De Bakey Ⅰ型：内膜破口起源于升主动脉，其范围延伸至主动脉弓，并常累及降主动脉（通常推荐手术治疗）。

De Bakey Ⅱ型：内膜破口起源于升主动脉，且范围局限于升主动脉（通常推荐手术治疗）。

De Bakey Ⅲ型：内膜破口起源于降主动脉，常向远端延伸（通常推荐非手术治疗），部分患者可以向上逆行延伸至主动脉弓、升主动脉。

De Bakey Ⅲa型：内膜破口起源于降主动脉，局限于胸降主动脉。

De Bakey Ⅲb型：内膜破口起源于降主动脉，延伸至横膈以下。

（2）Stanford分型：根据夹层是否累及升主动脉进行分型，将主动脉夹层分为以下2型。

Stanford A型：累及升主动脉的所有夹层，无论破口位于何处（通常推荐手术治疗）。

Stanford B型：不累及升主动脉的所有夹层（通常推荐非手术治疗）。

在Stanford分型中，主动脉弓受累但升主动脉未受累的情况属于近端B型夹层。

非A非B型主动脉夹层：近年来多项关于急性主动脉夹层的研究发现，主动脉弓部解剖变异患者发生主动脉夹层时更易累及主动脉弓部，其中最多见于牛型主动脉弓患者。这类患者的临床表现、治疗和结局与常见的急性B型夹层患者不同，再次手术、术后神经损伤等发生率更高。因此，2018年欧洲胸外科协会（European Association of cardiothoracic surgeons，EACTS）和欧洲血管外科学会（European Society of vascular surgery，ESVS）专家共识提出将主动脉弓受累但升主动脉未受累的夹层患者归类为“非A非B型主动脉夹层”。

由于超声检查很难发现主动脉夹层内膜撕裂部位，且不够准确，所以推荐选择Stanford分型用于超声诊断。

超声诊断如下。

探头置于胸骨左缘和右缘观察主动脉根部、升主动脉及部分胸主动脉，胸骨上窝用于观察主动脉弓及其分支和胸降主动脉起始部的情况。剑突下和腹部声窗探查腹主动脉夹层。

二维超声心动图主动脉夹层主要表现为主动脉腔内可见撕脱

的主动脉内膜，呈条带状回声（图2-11-14A～图2-11-14D），可随心动周期摆动，此回声带将主动脉腔分为真、假两腔。真腔通常在收缩期扩张，舒张期塌陷。部分患者可以在此条带上观察到连续性中断（图2-11-14E），观察到真假腔之间的血流交通口。CDFI可观察真假腔内血流情况，部分病例还可以观察到内膜撕裂口处真假腔之间的血流交通情况。通常情况下，真腔中血流速度快，故颜色鲜艳，而假腔中血流缓慢，故颜色暗淡，2种颜色血流被撕脱的内膜隔开（图2-11-15A、图2-11-15B）。部分患者可以在假腔内观察到呈团块状或片状的血栓回声（图2-11-15C）。如假腔内有血栓形成，则可无血流信号。累及主动脉根部及升主动脉的主动脉夹层，可能引起主动脉瓣关闭不全，因此在部分患者中可观察到不同程度的主动脉瓣反流。如升主动脉夹层发生破裂，可以观察到心包积液（图2-11-16）。

主动脉的超声图像中经常出现类似撕脱内膜的伪像。这些伪像通常来自镜像或混响伪影，表现为主动脉腔内移动的线性回声。可以通过以下方法进行区别：首先是从多角度和多个声窗位置确认撕脱内膜的存在；其次是确认撕脱内膜具有独立于周围结构的运动，并且撕脱内膜明显的包含在主动脉腔内（即在任何视图中都不穿过主动脉壁）；最后使用CDFI来显示撕脱内膜两侧的差异血流。如果可以看到一个或多个内膜破口部位，观察到真假腔之间的血液流动将更能明确诊断。

疑似主动脉夹层的患者中，CT是首选的影像学检查方法，其敏感度可达100%，特异度可达98%。超声心动图诊断主动脉夹层其敏感度和特异度范围分别为77%～80%和93%～96%，对于受累的胸主动脉，超声仅在70%的患者中成功检测到胸主动脉远端夹层。

TEE在主动脉夹层的诊断中可以与CT相媲美。食管超声由于排除了肺气、胸壁等干扰，使成像更清晰，有利于夹层细节的观察。同时可以对并发症进行观察，包括主动脉瓣反流、冠状动脉近端受累等（图2-11-17）。但是由于TEE需要镇静、麻醉等操作，所以普及率低，多适用于术中或重症监护室的床边诊断。

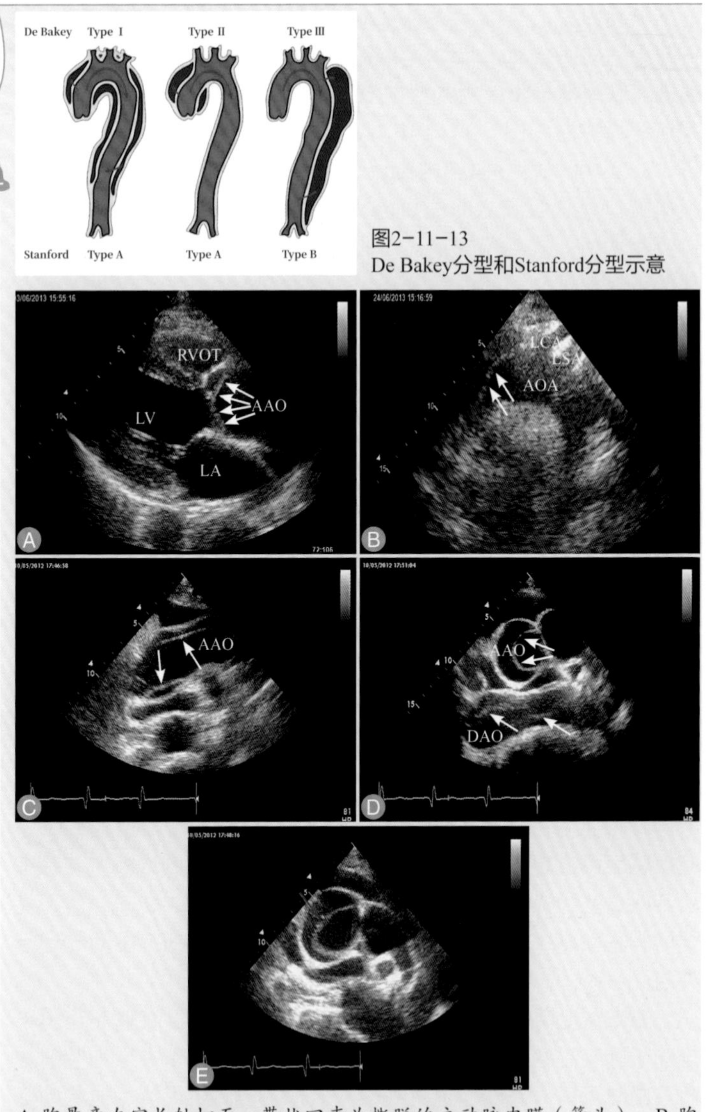

图2-11-13
De Bakey分型和Stanford分型示意

A.胸骨旁左室长轴切面，带状回声为撕脱的主动脉内膜（箭头）；B.胸骨上窝主动脉弓长轴切面，带状回声为撕脱的主动脉内膜（箭头）；C.胸骨旁升主动脉切面，带状回声为撕脱的主动脉内膜（箭头）；D.胸骨旁切面同时显示升主动脉短轴及胸主动脉长轴，带状回声为撕脱的主动脉内膜（箭头）；E.同一患者局部放大后，撕脱的主动脉内膜上见连续性中断（箭头），为真假腔交通口。RVOT：右室流出道；AAO：升主动脉；DAO：降主动脉；LSA：左锁骨下动脉；LCA：左侧颈总动脉；AOA：主动脉弓。

图2-11-14　主动脉夹层二维超声表现

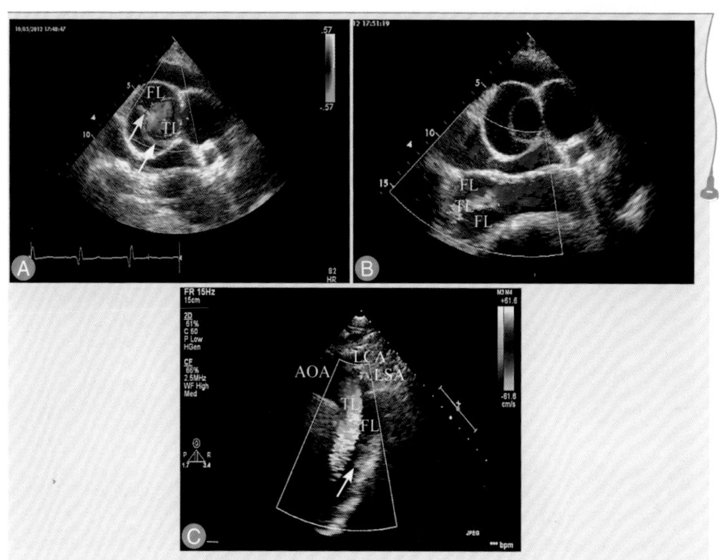

A.撕脱的主动脉内膜（白箭头），真假腔交通口处血流信号（黄箭头）；B.胸骨旁降主动脉长轴切面显示真腔内血流速度快（蓝色血流），颜色鲜艳，假腔内血流颜色暗淡；C.胸骨上窝切面显示降主动脉起始部夹层，假腔内无明显血流信号，可见不规则等回声为假腔内附壁血栓（箭头）。TL：真腔，FL：假腔；AOA：主动脉弓；LCA：左侧颈总动脉；LSA：左锁骨下动脉。

图2-11-15 主动脉夹层CDFI声像图

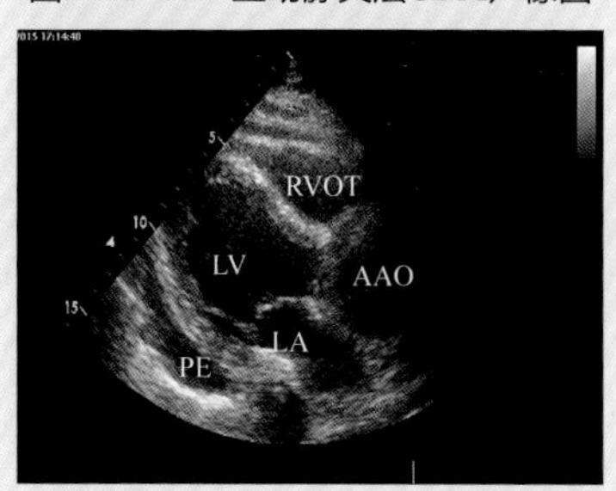

RVOT：右室流出道；AAO：升主动脉；LV：左心室；LA：左心房；PE：心包积液。

图2-11-16 升主动脉夹层患者观察到心包积液

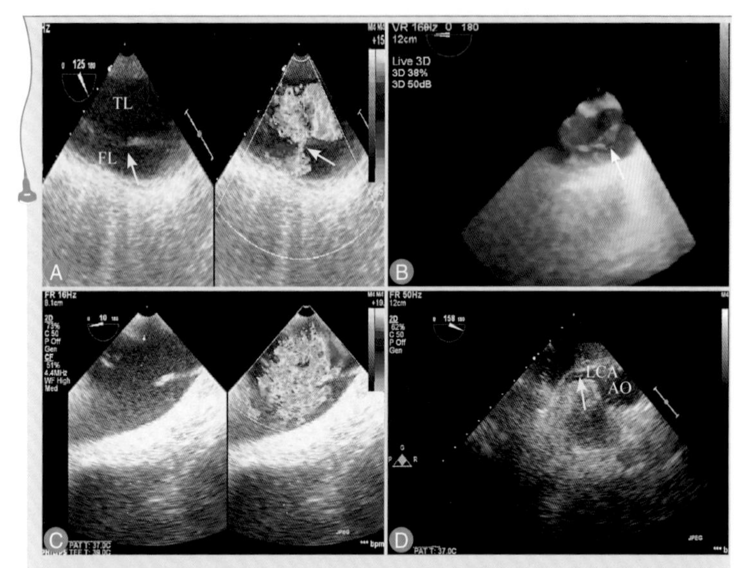

A.TEE显示主动脉夹层撕脱内膜上的破口（左图箭头），TEE显示通过破口的血流（右图箭头）；B.TEE 3D图像显示主动脉夹层，箭头所示为撕脱内膜上的破口；C.TEE清晰显示主动脉夹层撕脱内膜及破口，通过破口进入假腔的血流；D.TEE显示左冠状动脉内夹层，可见撕脱的冠状动脉内膜回声（箭头）。TL：真腔；FL：假腔；AO：腹主动脉。

图2-11-17　主动脉夹层TEE表现

（三）Marfan综合征

Marfan综合征是一种常染色体显性遗传性结缔组织病，大约25%患者没有家族史，主要累及骨骼、眼及心血管系统。主动脉根部和（或）升主动脉瘤样扩张或主动脉夹层是此综合征在心血管系统的主要表现。

二维超声表现：在左心室长轴切面上显示为主动脉根部及升主动脉呈瘤样扩张（图2-11-18A）。应测量主动脉瓣环、主动脉窦、窦管交界处、升主动脉内径及扩张的主动脉的长度；大动脉短轴切面可见主动脉根部扩张及主动脉瓣闭合时的缝隙（图2-11-18B）；当有主动脉夹层形成时，可见主动脉腔内纤细的内膜回声飘动。由于升主动脉明显扩张，其内血流信号暗淡，有时可见涡流信号，显示为多个红蓝相间的血流信号，当合并有主动脉瓣关闭不全时，舒张期左室流出道内可见源自主动脉瓣口的五彩镶嵌反流信号（图2-11-18C）。

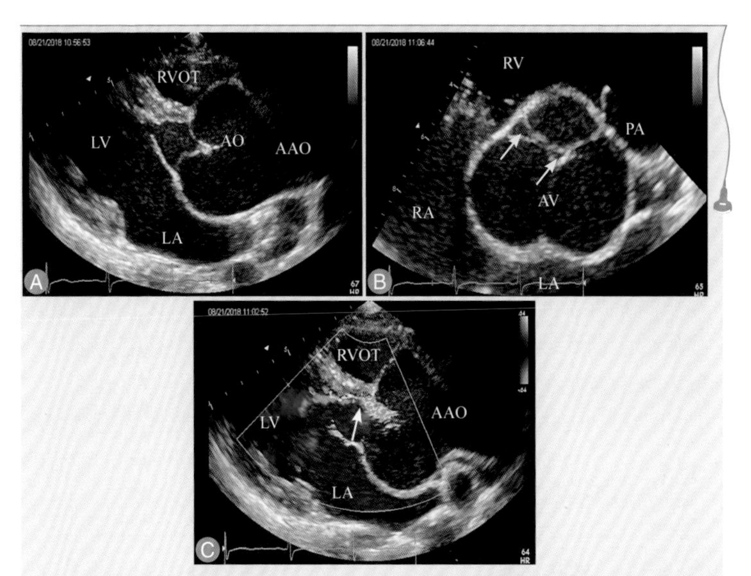

A.胸骨旁左室长轴切面显示主动脉根部瘤样扩张；B.胸骨旁大动脉短轴切面，主动脉根部扩张，可见主动脉瓣闭合时的缝隙（箭头）；C.胸骨旁左室长轴切面，可见主动脉瓣反流（箭头）。RVOT：右室流出道；AAO：升主动脉；LV：左心室；LA：左心房；RV：右心室；RA：右心房；AO：主动脉；PA：肺动脉。

图2-11-18 Marfan综合征二维超声表现

当Marfan综合征患者主动脉直径>5.0 cm时，主动脉发生破裂的危险性增高，建议行外科手术干预，当主动脉直径<5.0 cm，伴有主动脉瘤快速扩大（每年超过0.5 cm）、有发生夹层的家族史或者存在明显的主动脉瓣反流时建议进行手术干预。如果主动脉直径>4.0 cm，患有Marfan综合征的孕妇患主动脉夹层的风险会增加，建议密切随访。

（四）主动脉缩窄

主动脉缩窄是主动脉局限性狭窄或闭锁的先天性畸形，病变部位98%发生于动脉导管或动脉韧带附近区域，很少见于距主动脉弓较远的降主动脉或腹主动脉。当主动脉横截面积缩小超过50%时会出现明显压力阶差，是一种较为常见的先天性血管畸形，该病占先天性心脏病的6%～8%。

主动脉缩窄被认为是一种弥漫性主动脉病变，表现为组织学上动脉中层变性、弹性纤维消失、血管特性受损和炎症。主动脉缩窄的病理生理学特征是内皮功能障碍和弹性异常，即使在修复后也是如此。

主动脉缩窄可以单独发生，但通常伴发于其他先天性心脏缺陷，包括二叶主动脉瓣、主动脉弓发育不全和主动脉弓部畸形、室间隔缺损、二尖瓣异常、主动脉下狭窄等。大多数成年患者无症状，但可表现为上下肢血压差异、严重的高血压、头痛、鼻出血、心力衰竭和（或）主动脉夹层。本病的预后与病理分型及合并的畸形有关，主动脉缩窄不接受治疗预后极差，80%的患者会死于主动脉缩窄。主动脉缩窄患者术后仍会持续面临包括心力衰竭、高血压、再狭窄、主动脉瘤/夹层和猝死等疾病风险。因此修复后的主动脉缩窄患者的预后也并不理想，远期生存率仍低于一般人群，需要终身监测和随访，以筛查和监测迟发性并发症。

沿用1903年Bonnet分型，根据缩窄部位在动脉导管近侧端或远侧端，主动脉缩窄通常分为导管前型（婴儿型）和导管后型（成人型）2种（图2-11-19）。

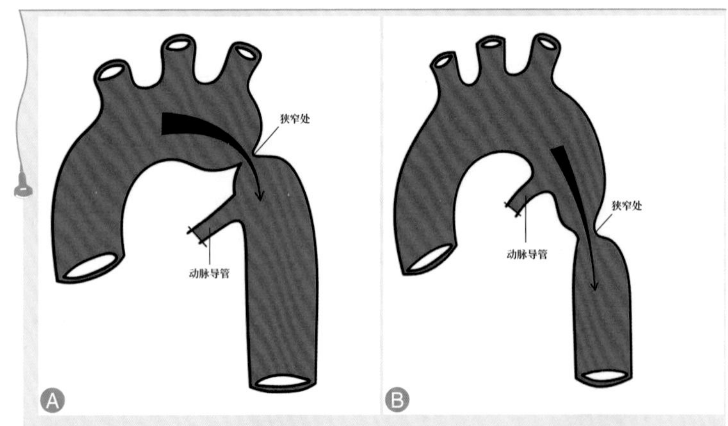

A. 复杂型缩窄（导管前型），狭窄处位于动脉导管（或动脉韧带）之前；B. 单纯型缩窄（导管后型），狭窄处位于动脉导管之后。

图2-11-19　主动脉缩窄分型示意

1.导管前型缩窄

此型狭窄多位于动脉导管近端，动脉导管多未闭合，容易合并其他心脏畸形，故也称复杂型。患者降主动脉的血液，主要来自未闭动脉导管分流而来的低氧静脉血，侧支循环极少，故病情多较严重，常在婴儿期死亡。

2.导管后型缩窄

狭窄位于动脉导管或动脉韧带远端，常为单独梗阻，缩窄处呈环状或者管状狭窄，少数为隔膜状。动脉导管多已闭合，除常伴有二叶式主动脉瓣（40%～80%）外，不伴有其他重要心脏畸形，故也称单纯型。该型侧支循环广泛，临床上表现为上肢血压升高，下肢血压降低，成年人中多见此类型。

导管后型缩窄超声诊断如下。

（1）经胸二维超声心动图：探头放置于胸骨上窝行主动脉弓长轴切面扫查。在降主动脉起始部左锁骨下动脉远侧探及主动脉内径变窄，通常多<10 mm，部分患者远端可见狭窄后扩张（图2-11-20A），于胸骨旁左室长轴及短轴切面可见左室壁增厚。

（2）CDFI：探头放置于胸骨上窝，在狭窄部位的近端，血流色彩暗淡，通过狭窄部位时，血流束由宽变窄，血流加速，呈明亮的五彩镶嵌状。血流束最窄最亮的位置可表示狭窄的部位，测量最窄处血流束宽度可估计狭窄的内径。通过狭窄部位后，血流束由窄变宽，射向降主动脉，仍呈五彩镶嵌状（图2-11-20B，图2-11-20D）。

（3）频谱多普勒超声心动图：探头放置于胸骨上窝，将连续波多普勒取样容积置于狭窄段，可探及收缩期高速射流频谱，表现为负向高速频谱曲线（图2-11-20C，图2-11-20E），随着缩窄程度的加重，加速支上升速度减慢，频谱峰值后移，最高流速高于200 cm/s，频谱持续时间延长，甚至向舒张期延伸，部分患者占据整个心动周期。测定腹主动脉的血流频谱，正常的三相波消失变为单相低阻的血流频谱时，应考虑主动脉缩窄的存在。同时注意观察其余节段的主动脉、主动脉瓣膜、左室壁厚度、左室收缩舒张功能等情况。

（4）超声诊断要点：TTE通常是评估主动脉缩窄的首选方式。超声对于主动脉缩窄的诊断具有较高的敏感性，但是部分患者受透声窗影响，二维图像可能显示不清，此时CDFI探及的降主动脉内明亮的五彩镶嵌的血流信号及频谱多普勒探及的负向高速血流频谱信号可以作为诊断的主要依据，同时建议患者进一步行血管CTA检查明确诊断。

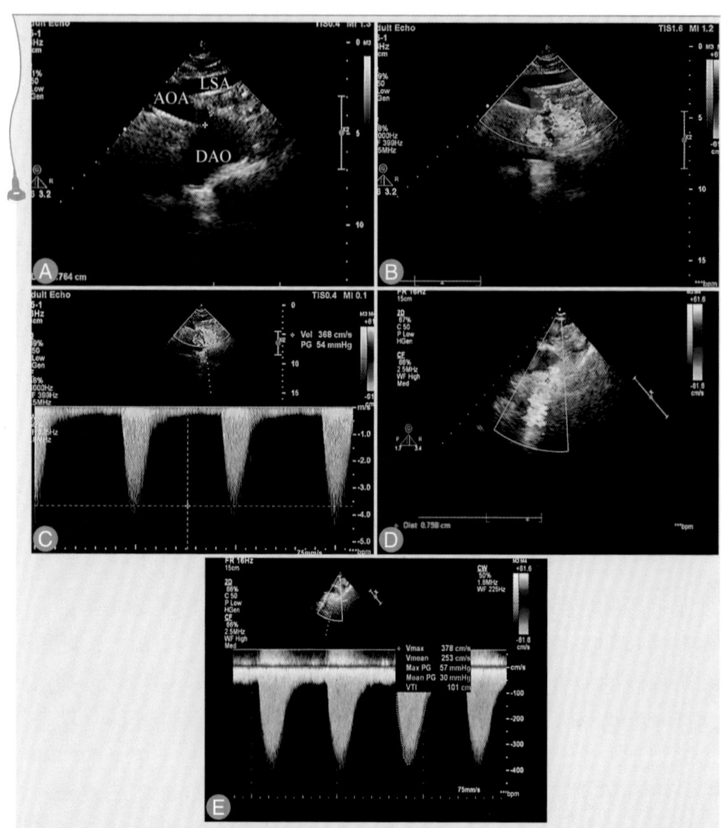

A.胸骨上窝切面二维超声显示左锁骨下动脉开口处远端，降主动脉起始部狭窄，内径7.6mm，狭窄远端血管扩张；B.胸骨上窝切面CDFI显示左锁骨下动脉开口处远端降主动脉起始部血流加速，呈五彩镶嵌状，通过狭窄处后血流变宽；C.连续波多普勒取样容积放置于狭窄处，显示为负向高速血流频谱曲线；D.胸骨上窝CDFI显示降主动脉起始部血流呈五彩镶嵌的加速血流信号；E.胸骨上窝连续波多普勒超声显示降主动脉起始部负向高速血流频谱。

图2-11-20　导管后型缩窄经胸超声心动图表现

（五）主动脉粥样硬化及多发性大动脉炎

1.主动脉粥样硬化斑块

主动脉粥样硬化斑块（aortic arch atheroma，AAA），特别是升主动脉和主动脉弓的粥样硬化斑块，这些斑块如果脱落可能造成脑栓塞。AAA根据形态学可分为简单斑块（斑块厚度<4 mm）与复杂性斑块（厚度≥4 mm，含活动性碎片，表面存在溃疡）；根据斑块的稳定性分为稳定斑块（回声均质、不具有活动性及表面无溃疡）及易损斑块（回声不均质、活动性及表面有

溃疡）。临床研究表明，具有高栓塞风险的斑块是指那些厚度≥4 mm的复杂性斑块，也称重度AAA，据报道其占所有缺血性脑卒中和短暂性脑缺血发作病因的16%～20%。它既是脑卒中首发同样也是脑卒中复发的重要危险因素。

TTE可通过胸骨旁、胸骨上窝切面对这些部位进行探查（图2-11-21）。二维超声表现为主动脉管壁上附着的异常斑块回声，斑块回声可以为低回声、混合回声或强回声。CDFI显示斑块处彩色血流充盈缺损。TTE有时受胸骨、肺部气体等影响，不容易探及这些部位的斑块，TEE可清晰显示主动脉切面图像，有利于主动脉斑块的超声观察，可以提供斑块迁移、溃疡和组成的信息及斑块与大血管起源的解剖关系的细节，但受到技术要求高及镇静麻醉的局限，临床应用不多。

2.多发性大动脉炎

多发性大动脉炎二维超声表现为在大动脉纵切面上图像显示动脉管壁正常3层结构分界不清，管壁呈节段性全层、不规则增厚，可表现为弱回声、等回声或不均匀回声，动脉壁僵硬、搏动减弱；横切面上可见管腔呈偏心性狭窄，有的病变部位呈斑块状增厚，但边缘多光滑，管腔狭窄甚至闭塞。CDFI可见管腔内狭窄处的充盈缺损，频谱多普勒检查可见狭窄处血流加速（图2-11-22）（多发性大动脉炎的定义、病因及分型等请参照本书其他章节）。CDFI可作为大动脉炎首选的无创筛查方法，进一步则可完善相关的实验室检查、CT、MRI等，为临床诊治提供丰富信息。

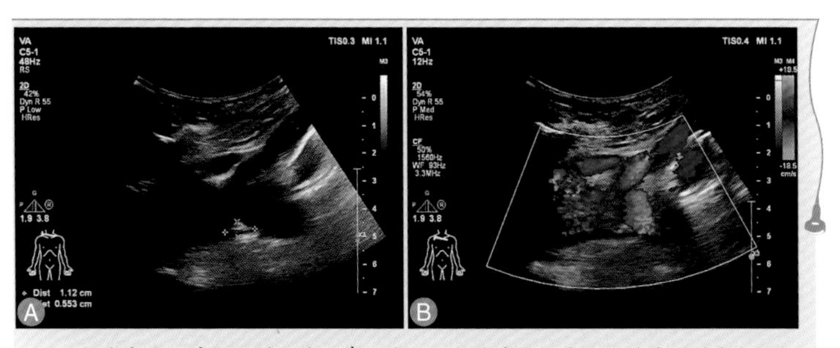

A.主动脉弓后壁不规则不均回声斑块；B.主动脉弓斑块处血流充盈缺损。

图2-11-21 主动脉粥样硬化斑块

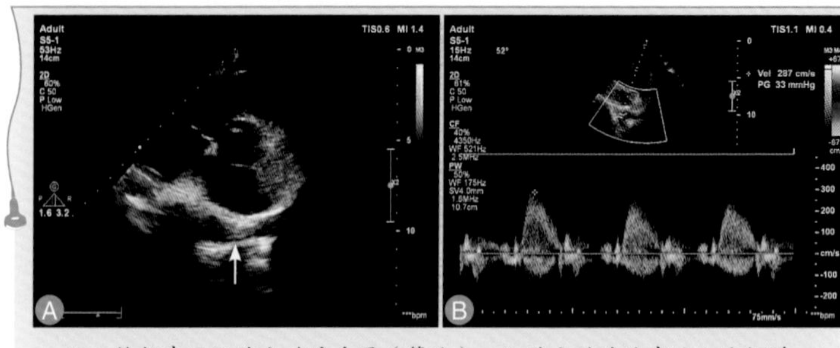

A.二维超声显示胸主动脉受累（箭头）；B.胸主动脉狭窄处血流频谱。

图2-11-22　胸主动脉多发性大动脉炎

（六）主动脉弓血管的解剖变异

主动脉弓在发育过程中，可出现诸多变异，常见的有右主动脉弓、双主动脉弓，以及主动脉弓分支的变异。

Edwards提出了双主动脉弓模型假设（图2-11-23），双主动脉弓和动脉导管环绕气管和食管，随着胚胎发育，胚胎弓的各个部位退化或继续发育，最终形成出生后的动脉弓系统。这个理论反映了几乎所有胚胎弓都参与了最终主动脉弓系统的形成。正常左主动脉弓解剖结构和大多数变异都可以通过这个双弓系统理论来推演。主动脉弓侧向是指主动脉弓穿过哪个支气管。

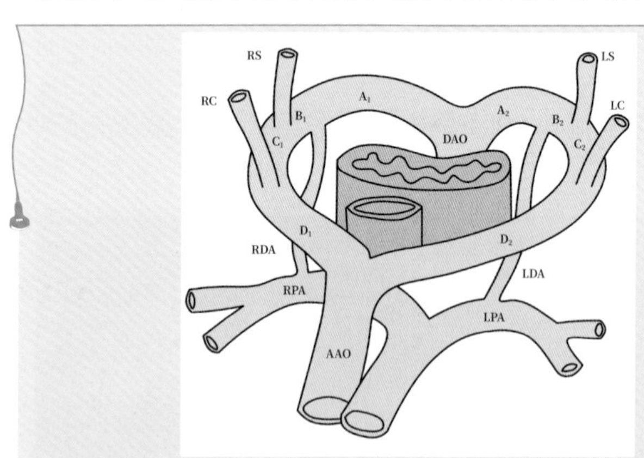

A_1～D_1：右主动脉弓退化的潜在位点；A_2～D_2：左主动脉弓退化的潜在位点；AAO：升主动脉；DAO：降主动脉；RDA：右动脉导管；LDA：左动脉导管；RS：右锁骨下动脉；LS：左锁骨下动脉；RPA：右肺动脉；LPA：左肺动脉；RC：右颈总动脉；LC：左颈总动脉。

图2-11-23　Edwards双主动脉弓模型假设

1.左主动脉弓及其分支变异

正常的左主动脉弓是由右侧第四胚胎弓远端退化引起的，退化位点在右锁骨下动脉和降主动脉之间（A_1），包括右动脉导管和右背主动脉至第七节间动脉起始部（锁骨下动脉前体远端），形成左主动脉弓，走行在左主支气管上方，并延续为降主动脉继续走行在脊柱左侧。因此，从正常左弓发出的第一个分支是无名动脉，然后是左颈总动脉和左锁骨下动脉。70%～80%的人会出现这种典型的弓形分支模式，3个血管从弓部发出（图2-11-24）。

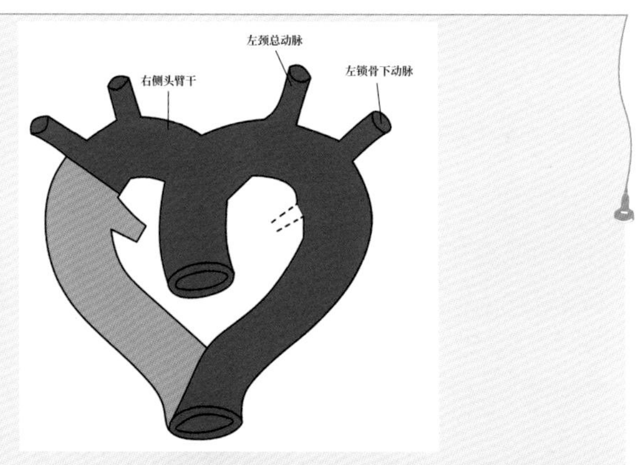

正常的左主动脉弓是由右锁骨下动脉和降主动脉之间的右弓及右动脉导管退化引起的结果，由弓部起的第一个分支是右头臂干，其次是左颈总动脉和左锁骨下动脉，灰色代表退化部分。

图2-11-24 正常左主动脉弓解剖结构示意

左主动脉弓会发生主动脉弓分支模式的多种变化（图2-11-25）。最常见的主动脉弓分支模式变异是左侧颈总动脉与右侧头臂动脉共同起源，或者左侧颈总动脉直接起源于右侧头臂动脉，这种变异被称为牛型主动脉弓（图2-11-26）。右头臂动脉和左颈总动脉共同起源，以及左颈总动脉直接起源于右头臂动脉，在普通人群中的患病率分别为13%和9%。

另一种相对常见的弓形变异是左椎动脉直接起源于左锁骨下动脉近端的主动脉弓，患病率为5%～6%。

这些通常被认为是正常变异，但可能对胸外科和介入手术入路选择等具有重要意义。

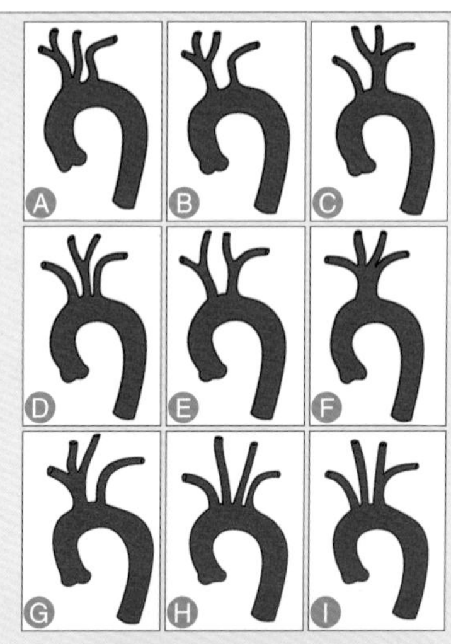

A：颈总动脉与头臂干共干（牛型主动脉弓）；B：左颈总动脉起源于头臂干的中远段（牛型主动脉弓）；C：颈总动脉共干，并发出左锁骨下动脉；D：颈总动脉共干，锁骨下动脉均独立起源；E：左、右头臂干；F：单一弓上分支，然后发出左颈总和左锁骨下动脉；G：颈总动脉干起源于右锁骨下动脉，左锁骨下动脉起源与主动脉弓；H：所有分支独立起源于主动脉弓；I：左头臂干。

图2-11-25　主动脉弓分支变异

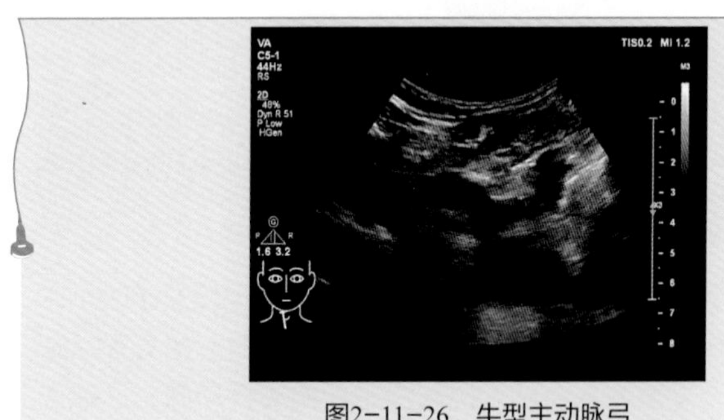

图2-11-26　牛型主动脉弓

2.血管环

血管环是主动脉弓及其分支的先天性发育异常，是指主动脉弓及其相关血管起源、位置及走向的先天异常，形成异常血管环样结构，环绕压迫气管和（或）食管，从而产生一系列相应的症状。患儿出生后根据压迫的严重程度不同，临床症状不一，较轻者可无症状，有症状的表现为呼吸急促、喘鸣、海豹咆哮样咳嗽、反复呼吸道感染、喂养困难、吞咽困难等，严重者甚至发生呼吸暂停、发绀、意识不清。

血管环发育始于胚胎主动脉弓系统。从双动脉弓模型假设可知，在主动脉弓发育进程中，某些特殊节段缺失或保留，将会导致血管环的发生。血管环可以分为3类：完全性血管环、不完全性血管环和肺动脉吊带。

（1）完全性血管环：具体如下。

1）双主动脉弓：若胚胎发育期左右第四弓均持续存在，则可形成双主动脉弓，左右弓均发自升主动脉，分别穿过同侧主支气管，右弓经过食道右后方，左弓经过气管左前方向，环绕气管与食管，最终两者融合形成降主动脉，形成完全性血管环（图2-11-27）。颈总动脉和锁骨下动脉分别源于各自的主动脉弓。此类患者中双主动脉弓的大小通常不对称，右弓优势型多见，约占70%，而20%为左弓优势，5%为两弓大小相等。该类患者很少合并其他心脏畸形，在婴儿早期就会出现症状，通常需要手术分割。

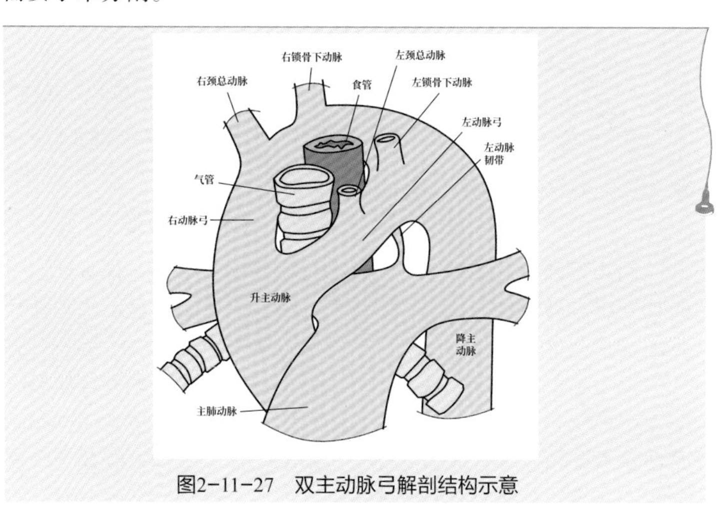

图2-11-27 双主动脉弓解剖结构示意

2）右位主动脉弓：右主动脉弓在正常人中很罕见，通常与先天性心脏畸形有关，如永存动脉干、法洛四联症和伴有室间隔缺损的肺动脉闭锁。

镜像右位主动脉弓：胚胎发育期如果左侧第四弓退化位点在左锁骨下动脉远端A_2或B_2，头臂血管就会形成一个正常左主动脉弓的镜像。右弓位于气管的右侧，穿过右主支气管，延续为降主动脉继续走行在脊柱右侧（右降主动脉）。第一个动脉分支向左延伸，成为左无名动脉，第二、第三分支分别为右颈总动脉和右锁骨下动脉，与连于降主动脉的动脉韧带构成完整的血管环；如动脉韧带连于无名动脉，则不会形成血管环。

右位主动脉弓伴迷走左锁骨下动脉：胚胎发育期如果左第四主动脉弓退化位点在左锁骨下动脉近端（C_2），则会导致右主动脉弓以迷走左锁骨下动脉作为最后一个分支。迷走左锁骨下动脉通常起源于主动脉憩室，经过食管后方，与左侧动脉韧带一起形成完整的血管环（图2-11-28）。

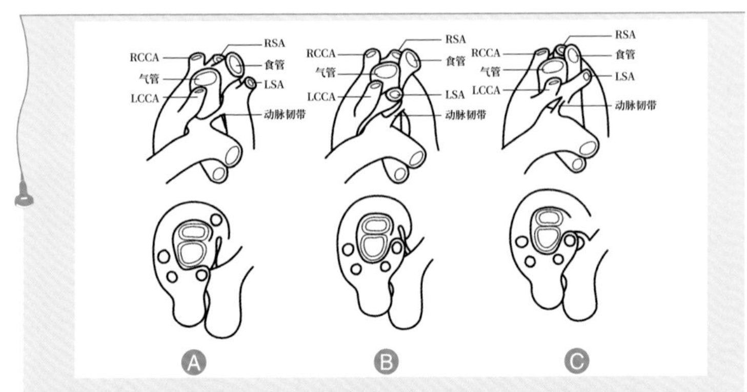

A：食管后左锁骨下动脉，动脉韧带连于降主动脉；B：镜像右主动脉弓，动脉韧带连于降主动脉；C：镜像右主动脉弓，动脉韧带连于无名动脉。RCCA：右颈总动脉；LCCA：左颈总动脉；RSA：右锁骨下动脉；LSA：左锁骨下动脉。

图2-11-28　右位主动脉弓伴迷走左锁骨下动脉

超声诊断右位主动脉弓时，探头置于胸骨上凹，探头标识指向10～11点钟方向，探头（超声束）朝向后下，可显示主动脉弓长轴及其分支。

3）左旋主动脉（left circumflex aorta）：胚胎发育期形成的左主动脉弓及右降主动脉，弓的远端部分经过食道后面，如此时存在右侧动脉导管或动脉韧带，则可形成完全性血管环，压迫气管、食管，此种类型极为罕见。

（2）不完全性血管环：左主动脉弓伴迷走右锁骨下动脉（图2-11-29）。胚胎发育期如果右第四主动脉弓退化位点在右锁骨下动脉近端（C_1），会导致右锁骨下动脉成为主动脉弓最后一个分支经过食管后方，但并未形成完全性血管环（图2-11-30），这是最常见的主动脉弓畸形，发病率为0.5%～2%。患者通常无症状，大约10%的成年患者出现食管受压症状，引起吞咽困难。

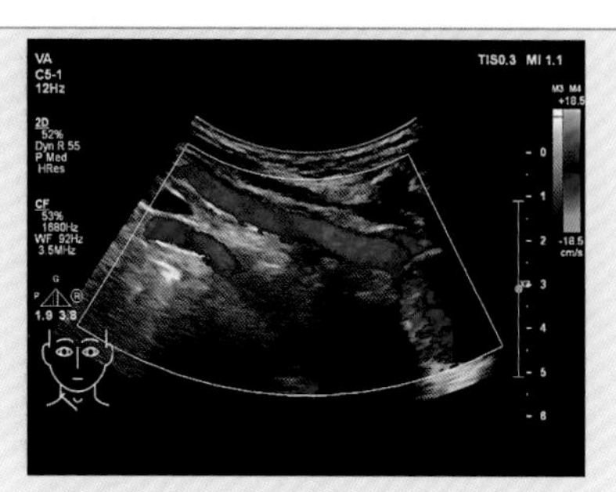

右侧迷走锁骨下动脉（近段显示不清），右侧颈总动脉起源于主动脉弓。

图2-11-29　右侧迷走锁骨下动脉

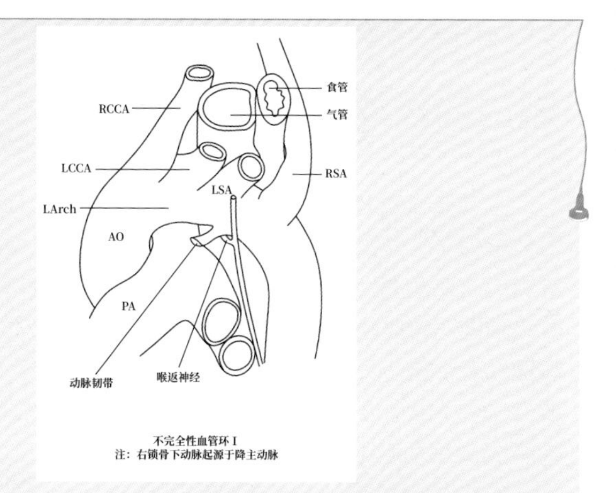

RCCA：右颈总动脉；LCCA：左颈总动脉；LArch：左弓；RSA：右锁骨下动脉；LSA：左锁骨下动脉；AO：主动脉；PA：肺动脉。

图2-11-30　右侧迷走锁骨下动脉示意

（3）肺动脉吊带：一种罕见的先天性心血管畸形。右肺动脉正常起自肺动脉主干，左肺动脉自右肺动脉后上方发出，先向后上越过右主支气管，然后向左自气管与食管间经过进入左侧肺门，常引起气管下段、右主支气管和食管不同程度的压迫。当肺动脉吊带患者伴有动脉导管或动脉韧带时，则构成血管环，但这一血管环仅造成气管压迫，而很少伴有食管压迫。肺动脉吊带常合并心内畸形（图2-11-31）。

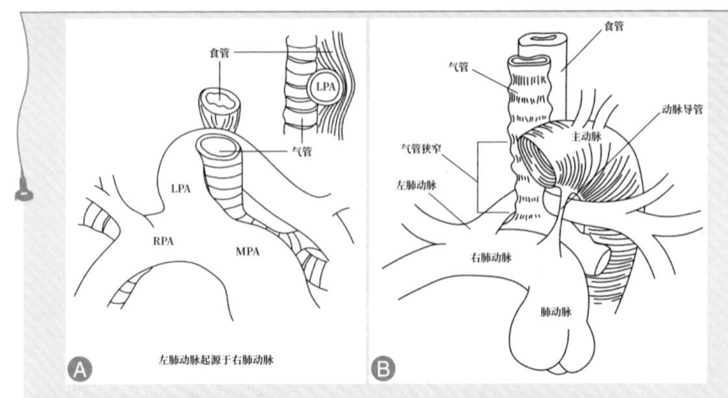

A.右肺动脉正常起自肺动脉主干，左肺动脉自右肺动脉后上方发出，先向后上越过右主支气管，然后向左自气管与食管间经过进入左侧肺门；B.肺动脉吊带患者伴有动脉导管或动脉韧带，形成血管环。LPA：左肺动脉；RPA：右肺动脉；MPA：主肺动脉。

图2-11-31　肺动脉吊带示意

主动脉血管环和肺动脉吊带的诊断除了临床表现外主要依靠多种影像学方法的综合应用，包括胸部正侧位X线片、食管钡餐造影、支气管镜、CT、MRI、超声心动图、心导管造影等。超声心动图对该类疾病的诊断敏感而有效，尤其对于新生儿和婴儿病例极有价值。另外超声心动图还可以同时诊断是否合并心内畸形。CT或MR血管造影的无创成像可对主动脉弓及其分支进行完整评估，并为计划手术管理提供有价值的信息。

3.主动脉弓离断

主动脉弓离断（interrupted aortic arch，IAA）是一种罕见的发绀型先天性心脏病，患病率约0.02%。IAA是升主动脉和降主动脉之间的解剖结构分离、完全不连续。分离可以是完全的（主动脉弓缺如），也可以由残余的纤维带连接（主动脉弓闭锁）。IAA很少单独存在，多伴有其他心内畸形，常常与动脉导管未闭和室间隔缺损同时存在，称为“Steidele综合征”。其他合并畸形包括永存动脉干、大动脉转位、主肺动脉窗等。通常通过动脉导管供应降主动脉血液，极少数无动脉导管，降主动脉血流由侧枝动脉供应。IAA临床表现为出生后最初2周内的休克或严重心力衰竭，IAA自然预后很差，90%在1岁内死亡，出生后尽早手术是唯一的治疗选择。

Celoria和Patton根据离断部位将IAA分为3种类型（图2-11-32）。

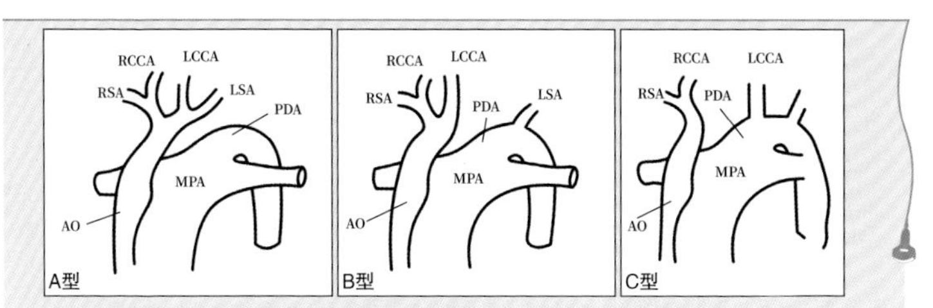

A型，离断位于左锁骨下动脉远端（B_1和B_2处退化）；B型，离断位于左颈总动脉和左锁骨下动脉之间（B_1和C_2处退化）；C型，离断位于无名动脉和左颈总动脉之间（B_1和D_2处退化）。PDA：动脉导管未闭；AO：主动脉。

图2-11-32　主动脉弓离断分型

各型还可根据右锁骨下动脉起源部位不同（如起自降主动脉）分为不同亚型。IAA中B型最常见。

超声心动图可对IAA做出明确诊断：胸骨上窝和胸骨旁切面可提供大部分诊断信息，胸骨上窝是显示主动脉弓及其分支的最主要声窗。在婴幼儿剑突下切面也可以显示主动脉弓，但是显示主动脉弓分支效果不理想。通常在同一切面中可以显示升主动脉、主动脉弓及降主动脉。

胸骨上窝主动脉弓长轴切面可见明显变窄的升主动脉，至少发出一个分支后成为盲端，与降主动脉不连续，其间未见血流通过。升主动脉上升弧度小时，垂直向上直接与无名动脉相连。在B型主动脉弓离断中，左颈总动脉分支特别突出，发出后主动脉弓即告中断。

胸骨旁左室长轴显示主动脉根部与升主动脉多发育不良，内径较窄。胸骨旁大动脉短轴切面显示肺动脉明显增宽，在肺动脉分叉处有未闭的动脉导管与降主动脉相连。另外可以发现主动脉弓离断伴发的其他心内畸形如室间隔缺损、大动脉转位等。

CDFI胸骨上窝主动脉弓长轴切面显示主动脉弓离断部位无血流信号，降主动脉内血流来自动脉导管，以蓝色为主，有时动脉导管近端可见五彩镶嵌的连续性血流信号。

六、分析思路

常见主动脉疾病诊断思路见图2-11-33。

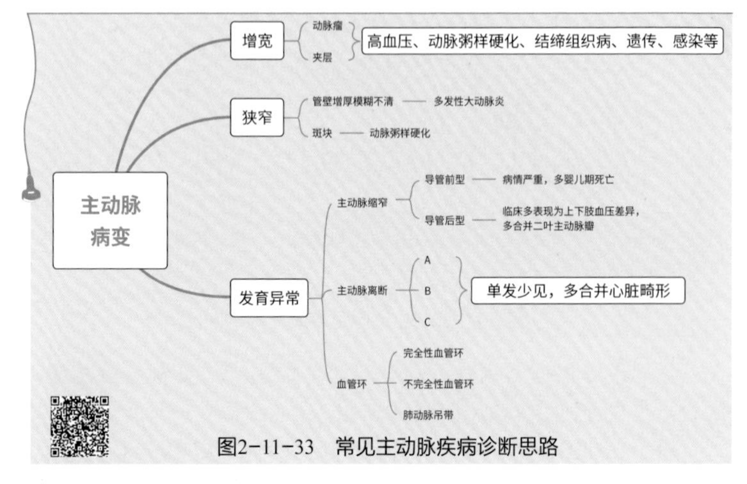

图2-11-33　常见主动脉疾病诊断思路

七、报告书写

主动脉常见疾病的多普勒超声检查报告包括超声描述、超声诊断及可能提出的建议，前两者为必须有的内容。

超声描述应包括以下内容。

（1）二维超声常规描述主动脉的二维声像图特征（主动脉形态、走行），主动脉腔内是否有异常回声，常规测量主动脉根部及升主动脉内径。

（2）对于疑似或已确诊的有主动脉根部疾病风险的遗传综合征（如Marfan综合征、Loeys-Dietz综合征、Ehlers-Danlos综合征、Turner综合征）患者，应测量主动脉瓣环、主动脉窦、窦管交界处和升主动脉内径，从而预测主动脉瘤或夹层形成风险。

（3）主动脉任何部位的扩张，都应该测量扩张处的最大直径（测量主动脉内径，垂直于血流轴线）及扩张主动脉的长度，同时应描述扩张部位是否有异常回声（如夹层撕脱的内膜、血栓形成等）。

（4）主动脉夹层时应描述撕脱内膜的位置、累及范围及识别真假腔、真腔和假腔间交通的位置、假腔内是否合并血栓形成，同时记录受累部位主动脉的内径、主动脉壁是否有粥样斑块形成。

（5）主动脉异常扩展到分支血管，包括夹层和动脉瘤，以及终末器官损伤的次要证据（如肾或肠灌注不足）。

（6）主动脉破裂的证据，包括主动脉周围和纵隔血肿、心包和胸腔积液。

（7）与既往资料直接进行图像与图像比较以确定主动脉形态及直径的异常。

（8）CDFI血流信号的分布及特征（如主动脉夹层时真假腔内不同血流信号特征的呈现）。

（9）频谱多普勒探及到的血流特征，如正向或负向频谱，频谱形态等。

（10）主动脉弓分支异常、血管环等弓部病变常常与其他心内畸形并存，因此在检查此类患者时切记要探查胸骨上窝声窗，避免漏诊和误诊，如实在无法清晰显示主动脉弓及其分支，可以建议患者行CT或MR血管造影。

超声诊断或提示内容建议：依照病因诊断、病理生理诊断和临床表现的顺序进行书写，不罗列继发的超声改变。如主动脉夹层患者的诊断顺序应为：符合高血压性心脏病超声改变；主动脉夹层A型；轻度主动脉瓣反流等。再如Marfan综合征患者的超声诊断应为：符合Marfan综合征超声改变；主动脉根部动脉瘤；重度主动脉瓣反流；轻度二尖瓣反流等。上述两个病例中可能会有左心房、左心室的增大等继发改变，应该在超声描述中清楚表明，无须出现在超声诊断或提示中。

由于超声对于胸主动脉疾病、主动脉弓部疾病扫查的敏感率和特异性均不高，不是最优检查方法，因此在诊断阳性病例或者诊断有疑问时，建议在报告中提出：建议行CT或MR进一步明确诊断。

八、要点与讨论

主动脉的超声心动图评估是标准超声心动图检查的常规部分。虽然TTE不是全面评估主动脉的首选技术，但它对某些主动脉节段的诊断和随访作用极大。TTE是临床实践中测量主动脉近端节段最常用的技术，TTE是连续测量最大主动脉根部直径、评估主动脉瓣反流和主动脉瘤择期手术时机的绝佳成像方式。

一般来说， TEE在评估胸主动脉方面优于TTE。但由于TEE对操作者技术要求高，同时涉及镇静麻醉，一般医院无力开展相关诊查项目，故在中国不推荐常规应用，推荐有条件的医院在手术室或者重症监护病房进行床边检查。

主动脉弓分支异常、血管环等弓部病变常常与其他心内畸形并存，因此在检查此类患者时切记要探查胸骨上窝声窗，避免漏诊和误诊，如实在无法清晰显示主动脉弓及其分支，可以建议患者行CT或MR。

CT仍是目前主动脉成像首选检查方式，MRI也凭借自身的优势在主动脉成像中发挥了重要作用。CT、MRI测量主动脉的外径，超声测量主动脉的内径，要正确解读和理解各个报告中主动脉的测量数值。

多模态的影像学诊断已经广泛应用于各个领域与学科中，对于主动脉疾病，多模态影像学可以融合各个影像学检查的优点，从而为临床提供更准确、更有价值的诊疗资料，建议大家能够熟知各种影像学的优缺点，合理应用，更好地服务于临床。

【推荐阅读文献】

[1] 中国医师协会心血管外科分会大血管外科专业委员会.主动脉夹层诊断与治疗规范中国专家共识[J].中华胸心血管外科杂志，2017，33（11）：641–654.

[2] CZERNY M，SCHMIDLI J，ADLER S，et al.Current options and recommendations for the treatment of thoracic aorticpathologies involving the aortic arch：an expert consensus document of the European Association for Cardio–Thoracic surgery （EACTS） and the European Society for Vascular Surgery （ESVS）[J].Eur J Cardiothorac Surg，2019，55（1）：133–162.

[3] HANNEMAN K，NEWMAN B，CHAN F.Congenital variants and anomalies of the aortic arch[J].Radiographics，2017，37（1）：32–51.

[4] KELLENBERGER C J.Aortic arch malformations[J].Pediatr Radiol，2010，40（6）：876–884.

[5] BACKER C L，MONGÉ M C，POPESCU A R，et al.Vascular rings[J].Semin Pediatr Surg，2016，25（3）：165–175.

第3章 四肢

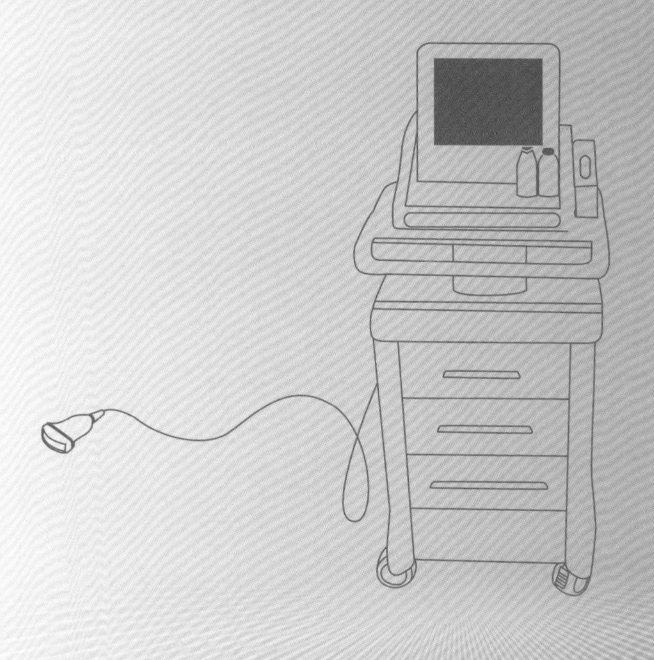

第一节　上肢动脉

一、超声解剖概要

锁骨下动脉右侧起自无名动脉，左侧直接起自主动脉弓。它们分别沿左右肺尖的内侧上行，然后斜越胸膜顶前方出胸廓上口到颈根部，呈弓状向外侧走行，依次经斜角肌间隙、锁骨中点下方和第一肋上方达其外缘移行为腋动脉进入腋窝。其主要分支有椎动脉、胸廓内动脉、甲状颈干、肋颈干、颈横动脉等，分支分布于头颈、胸腹壁等区域。腋动脉于第一肋的外侧缘接锁骨下动脉，经腋窝至背阔肌下缘处接肱动脉，分支主要分布到肩肌、胸肌、背阔肌和乳房。肱动脉沿肱二头肌内侧沟与正中神经伴行，至肘窝分为桡动脉和尺动脉。桡动脉先经肱桡肌和旋前圆肌之间，继而在肱桡肌腱和桡侧腕屈肌腱之间下行，绕桡骨茎突至手背，穿第一掌骨间隙至手掌，分支包括：①终支，与尺动脉掌深支吻合形成掌深弓；②掌浅支，在桡腕关节处发出，下行至手掌与尺动脉吻合形成掌浅弓；③拇主要动脉，在掌侧深部发出3分支至食指和拇指。尺动脉在尺侧腕屈肌与指浅屈肌之间下行，经豌豆骨桡侧至手掌，分支包括：①骨间总动脉，又分为骨间前动脉和骨间后动脉分布于前臂肌和尺、桡骨；②终支，与桡动脉掌浅支吻合形成掌浅弓；③掌深支，与桡动脉掌终支吻合形成掌深弓（图3-1-1）。

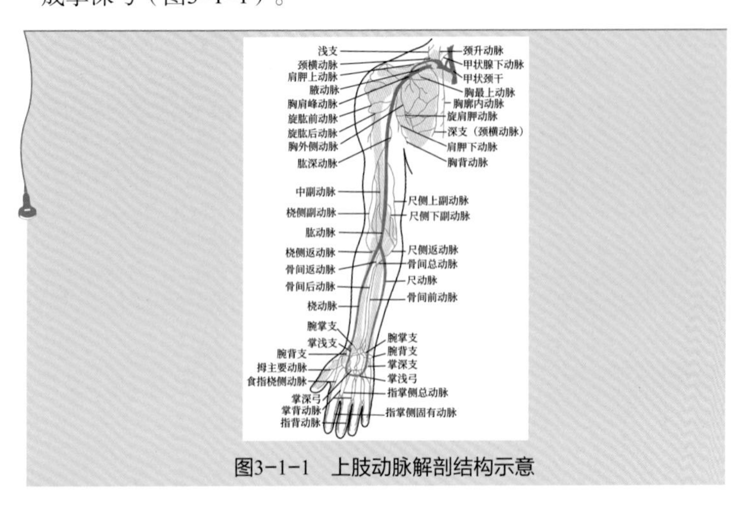

图3-1-1　上肢动脉解剖结构示意

胸廓出口是指锁骨和第一肋骨之间，锁骨上窝至腋窝之间的区域，包含了3个可能受到压迫的重要结构：臂丛神经、锁骨下动脉、锁骨下静脉。压迫可发生在胸廓出口上的3个不同区域：斜角肌三角间隙、肋锁间隙、胸小肌后间隙（图3–1–2，图3–1–3）。

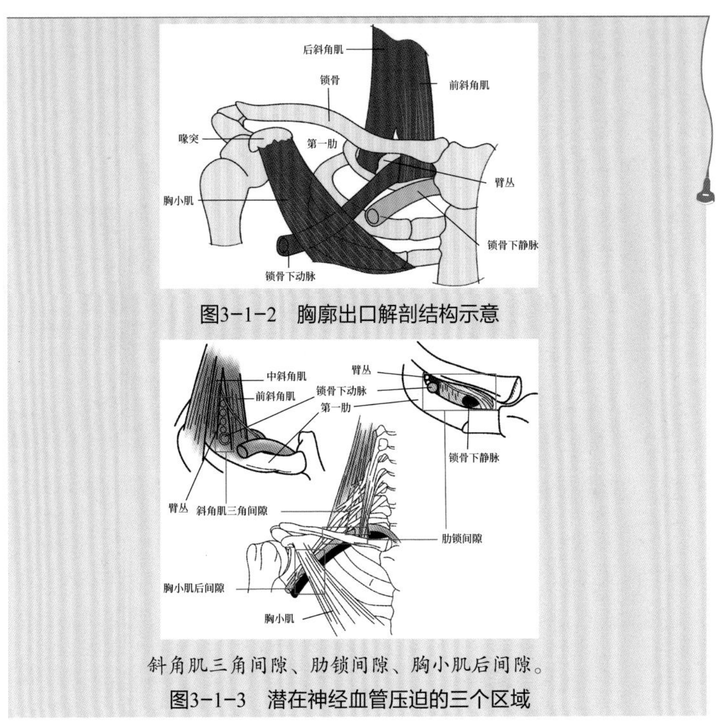

图3–1–2　胸廓出口解剖结构示意

图3–1–3　潜在神经血管压迫的三个区域

斜角肌三角间隙由前方的前斜角肌、后方中斜角肌和底部第一肋骨构成，它包含了臂丛的上、中、下干和锁骨下动脉。该间隙是神经型胸廓出口综合征最常见的压迫部位。斜角肌近端肌纤维完全包绕C_5和C_6神经根，两者相互交叉造成神经的动态压迫，最终出现上臂丛神经卡压症状。

肋锁间隙由前方的锁骨、锁骨下肌、肋喙韧带及后方的第一肋骨和前、中斜角肌和侧方的肩胛骨构成，它包含了臂丛的各个股、锁骨下动脉和静脉。该间隙是动脉型胸廓出口综合征最常见的压迫部位，锁骨下动脉位于锁骨下静脉后方并且被臂丛的3个束包绕。

胸小肌后间隙位于喙突下方，它前方为胸小肌，后方为肩胛下肌，底部为第二至第四肋骨，该间隙包含了臂丛的各个束、腋动脉和静脉。

本节常见英文词汇对照见表3-1-1。

表3-1-1 常用英文词汇对照

英文简称	英文全称	中文
AXA	axillary artery	腋动脉
BA	brachial artery	肱动脉
DPA	deep palmar arch	掌深弓
RA	radial artery	桡动脉
SCA	subclavian artery	锁骨下动脉
SCV	subclavian vein	锁骨下静脉
SPA	superficial palmar arch	掌浅弓
TOS	thoracic outlet syndrome	胸廓出口综合征
UA	ulnar artery	尺动脉

二、设备调试

需要根据探测深度和解剖情况切换探头：线阵探头（频率相对低的血管用探头）、凸阵探头/小凸阵探头。通常采用线阵探头扫描锁骨下动脉远段、腋动脉等，锁骨下动脉近段可切换凸阵探头。

三、操作技巧

患者平卧位，双手中立位置于身体两侧，自然放松，肩部垫一薄枕，使颈稍向后伸，从锁骨上方和锁骨下方逐段扫查锁骨下动脉和腋动脉。锁骨下动脉近段显示方法见第二章第九节“锁骨下动脉、无名动脉”。腋动脉检查可以使用“宣誓位”，将手臂外旋，上臂与肩膀等高。肱动脉扫查可纵、横断面结合，观察到伴行的2支肱静脉及正中神经，并连续扫查至肘窝下方的分叉处，显示桡动脉和尺动脉。

对于怀疑锁骨下动脉受压者，二维超声下测量可疑受压处血管内径、内-中膜厚度，CDFI观察血流充盈状况及方向，脉冲波多普勒超声显示可疑狭窄处血流频谱形态及流速。然后让患者取Adson试验体位，重复观察锁骨下动脉和腋动脉内血流变化情况。

如以上检查未能发现锁骨下动脉和腋动脉受压，可嘱患者坐起，摆“行军礼位”或“宣誓位”，重复扫查锁骨下动脉和腋动脉。

如以上体位仍未发现锁骨下动脉和腋动脉受压，应询问患者在何种体位下会出现临床症状。然后在诱发位扫查上述血管，观察是否出现动脉受到挤压而产生狭窄或闭塞。

采用以上步骤，扫查锁骨下静脉和腋静脉。观察在自然体位下，静脉是否存在狭窄或扩张，是否存在静脉血栓，血流是否具有自发性或周期性。取Adson试验体位，观察静脉是否出现受到挤压而产生狭窄或闭塞。

此外，不能忽略对桡动脉和尺动脉的观察。Adson试验、Wright试验和肋锁挤压试验体位可诱发患肢的肱动、静脉或桡动、静脉血流速度明显减低或消失。

附物理检查（图3–1–4）。

（1）肩外展试验（wright test）：患者取坐位，检查者扪及患者腕部桡动脉搏动后，慢慢使前臂旋后，外展90°～100°，屈肘90°，桡动脉搏动消失或减弱为阳性。此项检查阳性率很高，但存在一定的假阳性（图3–1–5）。

（2）斜角肌挤压试验（adson test）：患者取坐位，检查者扪及患者腕部桡动脉搏动后，使其肩外展30°，略后伸，并令患者头颈后伸，逐渐转向患侧，桡动脉搏动减弱或消失为阳性。此检查阳性率很低，但常常有诊断价值（图3–1–6）。

（3）锁骨上叩击试验（moslege test）：令患者头偏向健侧，叩击患侧颈部，出现手指发麻或触电样感为阳性。

（4）锁骨上压迫试验：检查者用同侧手扪及患者的腕部桡动脉搏动后，用对侧拇指压迫其锁骨上窝处，桡动脉搏动消失为阳性。

（5）上臂缺血试验（roos test）：为活动的wright test，即令患者双上肢放在肩外展试验的位置上用力握拳，再完全松开，每秒钟1次，45秒内就不能坚持者为阳性（图3–1–7）。

（6）肋锁挤压试验：患者站立位，双上肢伸直后伸，脚跟抬起，桡动脉搏动明显减弱、消失为阳性。

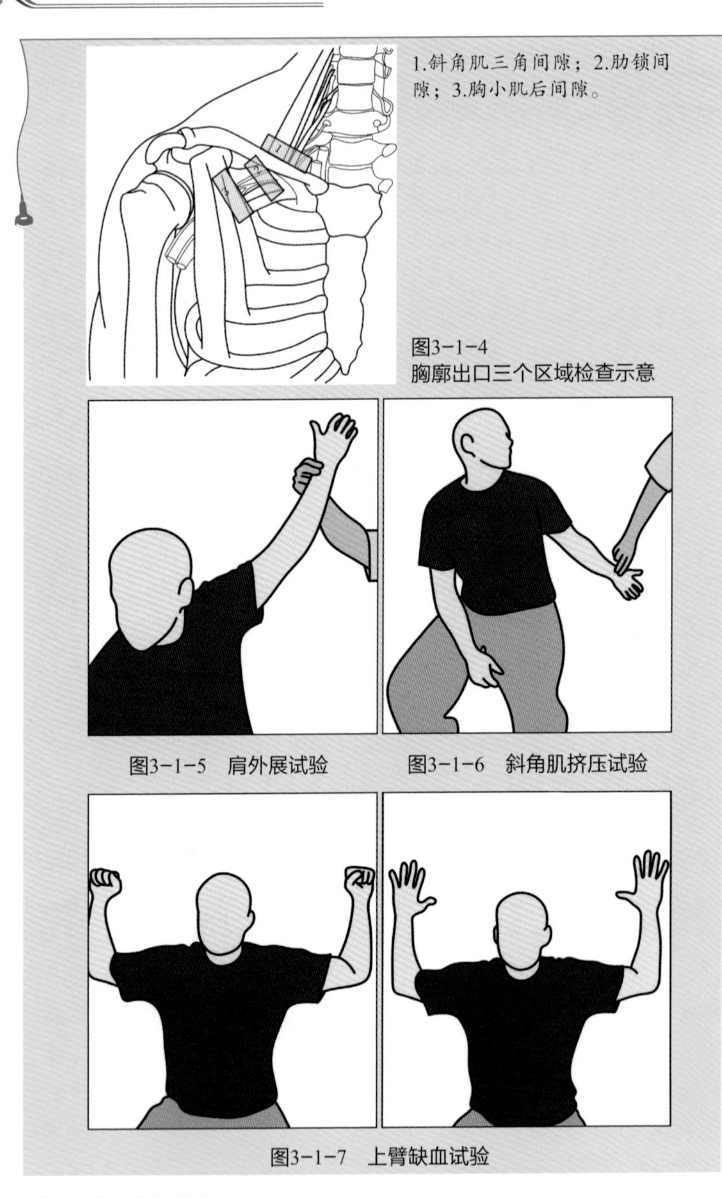

1.斜角肌三角间隙；2.肋锁间隙；3.胸小肌后间隙。

图3-1-4
胸廓出口三个区域检查示意

图3-1-5　肩外展试验

图3-1-6　斜角肌挤压试验

图3-1-7　上臂缺血试验

四、相关切面

通常情况下，先使用横断面寻找、识别并显示血管短轴，短轴视角便于观察动脉周边的组织（如神经、软组织等）；然后探头转90° 在纵断面行长轴检查，可用于判断血管的通畅程度，以及频谱取样（图3-1-8）。

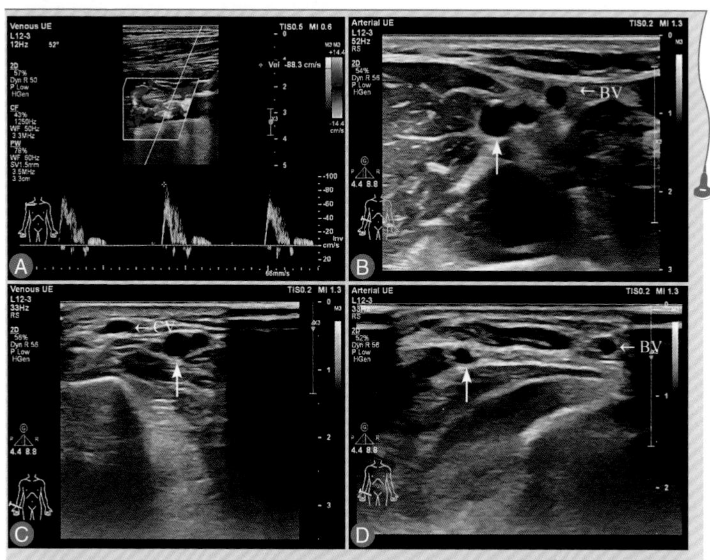

A.长轴测量锁骨下动脉远段频谱（三相波）；B.横断面显示肱动脉（箭头）和伴行的2支肱静脉，旁筋膜层内同深度可显示贵要静脉（BV）；C.横断面显示桡动脉（箭头）和伴行的2支桡静脉，旁筋膜层内可显示头静脉（CV）；D.横断面显示尺动脉（箭头）旁筋膜层内可显示贵要静脉（BV）。

图3-1-8 上肢动脉扫查

五、临床应用及声像图特征

（1）上肢动脉粥样硬化性病变发生率低，多见于肾功能衰竭或糖尿病患者，多表现为钙化形式。锁骨下动脉病变多发生在近段或起始段，同时引起椎动脉血流动力学异常（详见第二章第九节“锁骨下动脉、无名动脉”）。其他少见疾病包括：多发性大动脉炎、巨细胞动脉炎、动脉栓塞事件、雷诺综合征、外伤或医源性损伤（图3-1-9～图3-1-17）。

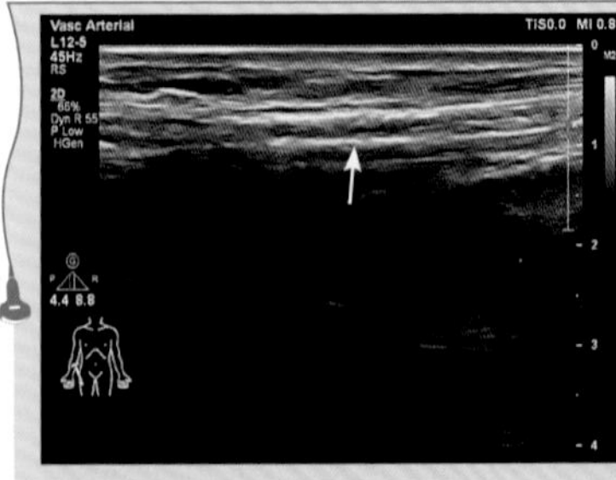

尺动脉管壁中层钙化（箭头）。

图3-1-9　血液透析患者

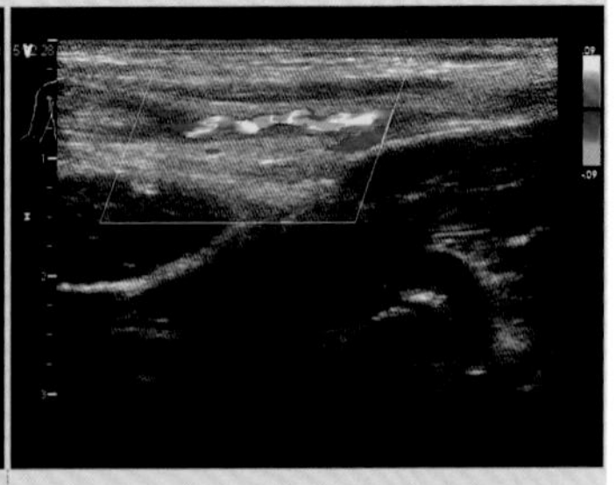

CDFI显示腋动脉彩色模式下串珠样狭窄，考虑纤维肌发育不良。

图3-1-10　腋动脉纤维肌发育不良

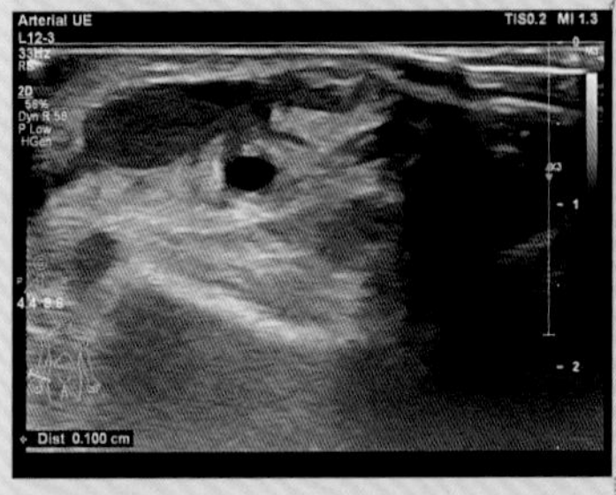

桡动脉穿刺后，周围可见低回声血肿形成。

图3-1-11　桡动脉血肿

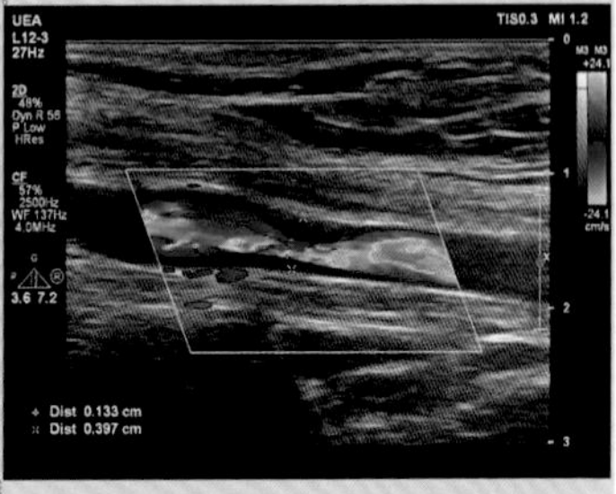

年轻女性卵巢过度刺激综合征患者，上肢动脉多发血栓形成取栓后，血栓复发。

图3-1-12　上肢动脉血栓

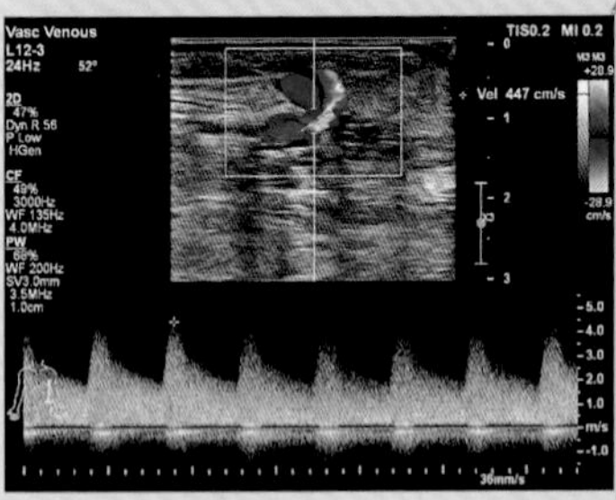

上肢外伤后动静瘘形成，可见瘘口高速低阻血流频谱。

图3-1-13　外伤后动静脉瘘

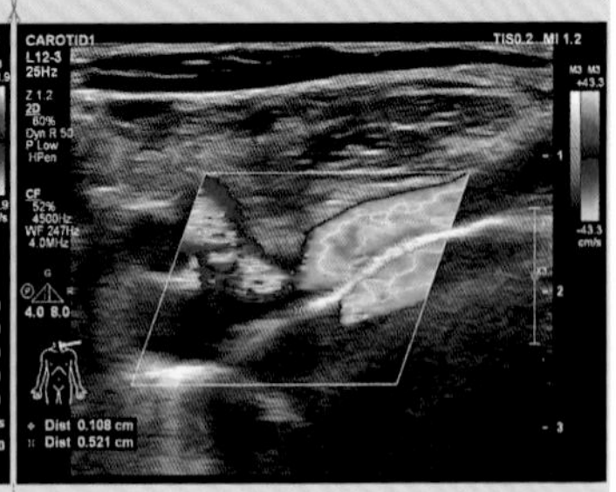

锁骨下动脉远段受累，管腔向心性缩窄。

图3-1-14　多发性大动脉炎

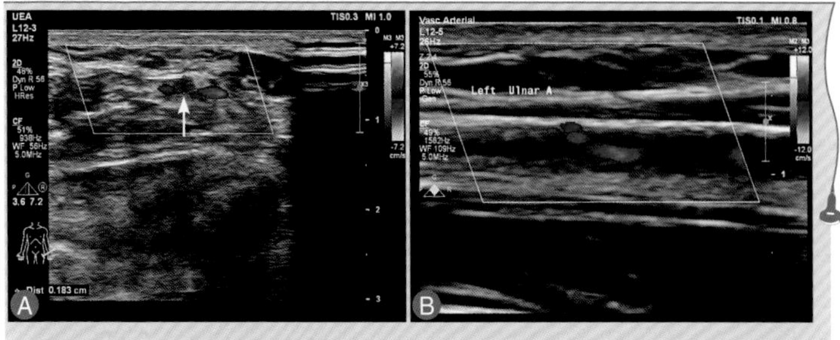

A.横断面显示尺动脉闭塞（箭头），内见实性回声充填，未显示血流信号；B.纵断面显示尺动脉重度狭窄至闭塞，可见断续血流。

图3-1-15 尺动脉闭塞

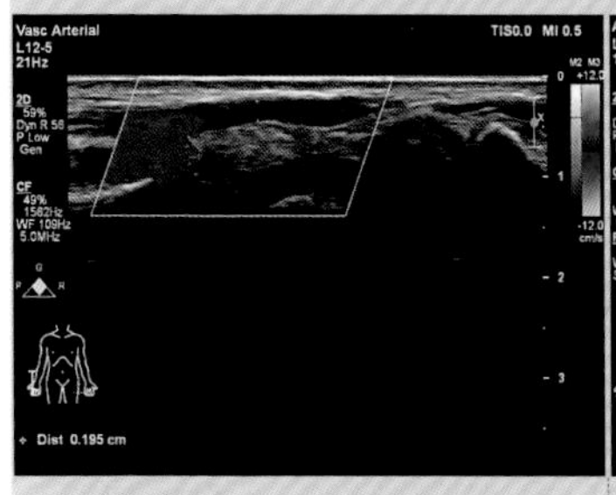

右侧桡动脉急性闭塞（栓塞事件），超声显示管壁光滑，内充填实性低回声。患者有左心房血栓。

图3-1-16 左心房血栓

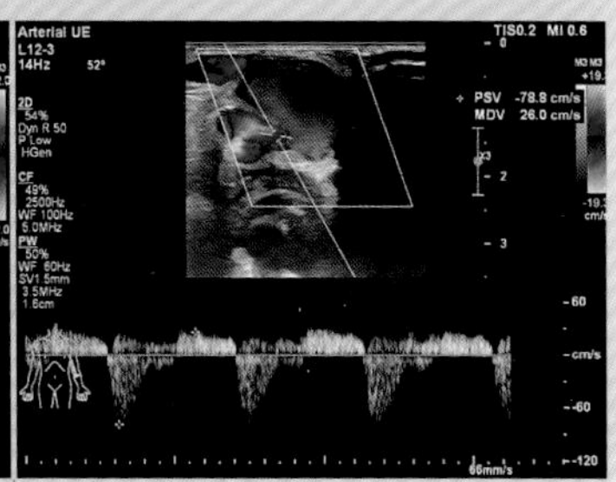

瘘口处呈来回型频谱。

图3-1-17 上肢假性动脉瘤

（2）胸廓出口综合征（thoracicoutletsyndrome，TOS）是胸廓出口区重要血管神经受压引起的复杂的临床综合征，又名前斜角肌综合征、颈肋综合征、胸小肌综合征、肋锁综合征、过度外展综合征等，是指胸廓上口出口处，由于某种原因导致臂丛神经、锁骨下动静脉受压迫而产生的一系列上肢血管、神经症状的总称。临床上主要表现为肩、臂及手的疼痛、麻木，甚至肌肉萎缩无力、手部青冷发紫、桡动脉搏动减弱等。本病是肩臂痛的常见病因之一，Willshire于1960年首先描述此病。

根据神经血管受压后产生的临床主要症状，分为神经型、动脉型、静脉型及混合型。据估计，90%的胸廓出口综合征病例是神经型，3%～5%是静脉型，1%是动脉型。

临床诊断TOS主要依靠症状和体征，结合胸廓出口处X线平片，有无颈肋和锁骨异常等，通过血管造影可确诊，但有创且价格昂贵。三维CT可以更有效地识别胸廓出口先天性异常、占位性病变、肋骨及锁骨骨折畸形愈合等。MRI对软组织成像具有优越性，在神经型TOS中显示臂丛神经卡压时，MRI是一种较好的检查方法。超声对血管狭窄、阻塞具有高度特异性，因此非常适用于血管型TOS的诊断。它在静脉型TOS诊断中具有93%～96%的特异度和84%～97%的敏感度。在诱发试验下进行超声检查，可以动态地将患者症状和超声上血流速度的改变相互关联起来（图3-1-18）。

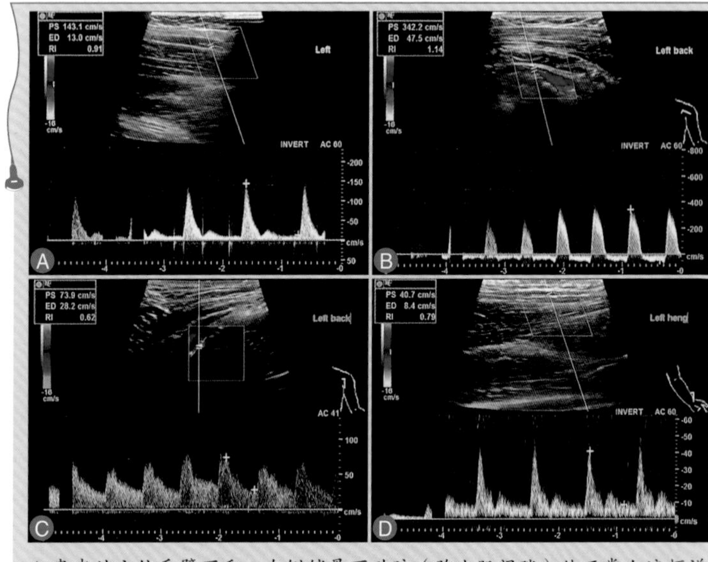

A.患者站立位手臂下垂，左侧锁骨下动脉（胸小肌间隙）处正常血流频谱（PSV为143 cm/s）；B.Adson试验位，左侧锁骨下动脉受压狭窄，流速明显升高（PSV为342 cm/s）；C.Adson试验位，左腋动脉呈低阻力型频谱；D.Adson试验位，左桡动脉流速较前减低。

图3-1-18　胸廓出口综合征（动脉型）

（本病例由中日友好医院冯羿博医师提供）

（3）Paget-Schroetter综合征（Paget-Schroetter syndrome，PSS）与TOS综合征相关（详见本章第二节“上肢静脉”）。

（4）胸肩峰动脉穿支皮瓣（thoracoacromial arteryperforator flap，TAAP）：由于切除颈、咽部肿瘤或颈部感染和咽瘘等原因，咽部和颈部常出现较大的黏膜和（或）皮肤缺损，为了促使伤口愈合，必须对这些软组织缺损予以修复。个体化精准医疗需要根据不同患者的组织缺损状况，设计合适的组织瓣修复缺损的软组织。胸肩峰动脉穿支皮瓣（thoracoacromial arteryperforator flap，TAAP）修复下咽癌术后咽部、颈部软组织缺损是近期应用于临床的一种最新方法。

胸肩峰动脉为一短干，发自腋动脉第二段，起点多在锁骨中、外1/3交点的垂线上，经胸小肌上缘距喙突2.6 cm处穿锁胸筋膜，分为胸肌支、锁骨支、三角肌支和肩峰支。胸肌支由胸肩峰动脉发出后，在胸大肌与锁胸筋膜之间的平面斜向内下。胸肩峰动脉的起始部位决定了皮瓣蒂部的位置，胸肩峰动脉的走行方向决定了皮瓣的范围与大小。

超声检查：将探头置于锁骨下区锁骨中线附近，横切略上翘扫查，先找到腋动脉长轴切面，观察腋动脉的分支。在锁骨中点下方或偏外侧可探测到胸肩峰动脉的总干从腋动脉前壁发出，然后追踪总干至分支，约位于锁骨中线处，将探头旋转90°做血管长轴扫查，走行于胸大肌、胸小肌之间的肌支即为胸肩峰动脉的胸肌支。自上而下纵向观察血管的走行，分别测量胸肩峰动脉总干和胸肌支的参数。

胸肩峰动脉的穿支定位：将肩峰与剑突做一个连线，从锁骨中点向肩峰与剑突的连线画一垂直线，以两条线的交叉2 cm的半径区域是穿支血管最常出现的部位。

六、分析思路

思维导图如下（图3-1-19）。

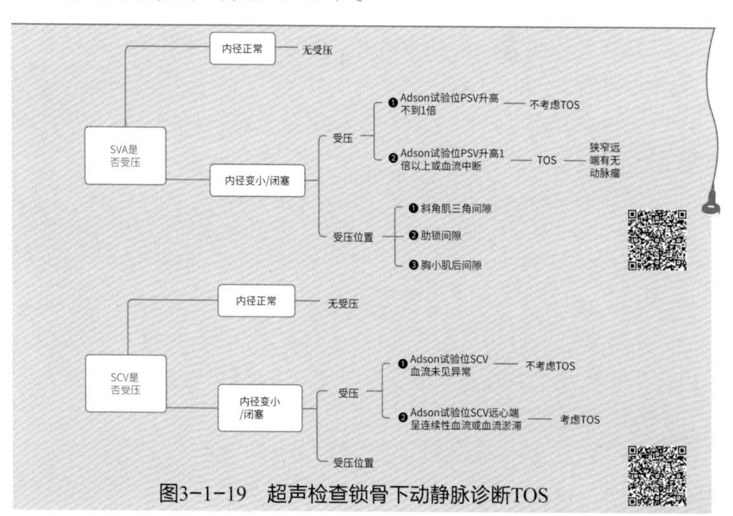

图3-1-19 超声检查锁骨下动静脉诊断TOS

七、要点与讨论

胸廓出口综合征是指臂丛神经、锁骨下动脉或锁骨下静脉在胸廓出口处受到压迫而出现的一些上肢症状。引起压迫症状的主要原因有骨性压迫和软组织压迫两大类，骨性压迫引起的TOS比较容易引临床医师的注意，而软组织引起的压迫往往由于认识不足而容易出现漏诊、误诊。由于TOS临床表现多样及缺乏确诊性的检查方法，使其诊断仍旧十分困难。

超声虽然不是TOS诊断的黄金标准，但CDFI对TOS患者血管受压部位、管腔内径狭窄程度诊断的准确性较高，经验丰富的超声医师可以准确有效地判断锁骨下动、静脉是否存在压迫，可为临床医师判断TOS病情及术后效果提供一种有效的、无创的影像检测手段。

Adson试验阴性时不能排除TOS的可能，说明压迫较轻未引起明显血流动力学改变，可表现为阴性。此外还可能与下列因素有关：①上肢过度外展不够；②部分患者以神经受压为主。因此必要时可反复检查尽量排除假阴性。

胸廓出口综合征患者应与多发性大动脉炎患者及动脉粥样硬化所引起的动脉疾病进行鉴别。

如果怀疑是前斜角肌肥大导致的，可以在超声引导下注射麻醉剂，协助确认神经型TOS。TOS术后可通过超声评估血管的通畅性和术后血肿等并发症。

TOS关注的为锁骨下动脉中远段，与头颈章节关注的锁骨下动脉近段意义和方法不同。

另外腋动脉是纤维肌发育不良累及上肢的常见部位，需注意鉴别。

【推荐阅读文献】

[1] 项杰，陈肖肖，王章富，等.胸廓出口综合征的诊断治疗进展[J].中国骨伤，2019，32（2）：190-194.

[2] 崔树森.中国胸廓出口综合征研究进展[J].中华显微外科杂志，2021，44（2）：124-136.

第二节 上肢静脉

一、超声解剖概要

上肢静脉包括浅静脉和深静脉，两者之间有属支相互交通。上肢深静脉和同名动脉伴行，收集同名动脉分布区域的静脉血，在肘部以下是两条静脉伴行一条动脉。由桡静脉和尺静脉汇入肱静脉，到腋窝汇合成腋静脉，腋静脉延续为锁骨下静脉。上肢浅静脉主要收集浅层皮肤黏膜的血液，最终汇入深层的大静脉。由于位置表浅，暴露充分，是临床上进行采血、输液、置管的首选操作部位。上肢浅静脉归为3个主干，分别为头静脉、贵要静脉和肘正中静脉（图3-2-1）。

1.头静脉

手背静脉网桡侧→前臂桡侧→肘窝→肱二头肌外侧沟→三角肌胸大肌间沟→穿锁胸筋膜→腋静脉或锁骨下静脉。

2.贵要静脉

手背静脉网尺侧→前臂尺侧→肘窝→肱二头肌内侧沟→肱静脉或继续上行注入腋静脉。

3.肘正中静脉

该静脉短而粗，变异较多，一般在肘窝处连接头静脉和贵要静脉，有时还要接受前臂正中静脉（不恒定支）的汇入。

手部及前臂的静脉分布丰富，细小属支走行复杂。指背静脉沿手指的两侧走行，沿途有斜行的属支汇入，手指相邻两侧的静脉相互汇合成掌背静脉，后者形成位于整个手背侧的手背静脉网。来自指桡侧和拇指两侧的指背静脉自外侧汇入手背静脉网，向近侧延续为头静脉。小指尺侧缘的指背静脉自内侧加入手背静脉网，向近侧延续为贵要静脉，前臂中部附近还常有一前臂浅静脉网的中组静脉连接于头静脉。

本节常见英文词汇对照见表3-2-1。

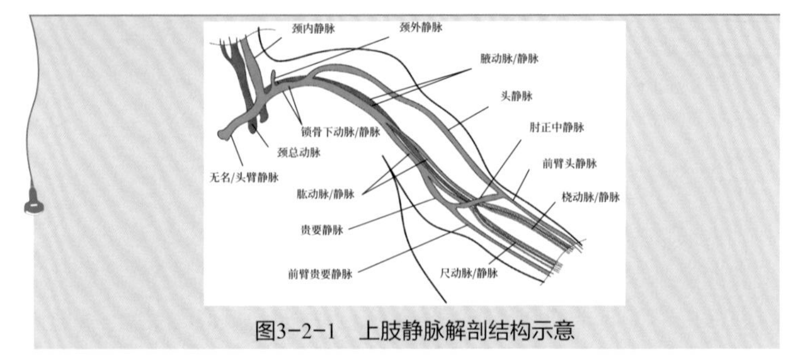

图3-2-1 上肢静脉解剖结构示意

表3-2-1 常用英文词汇对照

英文简称	英文全称	中文
AV	axillary vein	腋静脉
BV	basilic vein	贵要静脉
Bra V	brachial vein	肱静脉
CV	cephalic vein	头静脉
MCV	median cubital vein	肘正中静脉
RV	radical vein	桡静脉
SV	subclavian vein	锁骨下静脉
UV	ulnar vein	尺静脉

二、设备调试

根据探测深度和解剖位置选用合适的探头：一般选用线阵探头（8.0～11.0 MHz），静脉血管模式。锁骨下静脉远心段采用线阵探头，锁骨下静脉近心段和头臂静脉使用凸阵探头（2.0～5.0 MHz）或小凸阵探头（5.0～8.0 MHz），设置相对高频率，适当调节取图深度、彩色增益、壁滤波和余辉档次。

三、操作技巧

（1）取仰卧位，上肢外展略外旋，使患处或患肢舒展松弛，保证血液回流，维持血管一定的充盈度。

（2）探头适当悬提，避免静脉被压瘪显示不清；从锁骨上窝开始向下沿血管走行做连续横切面、纵切面扫查。

（3）以短轴（横切面）每间距约2 cm适当加压，观察血管内径变化、管腔有无狭窄和闭塞等异常。若发现血管内有团块回声，应测量长度及厚度，观察表面及内部特征以及团块活动度。

（4）CDFI观察血流方向、性质、有无充盈缺损、狭窄、血流中断及倒流。测量频谱时应将取样框置于所要检测血流的中心，超声束与血流方向夹角应≤60°（图3-2-2）。

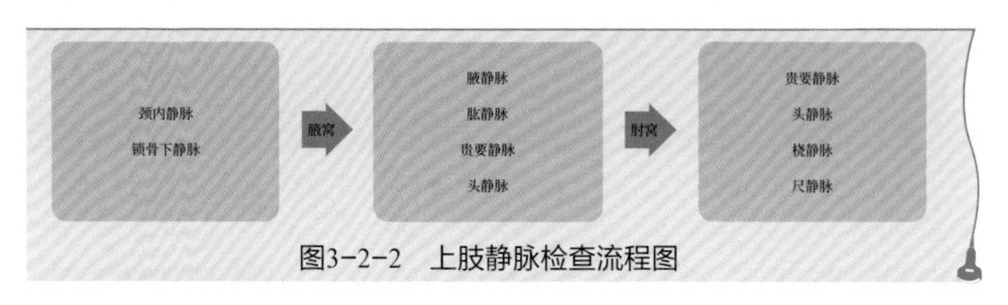

图3-2-2 上肢静脉检查流程图

四、相关切面

相关切面表现见图3-2-3～图3-2-8。

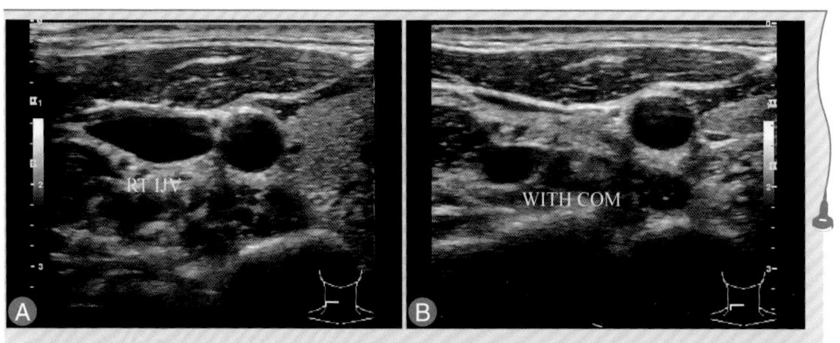

A.二维超声（横断面）；B.加压试验（横断面）。RT IJV：右侧颈内静脉；WITH COM：加压。

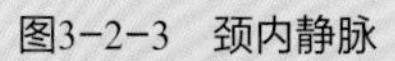
图3-2-3 颈内静脉

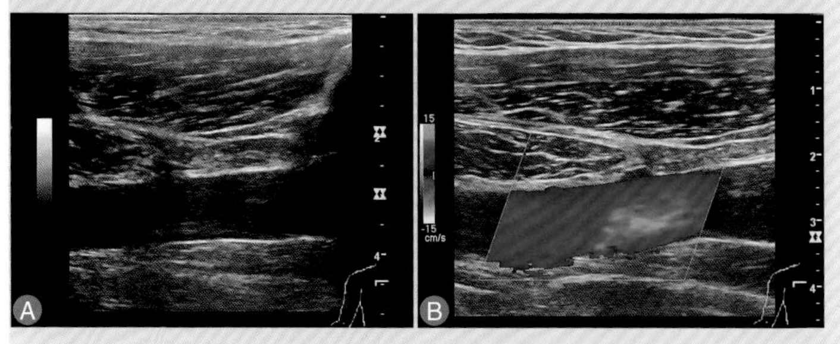

A.二维超声（纵断面）；B.彩色血流（纵断面）。

图3-2-4 锁骨下静脉

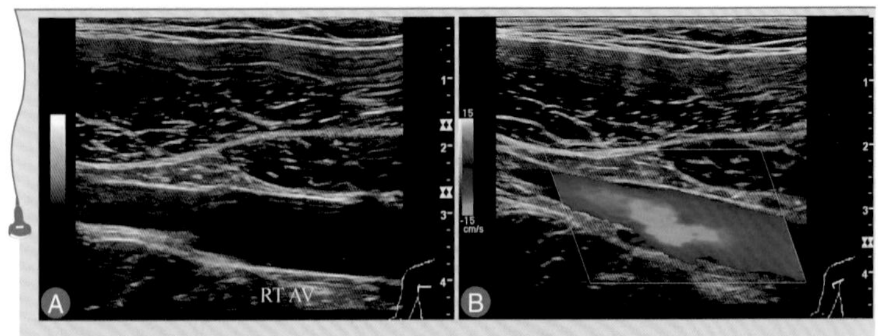

A.二维超声（纵断面）；B.彩色血流（纵断面）。RT AV：右侧腋静脉。

图3-2-5　腋静脉

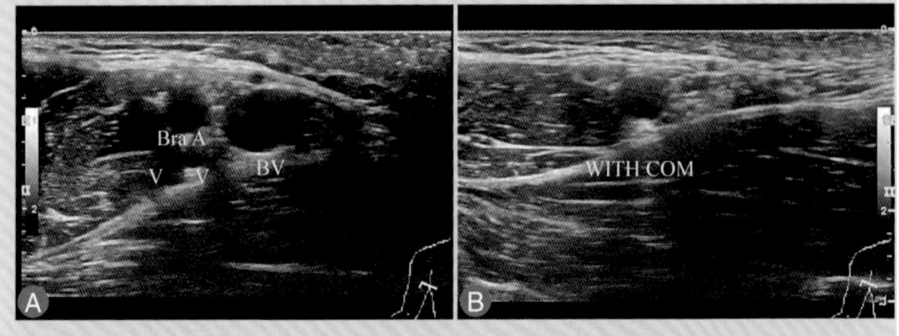

A.二维超声（横断面）；B.加压试验。Bra A：肱动脉；BV：贵要静脉；WITH COM：加压。

图3-2-6　肱静脉、贵要静脉

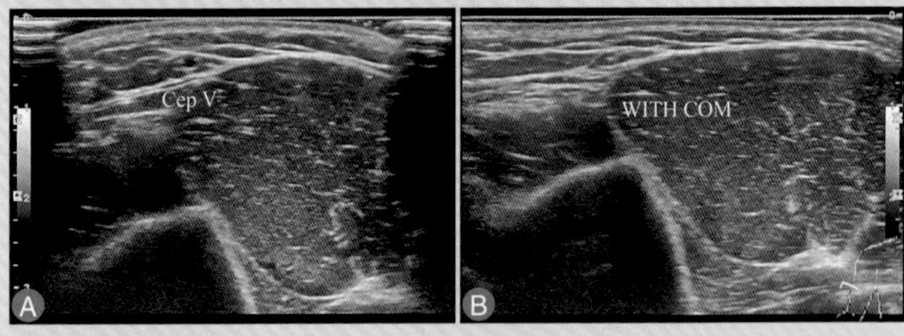

A.Cep V：头静脉二维超声（横断面）；B.WITH COM：加压。

图3-2-7　头静脉加压试验

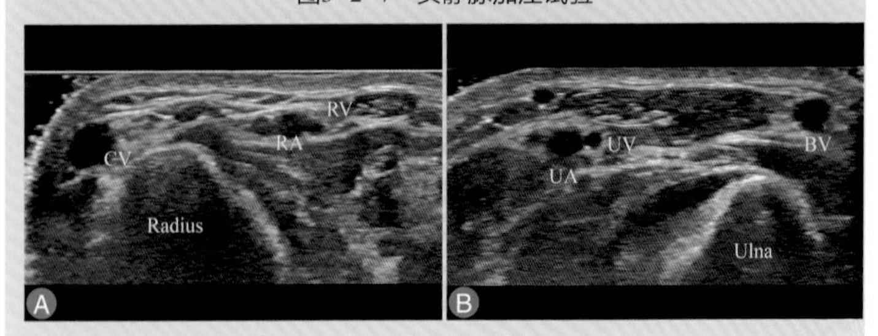

A.CV：头静脉，RA：桡动脉，RV：桡静脉，Radius：桡骨；B.BV：贵要静脉，UA：尺动脉，UV：尺静脉，Ulna：尺骨。

图3-2-8　前臂血管

五、声像图特征

（一）上肢深静脉血栓

上肢深静脉血栓（upper extremity deep vein thrombosis，UEDVT）约占深静脉血栓的5%，主要临床症状有上肢肿胀、疼痛、皮肤青紫和浅静脉曲张。上肢肿胀是最早出现的症状，从手指到上臂延及整个上肢，以近侧较为严重。疼痛可与肿胀同时出现，或者仅表现为酸胀，活动上肢时加剧，有时可扪及条索状、有触痛的血栓静脉。UEDVT分为原发性和继发性2种类型。

原发性UEDVT罕见，往往与佩–施综合征（Paget-Schroetter syndrome，PSS）相关，常见于年轻的健康人群，无明显的性别差异，常突发于剧烈运动或过度活动之后，出现上肢的疼痛、肿胀、感觉异常和发绀。PSS的发病机制为颈肩部的骨骼、韧带解剖结构异常，肌肉异常增生，导致锁骨下静脉在锁骨及第一肋骨水平处受压，反复的压迫引起炎症，致使静脉内膜损伤、增生和纤维化，激活机体的凝血机制，最终导致静脉管腔内血栓形成。PSS与TOS疾病相关，相关解剖图像见本章第一节“上肢动脉”。

继发性UEDVT则较为常见，通常是由静脉血管通路装置、心脏植入装置（如起搏器、植入式心脏转复除颤器等）、创伤、结缔组织病或肿瘤所致。由于中心静脉通路装置、心脏起搏器和除颤器使用的增加，继发性UEDVT的发病率增高。静脉通路装置留置的时间越长，形成血栓的风险越高；患者年龄越大，或伴有高血压等基础疾病，或服用特殊药物，导致血管条件欠佳、血液高凝状态，也会增大形成血栓的概率。

1.上肢深静脉血栓诊断流程

UEDVT的诊断需要结合患者的临床症状、D-二聚体检测和超声检查，首先对临床怀疑UEDVT的患者进行Constans评分，参照图3-2-9流程进行诊断。对于中、低风险的患者，如连续两次超声检查均为阴性，可排除UEDVT；对于高风险者，如连续两次超声检查为阴性，建议行血管造影等影像学检查。上肢深静脉血栓风险评分（Constans评分）见表3-2-2。

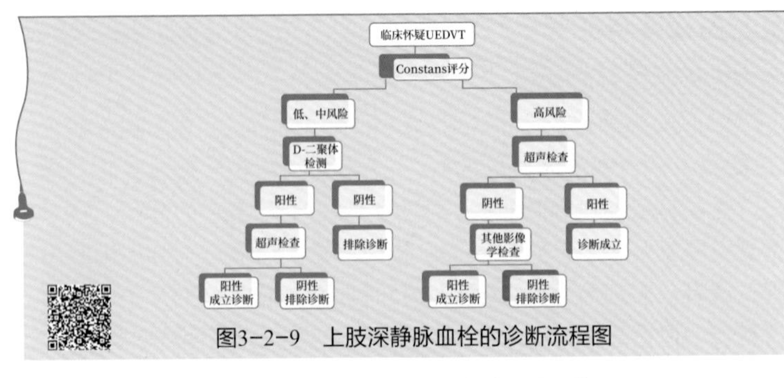

图3-2-9　上肢深静脉血栓的诊断流程图

表3-2-2　上肢深静脉血栓风险评分

症状	分值
锁骨下静脉或颈内静脉内有导管、起搏器等	+1
局部疼痛	+1
单侧凹陷性水肿	+1
症状相似的其他合理诊断	-1
风险分层	**总分数**
低风险	≤ 0
中风险	1
高风险	≥ 2

2.上肢深静脉血栓超声表现

血栓形成的早期，通常为无回声或低回声，血栓处静脉管腔明显扩张，管腔不能被压瘪，血栓可自由漂动或随肢体挤压而漂动。血栓段静脉内完全无血流信号或探及少量血流信号。血栓的回声会随着时间和疾病的发展而增强，但回声强度可能存在差异。静脉管腔扩张的程度缩小，与血栓所引起的闭塞程度有关。血栓发展到晚期时会产生纤维化改变，血栓的回声增高、不均匀，血管壁可持续增厚，但管腔缩小，通常小于伴行动脉。伴有侧支循环形成，侧支静脉管道继续扩张、扭曲，静脉瓣增厚、功能不全。

CDFI显示血栓段彩色充盈缺失，闭塞性血栓甚至会导致血流信号完全消失。此外，静脉血流缺乏自发性与期相性，当静脉血流呈连续性时，说明检测部位的近端或远端可能存在阻塞。当近心端出现严重闭塞时，闭塞段以下的深静脉可能会出现反向血流，有时也会反流至浅静脉系统或通过其他侧支循环进行回流。挤压远端肢体时，血栓段静脉的血流信号会略微增强。如果检测部位无血栓迹象，挤压远端肢体时血流速度和流量无明显增加，则提示近心端梗阻或血栓存在的可能（图3-2-10）。

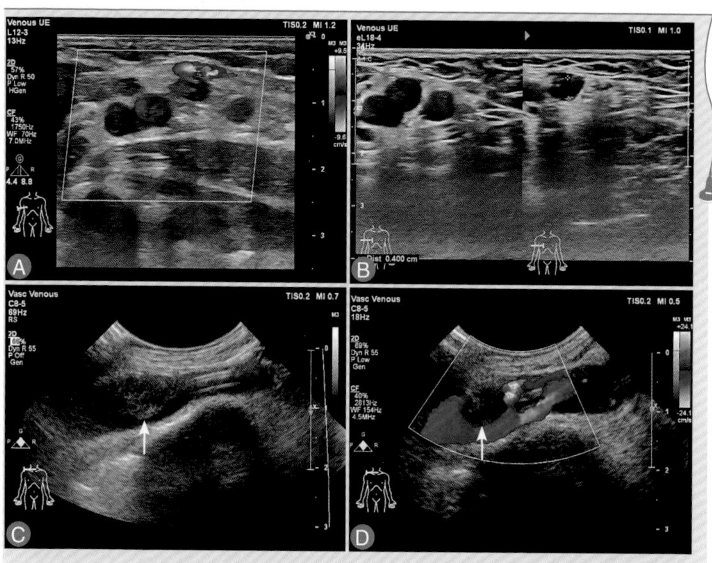

A.肱静脉（双支）内见低回声充填；B.肱静脉（单支）内见低回声充填，加压无法压闭；C.锁骨下静脉内见低回声附壁（箭头）和导管回声；D.锁骨下静脉内见彩色充盈缺损（箭头）。

图3-2-10　上肢深静脉血栓超声图像

3.Paget-Schroetter综合征

Paget-Schroetter综合征（Paget-Schroetter syndrome，PSS）在1949年由Hughes命名，描述为“健康成年人出现严重程度不同的急性上肢静脉闭塞，而无明确病因学、病理学依据者”，又称“受挫性”血栓（effort thrombosis）形成。多见于青年人和喜爱运动的人，多为运动员或需要上肢重复性劳动的职业人群。其特点是占优势的及频繁、反复活动的上肢受累，可伴有或无解剖异常所致的胸廓出口综合征，这些运动可造成腋-锁骨下静脉在锁骨和第一肋之间损伤而导致血栓形成。PSS表现为单侧上肢突发肿胀、疼痛、皮肤青紫、浅静脉曲张和功能障碍。原发性UEDVT的临床表现与静脉血栓累及的范围和时间的长短相关，早期诊断有一定难度；UEDVT可能出现上肢血栓后综合征，即上肢疼痛和肿胀，并具有肺栓塞的风险，如未为经明确诊断和治疗，会存在后遗病变和较高的长期发病率，并降低患者的生活质量，早期诊断和干预治疗有重要的临床意义（图3–2–11）。

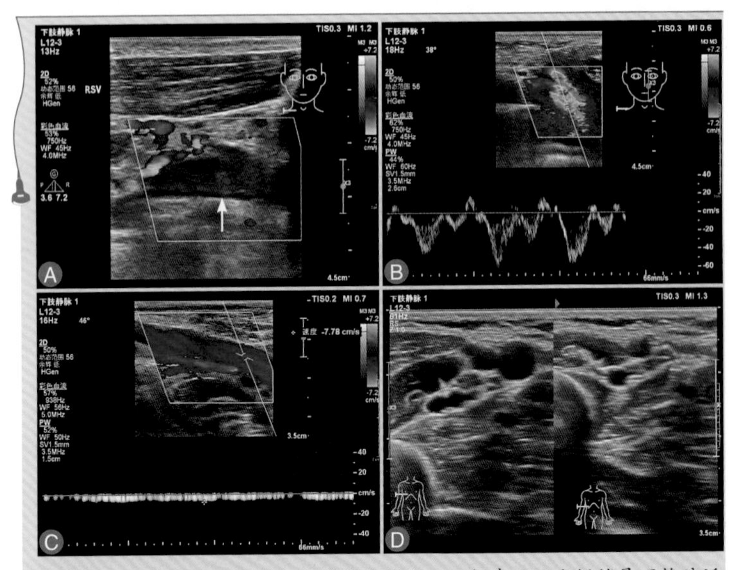

中青年女性患者，运动后突发右上肢肿胀。A.超声显示右侧锁骨下静脉近心端急性血栓形成（低回声，箭头）；B.右侧无名静脉回流通畅；C.右侧腋静脉血流缓慢，呈连续性频谱，期相性和搏动性消失；D.右侧肱静脉加压对照，管腔可压闭。

图3–2–11　Paget-Schroetter综合征病例

（二）中心静脉血管通路装置

临床常用的中心静脉血管通路装置包括以下3种：①中心静脉导管（central venous catheter，CVC）：经锁骨下静脉、颈内静脉、股静脉置入，尖端位于上腔静脉或下腔静脉的导管；②经外周静脉置入中心静脉导管（peripherally inserted central catheter，PICC）：经贵要静脉、肘正中静脉、头静脉、肱静脉、颈外静脉（新生儿可通过大隐静脉、颞静脉、耳后静脉等）置入，尖端位于上腔静脉或下腔静脉的导管；③输液港（implantable venous access port）：完全置入人体内的闭合输液装置，包括尖端位于上腔静脉的导管部分及埋植于皮下的注射座。

1.中心静脉血管通路装置正常超声表现

PICC是采用引导针经外周静脉穿刺，将管插入使其顶端置入上腔静脉内的深静脉导管置入术。其操作简捷、使用安全、维护简单、便于长期留置，避免了患者因长期输液或输注高浓度、强刺激药物带来的血管损害，减轻了因反复静脉穿刺带来的痛苦，保证了治疗顺利进行，临床应用最为广泛（图3-2-12）。

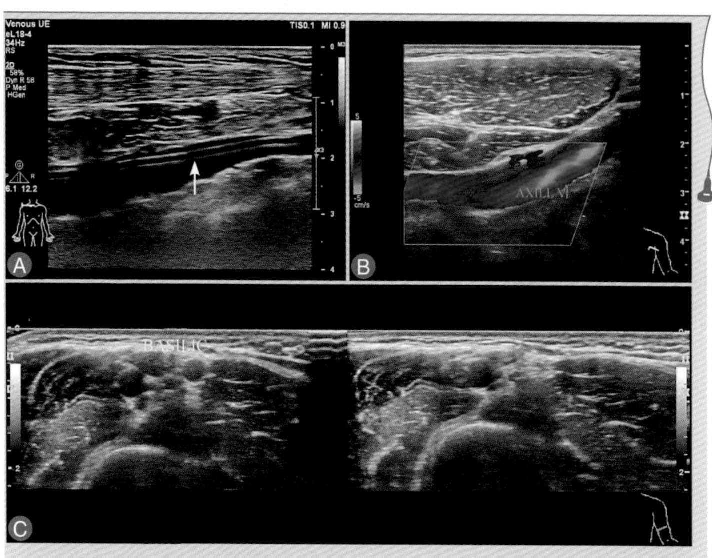

A.静脉腔内导管呈“平行管征”（箭头），走行平直，导管外壁及内壁光滑；B.CDFI显示导管与静脉壁间隙内血流充盈良好；C.探头加压，血管可被压扁，压扁的管腔内仅见导管“等号样”回声。AXILLV：腋静脉；BASILIC：贵要静脉。

图3-2-12　PICC置管后正常超声表现

2.导管尖端位置异常超声表现

导管尖端的正常位置位于上腔静脉中下1/3，上腔静脉与右心房交汇处上3 ~ 4 cm，不能进入右心房或右心室，胸部X线照片可以清楚显示PICC尖端（图3-2-13）。

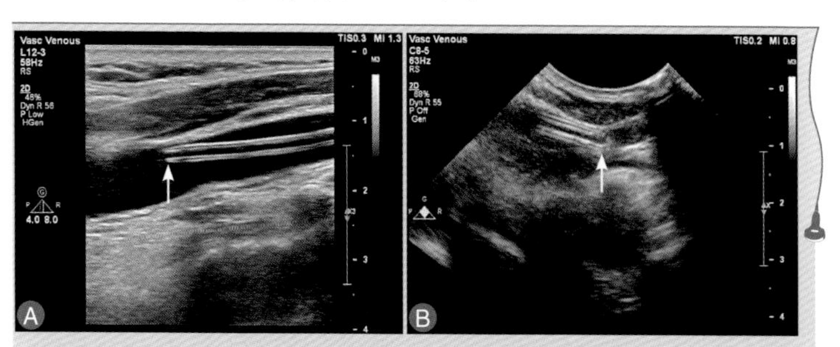

A.右侧颈内静脉见导管及导管口（箭头）；说明导管未经无名静脉进入上腔静脉内，而是向上走行至颈内静脉。B.输液港导管口（箭头）位于颈内静脉移行无名静脉的内侧壁。

图3-2-13　导管尖端位置异常超声表现

3.输液导管相关静脉血栓形成

输液导管相关静脉血栓形成（catheter related thrombosis，CRT）是静脉血栓栓塞症（venous thromboembolism，VTE）的一种特殊类型，在病因上与置入的导管密切相关。近年来，随着各类输液导管在临床中的应用日益普遍，CRT发病率明显增高。《输液导管相关静脉血栓形成防治中国专家共识（2020版）》根据临床表现，将CRT分为以下4类（图3-2-14）。

（1）深静脉血栓形成（deep venous thrombosis，DVT）：置管侧肢体、颈部、肩部、胸部、颜面部有水肿症状或体征，超声检查提示DVT，伴或不伴浅静脉、头臂静脉（也称无名静脉）及上腔静脉、下腔静脉血栓形成，伴或不伴受累部位疼痛、皮温升高、浅表静脉显露、颈部或肢体运动障碍、肢体红斑或有麻木感等表现。

（2）血栓性浅静脉炎：沿置管血管走行方向区域出现皮肤红肿、疼痛，伴或不伴皮温升高，查体可触及条索状硬结，超声检查提示对应血管血栓形成。研究结果显示，静脉炎是PICC置管最常见的并发症之一，发生率为2.6%～9.7%。贵要静脉置管所致静脉炎发生率为3.8%，肘正中静脉为15.5%，头静脉为32.8%，提示头静脉穿刺更易发生静脉炎。因此置管前要合理选择穿刺静脉，首选贵要静脉，其次是正中静脉，最后是头静脉，穿刺时需避开肘关节、瘢痕处。

（3）无症状血栓：单纯影像学检查发现血栓，但患者无任何主诉症状及客观体征。

（4）血栓性导管失功：由于纤维蛋白鞘、导管内血栓形成或导管尖端血栓形成导致的经导管输液不畅或完全堵塞。

临床怀疑发生CRT时，首选多普勒超声检查，可提示CRT的位置和范围，并根据回声强弱推测血栓新鲜程度，为后续处理提供依据。但在有临床证据证实其价值前，不建议使用超声无差别地对所有患者进行导管相关血栓的筛查（图3-2-15）。

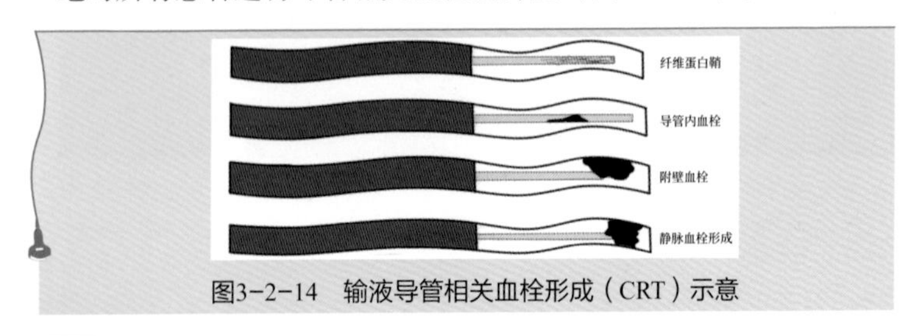

图3-2-14　输液导管相关血栓形成（CRT）示意

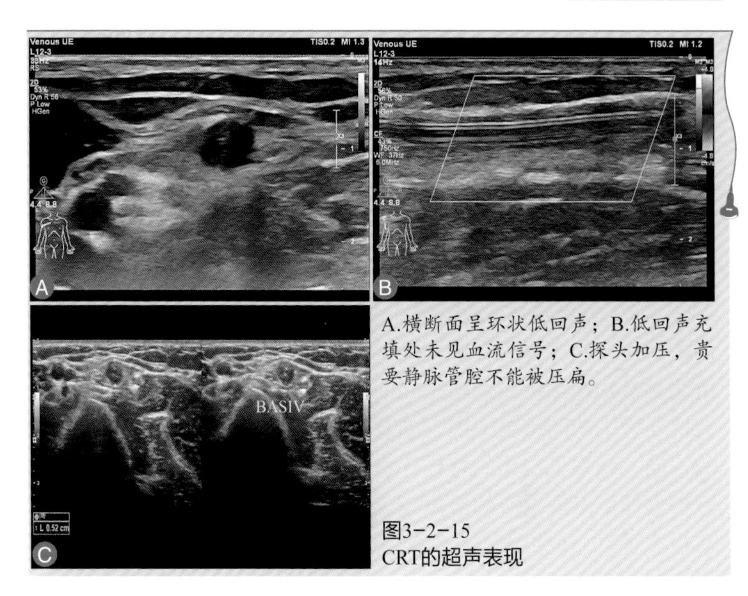

A.横断面呈环状低回声；B.低回声充填处未见血流信号；C.探头加压，贵要静脉管腔不能被压扁。

图3-2-15
CRT的超声表现

4.纤维蛋白鞘

纤维蛋白鞘是在血栓桥的基础上，逐渐转化为表面附有内皮细胞的细胞-胶原蛋白组织。虽然形成初期纤维蛋白成分存在，但是成熟的鞘不含纤维蛋白。纤维蛋白鞘的形成过程是机体对于异物的一种保护性反应，是机体自身调整修复的过程，具体形成机制，有待进一步的研究。

（1）纤维蛋白鞘的形成过程：对于纤维蛋白鞘的形成过程（图3-2-16），目前主要存在2种观点：第一种观点认为，纤维蛋白鞘是经过血液中的蛋白沉积、继发血栓、血栓机化的过程而形成，其本质就是机化的血栓；第二种观点认为导管相关纤维蛋白鞘的形成是静脉壁对导管成分和相关血栓的一种生物学反应，强调静脉壁对损伤及异物刺激的反应，静脉壁中的平滑肌细胞和内皮细胞在此过程中起决定性作用，而不单纯是非细胞成分的沉积和血栓形成。另外插管造成的血管壁损伤也启动血栓形成。

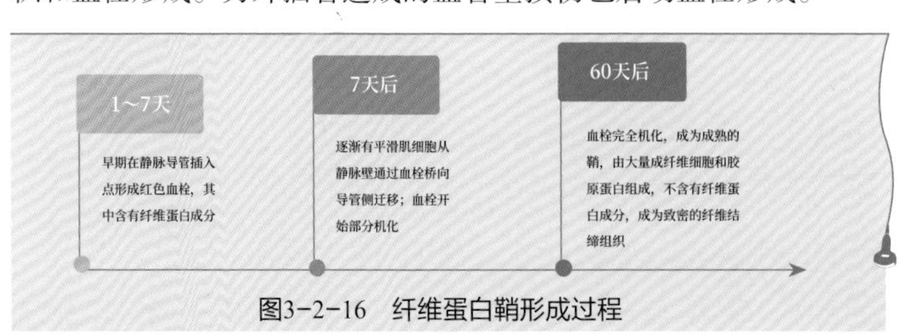

图3-2-16 纤维蛋白鞘形成过程

纤维蛋白鞘发生率：文献报道临床的发生率为38%～100%，动物实验的发生率为100%。

纤维蛋白鞘形成位置：①导管进入血管处；②导管尖端处：受心动影响不停摆动而损伤血管内皮。

目前对人类纤维蛋白鞘最终转归还没有相关报道，有可能激活机体纤溶系统而被清除，或在随后的一段时间内碎裂阻塞肺动脉，或长期原位存在。

（2）纤维蛋白鞘超声表现：目前缺少纤维蛋白鞘超声相关声像共识，超声检查在鉴别纤维蛋白鞘与血栓方面特异性较差，机化血栓和纤维蛋白鞘均呈高回声。纤维蛋白鞘相关血栓形成是造成导管失功的重要原因，随着观察时间的不同及患者机体状况的不同，纤维蛋白鞘的特征存在一定差异。纤维蛋白鞘好发于导管插入部位以及近心的游离端，静脉穿刺点处连接较紧密，多不会在拔管时完全拔出，后续随访可持续存在，不被机体纤溶系统所溶解（图3-2-17）。

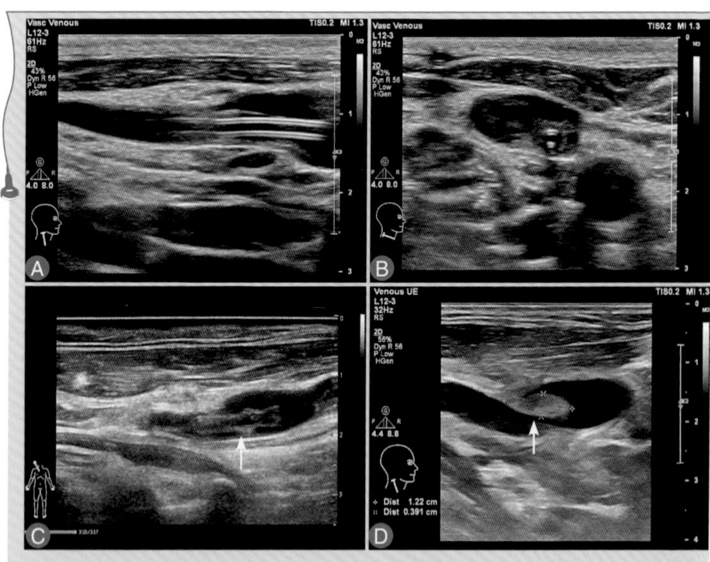

A.输液港导管经颈内静脉穿刺点处沿导管周围纤维蛋白鞘形成，呈高回声；B.横断面显示颈内静脉近心段导管周围附着不规则高回声，并与静脉壁粘连；C.患者置管6天后因颈部不适拔管，超声显示残留在血管腔内的纤维蛋白鞘（“蛇蜕皮样”，箭头），一端附着在穿刺点；D.拔管后残留在血管腔内的纤维蛋白鞘（“蛇尾样”，箭头），一端附着在穿刺点。

图3-2-17　纤维蛋白鞘超声表现

超声检查在导管和静脉壁接触点可探及高回声沿管壁延伸，由于受骨骼和肺的干扰不能诊断体内导管尖端局部纤维蛋白鞘形成（表3-2-3）。

表3-2-3 导管纤维蛋白鞘相关诊断

	临床表现	DSA	超声
导管尖端局部纤维蛋白鞘形成	生理盐水冲管表现为注射生理盐水顺利或稍有阻力，回抽困难或无血	沿体内导管外壁走行的线样、柱状或不规则状高密度影，包裹体内导管末端及侧孔，造影剂向上反流进入腔静脉	超声不能显示正常位置尖端，对于尖端异位可见病例报道，提示尖端增厚、不光滑，回声增强
导管广泛性纤维蛋白鞘形成	生理盐水冲管表现为注射困难或不能（注射后患者即刻出现不适、疼痛或胀痛），回抽无血	沿体内导管外壁走行的不规则状高密度影，包裹整个或大部分体内导管，造影剂可向上反流	导管和静脉壁接触点可探及高回声沿管壁延伸

（三）血栓性浅静脉炎

血栓性浅静脉炎是与静脉血栓相关的浅静脉炎症。通常表现为受累浅静脉处疼痛及皮肤颜色改变，急性期皮肤呈红色，因含铁血红素引起的色素沉积，数天至数周后逐渐变为棕色。触诊时静脉质硬、呈条索状。血栓性浅静脉炎比深静脉血栓的发生率（1/1000）要高，血栓性静脉炎与深静脉血栓和肺栓塞相关，随着年龄的增长，其他危险因素的发生率也随之提高。

1.血栓性浅静脉炎的类型

（1）无菌性血栓性浅静脉炎：占多数患者。

（2）创伤性血栓性浅静脉炎：发生在肢体受伤后，并且可能与周围组织的瘀斑有关。静脉内置管和刺激性药物的输入可导致其发生，包括治疗静脉曲张的硬化疗法导致的化学性血栓静脉炎。

（3）感染性血栓性静脉炎：大部分是由长期静脉内置管导致感染和血栓形成。可用适当的抗生素进行治疗。

（4）迁移性血栓性静脉炎：血栓性浅静脉炎在其他不同部位复发，并且无可辨识的局部病因。这可能与潜在的恶性肿瘤，尤其是胰腺癌有关。

2.血栓性浅静脉炎的超声表现

血栓性浅静脉炎超声表现见图3-2-18～图3-2-20。

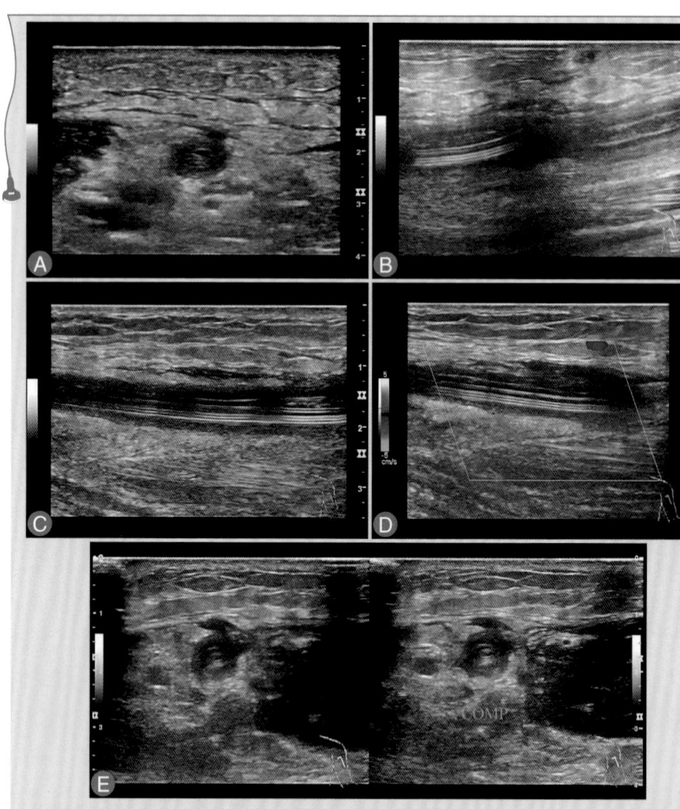

A.患者病变部位皮下软组织增厚，回声增强，出现裂隙样的液性暗区，呈“龟壳样”改变；B.纵断面灰阶图像；C.管腔内见低回声物填充，管壁回声减低，弥漫增厚；D.CDFI检查静脉腔内未探及血流信号；E.探头加压，管腔不能被压扁。

图3-2-18　血栓性浅静脉炎的超声表现

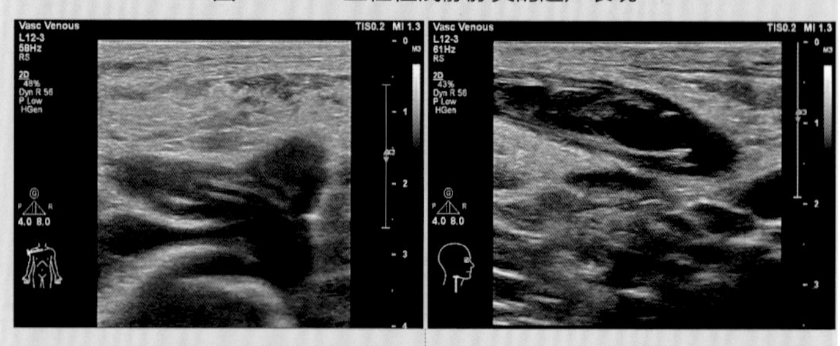

图3-2-19　输液港导管通过颈外静脉进入无名静脉

图3-2-20　诱发颈外静脉血栓性静脉炎

血栓性浅静脉炎与感染、创伤、静脉置管、注射高渗液、硬化剂或某些药品有关，也与长期卧床、高凝状态有关。

（四）夹闭综合征

夹闭综合征（pinch-off syndrome）是PICC导管进入第一肋骨和锁骨之间的狭小间隙时，受两者挤压产生的狭窄或夹闭而影响输液，持续夹闭最终可导致导管破损或断裂（图3-2-21）。夹闭综合征的发生率为1%，其导致导管断裂的发生率约为40%（图3-2-22）。

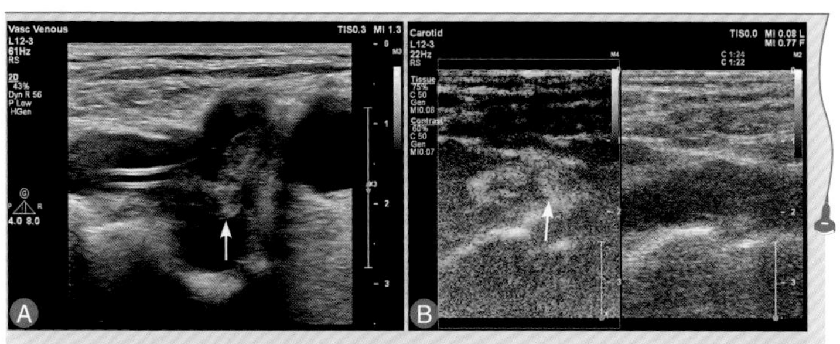

A.输液港导管口位于颈内静脉内侧壁并周围血栓（箭头）形成；B.通过留置针端注射稀释造影剂，观察到导管侧壁开花样喷射（箭头），提示导管破损。

图3-2-21 导管口异位并导管破损

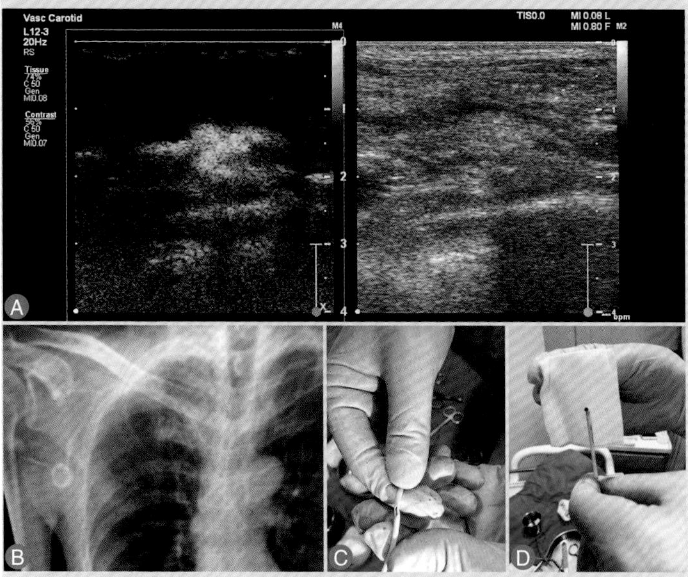

A.患者因导管失功检查，导管在位，注入稀释造影剂后可见胸壁组织增强显影；B.胸片提示导管位置正常；C.去除导管后显示导管壁破裂；D.导管口血栓形成。

图3-2-22 夹闭综合征

（五）其他

其他病变如输液港感染、积液，血管夹层的超声表现如下（图3-2-23～图3-2-26）。

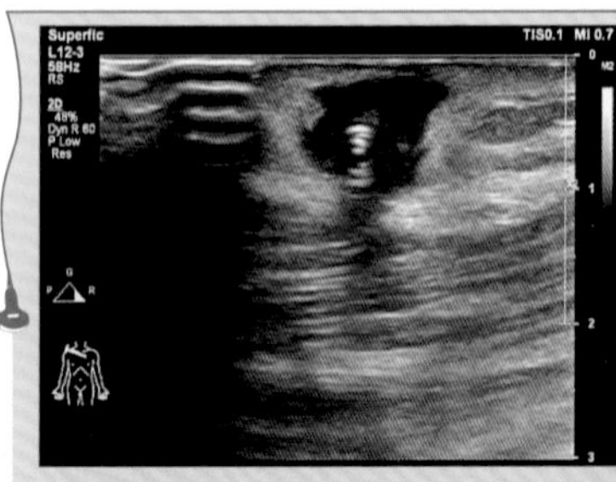

输液港港体导管连接处周围积液、周围组织反应性水肿。

图3-2-23　输液港港体感染

导管走行区域周围组织低回声增厚、血流丰富（箭头）。

图3-2-24　输液港导管感染

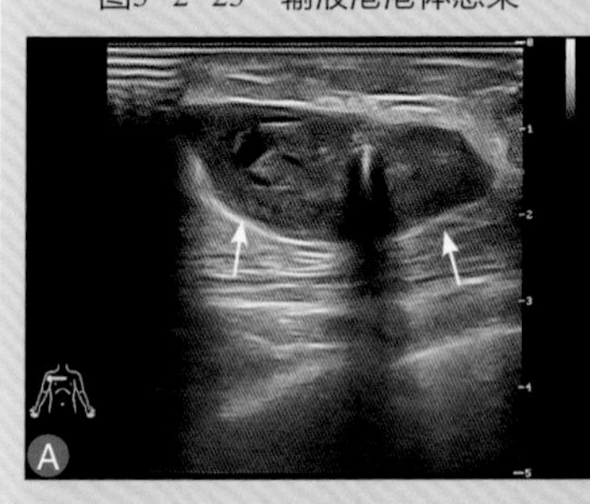

图3-2-25　输液港周围血肿（箭头）

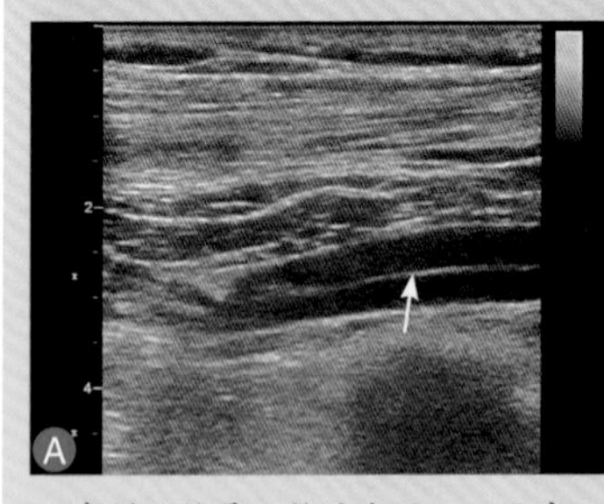

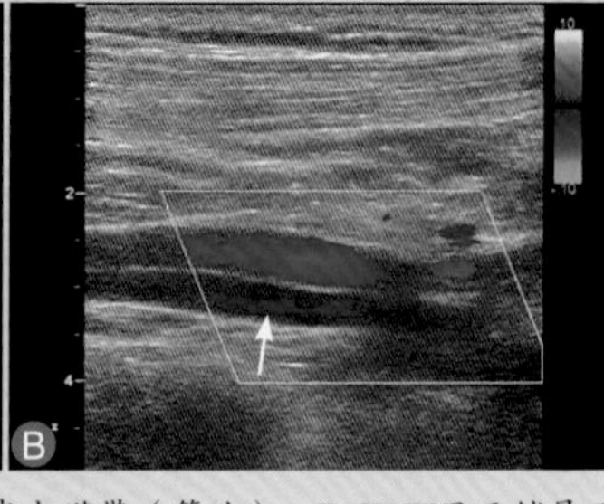

A.穿刺后锁骨下静脉夹层，可见高回声内膜带（箭头）；B.CDFI显示锁骨下静脉内双腔血流（方向一致），假腔（箭头）内流速慢，颜色暗淡。

图3-2-26　穿刺后静脉夹层

六、分析思路

（一）思维导图

静脉通路超声检查流程及静脉置管通路评估思维导图如下（图3-2-27，图3-2-28）。

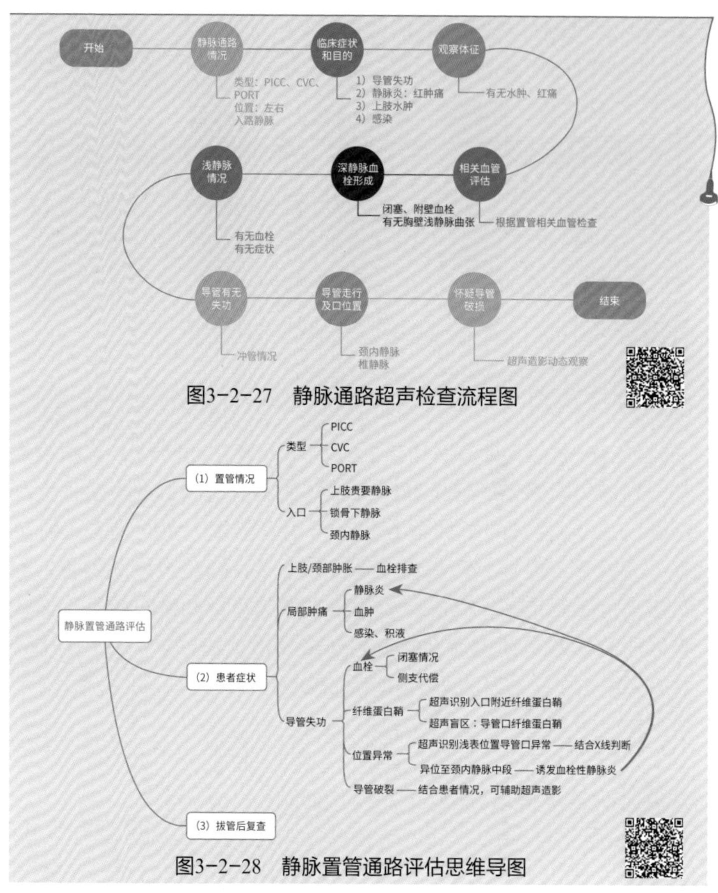

图3-2-27 静脉通路超声检查流程图

图3-2-28 静脉置管通路评估思维导图

（二）血栓的超声诊断标准

血栓的超声诊断标准见表3-2-4。

表3-2-4 血栓的超声诊断标准

主要诊断标准	次要诊断标准
管腔不能被压瘪	做 Valsalva 动作时静脉内径增加低于 10%
管腔内实性回声	静脉内径增宽或缩小
管腔内血流信号充盈缺损	瓣膜改变（增厚、活动僵硬或固定）
血流频谱失去期相性改变，乏氏反应消失或减弱	静脉周围侧支循环形成
挤压远端肢体血流增强、消失或减弱	

（三）常见静脉输液工具的分类

常见静脉输液工具的分类见表3–2–5。

表3–2–5　常见静脉输液工具的分类

外周静脉输液器材	中心静脉输液器材
头皮针	经外周穿刺的中心静脉导管（PICC）
留置针（IVs）	急性期使用中心静脉导管（ACVC）
中线导管（Mid line）	隧道型中心静脉导管（TCVC）
	完全植入型输液港（PORT）

七、临床应用

UEDVT的早期识别和诊断有利于并发症的防治，诊断策略基于临床风险因素的评价和D-二聚体的动态监测，超声是评价和诊断UEDVT首选的影像学方法，可用于首诊，实时动态追踪复查，为置管、拔管、药物输注等提供参考；当超声诊断困难，而临床高度提示UEDVT时，可选用CT静脉造影和MRI静脉造影检查以明确诊断，使患者及时获得抗凝和溶栓治疗。一旦出现PSS和夹闭综合征，临床及时提供干预措施。

八、报告书写

（一）阴性报告示范

描述：

自左侧上臂前1/3开始贵要静脉内可见导管回声，追踪可见导管进入左侧腋静脉及锁骨下静脉，锁骨下静脉管腔内径约为__mm，管腔通畅，腔内未见明确实性回声。左侧肱静脉管腔通畅，腔内未见明确实性回声。探头加压管腔明显变形，挤压远端肢体血流明显加速。

CDFI：左侧贵要静脉管腔内于导管周边见少量血流信号。左侧腋静脉、锁骨下静脉及肱静脉血流充盈正常。

结论：

PICC置管术后：左上肢静脉未见明显血栓形成。

（二）阳性报告示范

描述：

自右上臂上1/3开始贵要静脉内可见导管回声，贵要静脉内径增宽，宽约__mm，管腔内导管周围全程可见低回声充填，探头加压管腔未见形变。追踪可见导管进入右侧腋静脉，右侧腋静脉导管壁周围可见低回声团附着，范围约__mm×__mm，探头加压管腔部分变形。右侧锁骨下静脉管腔内径约__mm，管腔通畅，腔内未见明确肿物回声，探头加压血管腔可压闭。

CDFI：右侧贵要静脉血流信号充盈缺损。右侧腋静脉可见血流充盈缺失。右侧锁骨下静脉及肱静脉血流充盈正常。

结论：

PICC置管术后：右侧贵要静脉内血栓形成；右侧腋静脉附壁血栓形成。

九、要点与讨论

PICC置管术后的常见并发症包括：①导管堵塞（可能由血栓、纤维蛋白鞘、导管位置异常等引起）；②血栓（无症状浅静脉血栓、血栓性浅静脉炎、深静脉血栓）；③感染（同样引起皮肤和血管的改变）；④静脉炎（依据病因分为机械性、细菌性、化学性和血栓性）；⑤穿刺点渗血、渗液（原因包括感染、药物刺激、导管堵塞等）；⑥过敏等皮肤问题。上述并发症在临床症状和超声图像上均存在重叠的表现，不同病因引起的并发症处理方式不同，检查时应当注意鉴别。

临床多关注的是导管功能和位置异常，超声可以识别表浅部位的导管尖端异位，检测血管内及周围组织异常回声，对于导管的位置异常判断需结合X线。导管失功是导致非计划性导管拔除的重要原因。引起导管失功的因素包括管腔内的血栓或纤维蛋白鞘和纤维蛋白尾引起的血栓性失功（约占60%）和药物沉淀或机械原因引起的非血栓性失功。溶栓是血栓性导管失功的主要处理方式，抗凝药物（如肝素）对恢复导管通畅性无效。

十、思考题

患者女性，61岁，右上肢PICC置管术后2周，右上肢肿胀伴疼痛2天。查体：右上肢局部肤色稍红，软组织张力增高，按压疼痛。急查上肢静脉超声（图3-2-29～图3-2-33），考虑什么？

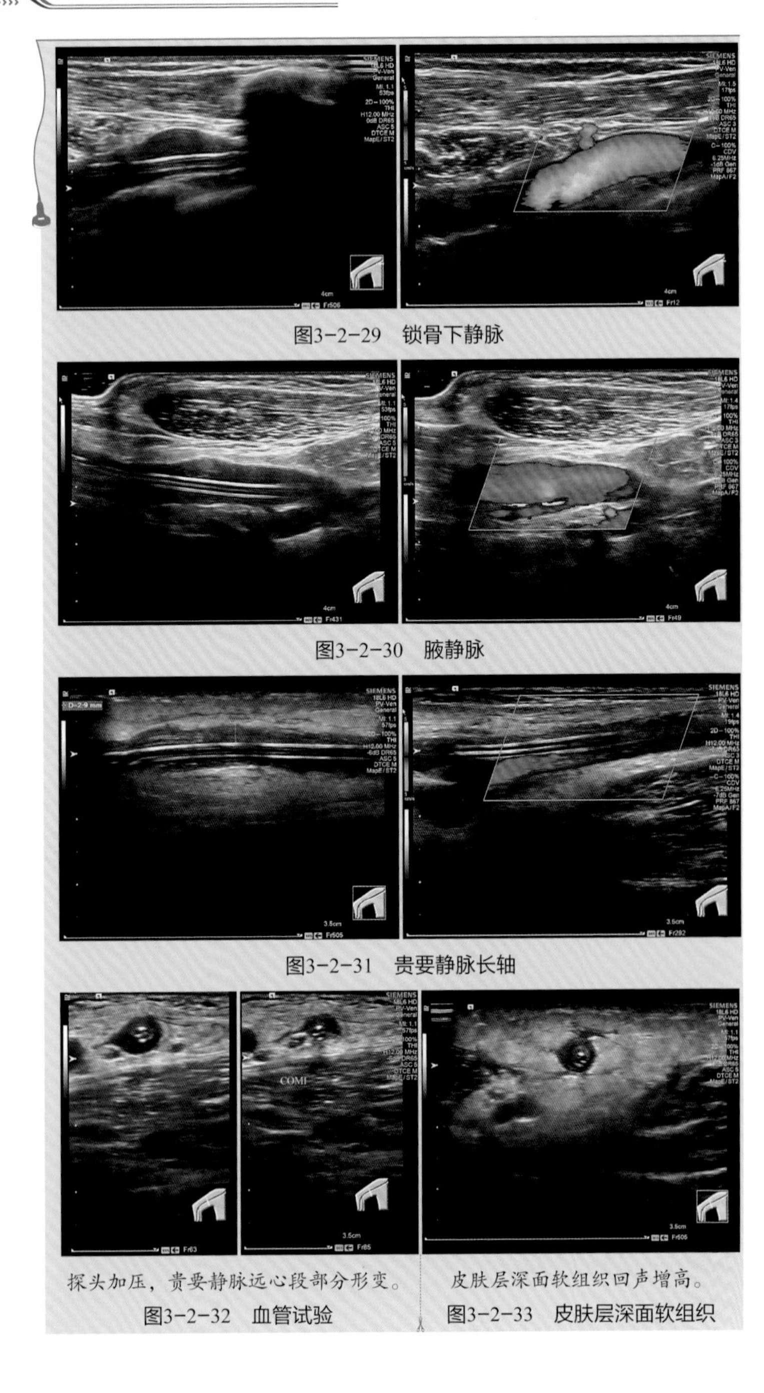

图3-2-29　锁骨下静脉

图3-2-30　腋静脉

图3-2-31　贵要静脉长轴

探头加压，贵要静脉远心段部分形变。

图3-2-32　血管试验

皮肤层深面软组织回声增高。

图3-2-33　皮肤层深面软组织

参考答案：

PICC置管术后：①右侧贵要静脉血栓形成，其中近心段完全闭塞；②右侧贵要静脉血栓性静脉炎；③右上肢皮下组织水肿。

【推荐阅读文献】

[1] 张彩霞，洪建平，张雪，等.上肢浅静脉解剖在临床PICC置管中的应用[J].解剖学研究，2017，39（4）：331.

[2] 国际血管联盟中国分会，中国老年医学学会周围血管疾病管理分会.输液导管相关静脉血栓形成防治中国专家共识（2020版）[J].中国实用外科杂志，2020，40（4）：377-383.

[3] BASKIN JL，PUI CH，REISS U.Management of occlusion and thrombosis associated with long-term indwelling central venous catheters[J].The Lancet，2009，374（9684）：159-169.

第三节 下肢动脉

一、超声解剖概要

下肢动脉系统始于主动脉分叉处（图3-3-1，图3-3-2）。腹主动脉在第四腰椎水平即脐水平分出左右髂总动脉，髂总动脉向外下行至骶髂关节处，分为髂内动脉和髂外动脉，其中髂内动脉供给盆腔脏器及肌群，髂外动脉沿腰大肌内侧缘下降至腹股沟韧带中点深面移行为股总动脉。

股总动脉分为股浅动脉与股深动脉，股浅动脉在大腿上部位于股三角内，向下进入收肌管，出收肌腱裂孔移行为腘动脉；股深动脉沿外下走行分布于股前群肌和膝关节。

腘动脉从收肌腱裂孔起向下行于腘窝深部至腘肌下缘，分为胫前动脉和胫后动脉，胫前动脉自其起始部向前穿过骨间膜并沿小腿外侧骨间膜前方向下走行至踝部移行为足背动脉，胫后动脉是腘动脉的延续，在小腿后面浅、深两层屈肌之间下行，经内踝后方，屈肌支持带的深面至足底，分为足底内、外侧动脉两终支；腓动脉由胫后动脉上部发出后，经胫骨后肌的浅面，斜向下外，沿腓骨的内侧下行至外踝上方浅出，分布于腓骨及附近肌群；足背动脉是胫前动脉的直接延续，位于足背内侧，位置浅表，易触及搏动。

膝以上动脉主干变异相对较少，而膝以下动脉主干变异则相对多见，常见变异包括：一是胫前动脉发育不良，表现为管腔纤细，向下走行至约小腿下1/3段时，管腔纤细，超声无法显示，而足背动脉来源于胫后动脉或腓动脉；二是小腿后部胫后动脉及腓动脉共干，少数情况下以上2种变异会同时出现；三是腘动脉发出胫后动脉与“胫腓干”，此胫腓干再发出胫前动脉与腓动脉。

本节常见英文词汇对照见表3-3-1。

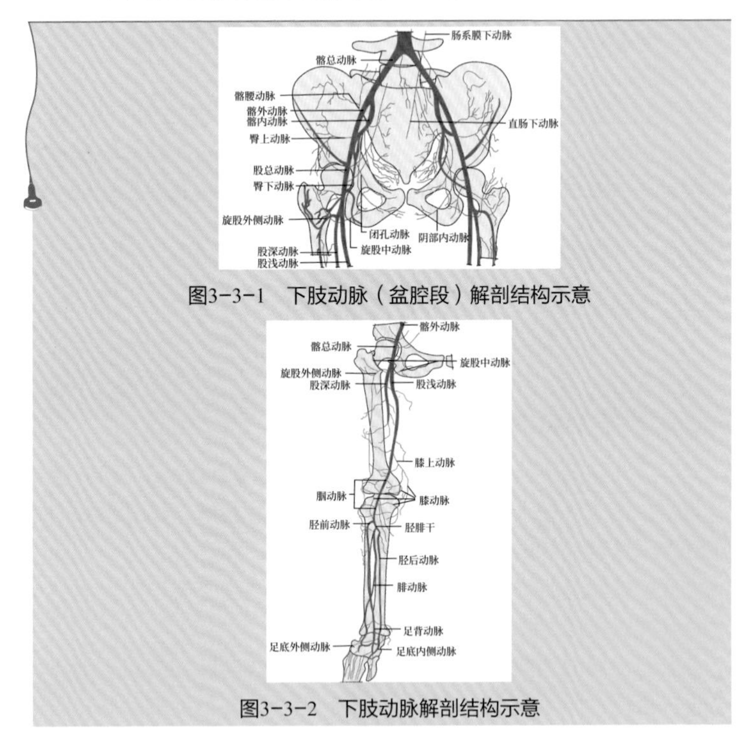

图3-3-1　下肢动脉（盆腔段）解剖结构示意

图3-3-2　下肢动脉解剖结构示意

表3-3-1　常用英文词汇对照

英文简称	英文全称	中文
ATA	anterior tibial artery	胫前动脉
CFA	common femoral artery	股总动脉
CIA	common iliac artery	髂总动脉
DFA	deep femoral artery	股深动脉
DPA	dorsalis pedis artery	足背动脉
EIA	external iliac artery	髂外动脉
IIA	internal iliac artery	髂内动脉

续表

英文简称	英文全称	中文
PA	peroneal artery	腓动脉
POA	popliteal artery	腘动脉
PTA	posterior tibial artery	胫后动脉
SFA	superficial femoral artery	股浅动脉

二、设备调试

完整的下肢动脉超声检查，需要根据探测深度和解剖情况选择探头。总的原则是能够显示目标血管的前提下尽量选用线阵高频探头，以达到清晰显示管壁结构、准确诊断管腔有无异常的目的。一般情况下，7～12 MHz线阵探头可以满足临床需要，但对于位置比较深在的髂总动脉、髂外动脉、股浅动脉下段、胫后动脉上段，以及肥胖、皮下组织明显水肿致目标动脉位置变深时，可以切换为2～5 MHz的凸阵探头。

三、操作技巧

常规下肢动脉超声检查干扰因素相对较少，因此检查前一般无须特殊准备，对于髂动脉尽量空腹以减少肠道气体的干扰，具体扫查方法及操作技巧如下。

患者取仰卧位，大腿略向外展，探头置于大腿根部，采用灰阶显像方式先以横切面确定股动脉分叉，然后转动探头至纵切面，由远心端向近心端扫查股动脉近心段、髂外动脉、髂总动脉；由近心端向远心端扫查股动脉全段至腘窝处。需要注意的是，股浅动脉下段经过收肌管段是管腔容易出现狭窄或闭塞的部位，而其位置较深，常规由近心端向远心端扫查显示效果往往不理想，此时可以取俯卧位或侧卧位由腘动脉逆行向上扫查，达到清晰显示股浅动脉下段的目的；随后小腿内收内旋，探头置于小腿外上方胫腓骨间，由近心端向远心端扫查位于骨间膜前方的胫前动脉，并行连续性扫查至足背动脉全段。

胫后动脉及腓动脉可以取平卧位或俯卧位进行扫查，平卧位扫查胫后动脉及腓动脉近心段容易受到胫腓骨的影响，并且不易识别胫后动脉与腓动脉的位置关系，因此在被检者能够配合的情况下建议取俯卧位，小腿平直，腓动脉紧贴腓骨内侧，胫后动脉位于胫骨的前方，横断面扫查可清晰显示二者的相对位置关系，可准确判断胫后动脉与腓动脉是否存在共干变异等，纵断面扫查时由于小腿紧贴检查床，其位置稳定，可以有效避免探头滑动，提高检查效率。

当被检者由于年龄大、病情重、行动不变等原因无法配合俯卧位检查时，亦可采用仰卧位检查，此时让被检者屈膝将小腿抬高，足底置于检查床上，大腿与小腿间留出适当空间以便将探头置于小腿后部，这样亦可满足胫后动脉与腓动脉检查需求，但此种体位在纵断面扫查动脉长轴时探头容易滑动失去扫查目标，平时需要多加练习，以提高扫查稳定性。

胫后动脉与腓动脉的扫查建议由踝部水平逆行向上扫查至胫腓干及腘动脉。从腘动脉向下顺行扫查，一是识别胫后动脉与腓动脉容易受到腘动脉其他分支的影响，尤其是胫后动脉或腓动脉存在变异的情况下易将其他分支误判为胫后动脉或腓动脉；二是胫后动脉与腓动脉汇合处夹角小，顺行扫查易将二者混淆，实际操作过程中会出现每次扫查都是同一条动脉或者分辨不清到底哪条是胫后动脉、哪条是腓动脉的情况，通过取俯卧位由踝部开始从下向上逆行扫查可以避免以上困惑，踝部水平软组织层较薄，动脉位置相对较浅，易于显示，并且无其他动脉分支干扰，骨性结构容易识别，腓动脉位于小腿后外侧紧贴腓骨内侧，胫后动脉相对腓动脉位于小腿内侧胫骨前方，通过横断面扫查可以清晰显示二者的相对位置关系，一直向上扫查可以明确显示两条动脉分叉处及胫腓干与胫前动脉分叉处，准确判定动脉是否存在共干变异等情况。

四、相关切面

相关切面表现见图3-3-3～图3-3-18。

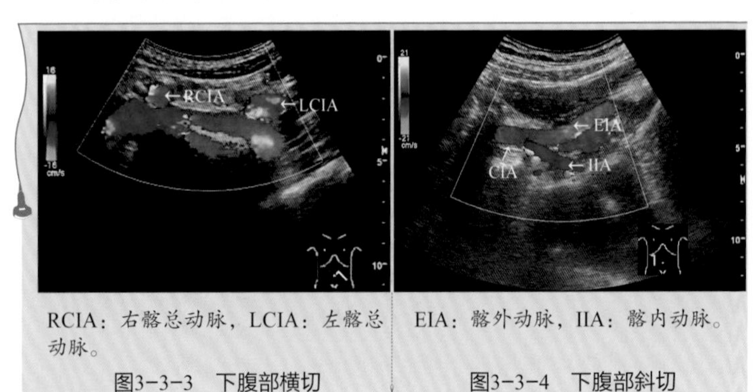

RCIA：右髂总动脉，LCIA：左髂总动脉。

图3-3-3　下腹部横切

EIA：髂外动脉，IIA：髂内动脉。

图3-3-4　下腹部斜切

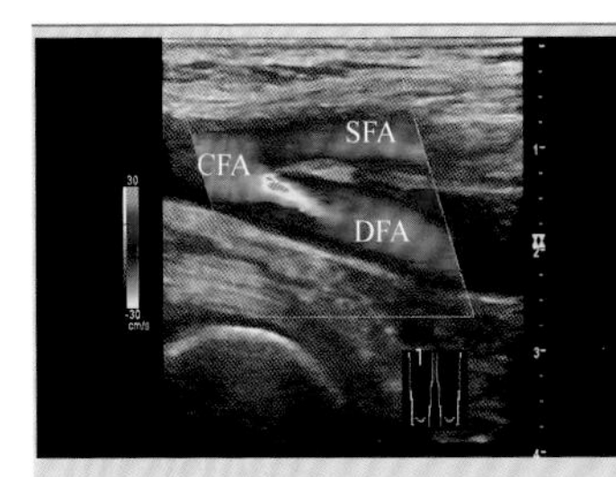

CFA：股总动脉，SFA：股浅动脉，DFA：股深动脉。

图3-3-5 腹股沟部纵切面

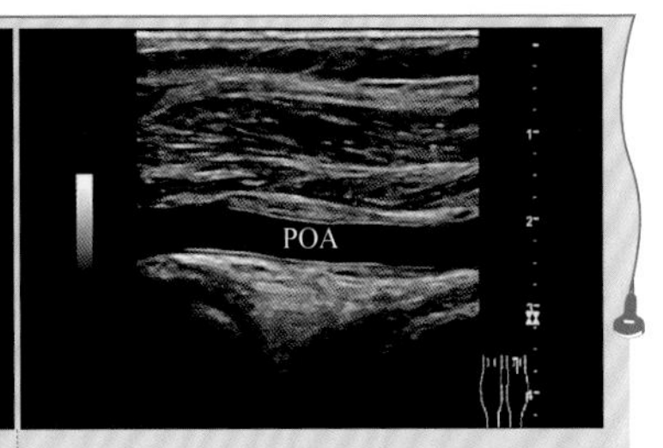

POA：腘动脉。

图3-3-6 腘窝水平横切面

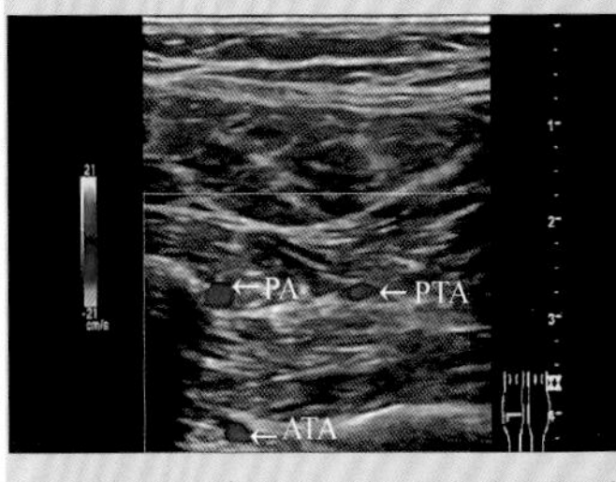

胫前动脉、腓动脉与胫后动脉位置关系；PA：腓动脉，PTA：胫后动脉，ATA：胫前动脉。

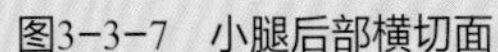

图3-3-7 小腿后部横切面

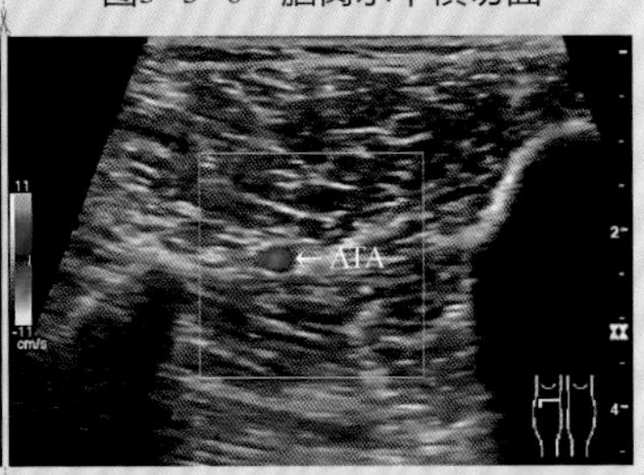

胫前动脉位于骨间膜前方；ATA：胫前动脉。

图3-3-8 小腿外侧横切面

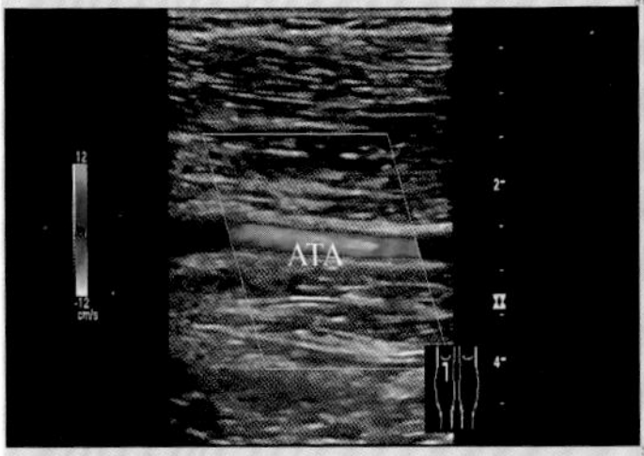

ATA：胫前动脉。

图3-3-9 小腿前外侧纵切面

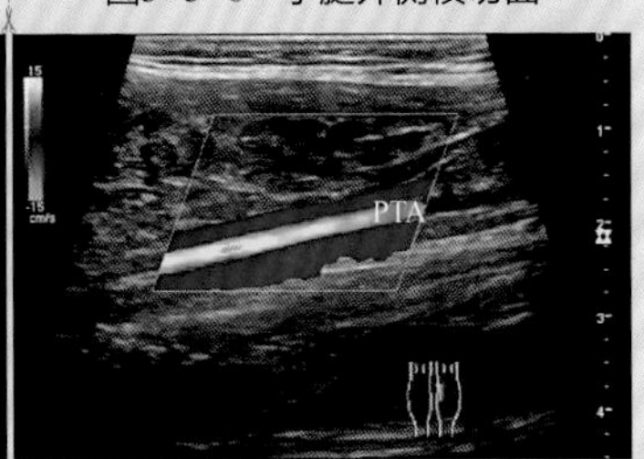

PTA：胫后动脉。

图3-3-10 小腿后内侧纵切面

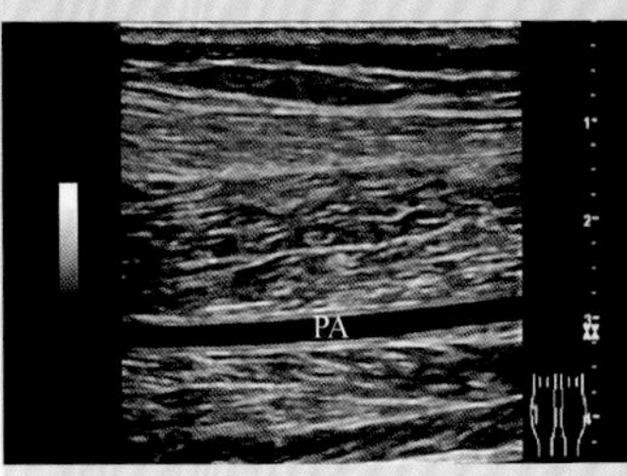

PA：腓动脉。

图3-3-11 小腿后外侧纵切面

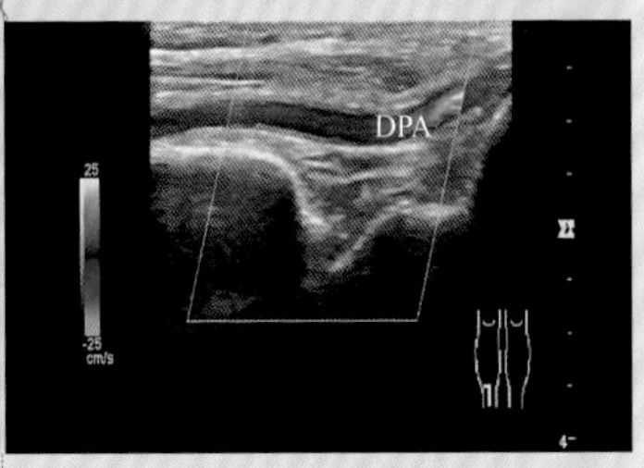

DPA：足背动脉。

图3-3-12 足踝部前方纵切

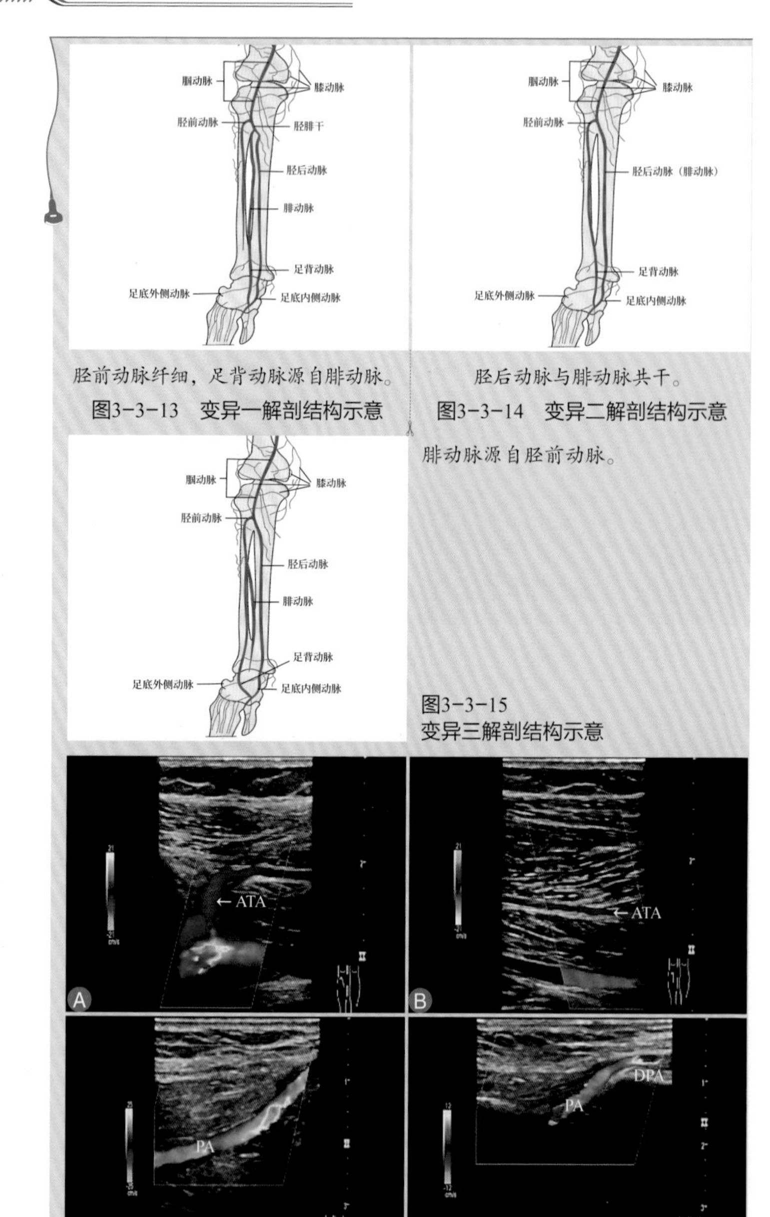

胫前动脉纤细，足背动脉源自腓动脉。

图3-3-13　变异一解剖结构示意

胫后动脉与腓动脉共干。

图3-3-14　变异二解剖结构示意

腓动脉源自胫前动脉。

图3-3-15
变异三解剖结构示意

A.小腿上段外侧纵切；B.小腿中段外侧纵切；C.小腿下段外侧纵切；D.外踝处纵切。ATA：胫前动脉；PA：腓动脉；DPA：足背动脉。

图3-3-16　变异一：胫前动脉纤细，足背动脉源自腓动脉

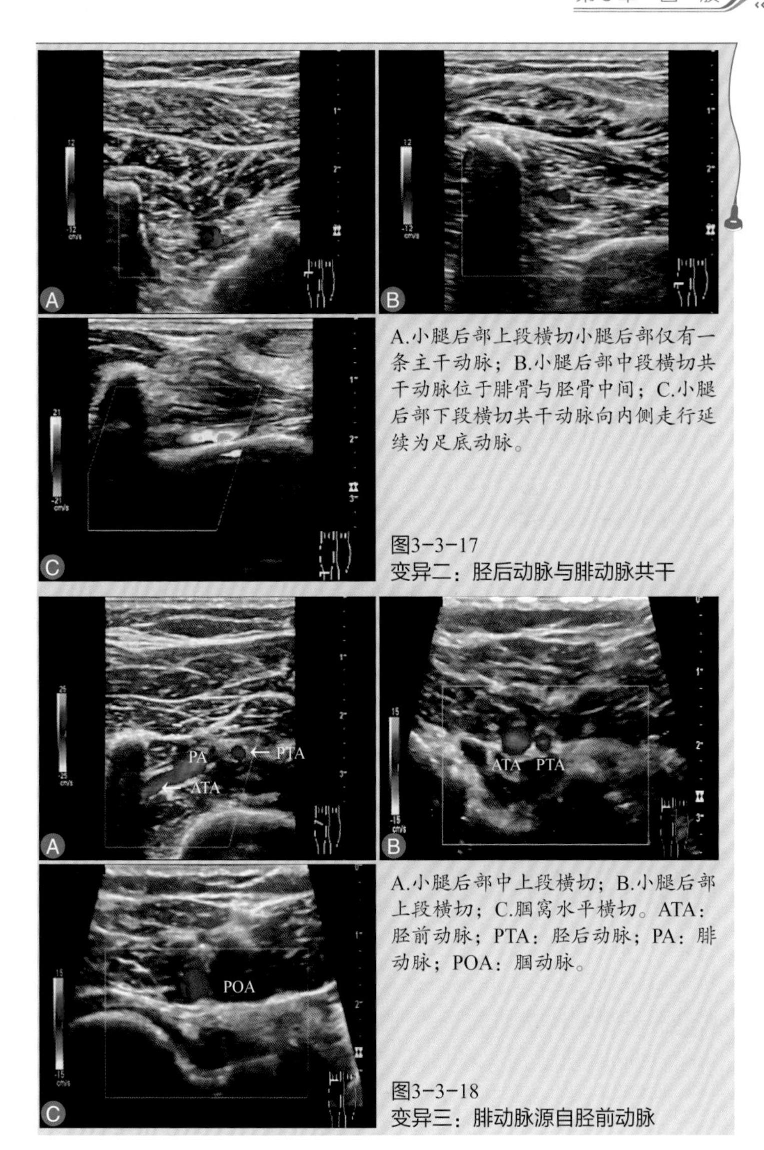

A.小腿后部上段横切小腿后部仅有一条主干动脉；B.小腿后部中段横切共干动脉位于腓骨与胫骨中间；C.小腿后部下段横切共干动脉向内侧走行延续为足底动脉。

图3-3-17
变异二：胫后动脉与腓动脉共干

A.小腿后部中上段横切；B.小腿后部上段横切；C.腘窝水平横切。ATA：胫前动脉；PTA：胫后动脉；PA：腓动脉；POA：腘动脉。

图3-3-18
变异三：腓动脉源自胫前动脉

五、临床应用及声像图特征

下肢动脉疾病（lower extremity arterial disease，LEAD）广义上是指发生在下肢动脉的所有疾病，包括动脉硬化性病变、动脉炎性病变、动脉栓塞性病变及动脉瘤样病变等。临床上以动脉硬化性疾病占绝大多数，故下肢动脉疾病狭义上特指下肢动脉硬化性疾病。

本节重点介绍下肢动脉硬化性疾病，即狭义上的下肢动脉疾病，包括动脉粥样硬化性病变和动脉中层钙化性病变，下肢动脉疾病常见危险因素包括高龄、吸烟、高血压、血脂异常、糖尿病。不同危险因素影响下肢动脉不同节段，如高血压累及下肢动脉全段，吸烟和血脂异常主要累及近段动脉，糖尿病则主要累及远段动脉。

临床上通过踝肱指数（ankle brachial index，ABI）来诊断LEAD，具体诊断参数如下：ABI正常参考值为1.00～1.30，0.91～0.99为临界状态，ABI＞1.30提示动脉钙化，ABI≤0.90可诊断LEAD。ABI介于0.71～0.90，为轻度动脉病变；ABI介于0.41～0.70，为中度动脉病变，ABI≤0.40为重度动脉病变。

根据ABI检查，我国50岁以上糖尿病患者的LEAD的患病率高达19.4%～23.8%。很大一部分LEAD患者无症状或者症状隐蔽，即由严重的疾病（如心力衰竭）导致其不能行走，从而不能引发相应的LEAD症状；或者有严重的糖尿病神经病变，致使其痛觉敏感性降低，从而自我感觉没有LEAD症状，目前可能低估了糖尿病下肢动脉疾病真正的患病率，因此糖尿病患者应每年进行下肢动脉疾病筛查。

（一）糖尿病下肢动脉粥样硬化性病变

糖尿病下肢动脉粥样硬化性病变临床诊断依据：①符合糖尿病诊断；②下肢动脉狭窄或闭塞的临床表现；③如果患者静息ABI≤0.90，无论患者有无下肢不适的症状，应该诊断为LEAD；④运动时出现下肢不适且静息ABI≥0.90的患者，如踏车平板试验后ABI下降15%～20%或影像学提示血管存在狭窄，应该诊断为LEAD；⑤患者超声多普勒、CTA、MRA和DSA检查下肢动脉有狭窄或闭塞病变；⑥如果患者静息ABI＜0.40或踝动脉压＜50 mmHg或趾动脉压＜30 mmHg，应该诊断为严重肢体缺血。

糖尿病下肢动脉病变累及范围广泛，尤其膝下胫前动脉、足背动脉容易受累造成节段性狭窄、闭塞，是导致糖尿病患者足溃疡发生、致残及致死的主要原因之一。与糖尿病神经病变导致的足溃疡比较，LEAD导致的足溃疡复发率高，截肢率增加一倍，因此对LEAD早期诊断和干预十分重要。

糖尿病下肢动脉病变发展过程初期超声表现为胫前动脉下段、足背动脉内膜出现点状钙化，并呈对称性分布，其余动脉未见明显异常。

随着糖尿病病程及年龄的增加，病变范围增加，并出现大小不等、回声不一的斑块，呈长段、多节段、对称性分布，管腔不同程度狭窄，狭窄最常发生在大腿下段股浅动脉穿过收肌管处、胫后动脉与腓动脉分叉处及胫前动脉内。

随着病情进一步发展，最终出现管腔闭塞，闭塞最常发生在胫前动脉中下段（图3-3-19 ~ 图3-3-20）。

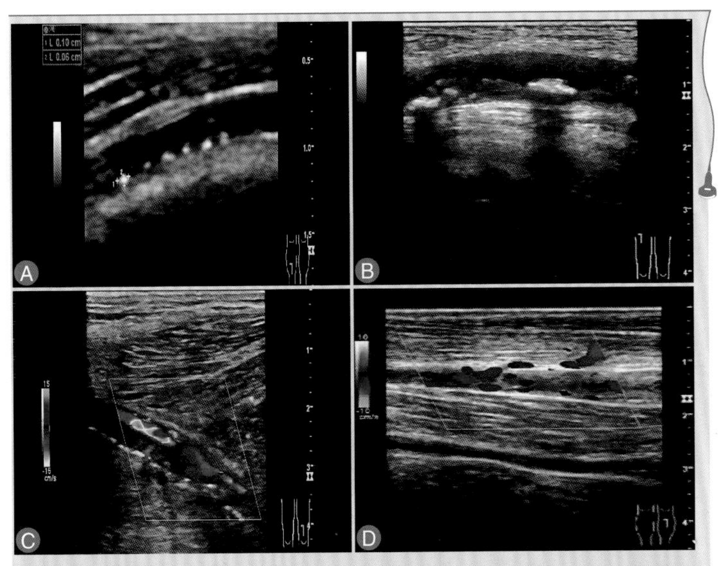

A.胫前动脉下段可见内膜点状钙化；B.股总动脉内多发斑块；C.股浅动脉下段经收肌管段管腔狭窄，血流充盈缺损；D.胫前动脉中段可见管腔节段性闭塞。

图3-3-19 糖尿病下肢动脉不同超声声像表现

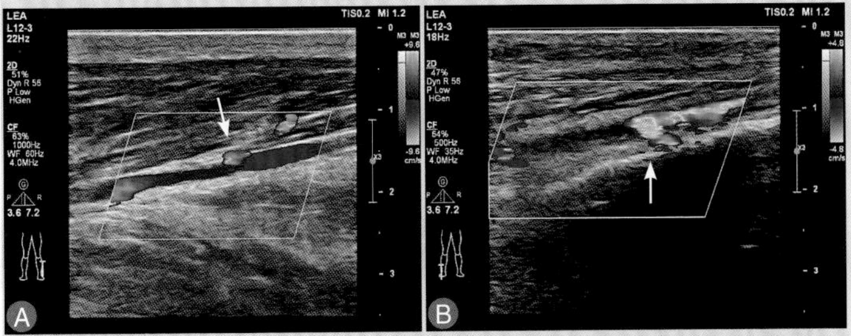

A.胫前动脉远段闭塞，侧支（箭头）搭建于闭塞远端，形成两个方向血流：红色为逆行回心方向，蓝色为顺行离心方向；B.胫前动脉远段闭塞，侧支（箭头）搭建于闭塞处，形成一个方向血流：红色顺行离心方向。

图3-3-20 胫前动脉远段闭塞不同表现

灰阶超声及CDFI可显示并提示动脉狭窄部位，诊断动脉狭窄程度主要依据收缩期峰值流速测量与多普勒频谱分析，目前下肢动脉狭窄率判断标准应用最广泛的是Cossman标准（表3-3-3）。根据灰阶超声及CDFI提示的狭窄部位要测量四个位置的频谱，即狭窄处、狭窄前、狭窄即后段（狭窄远端1 cm内）、狭窄远端。

以临床更加关注的重度狭窄为例，狭窄处典型表现为收缩期峰值流速显著增高，狭窄前典型表现为高阻低流速，但由于有侧支循环开放的影响，其典型表现会出现弱化，狭窄即后段典型表现为同时有前向与反向的湍流样频谱，狭窄远段典型表现为收缩期加速时间延长，峰值流速减低的单向低搏动“小慢波”（图3-3-21）。

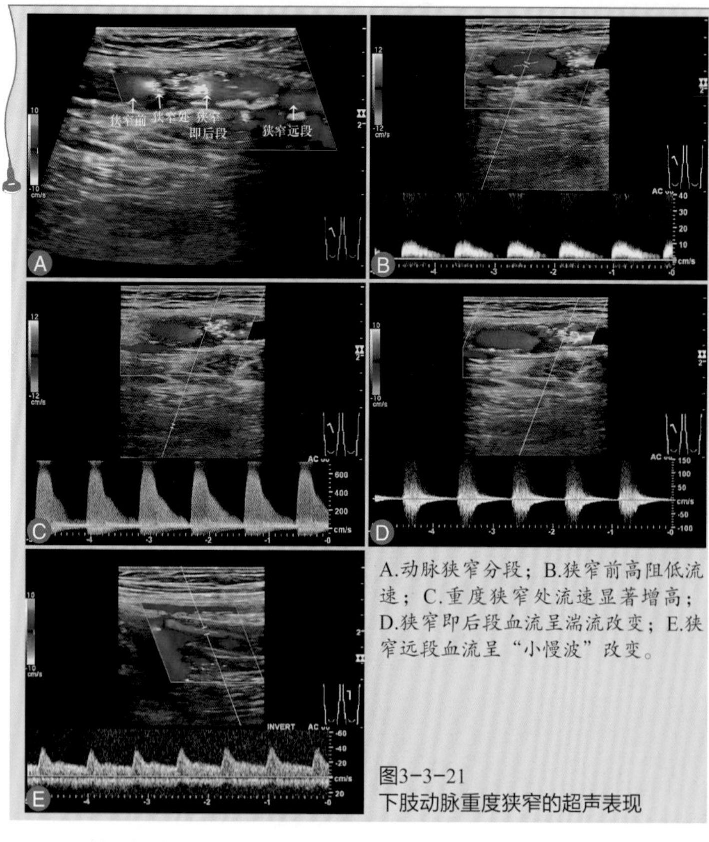

A.动脉狭窄分段；B.狭窄前高阻低流速；C.重度狭窄处流速显著增高；D.狭窄即后段血流呈湍流改变；E.狭窄远段血流呈“小慢波”改变。

图3-3-21
下肢动脉重度狭窄的超声表现

一般来讲，单发局限性动脉狭窄或多发串联性的节段性动脉狭窄可以应用狭窄处收缩期峰值流速以及峰值流速比来评估狭窄程度，而对于长段弥漫性动脉狭窄则需结合狭窄远心端频谱形态的变化来评估狭窄程度。

正常下肢动脉表现为三相波，这种波形是高阻力动脉的特征。

动脉硬化等原因致动脉壁弹性降低时，其在舒张晚期的前向血流消失，动脉三相波逐渐演变为双相波（图3–3–22）。

随着病情的进展，在重度狭窄或闭塞性动脉疾病中，其远端血管扩张，侧支循环开放或形成，血管阻力降低，舒张期血流增加，舒张早期反向波消失，血流呈低速、低搏动，表现为单相波（图3–3–23）。

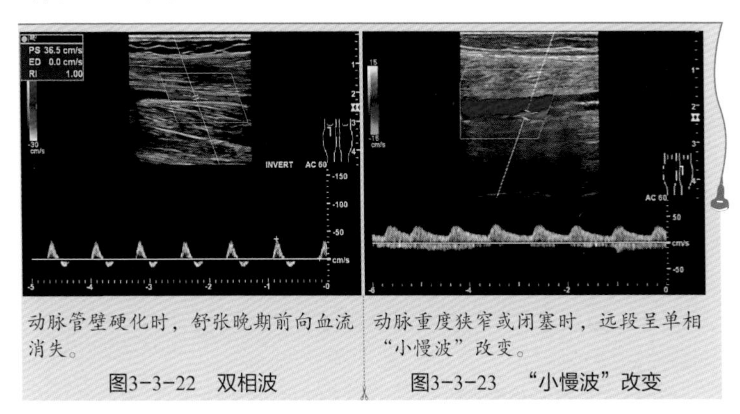

动脉管壁硬化时，舒张晚期前向血流消失。

图3–3–22　双相波

动脉重度狭窄或闭塞时，远段呈单相“小慢波”改变。

图3–3–23　“小慢波”改变

糖尿病下肢动脉粥样硬化性病变往往表现为长段、多节段、弥漫性狭窄或闭塞，因此在实际应用中需要对收缩期峰值流速、收缩期峰值流速比、狭窄即后段血流紊乱、狭窄远段呈现“小慢波”等血流波形变化特征进行综合考虑，当出现结果解释不一致时，应综合判断，而非单独依据某一项参数就做出诊断。

特别指出，下肢动脉三相波是在静息状态下肢体远端动脉高外周阻力状态下的正常表现，当运动后、足部炎症感染等因素导致远端动脉外周阻力降低时三相波形态会出现改变，表现为双相波或者单相波，此时要与动脉重度狭窄或闭塞导致的波形改变相鉴别，一般来讲，如果是运动后改变，收缩期峰值流速不会明显降低，而重度狭窄或闭塞后改变的收缩期峰值流速会有明显降低（图3–3–24）。

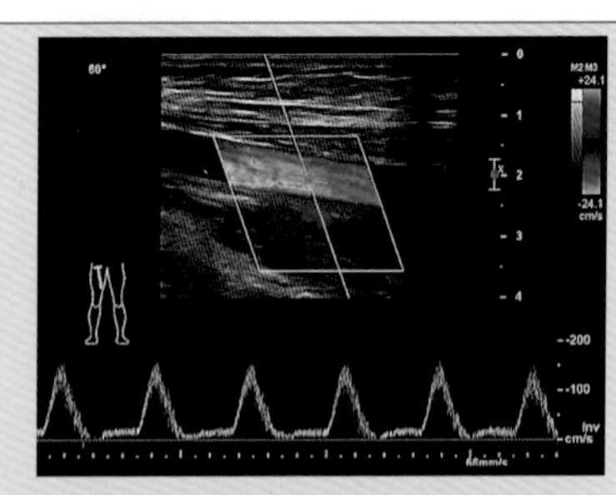

足部感染致远端阻力降低、舒张早期反向波消失，但收缩期流速未见降低。

图3-3-24 单相波（高速低阻）

（二）糖尿病下肢动脉中层钙化性病变

动脉中层钙化也称为Mönckeberg硬化，可独立于动脉粥样硬化性病变存在，常见于糖尿病、慢性肾衰竭等疾病。中层钙化病灶局限于动脉中层，沿动脉中层线性分布，动脉管腔未见狭窄或闭塞，很长一段时间，因为其不会造成管腔狭窄或闭塞，动脉中膜钙化常被认为是良性改变，而现在认为动脉中层钙化会造成动脉管壁弹性降低，顺应性下降，动脉脉搏波速增加，表现为血压升高、心肌肥厚和心肌缺血等，是强有力的心血管病所致死亡的预测因素。

高频超声可以清晰分辨动脉管壁层次结构，区分动脉内膜钙化和动脉中层钙化。动脉内膜钙化超声表现为散在的凸出管壁突向管腔的强回声斑，会导致管腔狭窄或闭塞（图3-3-25A，图3-3-25B）；动脉中层钙化表现为发生在动脉中层的连续性线状强回声光带，前后壁均呈现“轨道征”，内膜未见明显增厚，管腔未见狭窄闭塞（图3-3-25C，图3-3-25D）。

糖尿病下肢动脉中层钙化呈多发、对称性分布，股浅动脉中层钙化较胫前动脉及胫后动脉中层钙化发生率高，程度重；膝下胫前动脉与胫后动脉中层钙化发生率及严重程度无明显差异。合并糖尿病慢性并发症患者下肢动脉中层钙化发生率明显高于无并发症患者，且并发症种类及数量越多，钙化发生率越高。

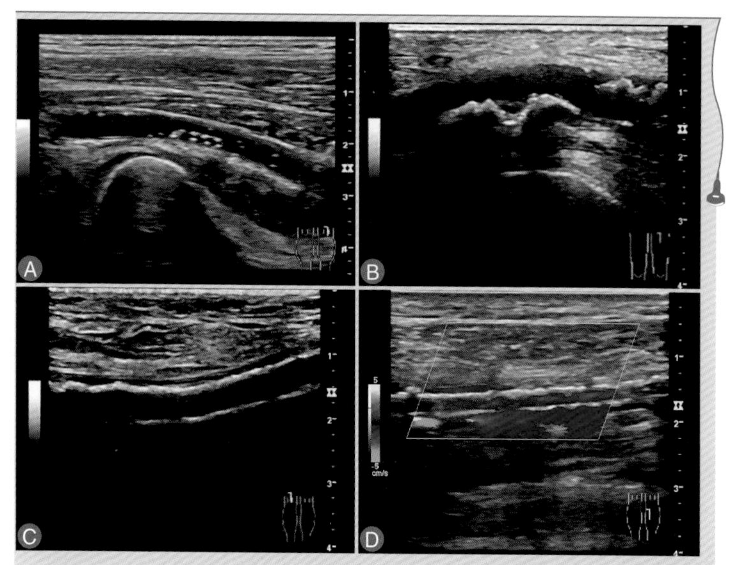

A.内膜小钙化；B.钙化性斑块致管腔狭窄；C.动脉中层钙化；D.CDFI显示动脉中层钙化管腔血流充盈良好。

图3-3-25 动脉钙化不同表现

（三）腘动脉陷迫综合征

腘动脉陷迫综合征（popliteal artery entrapment syndrome，PAES）是腘动脉或腘窝区肌腱解剖异常导致腘动脉受压从而出现下肢缺血症状的综合征。PAES发病率较低，为0.2%～3.5%，发病年龄为32～50岁，50%的间歇性跛行患者为PAES，PAES发病存在性别差异，83%发生于男性。1879年，Stuart通过解剖尸体小腿发现PAES的异常并进行报道；1959年，Hamming成功实施了PAES手术；1965年，由Whelan和Love明确提出PAES概念。

腘窝的边缘由股二头肌肌腱外侧、半腱肌及半膜肌、腓肠肌内侧头和外侧头组成。正常的腘动脉位于腓肠肌内侧头和外侧头之间，位于腘肌表面。腘动脉经腘肌下缘进入小腿，并分为胫前动脉、胫后动脉及腓动脉。若其在腘窝走行异常，或邻近肌肉组织出现异常的纤维束时，腘动脉将受到异常的压迫，进而导致血管功能不全。

腘动脉陷迫综合征的现代7种类型如下（图3-3-26）。

Ⅰ型：腘动脉内偏，位于腓肠肌内侧头的内侧，伸入股骨内侧髁的内侧。

Ⅱ型：腘动脉正常，位于腓肠肌内侧头的前面，腓肠肌内侧头起点外偏。

Ⅲ型：腓肠肌有另外的肌腱或纤维带（副头）压迫腘动脉。

Ⅳ型：腘动脉起初深于腘肌，后浅于腘肌。腓肠肌解剖正常，但腘动脉走行于腘肌深方而受压。

Ⅴ型：Ⅰ型至Ⅳ型基础上同时伴有腘静脉受压。

Ⅵ型：功能性PAES，腘动静脉功能性受压，无解剖结构异常。

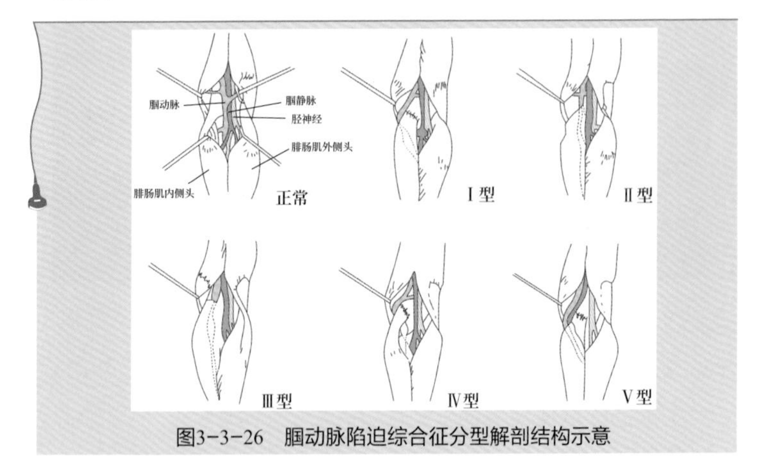

图3-3-26　腘动脉陷迫综合征分型解剖结构示意

PAES发病早期，腘动脉尚未出现血管壁实质性结构改变，但由于动脉壁长期反复受挤压，引起了不可逆的血管壁结构实质性改变。其病理过程首先是动脉外膜增厚及纤维化，并发外膜新生血管生成，持续纤维化并破坏动脉壁，使其易发生狭窄、闭塞或瘤样改变，内膜破坏后易发血栓。

PAES主要表现为间歇性跛行、绞痛和腿部无力（尤其是小腿），这些症状在运动时出现，在休息时消失。PAES需要及时诊断，如果不及时诊断，可能会发生进行性腘动脉损伤，慢性后遗症包括动脉闭塞和严重肢体缺血、狭窄后扩张或动脉瘤形成，甚至截肢。

现阶段MRI检查是PAES的首选检查，可清晰显示腘动脉与周围组织位置关系有无异常。但价格昂贵且耗时长，不适于用作PAES的筛查。CTA检查可通过多种后处理技术提供重要信息，但其有辐射，在一次扫描中难以同时完成腘动脉评估和激发试验，对于功能性PAES诊断方面有一定的限制。而超声检查为动态检查，对于发现腘动脉病变，如管腔狭窄、管腔闭塞、动脉瘤样扩张及侧支循环形成等均有很高的敏感性和特异性，结合激发试验，在腘动脉陷迫综合征诊断中具有重要价值。但超声检查较难明确腘血管与周围肌肉及组织之间关系，无法确定PAES的解剖分型。有20%～30%的患者有双侧病变，但常常是一侧先出现症状，因而在超声检查时应注意对侧肢体的检查，以防遗漏。

怀疑腘动脉陷迫综合征时，患者取俯卧位，双足伸出床外（保证患者可以自由活动），踝部垫一薄枕，膝关节呈中立位略背曲不超过15°，踝关节呈中立位，可有轻度跖曲不超过10°，放松下肢肌肉（图3-3-27）。采用纵、横切面扫查腘动脉（图3-3-28），观察腘动脉病变情况，如管腔狭窄、管腔闭塞、动脉瘤样扩张及侧支循环形成情况；观察腘动脉走行及其与周围组织位置关系有无异常，如腘动脉走行异常、腘动静脉之间出现异常走行的肌肉或纤维索带、腘动脉受周围异常走行的肌肉压迫。测量膝关节上方5 cm（近端）、膝关节水平和胫骨前动脉起点（远端）近端1 cm处的血流速度，观察并记录二维灰阶图像和彩色血流图。扫查之后对腘动脉未闭塞患肢进行激发试验，若腓肠肌收缩后腘动脉出现管腔受压变细或管腔闭塞，则为激发试验阳性结果。同时存在的腘静脉卡压可通过挤压小腿来评估，以寻找静脉流量是否正常增大。

腘动脉激发试验（positional stress test，PST）：撤去踝部垫枕，伸直膝关节，抗阻跖曲踝关节，使腓肠肌呈张力性收缩，改用低频凸阵探头重复上述腘动脉的检查步骤，扫查并记录相关数据。若腓肠肌收缩后腘动脉出现管腔受压变细或管腔闭塞，则为激发试验阳性。若怀疑同时存在腘静脉卡压可通过挤压小腿来评估静脉血流是否增加。

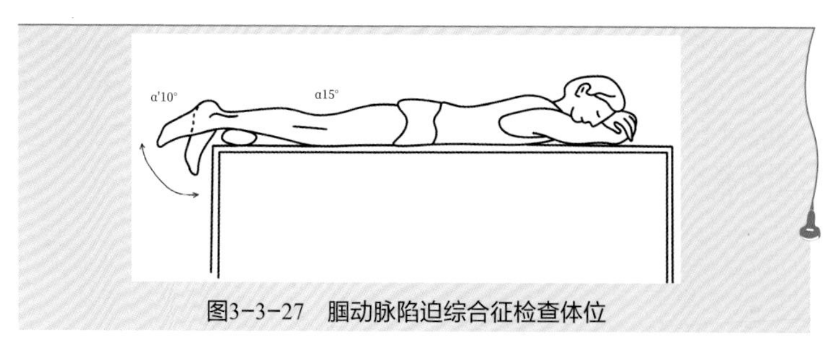

图3-3-27 腘动脉陷迫综合征检查体位

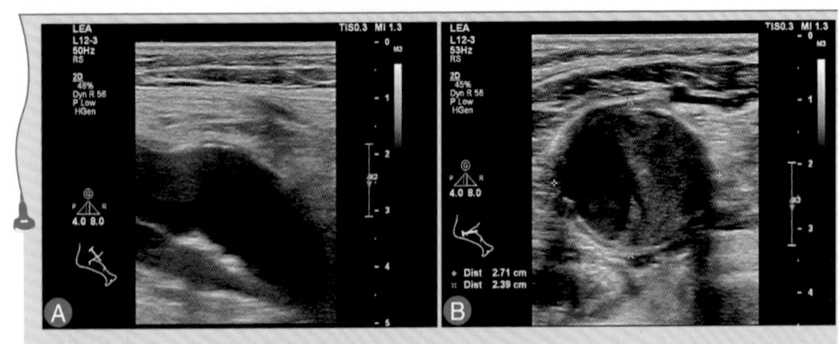

A.腘动脉陷迫导致远段膨大形成动脉瘤，瘤内可见钙化斑块；B.腘动脉陷迫导致远段膨大形成动脉瘤，瘤内侧壁可见附壁血栓形成。

图3-3-28 腘动脉陷迫综合征超声表现

（四）假性动脉瘤

因导管介入手术的增加、抗凝或抗血小板药物的使用等，使血管壁损伤导致的并发症变得常见。

假性动脉瘤是局部动脉壁全层受损，从而引起局部出血和动脉旁血栓形成。假性动脉瘤失去动脉壁的各层结构，其瘤壁由纤维结缔组织组成，瘤腔内血流缓慢或呈涡流（图3-3-29A）。

下肢假性动脉瘤常起源于穿刺部位动脉的浅方，以股动脉最为多见（由于股动脉血流速度快，周围组织结构疏松，更容易形成假性动脉瘤），髂、腘动脉及胫后、胫前动脉则较为少见。假性动脉瘤腔通过瘤颈与其深处的动脉相连，瘤颈长短不一。其内径通常为1 ~ 3 cm，大者直径也可超过5 cm，多腔性假性动脉瘤也很常见。

超声记录内容（动图3-3-1，图3-3-29B ~ 图3-3-29D）：识别自体动脉的破口处、缺损处的来回型频谱，确定假性动脉瘤存在。

记录假性动脉瘤的大小和位置，然后沿着瘤颈找到确切起止点，并测量动脉缺损至血管化瘤腔的瘤颈长度。假性动脉瘤的真实大小包括血管化的瘤腔部分和周围血栓，包括血管化瘤腔的大小和深度。

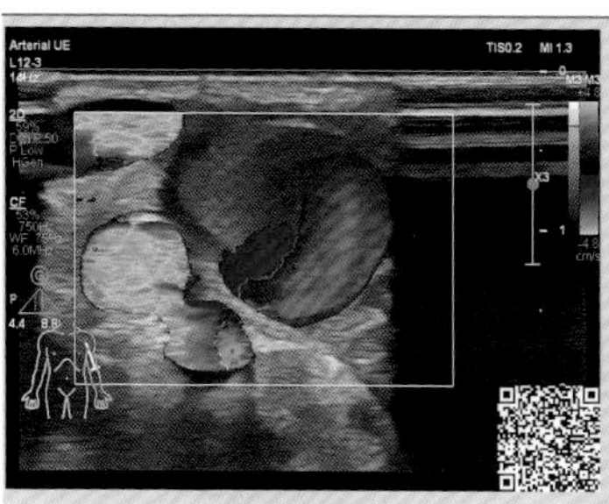

呈“阴阳征”（Yinyang sign）。

动图3-3-1
假性动脉瘤活动瘤腔内红蓝血流

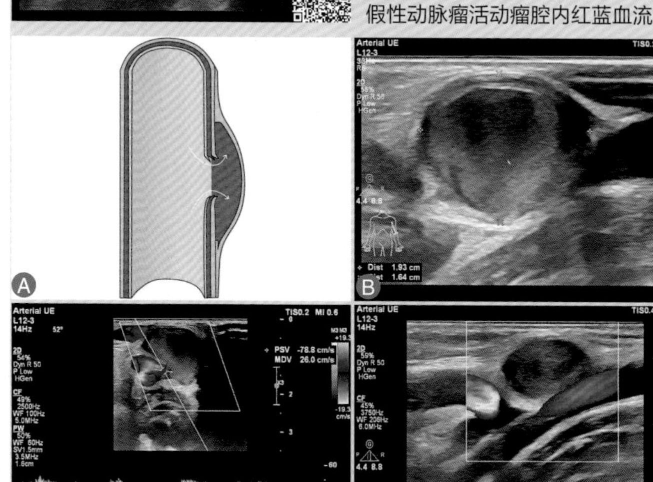

A.假性动脉瘤示意；B.活动瘤腔内云雾状回声；C.瘘口处来回型频谱；D.加压治疗后，瘘口闭合，形成血肿。

图3-3-29 假性动脉瘤表现

（五）超声引导下假性动脉瘤治疗

超声引导下压迫法成功率高达75%，局限性为操作困难、患者痛苦、压迫时间较长。

超声引导下凝血酶注射（ultra-guided percutaneous thrombin injection，UGTI）治疗医源性股动脉假性动脉瘤，因其全程在彩超引导下进行，故安全性高、操作简单、无创，而且一次不成功可以再次治疗，但对操作者的操作水平有较高要求。文献报道，凝血酶注射治疗股动脉假性动脉瘤成功率高达95%左右，且不受全身抗凝治疗的影响，尤其适用于加压治疗效果不佳者。目前，UGTI的最佳给药方案尚未建立。Jacek Kurzawski等人报道对于瘤体＞1 mL的股动脉假性动脉瘤患者，使用低剂量方案似乎与标准剂量方案同样有效，并且较低的并发症发生率与减少凝血酶剂量有关。

Daisuke Ueno等人发现用患者自体血凝块注射假性动脉瘤后，其内部流动的血液会停止。对于动脉内输注和过敏引起的血栓形成，自体血止血比凝血酶止血简单、安全。对于一些难以止血的假性动脉瘤，用自体血凝固止血可能成为一种有效的治疗方法。

操作流程：在活动性假性动脉瘤瘤腔内清晰显示针尖，缓慢注射0.5 ~ 1.0 mL（500 ~ 1000 U）的凝血酶溶液。假性动脉瘤腔的血栓形成通常在5 ~ 10 s内发生，并且可以通过CDFI来确认（双副模式）。如果观察到任何残余血流，可追加注射0.5 ~ 1.0 mL。

注射治疗后超声监测假性动脉瘤10 ~ 15分钟，以证实活动性瘤腔完全持续闭合。患者严格卧床休息（4 ~ 6小时）。24 ~ 48小时以后可以复查有无复发。

UGTI的并发症：复发、邻近动脉血栓形成、远端栓塞和过敏反应。

UGTI的禁忌证如表3-3-2所示。

表3-3-2　UGTI禁忌证

禁忌证
局部感染（蜂窝织炎、脓肿）
快速增大 ※
表面皮肤缺血（大水疱形成）
远端肢体缺血
凝血酶过敏史
假性动脉瘤瘤颈短或缺失 ※
瘤颈大（动脉缺损）※
假性动脉瘤瘤腔≤ 1 cm

注：※为相对禁忌证。

六、分析思路

当检查下肢动脉时，不同病因导致的动脉明显狭窄或闭塞所引起的血流动力学改变是相似的，此时要结合患者年龄、临床病史、实验室检查等对狭窄或闭塞的病因做出提示，以协助临床诊疗。

（一）思维导图

下肢动脉超声检查（图3-3-30）、腘动脉陷迫综合征分型（图3-3-31）、搏动性肿块分析（图3-3-32）思维导图如下。

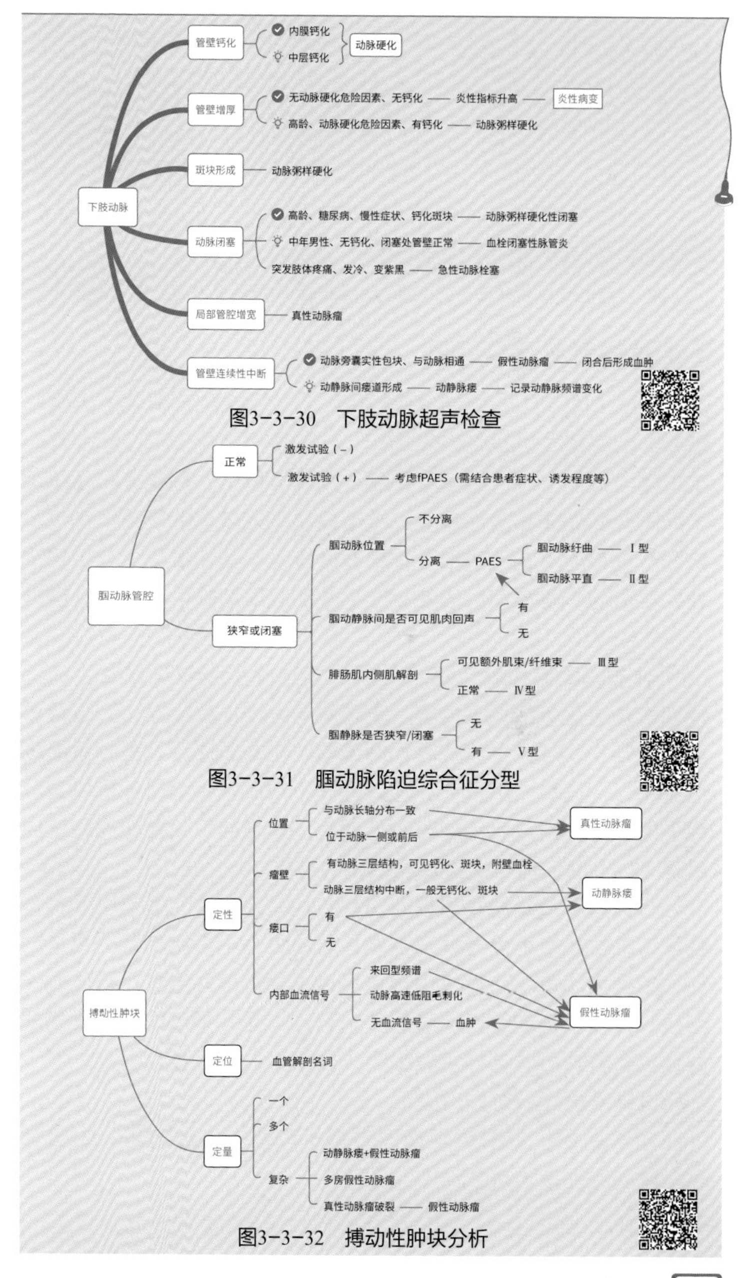

图3-3-30 下肢动脉超声检查

图3-3-31 腘动脉陷迫综合征分型

图3-3-32 搏动性肿块分析

（二）动脉狭窄和闭塞的超声诊断标准

动脉狭窄和闭塞超声诊断标准见表3-3-3。

表3-3-3 动脉狭窄和闭塞的超声诊断标准（Cossman）

动脉狭窄程度	病变处收缩期流速峰值(cm/s)	收缩期流速峰值比*
正常	＜150	＜1.5∶1
30%～49%	150～200	1.5∶1～2∶1
50%～75%	200～400	2∶1～4∶1
＞75%	＞400	＞4∶1
闭塞	无血流信号	

注：*病变处与相邻近侧正常动脉段相比；动脉狭窄程度：直径狭窄率。

七、报告书写

下肢动脉硬化超声报告描述中，应包括有无病变（内中膜增厚、粥样硬化斑块、内膜钙化、动脉中层钙化等）、病变部位（单侧或双侧下肢；每侧肢体哪个动脉节段）、病变分布及范围（局限性病变或弥漫性病变；单节段狭窄或者多节段狭窄等）、病变严重程度（有无狭窄及狭窄程度等）、具体血流参数（狭窄处、狭窄前、狭窄即后段及狭窄远端的收缩期峰值流速及频谱形态变化）。

对于动脉粥样硬化斑块的超声描述除了报告斑块发生的部位外，还应该包括以下内容。①斑块的大小：长×厚；②斑块形态：规则、不规则，斑块表面纤维帽结构是否连续，是否为溃疡性斑块；③斑块回声特征：均质性和不均质性，均质性斑块又分为强回声、高回声、等回声、低回声、近无回声。要注意斑块内出现无回声时，应考虑斑块内出血的可能。

糖尿病下肢动脉粥样硬化斑块往往呈弥漫性、多节段分布，临床多关注狭窄程度及狭窄范围，斑块大小不需要刻意去测量，如果遇到溃疡斑块、斑块内出血可以单独指出并测量；具体血流参数只需要报告能够说明管腔狭窄程度，尤其是重度狭窄或闭塞的血流参数即可，这样可以提高工作效率，并且重点突出，便于临床医师对治疗方案做出决策。

超声提示：主要体现病变类型（斑块、内膜钙化、中层钙化）、狭窄部位、狭窄程度及范围。

（一）腘动脉陷迫综合征

描述：

右侧腘动静脉未见分离，成前后排列，内透声好，血流信号充盈完整。左侧腘动静脉呈左右排列，腓肠肌内侧头附着点正常，腓肠肌内侧头上段向外侧发出一小肌束，横跨腘动脉近心段，横跨位置的近心侧股浅动脉远段及腘动脉近心段管腔内探及实性回声充填，内无血流信号显示，腘动脉中段可见侧支动脉进入。中远段管腔内透声好，血流信号充盈完整，血流速度减低。双侧胫前动脉、胫后动脉血管走行正常，血管壁结构显示清晰，内透声好，血流信号充盈完整，左下肢胫前后动脉内血流速度低于对侧同名动脉。

结论：

腘动脉受压，符合腘动脉陷迫综合征；左侧股浅动脉远段及腘动脉闭塞。

（二）假性动脉瘤

描述：

__动脉前壁可探及一破口（瘘口宽__mm，瘘管长__mm）并形成长管状搏动性低回声包块，包块大小__mm×__mm，距离体表__mm，内可探及液性暗区，范围约__mm×__mm，呈云雾状回声。CDFI显示瘘腔内呈漩涡状彩流，瘘管内呈红蓝双向血流。频谱显示瘘口处呈双向血流，收缩期血流进入瘘腔，PSV为__cm/s；舒张期血流回流，PSV为__cm/s。

结论：

__动脉假性动脉瘤形成。

八、要点与讨论

下肢动脉疾病广义上包括动脉硬化性病变、动脉炎性病变、动脉栓塞性病变及动脉瘤样病变等，通过详细的病史采集、典型的超声表现，明确病因相对容易；但下肢动脉走行长、变异多，想将下肢动脉全程及病变清晰地显示出来相对困难，因此在下肢动脉超声检查中二维超声是基础，首先应勤练习手法，掌握机器参数正确调节，将下肢动脉全段及病变清晰显示，只有在二维超声显示清晰的基础上，CDFI和脉冲波多普勒参数才能准确采集与测量。

另一难点及要点在于狭窄率评估，收缩期峰值流速适合单节段动脉狭窄评估，收缩期峰值流速比适合节段间距离>3 cm的多节段动脉狭窄评估，而对于节段间距离<3 cm的多节段动脉狭窄或长段弥漫性狭窄，则应更加关注狭窄即后段血流紊乱、狭窄远段呈现“小慢波”等血流波形变化特征进行综合考虑，当出现结果解释不一致时，应综合判断，而非单独依据某一项参数就做出诊断。多普勒超声往往难以区分99%的狭窄和完全闭塞，此时可以通过超声造影来进行鉴别，如果有线性超声造影剂通过，证明没有完全闭塞，治疗手段仍倾向腔内治疗，如果完全闭塞，则有可能倾向外科手术治疗。

外周血管假性动脉瘤是临床常见的疾病，其中包括创伤性、感染性、医源性、先天性、动脉粥样硬化和肿瘤性等。其中医源性假性动脉瘤占大多数，其主要临床表现为穿刺部位皮下瘀斑，可触及质硬的搏动性包块，有明显触痛，听诊可有“吹风样”杂音，有时伴有震颤等，部分患者可出现活动受限及神经功能障碍，并可出现损伤大出血。假性动脉瘤具有破溃大出血风险，且血流动力学改变，易形成血栓、破裂、感染、压迫神经组织等，直接威胁患者生命安全，在临床中应早诊断和早治疗。假性动脉瘤需注意排除是否合并动静脉瘘。

【推荐阅读文献】

[1] 中国超声医学工程学会颅脑及颈部血管超声专业委员会，国家卫健委脑卒中防治工程专家委员会血管超声专业委员会，中国超声医学工程学会浅表器官及外周血管超声专业委员会.腹部及四肢动脉超声若干常见临床问题专家共识[J].中国超声医学杂志，2020，36（12）：1057-1066.

[2] 中华医学会糖尿病学分会，中华医学会感染病学分会，中华医学会组织修复与再生分会.中国糖尿病足防治指南（2019）版（I）[J].中华糖尿病杂志，2019，11（2）：92-108.

[3] BUSO G，ABOYANS V，MAZZOLAI L.Lower extremity artery disease in patients with type 2 diabetes[J].Eur J Prev Cardiol，2019，26（2_suppl）：114-124.

[4] ABOYANS V，RICCO JB，BARTELINK M E L，et al.2017 ESC Guidelines on the Diagnosis and Treatment of Peripheral Arterial Diseases，in collaboration with the European Society for Vascular Surgery（ESVS）：Document covering atherosclerotic

disease of extracranial carotid and vertebral, mesenteric, renal, upper and lower extremity arteriesEndorsed by: the European Stroke Organization (ESO) The Task Force for the Diagnosis and Treatment of Peripheral Arterial Diseases of the European Society of Cardiology (ESC) and of the European Society for Vascular Surgery (ESVS) [J].Eur Heart J, 2018, 39 (9): 763-816.

[5] CARNEIRO JÚNIOR F C F, CARRIJO E N D A, ARAÚJO S T, et al.Popliteal artery entrapment syndrome: a case report and review of the literature[J].Am J Case Rep, 2018, 19: 29-34.

[6] KURZAWSKI J, SADOWSKA A J, ZANDECKI L, et al. Comparison of the efficacy and safety of two dosing protocols for ultrasound guided thrombin injection in patients with iatrogenic femoral pseudoaneurysms[J].Eur J Vasc Endovasc Surg, 2020, 59 (6): 1019-1025.

[7] UENO D, YANISHI K, ZEN K, et al.A new method for hemostasis of a pseudoaneurysm using autologous blood[J].JACC Cardiovasc Interv, 2017, 10 (12): e115-e116.https://doi.org/10.1016/j.jcin.2017.03.036.

[8] 张滕，周为民.腘动脉陷迫综合征诊治的研究进展[J].血管与腔内血管外科杂志，2021，7（1）：95-99.

第四节 皮 瓣

一、超声解剖概要

皮瓣是指自身带有血供系统、包括皮肤的组织块，可以单指皮肤、皮下脂肪层、深筋膜、肌肉、骨组织，也可以是它们的复合体，用于创面修复、功能重建及美容整形等，临床上主要根据创伤部位、缺损范围及深度等来决定选择哪种皮瓣类型。在皮瓣形成与转移过程中，必须有一部分与本体（供皮瓣区）相连，此相连的部分称为蒂部，以保持血液供应，其他在面及深面均与本体分离，转移到另一创面后（受皮瓣区），暂时仍由蒂部血运供应营养，等受皮瓣区创面血管长入皮瓣，建立新的血运后，再将蒂部切断，即完成皮瓣转移的全过程，故又名带蒂皮瓣，但局部皮瓣或岛状皮瓣转移后则不需要断蒂。

目前皮瓣分类主要按照2种方式：一种是按照供血类型分为轴型皮瓣与非轴型皮瓣，轴型皮瓣供血来源于一个主要血管蒂，而非轴型皮瓣则无血管蒂，主要靠真皮下或筋膜下血管网供血；另一种是按照皮瓣的组织结构，分为皮瓣、筋膜瓣、肌皮瓣及骨皮瓣。

本节介绍的穿支皮瓣属轴型皮瓣。

穿支血管（perforator vessels）是指由源血管发出、穿过深筋膜为皮下组织和皮肤供血的营养血管，包括肌间隔穿支和肌皮穿支（图3-4-1）。肌间隔穿支是血管由肌肉深层的主干发出，经肌间隔穿过深筋膜向浅层滋养浅筋膜、脂肪和皮肤；肌皮穿支是血管由肌肉深层的主干发出，经肌肉内穿过深筋膜滋养浅筋膜、脂肪和皮肤。临床上以源动脉加穿支命名皮瓣，如腹壁下动脉穿支皮瓣、胫后动脉穿支皮瓣等。穿支皮瓣到目前应用到临床有30余种类型，随着供区选择原则的不断细化，显微外科技术等皮瓣相关技术的不断进步，其中一些皮瓣已经不适用于临床，目前常用于临床的皮瓣类型包括腹壁下动脉穿支皮瓣、旋股外侧动脉降支穿支皮瓣，胫后动脉穿支皮瓣及腓动脉穿支皮瓣等，本节重点介绍下肢动脉穿支皮瓣，其基本应用原则适用于其余皮瓣，掌握了本节所提到的皮瓣评估方法，其余皮瓣超声评价也能够顺利实现。

本节常见英文词汇对照见表3-4-1。

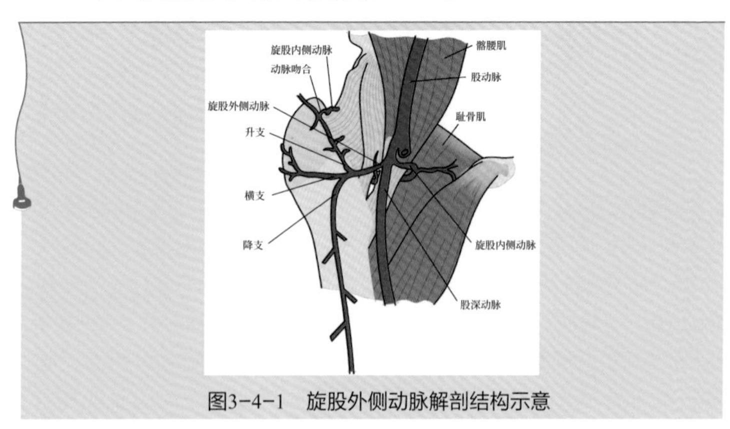

图3-4-1　旋股外侧动脉解剖结构示意

表3-4-1 常用英文词汇对照

英文简称	英文全称	中文
IEA	inferior epigastric artery	腹壁下动脉
LFCA	lateral femoral circumflex artery	旋股外侧动脉
MP	musculocutaneous perforator	肌皮穿支
PA	perforating artery	穿支动脉
PA	peroneal artery	腓动脉
PF	perforating flap	穿支皮瓣
PTA	posterior tibial artery	胫后动脉
SP	septocutaneous perforator	肌间隔穿支

二、设备调试

穿支血管检查包括源动脉及穿支动脉两部分，识别源动脉主干以高分辨二维模式为主，彩色及频谱多普勒模式辅助判断管腔狭窄部位、狭窄程度等；识别穿支动脉，以彩色、能量多普勒模式为主，频谱多普勒辅助判断穿支动脉流速等情况。重点强调，穿支动脉流速相对较低，因此彩色“Scale”范围要调至10 cm/s或以下，避免流速设置过高导致穿支动脉未显示或显示不清。

三、相关切面

穿支皮瓣命名是源动脉加穿支皮瓣，因此超声扫查也将其分为两部分：一是源动脉的扫查，主要观察其走行、长度、内径、管壁及管腔结构、血流动力学等；二是穿支，主要观察其数目、走行、内径、血流动力学、穿支出肌点、穿支类型。

下肢动脉主干检查是连续完整的过程，保证每段动脉管腔都显示清晰，扫查过程中横切与纵切联合使用，横切主要用于判断动脉位置、走行、与毗邻组织的相对位置关系，以确定动脉是否存在变异等；纵切主要用于判断动脉管腔结构是否存在钙化、斑块及管腔狭窄程度等（图3-4-2 ~ 图3-4-7）。

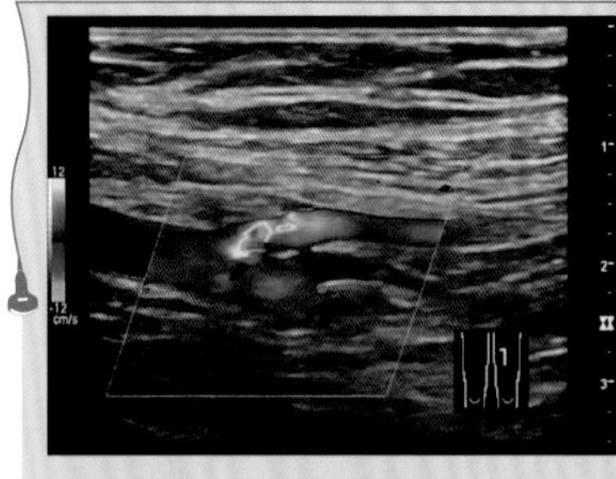

纵切面，旋股外侧动脉起始段。

图3-4-2 大腿上段近腹股沟部

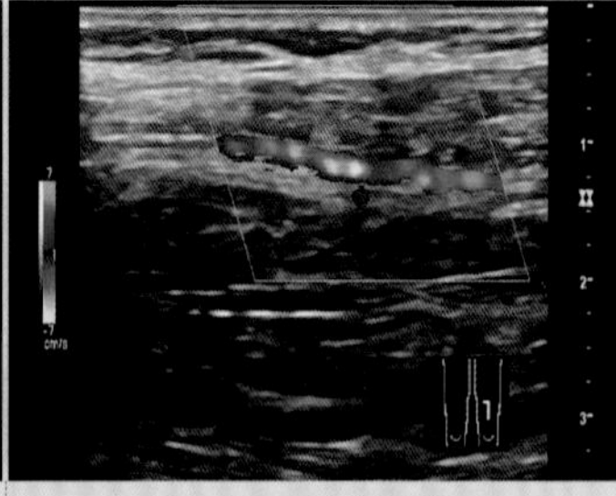

纵切面，旋股外侧动脉降支主干。

图3-4-3 大腿中段外侧

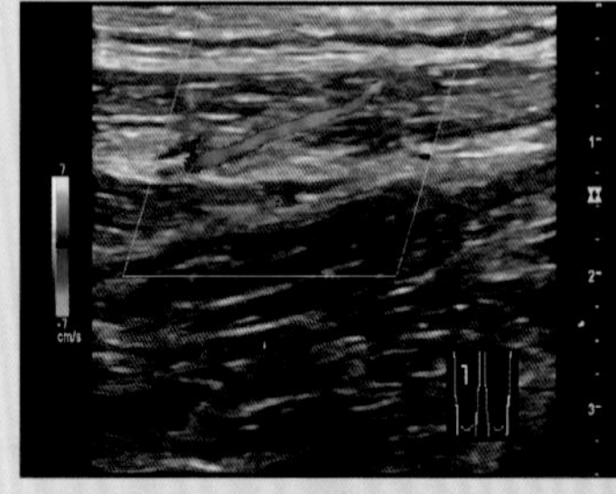

图3-4-4 旋股外侧动脉降支穿支1

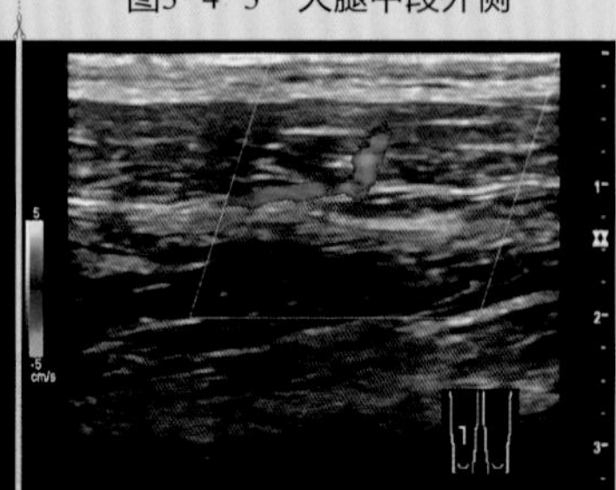

图3-4-5 旋股外侧动脉降支穿支2

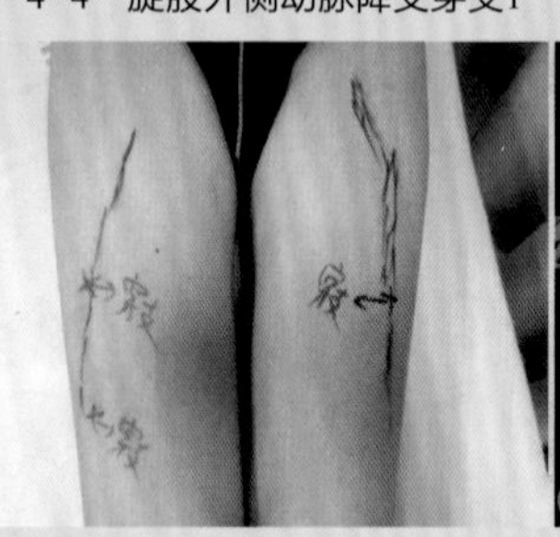

A.皮瓣术前超声体表定位；B.皮瓣术中。

图3-4-6 旋股外侧动脉降支穿支

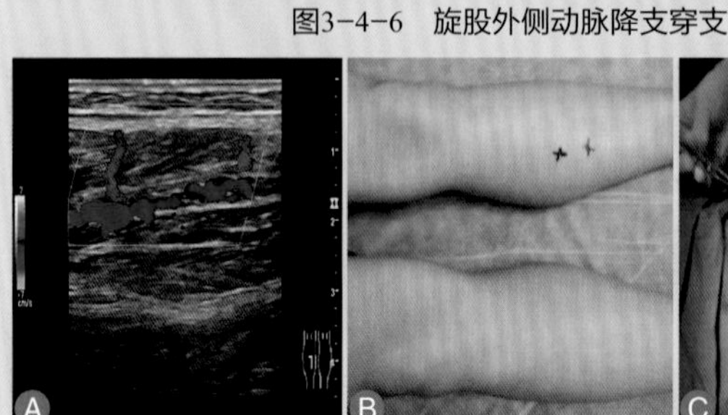

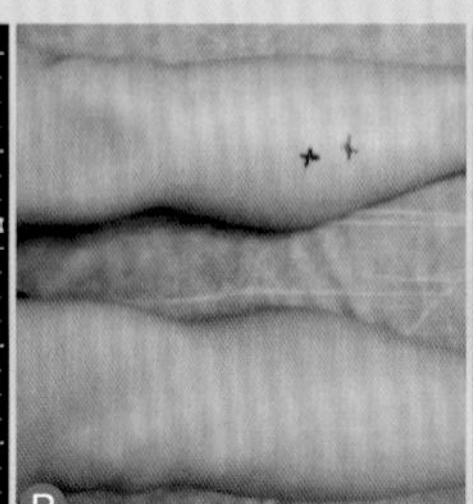

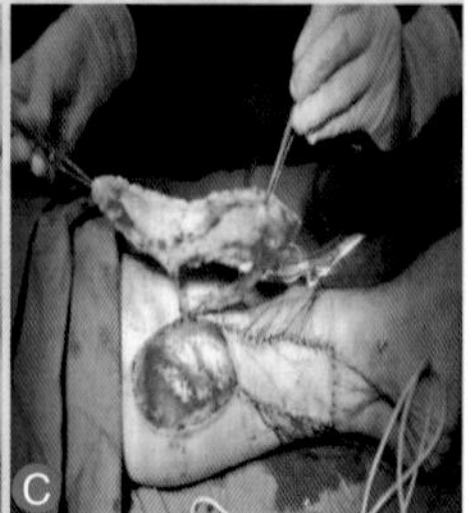

A.超声声像图；B.皮瓣术前超声体表定位；C.皮瓣术中。

图3-4-7 胫后动脉穿支

四、操作技巧

（一）旋股外侧动脉降支穿支扫查方法与技巧

临床上已经总结出定位寻找旋股外侧动脉降支穿支的实用方法：患者取仰卧位，双下肢自然伸直，将髂前上棘与髌骨外侧的连线中点标示为B点，以此点为中心向上或向下各5 cm的范围内，也就是A点、C点，大部穿支位于此范围内，一般穿支数目为1～3条，但是旋股外侧动脉降支及其分支容易出现变异，临床上常需要超声扫查旋股外侧动脉降支及定位穿支（图3-4-8）。

患者取仰卧位，双腿自然放平，略向外展，与手术体位一致（这样能保证定位准确性），常用7～12 MHz高频探头，将探头置于大腿中段外侧髂前上棘与髌骨外侧的连线上，横切可以扫查到一条相对较粗的动脉，此血管即是旋股外侧动脉降支，向上及向下扫查其全程，显示旋股外侧动脉源动脉长轴声像图，沿主干向下多方位探寻穿支，记录穿支的数目、走行、内径、血流动力学、穿支类型，并标记穿支穿过深筋膜处对应体表位置。穿支血管管腔较细，探寻过程中动作需轻柔，压力太大将导致穿支血管受压变形，彩色血流充盈欠佳，从而影响穿支检查。

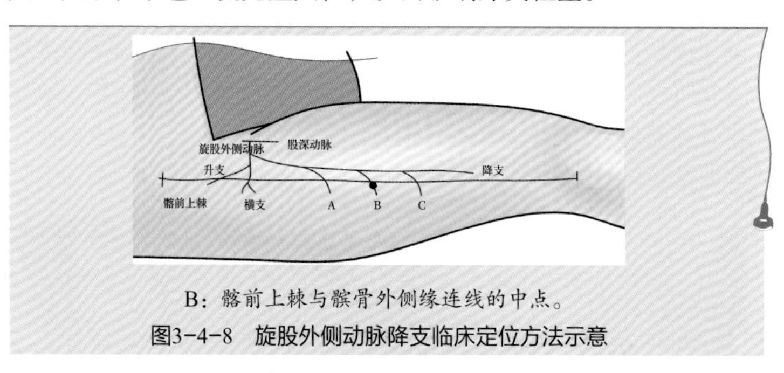

B：髂前上棘与髌骨外侧缘连线的中点。

图3-4-8 旋股外侧动脉降支临床定位方法示意

（二）腓动脉穿支血管定位方法与技巧

大量临床研究得出腓动脉穿支集中在小腿中1/3水平，但腓动脉主干及分支变异较多，因此临床上常需要超声扫查腓动脉及定位穿支。嘱患者取仰卧位，双腿自然放平，略向内收，与手术体位一致以提高定位准确性，沿外踝后外侧探寻到腓动脉主干，再逆行向上扫查，将探头与小腿皮肤表面轻触，沿腓骨小头与外踝后缘的连线多方位探寻穿支，记录穿支数目、走行、内径、血流动力学、穿支类型，并标记穿支穿过深筋膜处对应体表位置。

（三）胫后动脉穿支血管定位方法与技巧

大量临床研究证实胫后动脉穿支以小腿中下段多见，但胫后动脉主干及分支变异较多，因此临床上常需要超声扫查胫后动脉及定位穿支。嘱志愿者取仰卧位，双腿自然放平，略向外展，与手术体位一致以提高定位准确性，沿内踝与跟腱间隙探寻到胫后动脉主干，再逆行向上扫查，将探头与小腿皮肤表面轻触，沿内踝后缘和跟腱的中点与胫骨内髁的连线多方位探寻穿支，记录穿支数目、走行、内径、血流动力学、穿支类型，并标记穿支穿过深筋膜处对应体表位置。

穿支血管超声检查前准备及探头选择无特殊，重点强调体位的问题，在检查胫前动脉、胫后动脉及腓动脉主干时，可选择多个体位扫查，但穿支定位时一定要与手术体位一致，以保证定位准确性，一般是仰卧位。

五、声像图特征

源动脉正常时表现为管腔内径正常、内膜光整、血流通畅，异常时表现为管壁存在内膜粥样硬化斑块、钙化或中层钙化，管腔不同程度狭窄，血流可见充盈缺损。皮瓣穿支血管在高频CDFI上的成像特点为：穿支血管相对较粗时（＞1 mm），超声成像能显示其肌内发出点、出肌点，及其在脂肪层内的走行、分支；当穿支血管相对较细时（＜1 mm），超声成像可显示出脂肪层内不连续的点条状穿支血流信号（图3-4-9～图3-4-12）。

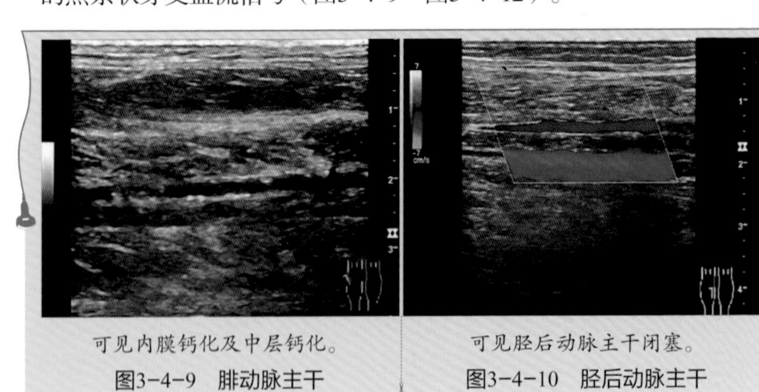

可见内膜钙化及中层钙化。

图3-4-9　腓动脉主干

可见胫后动脉主干闭塞。

图3-4-10　胫后动脉主干

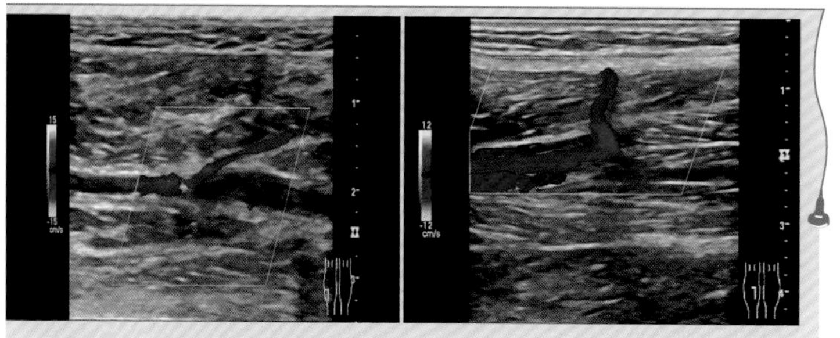

图3-4-11 腓动脉肌间隔穿支　　图3-4-12 胫后动脉肌皮穿支

六、分析思路

临床上选择皮瓣的总原则是“以次要部位修复主要部位；皮瓣高质量成活；重视皮瓣受区功能与形态重建；尽可能减少皮瓣供区外观与功能损害原则”，根据此原则，下肢旋股外侧动脉降支穿支皮瓣、胫后动脉穿支皮瓣及腓动脉穿支皮瓣成为临床常用的皮瓣类型。

临床上根据修复部位、创口面积大小等确定皮瓣来源后，需要超声医师精准定位及测量相关数据。

穿支皮瓣的血管蒂包括源动脉及穿支动脉两种，源动脉血管蒂对应的皮瓣修复面积大，手术操作难度较小，临床上应用较多；穿支动脉血管蒂修复面积较小，手术操作难度较大，临床上应用较少，但选择皮瓣的最重要原则仍是要根据临床需要具体确定穿支皮瓣类型。

旋股外侧动脉起点容易出现变异，这一情况会影响手术中血管蒂的可选择长度，如果太短，很难和受区血管相吻合，即使吻合，其血管张力太大，容易发生痉挛，皮瓣出现缺血表现；而如果蒂可选择长度足够，这样就可以根据手术需要灵活确定断蒂位置；源动脉血管蒂内径须测量，这涉及到与受区血管吻合的问题，2 mm以上比较理想，太细吻合难度会提高。测量位置即在临床上断蒂的位置，一般是旋股外侧动脉降支起始以远1 ~ 2 cm的位置，具体位置要根据临床需要精准确定；而穿支动脉血管蒂在单独应用时也需要测量内径，内径需要＞0.5 cm，如果太细会影响显微外科吻合，测量位置也是要根据临床需要精准确定。

源动脉主干需要检查管壁及管腔情况，一般来说硬化狭窄相对少见，但如果出现明显狭窄，甚至闭塞会严重影响皮瓣供血，因此这种情况一定要在术前提示临床医师，重新选择皮瓣来源。

旋股外侧动脉降支穿支一般为1～3条，超声要连续扫查将其全部扫查定位，定位位置是穿支穿出肌肉进入深筋膜处对应的体表投影，而不是穿支从源动脉起始进入肌肉处，如果定位到入肌点，从主干端开始分离有时会出现穿支消失在肌肉里的情况，这就不是临床真正需要的穿支，而定位在出肌点可以逆行分离到主干，保证真正分离到临床所需皮瓣。穿支分为肌间隔穿支及肌皮穿支，如果是肌间隔穿支，临床分离相对容易、安全，如果是肌皮穿支，则分离难度加大，因此超声医师也要将穿支类型报告给临床，有利于临床医师选择皮瓣。

胫后动脉及腓动脉穿支皮瓣检查内容也包括源动脉和穿支动脉两部分。小腿动脉主干变异相对多见，最常见的变异有2种，一种是胫前动脉发育不良，表现为管腔纤细，向下走行至约小腿下1/3段时，管腔纤细到超声无法显示，而足背动脉来源于胫后动脉或腓动脉；另一种是小腿后部胫后动脉及腓动脉共干。少数情况下上述2种变异会同时出现。尽量避免在出现变异的肢体上切取皮瓣，因为切取源动脉血管蒂皮瓣可能会引起供区缺血，造成供区不可逆的损伤。与旋股外侧动脉降支相比，胫后动脉与腓动脉更易出现管壁钙化、斑块、狭窄等情况，尤其是糖尿病人群中这些情况更容易出现，要在术前及时准确报告临床。

胫后动脉及腓动脉穿支较多，肌间隔穿支比例相对较高，位置稳定，容易定位，定位点仍然有穿支穿过深筋膜处体表投影位置。

超声检查除了检查穿支血管情况外，还可以测量皮瓣厚度等（图3-4-13，图3-4-14），临床上如果皮瓣太厚会造成受区臃肿、功能恢复差等不良后果，在进行皮瓣移植术前，完全可以通过超声测量组织厚度判断该处皮瓣是否适合临床应用。

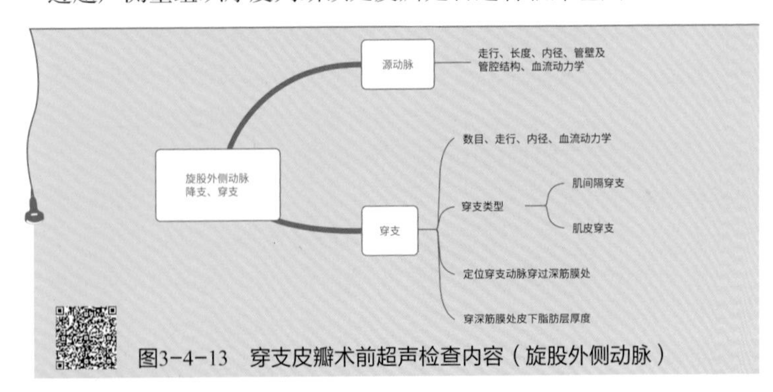

图3-4-13　穿支皮瓣术前超声检查内容（旋股外侧动脉）

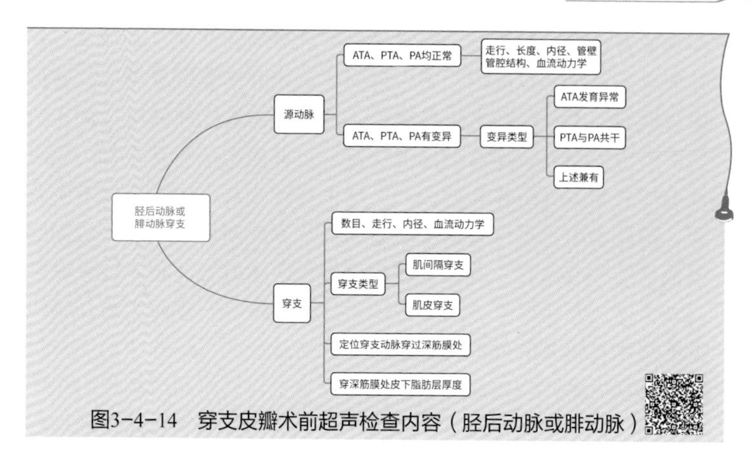

图3-4-14 穿支皮瓣术前超声检查内容（胫后动脉或腓动脉）

七、临床应用

穿支血管的数目、直径直接影响皮瓣的灌注量和成活面积，术前确定穿支血管的位置、数目、内径，准确评价血管质量，是确保手术成功的重要措施。目前应用于穿支血管定位及评价的手段主要包括：①便携式多普勒超声，其根据穿支血流的多普勒信号来确定位置，使用简便、无创，但无法成像，无法确定穿支类型、走行、内径等，并且探测深度有限，对于深度超过20 mm的穿支检测效能明显降低；②CTA成像显示清晰，能够显示管径0.3 mm以上的穿支血管，但有辐射及过敏反应风险，并且会造成血管痉挛导致细小穿支血管显示不良。造影剂肾毒性也限制其应用，而且检查费用较高；③MRA显影良好，无辐射，可以三维立体成像清晰显示穿支与周围组织关系，但其对1 mm以下的穿支血管显示效果较差，并且检查费用昂贵，对于装有金属内置物的患者不能使用；④DSA能清楚显示血管，但属于有创检查，并且辐射明显，存在过敏反应及肾毒性风险；⑤红外成像成本低、操作简单、无创、无辐射、无须造影剂，能够实时显示血流灌注，但受限于穿透力，仅适用于表浅血管，无法探及深部血管。

CDFI无创、无辐射、简便快捷，可在术前、术中、术后多次重复应用，可以清晰显示皮瓣源动脉及穿支血管走行、内径、管壁与管腔结构及血流动力学等情况。相比其他影像学的模拟定位，CDFI能在体表直接准确定位，因此CDFI已成为穿支皮瓣领域首选的影像学检查方法。

CDFI作为检查皮瓣穿支血管的首选影像学检查方法，可应用在以下方面：①皮瓣移植术前，对拟行皮瓣供区进行源动脉及穿支血管超声成像检测，确定该供区的源动脉及穿支血管是否存在变异、血管蒂长度内径是否理想、确定穿支数量及类型，并可通过血流动力学参数来定量评价不同穿支血管之间的血运优劣情况，选出内径大、血流量高的穿支，可体表定位穿支血管出肌点及走行，测量其距体表的距离，辅助设计皮瓣方向，指引术中分离，避免术中盲目探查，可有效缩短手术时间以帮助临床医师选择最佳的穿支血管，制订最佳的个体化手术方案。超声检查除了检查穿支血管情况外，还可以测量皮瓣厚度等，皮瓣太薄，组织量不够修复较大的创口，皮瓣太厚则会造成受区臃肿、功能恢复差等不良后果，在皮瓣移植术前，完全可以通过超声测量组织厚度判断该处皮瓣是否适合临床应用；②皮瓣移植术后超声随诊，可检测吻合血管的血流通畅程度及血流动力学情况、评价术后皮瓣的血供是否良好等。总的来说，CDFI在皮瓣移植方面具有独特的应用价值和广泛的应用前景。

八、报告书写

（一）皮瓣术前超声评估

描述：

源动脉（旋股外侧动脉降支、胫后动脉、腓动脉）起点走行是否存在变异，源动脉血管蒂长度、管径、动脉管壁及管腔结构是否存在钙化、粥样硬化斑块、狭窄或闭塞情况；描述穿支类型（肌间隔穿支或肌皮穿支），记录穿支血管数量、管径、流速等血流动力学等情况；测定皮瓣的皮下脂肪厚度。

结论：

源动脉未见异常或有走行变异、钙化、斑块、狭窄程度；穿支已定位。

（二）皮瓣术后超声评估

描述：

吻合口处血流是否通畅、流速大小、是否存在狭窄等，移植皮瓣内是否存在水肿、坏死等异常回声。

结论：

皮瓣吻合口处血流通畅，未见狭窄或可见狭窄，移植皮瓣未见异常回声或可见水肿或坏死等声像。

九、要点与讨论

临床上应用穿支皮瓣种类较多，穿支血管选择往往是非主干血管，超声医师在日常工作中接触相对较少，因此负责检查穿支血管的超声医师应与临床医师及时沟通，熟悉拟做皮瓣供区穿支血管及源血管的局部解剖，这样才能对超声检查目的做到心中有数。机器参数调节要细致，穿支血管一般流速较低，因此速度标尺设置要合理，建议设置为10 cm/s以下，以便血流能够充分显示，取样框角度要时刻与血流走行保持一致，以避免血流显示不敏感，如果在CDFI条件下未发现明确穿支血管，可以选用能量多普勒或者超声造影，使细小穿支更易于被发现。注意区分肌间隔穿支和肌皮穿支血管，肌间隔穿支易于解剖分离，但是往往蒂相对较短；而肌皮穿支血管蒂相对较长，但解剖难度较大，术中必须谨慎分离，小心保护。超声检查过程中遇到特殊情况时，需及时与临床医师共同会诊，以便及早发现并解决问题，提高检查效率，真正满足临床需求。

目前CDFI基本能够满足临床皮瓣检查的需要，但是仍有难点未解决，比如单个穿支皮瓣究竟可以做多大，是否会出现皮瓣坏死等并发症，目前临床上更多的仍然是依靠经验，而非客观指标，超声检查穿支血管的内径、流速等血流动力学指标到底达到某个阈值就可以明确预测皮瓣切取范围，是否出现并发症有待进一步研究，因此穿支血管更精确定位和成像，以及其与临床预后的明确关系还有待超声设备的发展和血管探测技术的进一步提高。

【推荐阅读文献】

[1] DEBELMAS A，CAMUZARD O，AGUILAR P，et al.Reliability of color doppler ultrasound imaging for the assessment of anterolateral thigh flap perforators：a prospective study of 30 perforators[J].Plast Reconstr Surg，2018，141（3）：762–766.

[2] 施晓成，于鹏丽，王淑琴，等.腓动脉穿支皮瓣及其穿支血管超声定位的临床应用[J].中国美容整形外科杂志，2018，29（10）：623–626.

[3] 杨琴，李靖，李学拥，等.彩色多普勒超声在穿支皮瓣术前定位中的应用[J].中国美容整形外科杂志，2018，29（2）：101–104.

[4] 中华医学会显微外科学分会.MBCMA股前外侧皮瓣临床应用指南（2016征求意见稿）[J].中华显微外科杂志，2016，39（4）：313–317.

[5] 唐举玉，魏在荣，张世民，等.穿支皮瓣的临床应用原则专家共识[J].中国临床解剖学杂志，2016，34（1）：4–5.

第五节　下肢静脉慢性功能不全

一、超声解剖概要

下肢静脉系统根据血管与筋膜的位置关系以及回流的区域可分为：深静脉，浅静脉和穿通静脉。深静脉系统负责骨骼、肌肉及浅静脉系统的血流回流；浅静脉系统收集皮肤及皮下组织的血液并回流；穿通静脉的功能是保证浅静脉的血液汇入深静脉并维持深浅静脉系统之间的压力差。

下肢静脉功能不全的超声检查主要是对浅静脉系统和穿通静脉的功能评估。此外，对深静脉系统（主要是股静脉和腘静脉）阻塞的排查和反流测试也是不可忽略的一部分。

浅静脉可细分为两类：隐静脉和属支静脉。隐静脉被浅筋膜和深筋膜所包裹，在隐间室走行；属支静脉位于浅筋膜和皮肤之间。浅静脉系统包括：隐股连接处、大隐静脉、前副大隐静脉、后副大隐静脉、旋髂浅静脉、腹壁浅静脉、阴部外浅静脉、小隐静脉、隐腘连接处、小隐静脉的大腿延伸和大腿外侧静脉系统。

大隐静脉（great saphenous vein）是人体最长的静脉，主要收集足部、小腿和大腿内侧的血液。起源于足背静脉弓和大脚趾静脉的交汇处，穿过前踝内侧后，沿着小腿的前内侧表面走行。在膝盖处，大隐静脉转向到股骨节的内侧。在大腿部位，大隐静脉沿着大腿的前表面上升，最终在耻骨结节下方3～4 cm处，穿过裂孔汇入股总静脉（图3-5-1）。

隐股连接处（sapheno-femoral junction）是大隐静脉近心端最上方与股总静脉连接的位置。除大隐静脉外，通常有5条属支静脉汇入，分别是前副大隐静脉（anterior accessory saphenous vein）、后副大隐静脉（posterior accessory saphenous vein）、旋髂浅静脉（superficial iliac circumflex vein）、腹壁浅静脉（superficial epigastric vein）、阴部外浅静脉（superficial external pudendal vein）。这些属支静脉并非同时存在，已知存在19种不同的分布模式。

小隐静脉（small saphenous vein）是小腿后侧血液回流的主干，起源于足背弓静脉外侧，从后踝延伸到外踝，沿着小腿后部上升。在小腿上段，通过腓肠肌的两头之间位置后穿过深筋膜汇入腘静脉（图3-5-2）。

隐腘连接处（sapheno-popliteal junction）指小隐静脉与腘静脉汇合的部位。研究显示：只有75%的人存在隐腘连接处，且连接处在腘窝以上0 ~ 7 cm处，多位于腘窝上2.5 cm的部位，有25%的人并无隐腘连接处，小隐静脉继续上行与大腿延伸连接或通过穿通静脉汇入深静脉。

小隐静脉的大腿延伸（thigh extension of the small saphenous vein/cranial extension of the small saphenous vein）。1873年，Carlo Giacomini首次对此静脉进行描述，故亦称Giacomini静脉（贾克米尼静脉），发生率为72% ~ 80%。它在大腿后侧的筋膜内上升，偶尔也走行于筋膜外部。超过半数的Giacomini静脉会通过后副大隐静脉连接大隐静脉，其他与穿通静脉相连汇入股静脉或股深静脉，也可能继续上行至臀部。

2001年，在罗马召开的由国际静脉病学联盟（Union International Phlebology，UIP）、国际解剖学者协会联合会（International Federation of anatomists' Associations，IFAA）和国际解剖学命名委员会（Federation International Committee on anatomical terminology，FICAT）共同主办的国际大会上，对一些下肢静脉和有关结构提出了新的命名。因此Giacomini静脉（Giacomini vein）又命名为隐间静脉（intersaphenous vein），相关定义为旋股后静脉作为小隐静脉与大隐静脉（或后副大隐静脉）的连接。

小隐静脉终止的类型如下。①低位：与深静脉系统（小腿、腓肠肌或腘静脉长轴）的接合点在腘窝皮褶上方2 cm以内；②经典隐腘连接处：与深静脉系统的连接处在腘窝皮褶下方不低于2 cm，向上最高可达7 cm；③高位：与深静脉系统的连接处超过腘窝皮褶7 ~ 12 cm；④超高位：与深静脉系统的连接处超过腘窝皮褶超过12 cm。无论SSV终止与否，大腿上的SSV或属支在腘窝皮褶12 cm以上的位置被命名为Giacomini静脉。

大腿外侧静脉系统（lateral thigh venous system）也称Albanese或大腿外侧皮下系统。此系统属于非隐系统，与多支穿通静脉相连，覆盖大腿和小腿外侧，时常引起网状静脉扩张和毛细血管扩张。

属支静脉位于皮下，内径通常<3 mm，不被筋膜所包裹，出现病变时更容易发生延伸、扩张、纡曲。由于其位置和分布多

样且多变，多数无法被命名，腿部常见的属支静脉包括：后弓静脉（posterior arch vein）和隐间静脉（intersaphenous vein）。

本节常见英文词汇对照见表3-5-1。

表3-5-1 常用英文词汇对照

英文简称	英文全称	中文
AASV	anterior accessory saphenous vein	前副大隐静脉
CPV	calf perforator vein	小腿穿静脉
GSV	great saphenous vein	大隐静脉
GSVa	great saphenous vein above knee	膝上大隐静脉
GSVb	great saphenous vein below knee	膝下大隐静脉
NSV	nonsaphenous vein	非隐静脉
Ret	reticular veins	网状静脉
SFJ	sapheno-femoral junction	隐股连接处
SPJ	sapheno-popliteal junction	隐腘连接处
SSV	small saphenous vein	小隐静脉
Tel	telangiectasia	毛细血管扩张
TPV	thigh perforator vein	大腿穿静脉

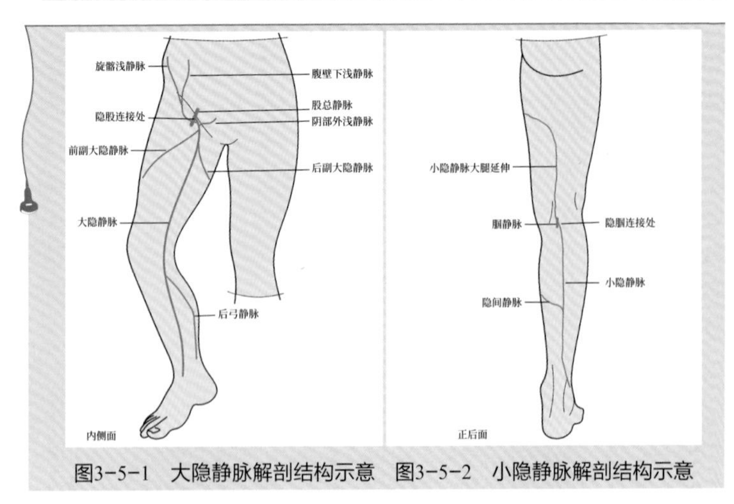

图3-5-1 大隐静脉解剖结构示意 图3-5-2 小隐静脉解剖结构示意

下肢浅静脉系统解剖变异多见，尤其是隐静脉、隐股连接处和隐腘连接处（图3-5-3～图3-5-6）。

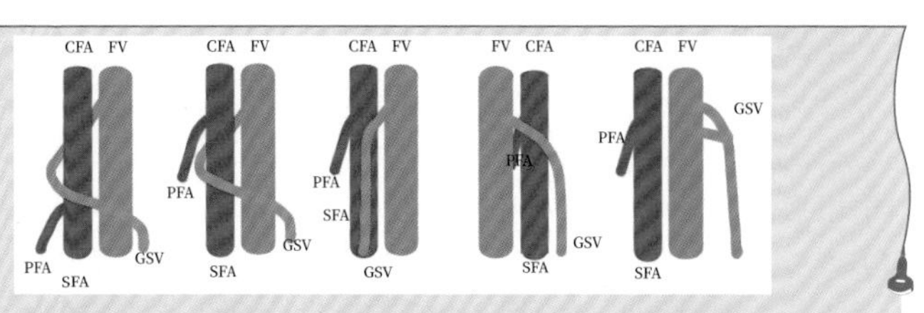

CFA：股总动脉；FV；股静脉；PFA：股深动脉；SFA：股浅动脉；GSV：大隐静脉。

图3-5-3 大隐静脉在股隐静脉连接处的解剖变异

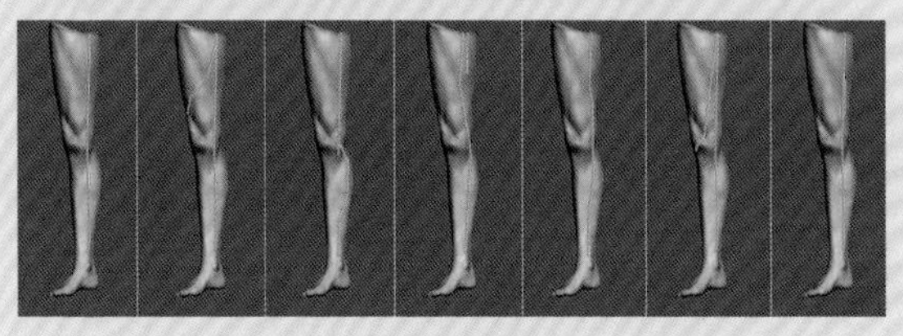

图3-5-4 大隐静脉走行的解剖变异

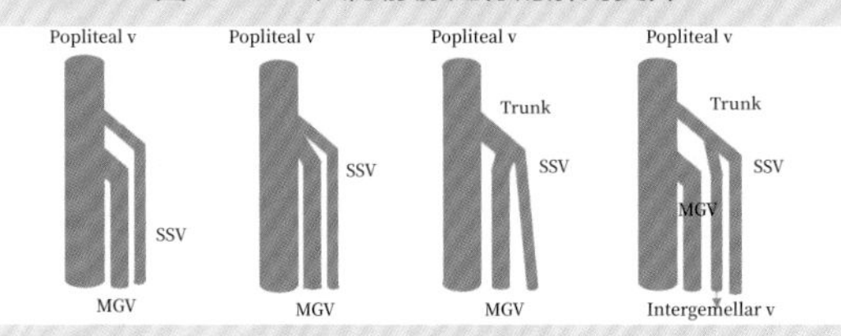

SSV：小隐静脉；MGV：内侧腓肠肌静脉；Popliteal v：腘静脉；Trunk：主干。

图3-5-5 小隐静脉在隐腘连接处的解剖变异

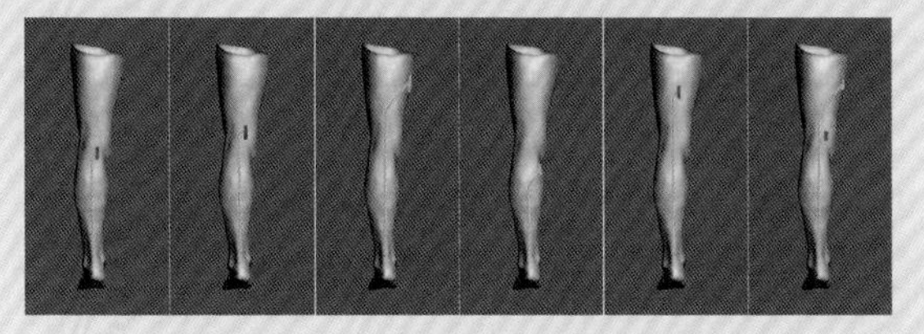

图3-5-6 小隐静脉走行的解剖变异

穿通静脉（perforating vein/perforator）：指贯穿于深浅静脉之间的静脉，下肢有120多条穿通支，其主要作用是依靠瓣膜的开启与闭合将血液从浅静脉汇入至深静脉。但应注意的是，部分穿通静脉没有瓣膜结构的存在，而是通过肌肉收缩时压闭静脉从而阻止血液的外向流动。当深静脉近心端存在阻塞或回流超负荷时，穿通静脉可在肌肉收缩期间将部分深静脉的血液导入浅静脉系统进行回流，起到深浅系统的压力均衡和传导的作用。通常情况下，存在反流的穿通静脉直径>3.5 mm，但直径不是判断穿通支功能的唯一标准，因为连接于浅静脉系统反流末端的穿通支通常是反流血液回流至深静脉的主要通道，内径增大与反流量有关。根据血流动力学的评估方法，穿通静脉可分为溢出点（escape point）和回流点（re-entry point）。大腿穿通支多为溢出点，尤其是复发性静脉曲张患者大腿中下部位的穿通支（Hunter和Dodd穿通支）；相反，小腿穿通支多为回流点。当小腿穿通支为溢出点时，常见于膝关节下方（Boyd穿通支）。根据美国静脉协会工作组的定义，位于活动性或愈合溃疡下方的穿通静脉，直径＞3.5 mm、反流时间超过0.5秒的穿通静脉为病理性穿通静脉（pathological perforator）。病理性穿通支常见于小腿下端（Cockett穿通支），连接后弓静脉和胫后静脉。根据最新的穿通静脉分类，可根据其所在部位分为6组（图3–5–7）。

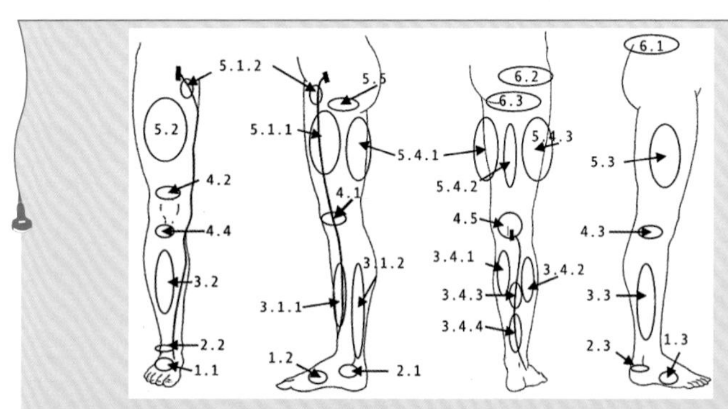

足部：1.1所示为足背穿通静脉；1.2所示为足内侧穿通静脉；1.3所示为足外侧穿通静脉。踝部：2.1所示为内踝穿通静脉；2.2所示为踝关节前侧穿通静脉；2.3所示为外踝穿通静脉。小腿部：3.1.1所示为胫旁穿通静脉；3.1.2所示为胫后穿通静脉；3.2所示为小腿前侧穿通静脉；3.3所示为小腿外侧穿通静脉；3.4.1所示为内侧腓肠肌穿通静脉；3.4.2所示为外侧腓肠肌穿通静脉；3.4.3所示为肌间穿通静脉；3.4.4所示为跟腱穿通静脉。膝关节部位：4.1所示为膝内侧穿通静脉；4.2所示为膝上穿通静脉；4.3所示为膝外侧穿通静脉；4.4所示为膝下穿通静脉；4.5所示为腘窝穿通静脉。大腿部：5.1.1所示为内收肌管穿通静脉；5.1.2所示为腹股沟穿通静脉；5.2所示为大腿前侧穿通静脉；5.3所示为大腿外侧穿通静脉；5.4.1所示为大腿内后侧穿通静脉；5.4.2所示为坐骨神经穿通静脉；5.4.3所示为大腿外后侧穿通静脉；5.5所示为阴部穿通静脉。

臀部：6.1所示为臀上部穿通静脉；6.2所示为臀中部穿通静脉；6.3所示为臀下部穿通静脉。

图3–5–7　穿通静脉分组示意

资料来源：CAGGIATI A，BERGAN J J，GLOVICZKI P，et al.International interdisciplinary consensus committee on venous anatomical terminology.nomenclature of the veins of the lower limbs：an international interdisciplinary consensus statement[J].J Vasc Surg，2002，36（2）：416–422.

值得注意的是，交通静脉曾与穿通静脉命名混淆，但在2001年，国际静脉病学联盟（International Union Phlebology，IUP）、国际解剖学家协会（International Federation of Associations of Anatomists，IFAA）和国际解剖学命名委员会（Federative International Committee on Anatomical Terminology，FICAT）对下肢静脉及相关组织的命名和定义进行了规范和区分。交通静脉是指同一解剖层次之间的连接静脉，如连接深静脉与深静脉或浅静脉与浅静脉之间的静脉，而穿通静脉是穿过深筋膜，连接深、浅静脉之间的静脉。

二、设备调试

下肢浅静脉系统的检查，一般使用高频线阵探头（血管用探头）。深静脉系统的检查一般同样使用高频线阵探头，肥胖或下肢肿胀者进行检查时可以切换为低频凸阵探头（腹部探头）。

三、相关切面

横断面（图3-5-8，图3-5-10）：方便追踪血管走行，可直观有效地评估血管形态特征（包括扩张、纡曲、变异等），通过探头加压判别管腔内是否存在血栓。短轴视角同样方便观察静脉周边的组织（如神经等）。内径较小的血管，短轴不容易产生切面厚度伪像。

纵断面（图3-5-9，图3-5-11）：方便观察管腔内解剖结构（包括血管壁、瓣膜、血栓等）。利用彩色多普勒功能，可以更准确地判断血流方向。反流测试时，建议使用纵切面。但对于内径较小的血管，纵断面容易产生切面厚度伪像。

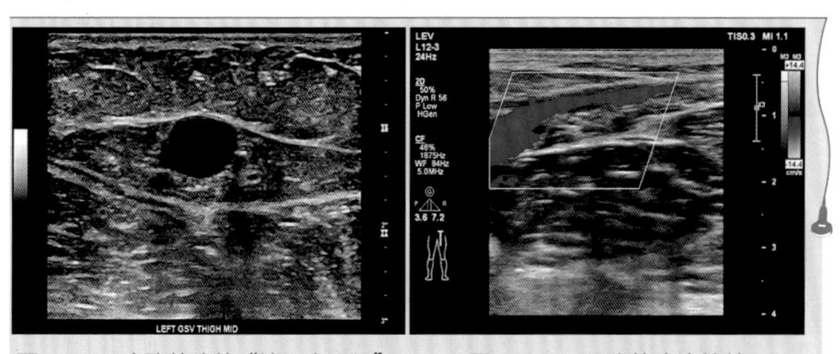

图3-5-8 大隐静脉的“埃及人眼征”　　图3-5-9 股隐静脉连接处

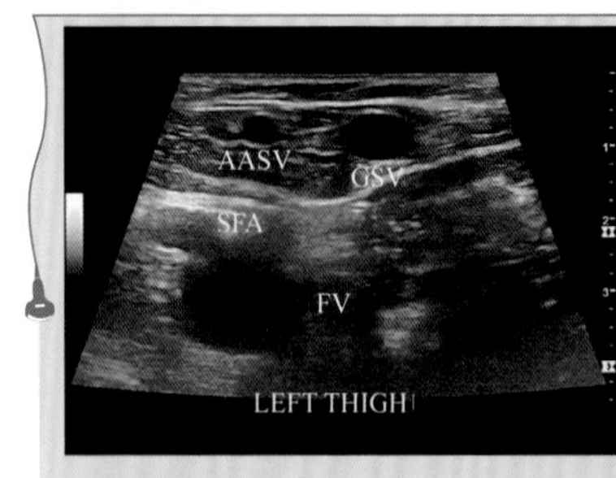

大腿前副隐静脉与GSV走行于股动脉及股静脉的正上方，称为“并行征”。AASV：前副大隐静脉；GSV：大隐静脉；SFA：股浅动脉；FV：股静脉。

图3-5-10　“并行征”

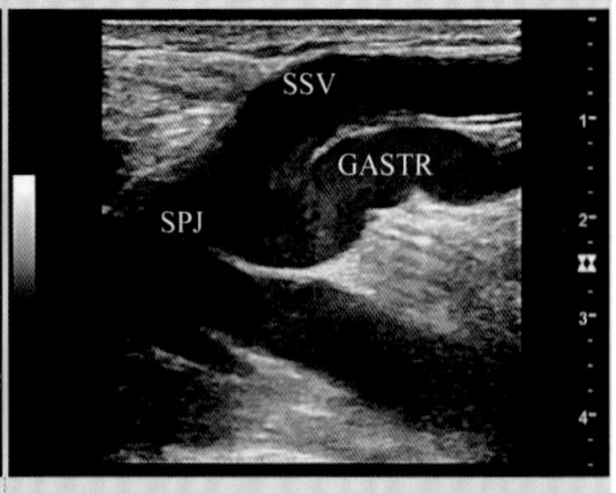

小隐静脉与肌间静脉形成主干后汇入腘静脉。SSV：小隐静脉；SPJ：隐腘连接处；GASTR：腓肠肌间静脉。

图3-5-11　腘隐连接处

四、操作技巧

静脉功能不全的超声检查：主要目的是评估下肢静脉系统的血流动力学以及由于瓣膜功能不全或回流阻塞所引起的病理性血流方向的改变。瓣膜和血流的运动受诸多因素影响，如时间、生理状态和体位。因此，进行超声检查时应当使用规范和标准的反流测试方法，以保证检查的准确率，减少由外在因素所引起的诊断差异。完整的下肢静脉功能不全的超声检查一般耗时30分钟左右。

由于长时间的生理运动和重力作用会使瓣膜受累，超声检查通常建议在下午或患者正常生理活动数小时后完成，尤其是早期的慢性静脉疾病患者，这样可以提高诊断的敏感性。

国际静脉联盟建议：瓣膜功能测试应当采取站立位，被检查肢体肌肉放松，另一侧肢体持重。患者无法站立或久站时，超声医师可根据具体情况，使用坐位（靠床边）或头高脚低（至少30°）的仰卧位（reversed trendlenburg）。特别注意，反流测试不能采取平卧位，原因是平卧位诱发的血液反流缺失了重力的作用，反流时间会比站立位更久，造成假阳性的结果（图3-5-12）。

反流的诱发主要依靠建立压力梯度差。诱发反流的方法分为2种：近心端加压（Valsalva动作和近心端挤压）和远心端减压（小腿挤压或使用气动袖带泵）。挤压测试方法简单，不要求患者配合，是最常使用的血流诱发方法，但它并不是生理性手段。诱发血流的生理性方法包括：Valsalva动作、Cremona动作（吹堵住的塑料吸管）、Wunstorf动作（钩脚趾）和Parana动作（轻推或拉患者造成肢体前后摇晃）。每种方法各有利弊（表3-5-2），超声医师可根据所在科室的检查纲要或者个人习惯，选择使用适宜的血流诱发方法（图3-5-13）。

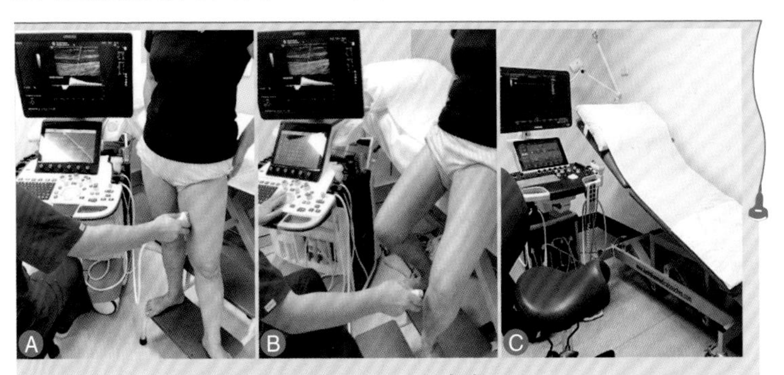

A.站立位；B.坐位；C.头高脚低位。

图3-5-12 下肢静脉瓣膜功能测试体位

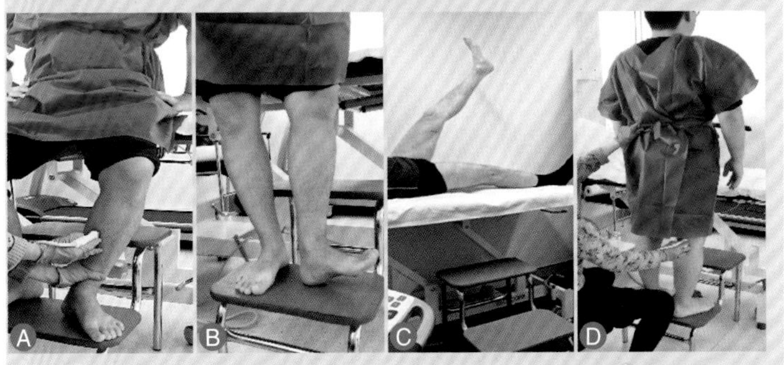

A.小腿挤压；B.勾足动作；C.重力依赖测试；D.Parana动作。

图3-5-13 反流诱发方法

表3-5-2 各种诱发血流方法比较

诱发方法	符合生理特征是/否	技术优点	技术缺点
Vasalva 动作	是	用于测试通畅性与反流	近心端如有功能正常的瓣膜，易产生假阴性结果。需要患者对技术使用理解和配合。存在禁忌证。
Cremona 动作	是	用于测试通畅性与反流	需要吸管作为道具，且需要患者对技术使用理解和配合
近心端挤压	否	可反复操作	仅适用测试收缩期血流方向
远心端挤压	否	可反复使用	挤压血流受诸多因素影响（例如挤压位置，力度，手的大小等），可导致疼痛和不适感，水肿与肥胖患肢难操作，伤口部位操作困难

续表

诱发方法	符合生理特征是/否	技术优点	技术缺点
Parana 动作	是	可反复使用，方法简单，重复率高	需要患者有良好的平衡能力，探头在运动过程中易移位
勾脚趾	是	可反复使用，方法简单	需要患者配合
重力依赖测试	是	排除假阴性结果	瞬间站起可导致眩晕，耗时
气动袖带泵	否	可反复使用，标准化与量化测试反流的方法，使用设备可避免弯腰，指压	价格昂贵，耗时耗力

评估静脉瓣膜的功能主要通过反流时间，目前国际上尚未建立统一的标准，但国内外多将反流时间超过1秒作为判断深静脉瓣膜功能异常的标准，反流时间超过0.5秒作为判断浅静脉和穿通静脉功能异常的诊断标准。根据Labropoulos对反流的定义，1秒作为股静脉和腘静脉功能异常的临界值，0.5秒和0.35秒分别作为浅静脉和穿通静脉功能异常的临界值。现在，国际上越来越多的学者和医师接受并使用Labropoulous建议的反流诊断标准。

众所周知，反流是由于压力差和瓣膜无法完全闭合所引起的，深浅静脉系统的反流通常是舒张期向下的血流运动，并且时间超过临界值。然而，隐间静脉因为连接浅静脉的两条主干，它的反流有时会比较难判断。就Giacomini静脉而言，它可能出现2种不同的反流现象：第一种是舒张期向下的血流运动，通常是由大隐静脉或后副大隐静脉反流所致，血液可能通过隐腘连接处回流，也可能继续反流至小隐静脉；第二种较难分辨，容易被漏诊，舒张期隐腘连接处出现反流，在远心端血管的虹吸作用下，反流血液会沿着Giacomini静脉上行至大隐静脉末端后再向下反流，这类反流可称作“反常反流”（paradoxical reflux）。除此之外，根据Franceschi提出的血流动力学分析理念，血液回流顺序应由浅入深（N3-N2-N1/筋膜外属支–筋膜内隐静脉–深静脉）。舒张期血流的乱序则应当被定义为反流。尽管有专家学者利用反流时间、反流峰速和反流量来判断瓣膜功能异常的严重程度，但这些指标易受如挤压力度等外界因素的影响，只有采用气动袖带泵诱发反流才可标准化定量评估。

笔者建议，无论什么时间完成检查、采用什么诊断标准、采取什么样的反流诱发方法，超声医师都应在报告中记录下检查时间、体位、血流诱发方法等具体技术内容，从而提高检查的准确性、特异性和重复性。

五、声像图特征

声像图特征见图3-5-14 ~ 图3-5-20。

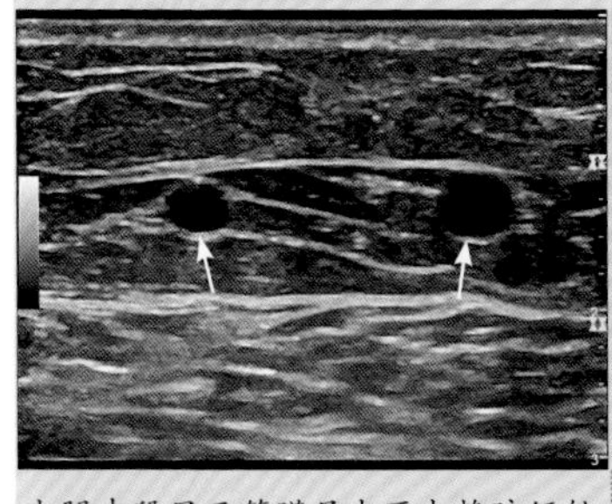

大腿中段显示筋膜层内两支静脉短轴（箭头）。

图3-5-14 双大隐静脉

位于大腿下段的大隐静脉（箭头），行走于隐间室内，发育不良。浅筋膜以上出现内径粗大的属支静脉，作为下肢浅静脉血液回流的主要通道。

图3-5-15 大隐静脉发育不良

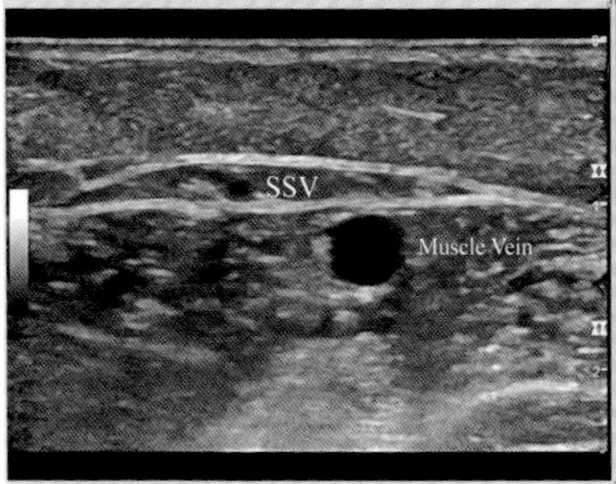

位于小腿上段的小隐静脉，走行于隐间室。深筋膜以下部位可见内径粗大的肌间静脉，位于内侧和外侧腓肠肌之间。

图3-5-16 小腿上段小隐静脉

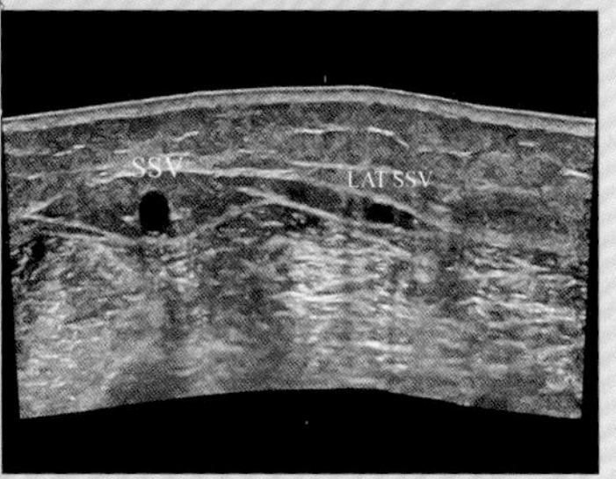

外侧小隐静脉（外侧副小隐静脉）位于小隐静脉外侧，深浅筋膜之间，与小隐静脉平行走行，上端汇入腘静脉。

图3-5-17 外侧副小隐静脉

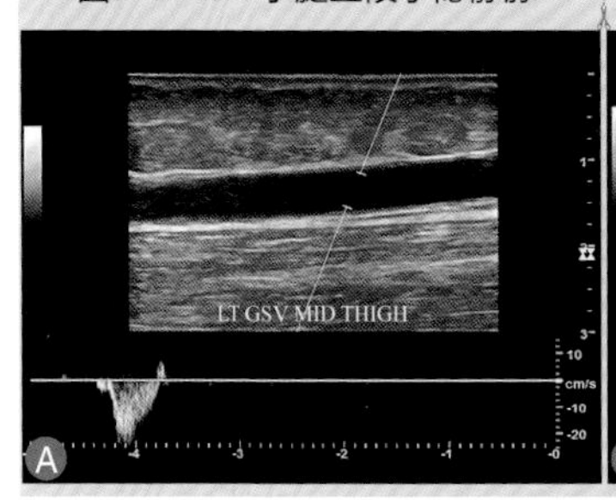

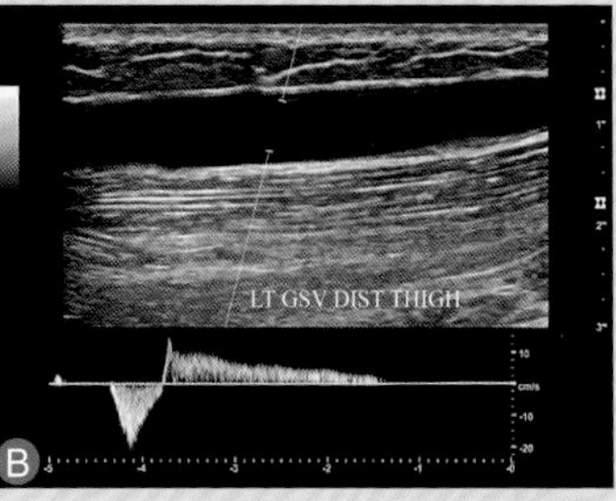

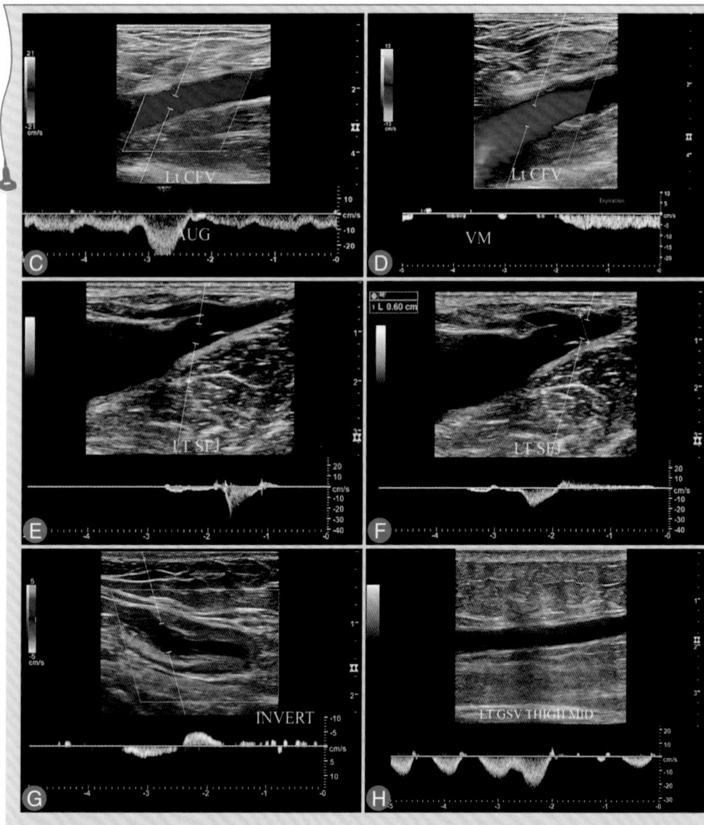

A.大隐静脉大腿中段，远心端挤压后，反流时间<0.5秒，提示瓣膜功能正常；B.大隐静脉大腿下段，远心端挤压后，呈现反流且反流时间超过0.5秒，提示瓣膜功能异常；C.股总静脉静息状态下，呈现自发性和期相性的向心血流；远心端挤压，血流速度与流量增大，提示股总静脉通畅，无瓣膜功能异常；D.股总静脉静息状态下，呈现自发性和期相性的向心血流；使用Valsalva动作，血液回流暂停，提示股总静脉通畅，无瓣膜功能异常；E.取样容积置于股隐静脉连接处次终端瓣膜上方，远心端挤压后无反流，提示股隐静脉连接处终端瓣膜功能正常；F.取样容积置于股隐静脉连接处次终端瓣膜下方，远心端挤压后呈现低速的反流，与左侧超声图像结合分析，提示反流来自股隐静脉连接处的属支静脉；G.腹股沟淋巴结静脉网，远心端挤压后呈现反流，时间超过0.5秒，提示淋巴结静脉网功能异常；H.小腿部位的大隐静脉呈现搏动性的血流，远心端挤压后，搏动性血流暂停，之后恢复，常见于晚期慢性静脉疾病患者，提示微循环血管系统障碍。

图3-5-18　下肢静脉瓣膜功能测评

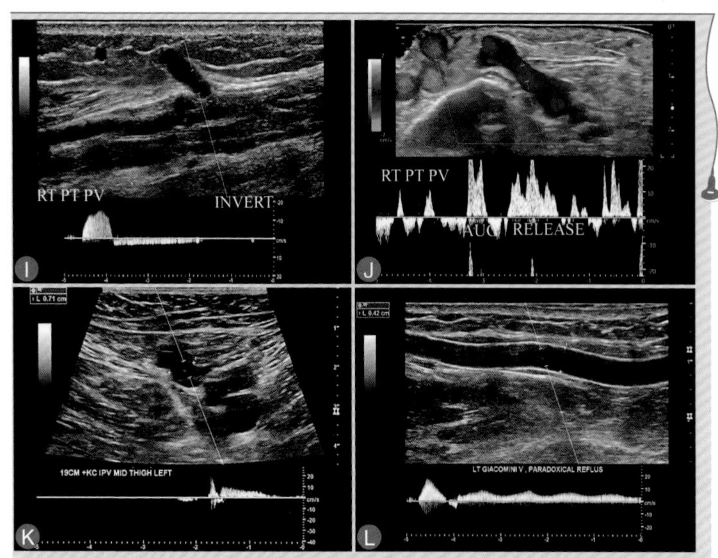

I.胫后穿通静脉，肌肉收缩期部分血流从深静脉被挤压回浅静脉回流，舒张期血流从浅静脉回流至深静脉，提示深静脉阻塞，穿通静脉功能正常且为回流点；J.胫后穿通静脉呈现双向震荡血流，下方挤压后，呈现短暂的由浅至深的血流，随后由深至浅的反流，且反流时间超过0.5秒，提示穿通静脉功能异常，造成双向震荡血流的原因是与其连接的深静脉近心端阻塞，浅静脉功能异常且反流血液负荷过重；K.大腿中段内收肌管穿通静脉，取样容积置于穿深筋膜部位。肌肉收缩期血流由浅至深，舒张期血流由深至浅且反流时间超过0.5秒，提示此穿通静脉功能异常且为溢出点；L.Giacomini静脉反常性反流，肌肉收缩期与舒张期都呈现向心的血流运动，提示隐腘连接处瓣膜异常，虹吸效应导致大隐静脉反流。

图3-5-18 下肢静脉瓣膜功能测评（续）

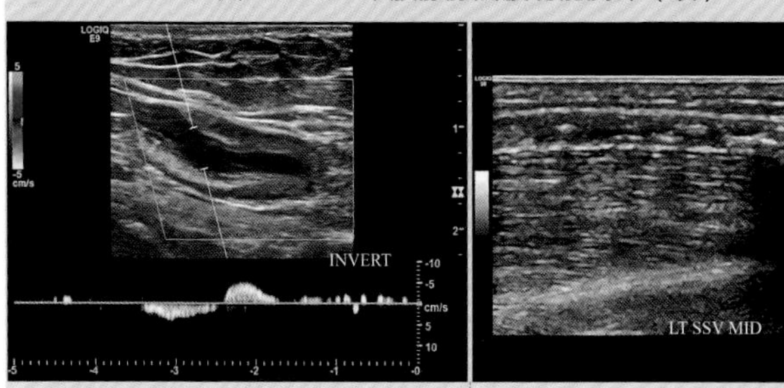

腹股沟淋巴结静脉网通常为细小纡曲走行的静脉网络，主干静脉横穿淋巴结。

图3-5-19 淋巴结静脉网

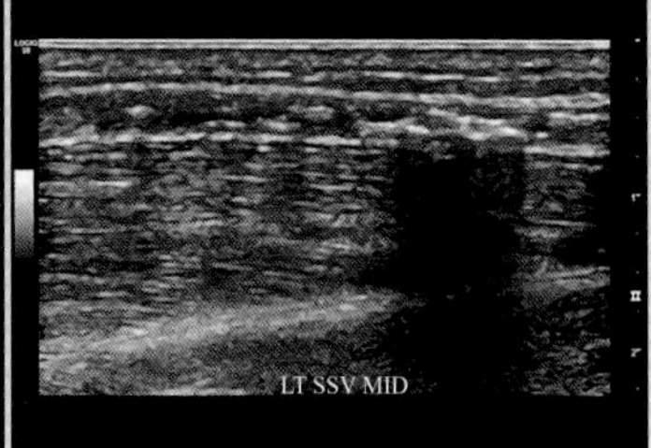

静脉钙化或硬化（phlebosclerosis）通常是由年龄导致静脉壁发生纤维性退化，管壁无明显扩张，钙化导致阴影。

图3-5-20 静脉钙化或硬化

六、分析思路

（一）诊断流程

下肢静脉功能不全诊断流程图见图3-5-21。

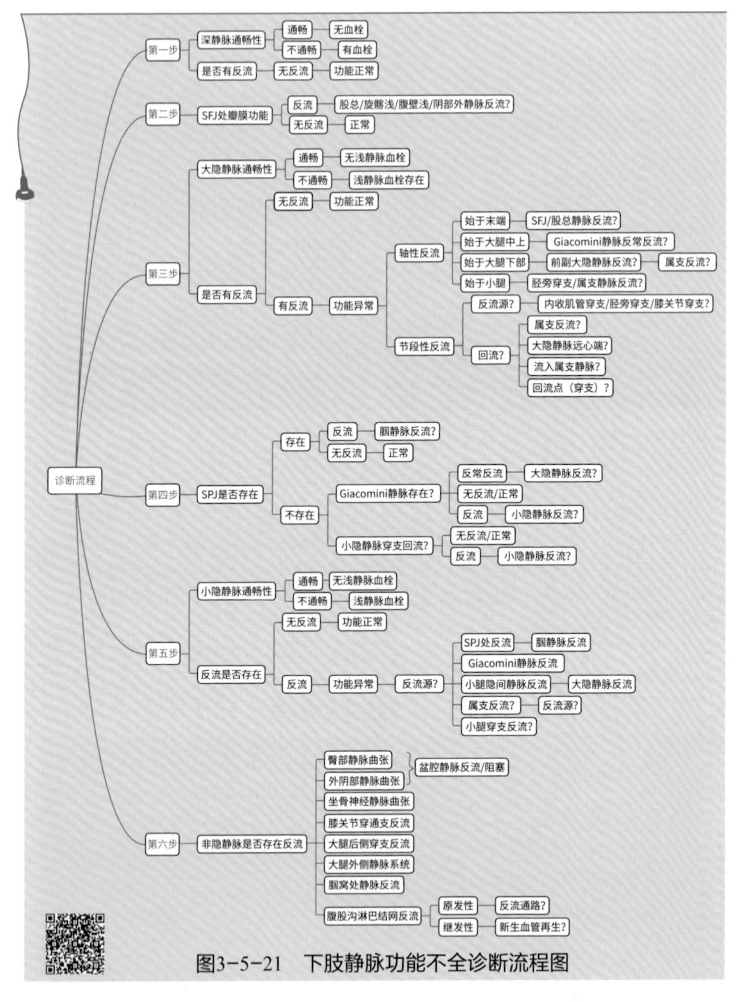

图3-5-21　下肢静脉功能不全诊断流程图

（二）体征

临床上通过观察曲张静脉分布的位置可以帮助判断反流源和反流路径，有效地加快扫查速度和防止漏判（图3-5-22）。

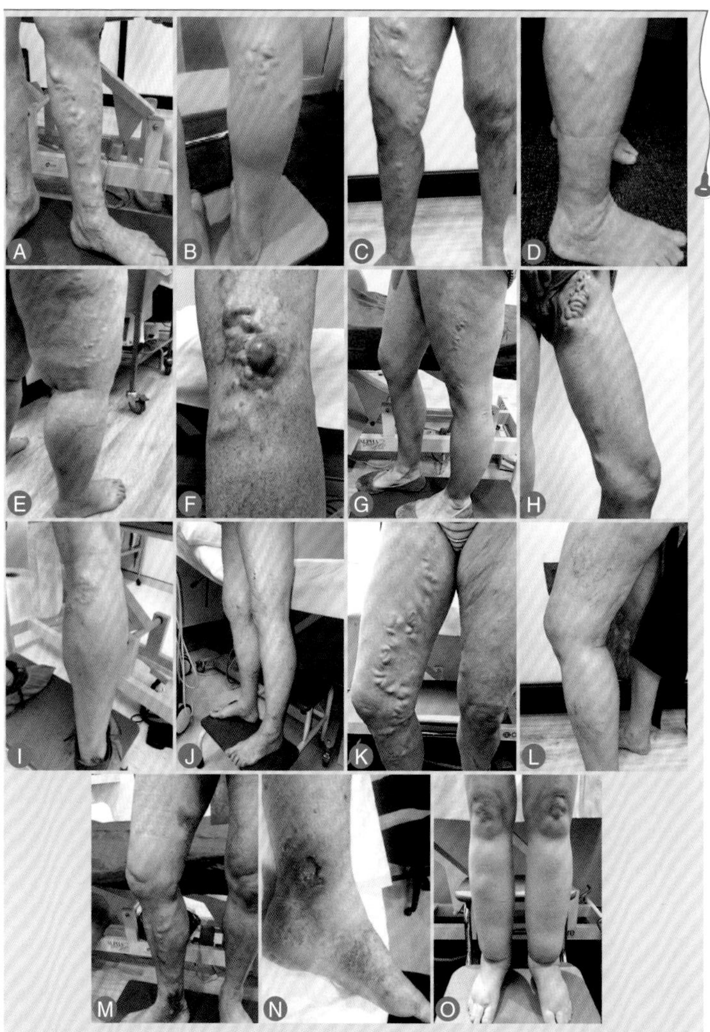

A.大隐静脉；B.小隐静脉；C.前副大隐静脉；D.穿通静脉；E.臀部；F.腘窝静脉；G.大腿外侧静脉系统；H.盆腔静脉源；I.坐骨神经静脉曲张；J.腹股沟淋巴结静脉网引起大腿外侧静脉曲张；K.复发性静脉曲张；L.大腿外侧静脉系统；M.愈合溃疡；N.活动性溃疡；O.淋巴水肿（鉴别诊断）。

图3-5-22 下肢静脉曲张体征

七、临床应用

慢性静脉疾病可引起多种体征和症状，症状具有晨轻暮重的特点。发病早期，患者腿部多出现毛细血管扩张、网状静脉扩张，甚至隆起纡曲的曲张静脉；患者通常感觉下肢酸胀不适、沉重、乏力。久站和久坐后，越加明显，抬高下肢可减轻症状。发展至中期，患者腿部多出现水肿，踝关节尤其明显，并伴有不同程度的疼痛感。疾病后期，患肢会出现由静脉高压所引起的踝部冠状静脉扩张、皮肤营养性改变、皮肤干燥瘙痒，且出现褪色、色素沉着、湿疹样皮炎、脂性皮肤硬化等症状。更严重者会出现溃疡、血管破裂出血和血栓性静脉炎等一系列并发症。

虽然有经验的医师基本可以通过病史和体格检查诊断患者是否患有下肢慢性静脉疾病，但是部分患者比较难鉴别是否累及深静脉系统，尤其是一些有症状无体征的患者（CEAP分级=$C_{0,S}$）更难仅通过体格检查诊断其病因。因此，超声作为该疾病诊断的金标准，不仅可以用来判断病变的性质、反流的位置与范围，为治疗方法的选择提供最主要的参考依据，也可以作为辅助工具，用于术前描记、术中引导和术后并发症的排查和随访。

八、报告书写

超声扫查需要做到细致全面，但报告的内容需要精简，并符合血流动力学思维逻辑。内容主要包括患者的信息、临床适应证、深静脉系统通畅性与功能的描述、浅静脉系统血流动力学的描述、反流的起始部位与末端及功能异常的穿通静脉的位置。报告同样需要指出血管的形态特征（如直径大小、瘤状扩张、纡曲、发育不全等）、解剖变异及鉴别诊断。国际静脉联盟推荐在超声报告中使用示意图，用于描述下肢静脉血管的特征与血流方向的变化，可参考以下超声报告范例。

下肢浅静脉腔内治疗，无论是射频、激光还是硬化剂注射治疗，其作用机制都是使静脉内皮和（或）静脉壁损伤，血管内皮细胞坏死，静脉内血液凝固，继而整个静脉纤维化粘连融合形成纤维条索，最终达到浅静脉闭塞的目的。其病理的演变过程分为3个阶段：①内皮细胞坏死、静脉血凝固（治疗后初期改变）；②固化（治疗后血管纤维化）；③闭合（治疗后最终结果）。从病理生理角度分析，只有静脉内皮细胞完全坏死，静脉才能最终完全闭合，治疗成功。如果静脉内皮细胞未完全坏死，静脉内凝固血液逐渐吸收、纤维化的过程中，存活的内皮细胞可能会逐渐覆盖原静脉壁，导致静脉再通，治疗失败。超声检查可以观察到不同阶段的变化。因此，建议超声报告提示为治疗后初期改变、治疗后血管纤维化或治疗后血管闭合。

九、静脉曲张微创治疗简述及超声的应用

（一）CHIVA

CHIVA（Cure conservatrice et Hemodynamique de l' Insuffisance Veineuse en Ambulatoire）的命名来源于手术的创始人法国外科医师Claude Franceschi。治疗方法主要是利用多普勒超声对血流动力学进行评估，找出反流溢出点（escape point）、回流点（re-entry point）和判断回流秩序通路（shunt）的类型后，采用合理的策略改变血流动力，从而达到降低跨壁压（transmural pressure）和恢复静脉功能的作用。CHIVA治疗策略最主要的优点是可以保留大隐静脉，但此方法学习曲线较长，并且对超声技术要求高，建议术者和超声医师参加规范化的培训后再使用。

（二）腔内热消融

静脉血管腔内热消融（endovenous thermal ablation）主要包括激光、射频和微波3种：静脉内激光消融治疗（endovenous laser ablation treatment，EVLT）、射频消融术（radiofrequency ablation，RFA）和静脉内微波治疗（endvenous microwave therapy，EMT）。虽然各类方法采用的设备不同，但都是通过热能传导对静脉内皮造成损伤，使其闭合，最终发生纤维化改变。文献中记载，激光和射频手术5年后的闭合率都可达到90%以上。术前，超声可用作描记目标血管。术中，超声的使用更为重要，主要用途包括辅助定位和引导穿刺目标血管，引导并帮助激光纤维或导管顺利通过目标血管，引导肿胀液（tumescent anaesthesia）的注射，确认纤维或导管的目标位置（隐股连接处以下2 cm）以及对消融过程的监控，保证手术的安全和治疗的成功。术后，超声可用于对血栓的排查和治疗效果的评估（图3-5-23）。

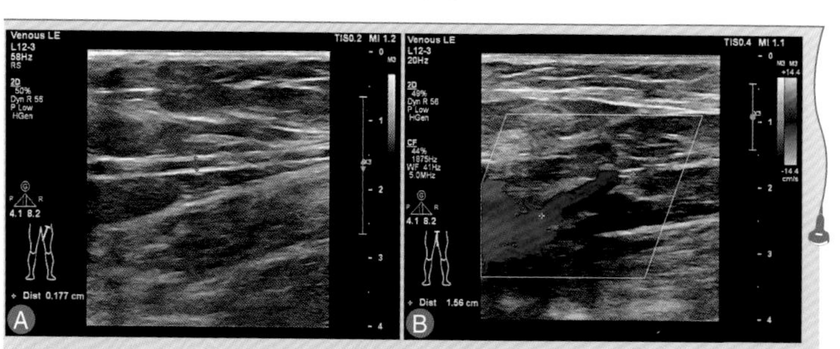

A.灰阶超声显示消融治疗后管腔闭合；B.隐股连接处保留约2 cm管腔。

图3-5-23 消融治疗后

（三）超声引导硬化剂注射

硬化剂注射可分为液体注射和泡沫注射2种，治疗原理主要是通过对病变静脉注射化学硬化剂，对其管壁造成损伤，使之闭合并形成纤维化改变。硬化剂疗法具有经济、操作简单、患者痛苦少等特点，适用于隐静脉主干、属支静脉、穿通静脉、网状静脉和毛细血管扩张的治疗。在泡沫硬化剂治疗过程中［（ultrasound guided sclerotherapy，UGS）或（ultrasound guided foam sclerotherapy，UGFS）］，超声的主要功能包括：识别拟注射静脉段，通过纵截面或横截面定位静脉与观察泡沫流向（若泡沫即将进入深静脉，用探头压迫交通支入口，以减少深静脉血栓风险；若泡沫外渗，注射应立即停止）。治疗顺序所遵循的原则：从主干到分支，从近心端向远心端，直径从大到小（曲张静脉–网状静脉滋养血管–网状静脉–毛细血管扩张）分段进行注射。浅表曲张静脉注射泡沫硬化剂后，可以使用超声探头或手对局部静脉进行按摩，以帮助泡沫硬化剂向附近的曲张静脉血管弥散，增加其有效性。注射后，使用超声检查硬化剂分布，对于硬化剂分布不均匀部位可以增加注射。

（四）静脉胶治疗

目前国际上对于静脉胶治疗主要采用的是VenaSeal™或VenaBlock™封闭系统。治疗方法是对目标血管注射一种强力胶[氰基丙烯酸酯（cyanoacrylate）]使其压缩闭合。术中，医师同样需要在超声的帮助下进行引导穿刺目标血管。如目标血管为大隐静脉，第一枪注射前应确认导管与股隐静脉连接处的距离，通常为5 cm。单次注射胶的计量为0.1 mL。首次注射前，探头在距离导管上方2 cm或股隐静脉连接处下方3 cm位置加压，至大隐静脉管腔完全闭合。第一次注射，导管后撤1 cm；第二次注射，导管退后3 cm，而超声探头位置不变，辅助手掌在探头与导管顶部之间进行加压，持续时间3分钟，以防止胶沿血管向近心端流动；后续每注射一次，导管后撤3 cm，手掌施压30秒，以巩固强力胶与血管壁的黏合。需注意的是最后一次注射后，导管全部撤出前，需利用超声确认导管顶端仍然留在静脉腔内，以防止胶体漏出至软组织导致肉芽肿。与热消融治疗相比，静脉胶治疗的优点是无须注射肿胀液，患者不适感较少，无神经损伤，术后无须穿弹力袜。

十、要点与讨论

超声医师需要和血管外科医师一样，对下肢慢性静脉疾病的概念有一个清楚的认知，这样才能够在检查过程中结合患者的临床表现，做到不漏诊和误诊。医师在测试下肢静脉反流时需要把握四点，分别为：①使用规范和标准化的体位和反流诱发方法；②寻找反流源、反流血管通道和回流点；③注意解剖变异并提醒外科医师；④提示可能的病变与鉴别诊断。

其次，无论是三甲医院的超声医师还是基层医院工作的医师，都应该了解静脉曲张的传统手术及现代微创治疗的方法和策略，这样才可以使超声检查的内容和结果更加临床化，合理有效地利用超声和临床医疗资源，减少患者的诊疗费用，节省医师的时间。图3-5-24为下肢静脉功能不全超声检查报告示例。

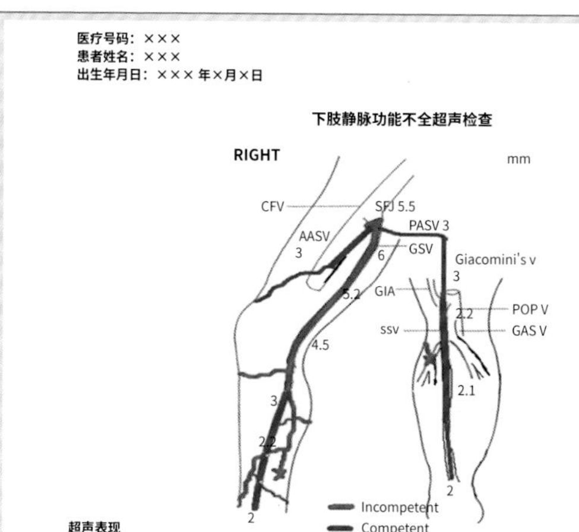

医疗号码：×××
患者姓名：×××
出生年月日：××× 年×月×日

下肢静脉功能不全超声检查

超声表现

右侧下肢静脉功能不全超声–站立位，血流诱发方法主要使用瓦氏动作与远心端挤压

股总静脉，股静脉与腘静脉–管腔内无回声，可压瘪，回流通畅无血栓。挤压后无反流。
隐股连接处–直径5.5 mm，瓦氏动作可见反流。
大隐静脉–全程腔内无回声，可压瘪，无浅血栓迹象，无局部纡曲。大腿上端至膝关节下沿，挤压后可见反流。小腿部位全程无反流。
隐腘连接处–不存在。
小隐静脉–全程腔内无回声，可压瘪，无浅血栓迹象。挤压后全程无反流。
膝关节以上–前副大隐静脉与大腿前外侧属支静脉挤压后无反流；小隐静脉的大腿延伸与后副大隐静脉相连，血流通畅，挤压后无反流。
膝关节以下–后弓静脉在小腿膝关节下沿汇入大隐静脉，挤压后可见反流。小腿内侧可见多支曲张静脉，挤压后可见反流。
穿通静脉–胫后穿通支位于足跟上15 cm处，内径3.5 mm，挤压后出现反流；腓肠肌静脉穿通支位于腘窝下方8 cm处，与小隐静脉和后弓静脉相连，内径3 mm，挤压后可见反流。

超声提示

深静脉功能正常
股隐连接处与大隐静脉大腿段功能异常，导致属支静脉反流。胫后穿通静脉与腓肠肌静脉穿通静脉内径扩并反流。

超声医师：××× **血管外科医师：×××**

共1页

图3-5-24 下肢静脉功能不全超声检查报告

十一、思考题

患者男性，54岁，左侧下肢静脉曲张，家庭医师推荐至血管超声检查室做下肢静脉功能不全的超声测试。既往史：无高血压、糖尿病病史及吸烟史。1年前患左侧下肢深静脉血栓抗凝至今。临床表现：血栓后综合征引起的左侧下肢水肿，小腿部色素沉着，皮肤瘙痒，小腿内后侧可见明显扩张及纡曲的静脉血管。超声提示：腘静脉慢性血栓并延伸至股总静脉；股总静脉与股静脉呈现连续性血流，无反流；腘静脉呈连续性血流，挤压后可见反流；小腿中段隐间静脉呈连续性血流；隐间静脉以上的大隐静脉呈连续性向心血流运动，挤压后无反流；隐腘连接处反流，小隐静脉呈持续性逆向血流，挤压后持续血流暂停数秒后恢复（图3–5–25～图3–5–28）。

问题：浅静脉系统出现连续性血流的原因？小隐静脉功能是否正常？如果诊断异常，是否需要手术治疗？

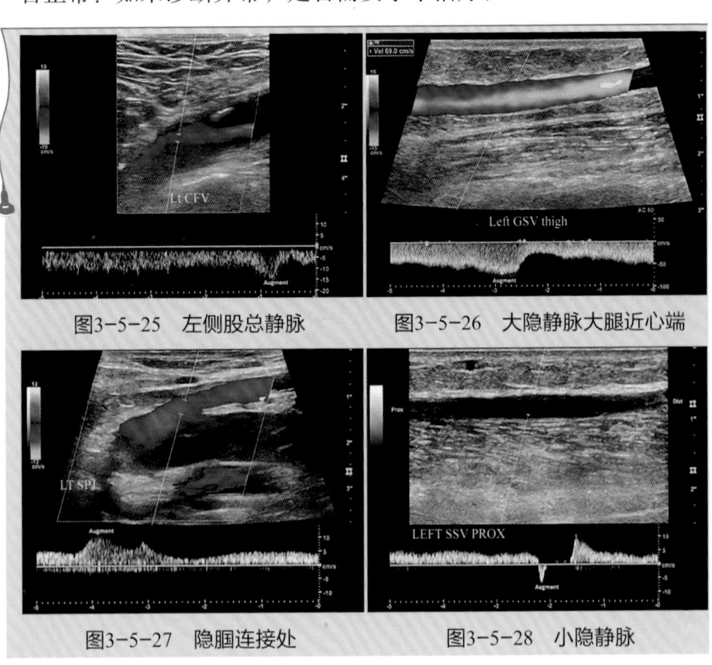

图3–5–25　左侧股总静脉　　图3–5–26　大隐静脉大腿近心端

图3–5–27　隐腘连接处　　图3–5–28　小隐静脉

【推荐阅读文献】

[1] 中国超声医学工程学会浅表器官及外周血管超声专业委员会，国家卫健委脑卒中防治工程专家委员会血管超声专业委员会，中国超声医学工程学会颅脑及颈部血管超声专业委员会.腹部及外周静脉血管超声若干临床常见问题专家共识[J].中国超声医学杂志，2020，36（11）：961–968.
[2] 牛鹿原，张欢，张福先.下肢静脉系统的解剖命名及超声学特征[J].中国血管外科杂志（电子版），2021，13（1）：e64–e67.http://dx. chinadoi.cn/10.3969/j.issn.1674-7429.2021.01.015.
[3] 郭绍红.下肢慢性静脉疾病CEAP分类的历史发展及其相关解读[J].中华血管外科杂志，2021，06（1）：53–58.
[4] 中国微循环学会周围血管疾病专业委员会.聚桂醇注射液治疗下肢静脉曲张微循环专家共识[J].血管与腔内血管外科杂志，2020，6（5）：377–381.

第六节 下肢静脉血栓

一、超声解剖概要

下肢静脉系统与上肢一样，可分为深静脉、浅静脉与穿通静脉（图3–6–1）。

下肢深静脉系统是足部与腿部血液回流的主要通道，其主要功能是收集肌肉内以及浅静脉系统的血液。深静脉系统的特点包括：容量大、管壁薄、压力低、阻力小、流速慢，并且回流易受诸多因素影响。深静脉根据位置可分为大腿与小腿深静脉，也可以根据血管与肌肉的位置关系分为：肌肉间深静脉（inter-muscular）与肌肉内深静脉（intra-muscular）。肌肉间静脉在肌肉群之间行走并延伸，通常成对出现，如胫前静脉。肌肉内静脉位于肌肉之内，如腓肠肌静脉与比目鱼肌静脉。

大腿的深静脉主要包括：股总静脉、股静脉与股深静脉。股静脉始于内收肌管，位于股浅动脉后外侧，向上走行与股深静脉在腹股沟位置汇合。股静脉在大腿中下段时常成对出现，双支变异发生率约26%。需注意股静脉曾被称作“股浅静脉（superficial femoral vein）”，使用“股浅静脉血栓”容易导致错误理解，未采取及时抗凝治疗甚至会产生严重的后果，影像医师及外科医师应弃用这类容易引起意义混淆的术语。股深静脉始于大腿下端，与收肌管内的静脉丛相连，位于股深动脉前方，上升于腹股沟韧带下5 cm处与股静脉汇合。汇入股总静脉之前，它接收内侧与外侧旋股静脉的血流。股总静脉由股静脉与股深静脉汇合而成，位于股总动脉的后外侧，上行至股三角（femoral triangle）与髂外静脉相连。大隐静脉在卵圆窝处穿过筛状筋膜汇入股总静脉。

腘静脉始于胫前和胫后静脉的汇合处，接收膝关节静脉丛和周围组织的血液。在腘窝处，腘静脉从腘动脉的内侧向外横穿，穿过腘窝后上行至内收肌管部位与股静脉相连。约37%的腘静脉是成对出现的。小隐静脉通常在腘窝以上0 ~ 7 cm处汇入腘静脉，约25%的小隐静脉与腘静脉没有直接连通，而是延伸至Giacomini静脉。

小腿的深静脉主要包括：胫后静脉、胫前静脉、腓静脉、腓肠肌静脉和比目鱼肌静脉。目前，肌肉内静脉（腓肠肌静脉与比目鱼肌静脉）仍沿用旧名称“肌间静脉”，本章后续亦使用“肌间静脉”方便读者理解。胫后静脉始于内侧与外侧足底静脉弓汇合处，与同名动脉伴行，通常成对出现，偶尔甚至出现3 ~ 5条，上方与腓静脉汇合形成胫腓干。腓静脉始于足根的后外侧，与腓动脉伴行，通常成对出现，上方延伸至胫腓骨关节后方。胫前静脉起始于足背静脉网，走行于小腿前外侧，与胫前动脉伴行，成对出现，先汇入胫腓静脉干再连接腘静脉。腓肠肌静脉（gastrocnemius veins）包括内侧腓肠肌静脉（medial gastrocnemius veins）和外侧腓肠肌静脉（lateral gastrocnemius veins）。它们纵向走行于内侧或外侧腓肠肌肌肉内，常成对出现（1 ~ 3对），每对最终合并在一起，与胫腓干汇合或直接汇入腘静脉。小隐静脉在汇入腘静脉之前，偶尔会与腓肠肌静脉干先连接形成一个小的主干，此静脉干在小隐静脉手术治疗中应注意保护。比目鱼肌静脉（soleus muscle veins）或比目鱼肌窦（soleus muscle sinus）位于比目鱼肌肌肉内，长度可达5 cm，内径可达1 cm，被称为“第二心脏”。比目鱼肌静脉与腓肠肌静脉是小腿深静脉血栓的好发部位。

隐股连接处和隐腘连接处是血栓排查和隐静脉闭合术需要关注的位置，此处形成血栓体积较大，可向近端深静脉蔓延，导致近端深静脉血栓或肺栓塞等不良后果。

本节常见英文词汇对照见表3-6-1。

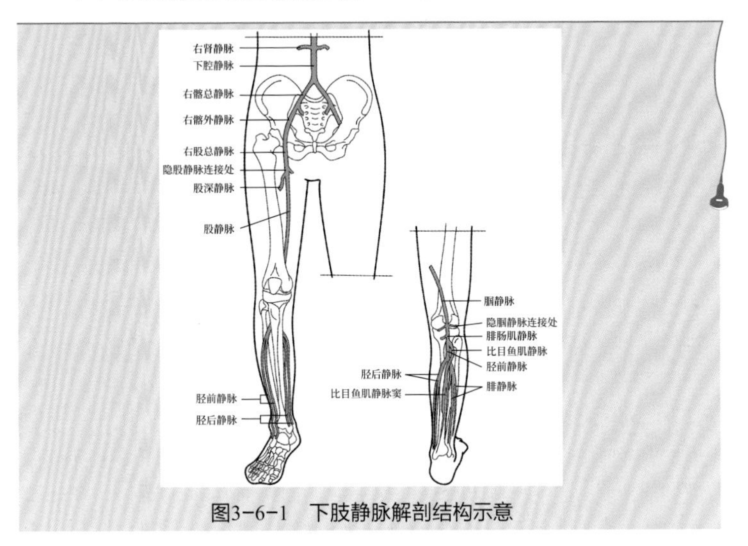

图3-6-1 下肢静脉解剖结构示意

表3-6-1 常用英文词汇对照

英文简称	英文全称	中文
ATV	anterior tibial vein	胫前静脉
AVT	acute venous thrombosis	急性血栓
CFV	common femoral vein	股总静脉
CIV	common iliac vein	髂总静脉
CPC	chronic postthrombotic change	慢性血栓后改变
DVT	deep venous thrombosis	深静脉血栓
EIV	external iliac vein	髂外静脉
FV	femoral vein	股静脉
IIV	internal iliac vein	髂内静脉
IVC	inferior vena cava	下腔静脉
LGV	lateral gastrocnemius veins	外侧腓肠肌静脉
MGV	medial gastrocnemius veins	内侧腓肠肌静脉
MUSV	muscle veins	肌间静脉
PELV	pelvic veins	盆腔静脉
Per V	peroneal vein	腓静脉
PFV	profunda femoris vein	股深静脉
Pop V	popliteal vein	腘静脉

续表

英文简称	英文全称	中文
PTE	pulmonary thromboembolism	肺血栓栓塞症
PTS	post thrombotic syndrome	血栓后综合征
PTV	posterior tibial vein	胫后静脉
SFJ	sapheno-femoral junction	隐股连接处
Sol V	soleus muscle veins	比目鱼肌静脉
SPJ	sapheno-popliteal junction	隐腘连接处
VTE	venous thromboembolism	静脉血栓栓塞症

二、设备调试

下肢深静脉血栓（deep venous thrombosis，DVT）排查主要是采用线阵探头。一般使用中等频率的线阵探头（3.0 ~ 9.0 MHz）可以获得较好的灰阶分辨率和穿透力；肢体粗大、水肿或者静脉位置较深时，可以使用低频凸阵探头（1.0 ~ 5.0 MHz）；检查表浅静脉时，可以使用高频线阵探头（9.0 ~ 15.0 MHz）获得更清晰的超声图像。

灰阶超声的设置和调节与下肢动脉超声基本相似。根据被检测血管的位置调整深度，聚焦点放置在目标血管水平。通过改变增益和时间补偿增益调整图像整体或局部亮度。调节动态范围可以增加图像的对比度，提高血管与周围组织的识别能力。动态范围宽，图像质量高且平滑；动态范围窄，图像质量下降且变得粗糙模糊。

因为静脉血流流速较低，彩色多普勒模式下需对增益、壁滤波、脉冲重复频率进行调节，提高获取血流信号的敏感度。

三、相关切面

横切面是下肢DVT排查的首选切面。灰阶超声显示静脉血管的短轴图像后，对其进行压迫试验，可迅速有效地判断腔内是否有血栓。探头加压后，血管壁完全闭合，管腔消失表明无静脉血栓。否则，静脉血管存在血栓。存图时以双图对照模式进行。

纵切面不是扫查首选，但长轴视角更容易观察血管内部的解剖结构。腔内发现血栓时可根据血栓回声初步定性，还可以使用彩色多普勒判断血栓所造成的闭塞程度（图3–6–2 ~ 图3–6–8）。

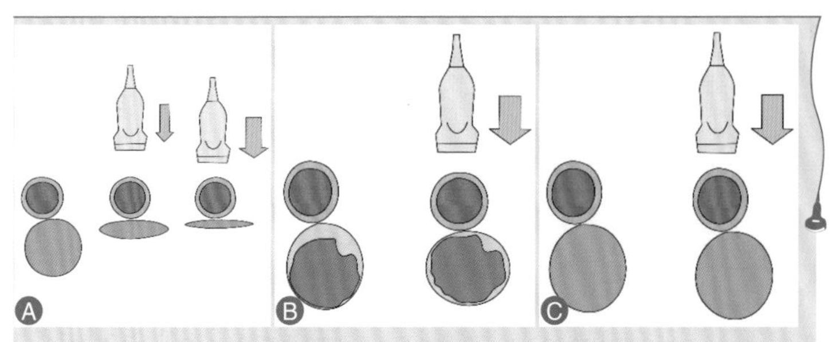

A.正常静脉：可完全压闭；B.不完全闭塞静脉：部分可压闭；C.完全闭塞静脉：不可压闭。

图3-6-2　静脉压迫试验示意

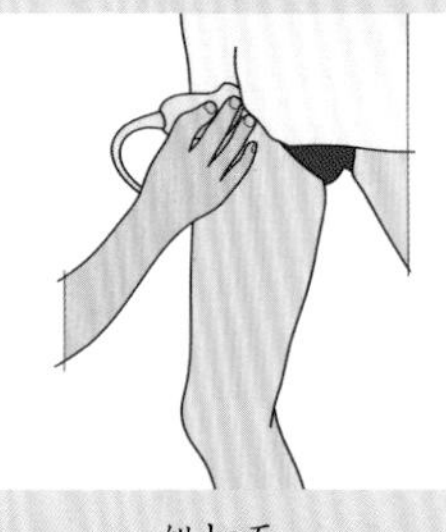

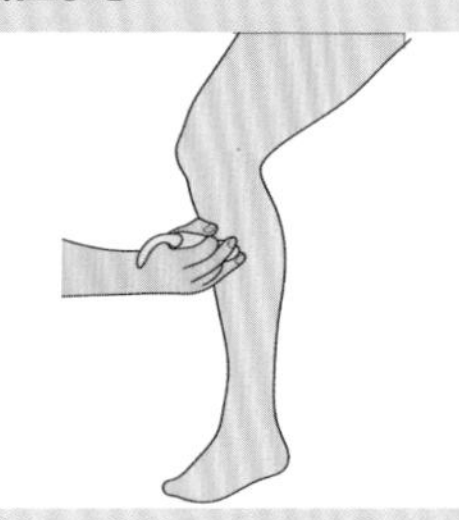

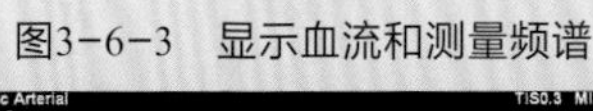

纵切面。

图3-6-3　显示血流和测量频谱

横切面。

图3-6-4　压迫试验

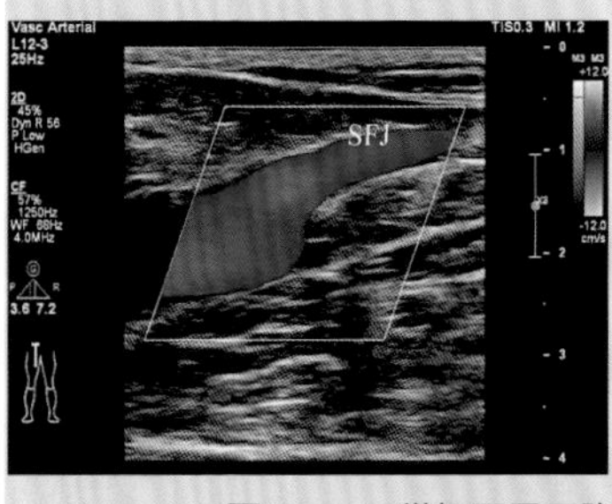

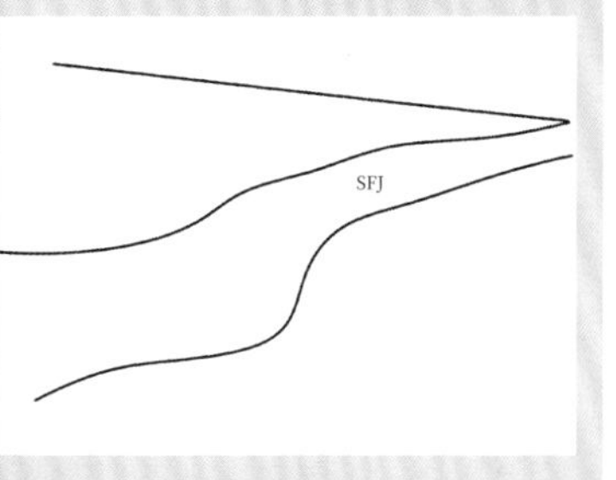

图3-6-5　纵切面显示隐股连接处（SFJ）通畅性

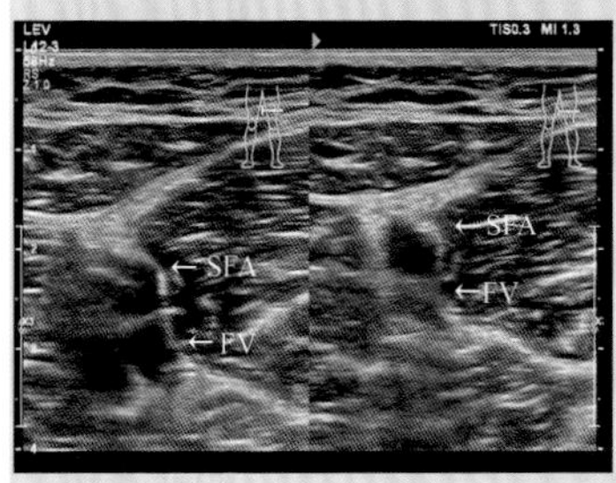

旁为伴行股浅动脉（SFA）（双副模式，左侧为压迫前，右侧为压迫后）。

图3-6-6　股静脉（FV）压迫

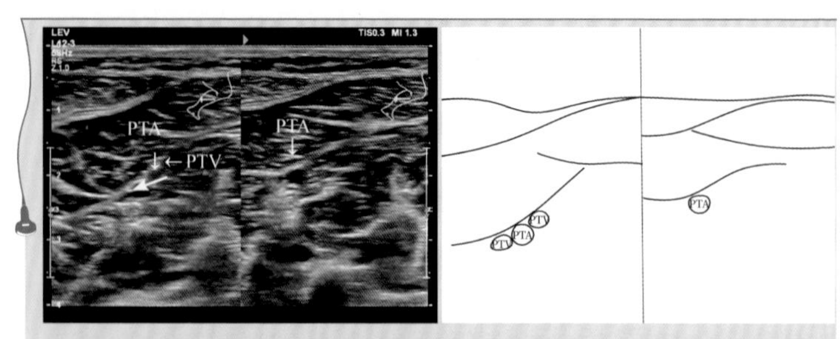

显示胫后动脉（PTA）及伴行两条胫后静脉（PTV）并压迫（双副模式，左侧为压迫前，右侧为压迫后）。

图3-6-7　小腿内侧检查

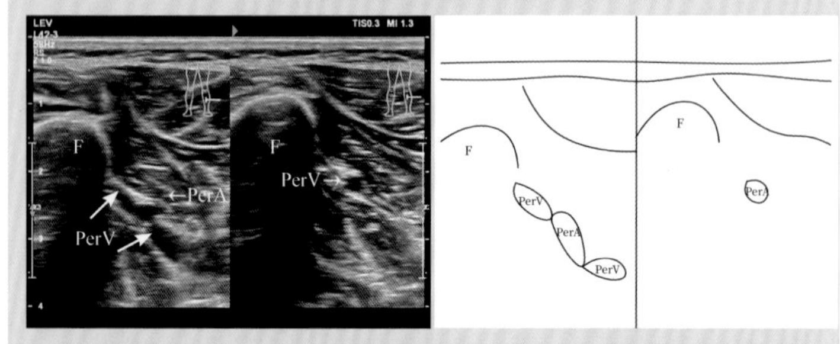

双副模式，左侧为压迫前，右侧为压迫后。F：腓骨；PerA：腓动脉；PerV：腓静脉。

图3-6-8　于腓骨后外侧显示腓动脉及伴行两条腓静脉并压迫

四、声像图特征

（一）正常表现

静脉血管壁非常薄，即便使用高频探头也不容易观察。正常状态下，静脉内膜平整且光滑，管腔内无回声，探头加压时可压瘪。血流缓慢时，灰阶超声下静脉窦瓣膜下可能出现由于红细胞聚集所引起的低回声云雾状图像（red blood cell aggregates/spontaneous echo contrast），挤压后通常消失。使用CDFI时，可观测到正常生理状态下静脉血液的单向性、自发性与期相性。近心端静脉管腔内部血液充盈，自发性与期相性明显。相比之下，远心端静脉自发性不明显，小腿挤压或肌肉泵收缩可呈现血流信号。频谱多普勒虽然也可以显示血流运动的特性，但不建议单独使用频谱多普勒评价血栓。做Valsalva动作时，腹压增加导致静脉内径增大，血流信号减弱，回流暂时停止。小腿挤压后血流速度与流量增加，频谱信号增强。

（二）异常表现

灰阶模式静脉管腔不能被完全压瘪可以直接提示血栓存在。血栓形成早期，通常为无回声或低回声，所以灰阶超声难以显示。血栓回声会随着时间和疾病的发展而增强，但回声强度可能存在差异，所以不能仅通过回声强度判定血栓的阶段。血栓处管腔扩张与管壁增厚也是血栓形成早期比较常见的表现。管腔扩张与血栓所引起的闭塞严重程度有关，较小的非闭塞性血栓可能不会引起静脉管腔的扩张，静脉壁的增厚则提示（血栓性）静脉炎。血栓发展到晚期时会产生纤维化改变，管腔内部变得不均匀，血管壁可持续增厚，但管腔缩小，通常小于临近动脉血管。

彩色多普勒模式显示为血栓段彩色充盈缺失，闭塞性血栓会导致血流信号完全消失。此外，静脉自发性与期相性缺失可间接提示深静脉血栓的存在，但是需注意小腿静脉血管本身就缺乏自发性。此外，闭塞不严重的深静脉或有充足侧支循环的静脉期相性也依然可能存在，所以通过静脉频谱诊断血栓特异性较低。当静脉血流呈连续性时，说明检测部位的近端或远端可能存在阻塞，而造成阻塞的主要原因就是静脉血栓，其次是近心端血管被压迫导致回流障碍。造成连续性血流的其他原因还包括由感染或运动所引起的动脉舒张期血流量增大。当近心端出现严重闭塞时，闭塞段以下的深静脉可能会出现反向血流，有时也会反流至浅静脉系统或通过其他侧支循环进行回流。

正常人吸气时，下肢静脉血液回流减慢。当血栓存在时，呼吸动作对回流的影响会减弱，呈现连续性血流。挤压远心端时，血栓段静脉的血流信号会略微增强。如果挤压远心端，血栓段仍然无法显示血流信号，则提示闭塞性血栓；如果检测部位无血栓，挤压远心端时血流速度和流量无明显增加，则提示近心端梗阻或血栓存在的可能。

（三）血栓类型

DVT按发病时间分为以下几个时期。①急性期：发病后14天以内；②亚急性期：发病15～30天；③慢性期：发病30天以后；④后遗症期：出现血栓后综合征（post thrombotic syndrome，PTS）的相关症状；⑤慢性期或后遗症期急性发作：在慢性期或后遗症期基础上DVT再次急性发作。

深静脉血栓在不同阶段的超声表现存在具体差异。灰阶超声下可以有效地识别血栓是否存在，指明血栓的位置、范围、质地与形态。CDFI则可用于评估由血栓或梗阻所引起的血管开放程度的改变，间接提示静脉血管内是否有血栓形成（表3-6-2）。

表3-6-2 深静脉血栓分型及超声表现

血栓分型	血栓特征
急性血栓	静脉可扩张，不可压瘪，但栓子尚柔软，探头压迫可有形变
	栓子表面光滑，有时可看到轻度粘连或游离活动的边缘
慢性血栓后改变	僵硬，探头压迫无形变，表面不规则，内偶有钙化
	可回缩并形成薄片（粘连带）或厚板，可嵌入静脉壁或再通，导致静脉壁不规则增厚。静脉管径可正常或缩小
	通过栓子回声判断其形成时间并不可靠
未定型（equivocal）	当诊断标准相互矛盾，不能达成共识。既不属于急性又不像慢性血栓后改变
血栓复发（recurrent DVT）	可以是既往 DVT 病史患者在正常静脉中的急性血栓，也可是在瘢痕区域形成的急性血栓

（四）常见声像图

常见声像图见图3-6-9 ~ 图3-6-16，动图3-6-1，动图3-6-2。

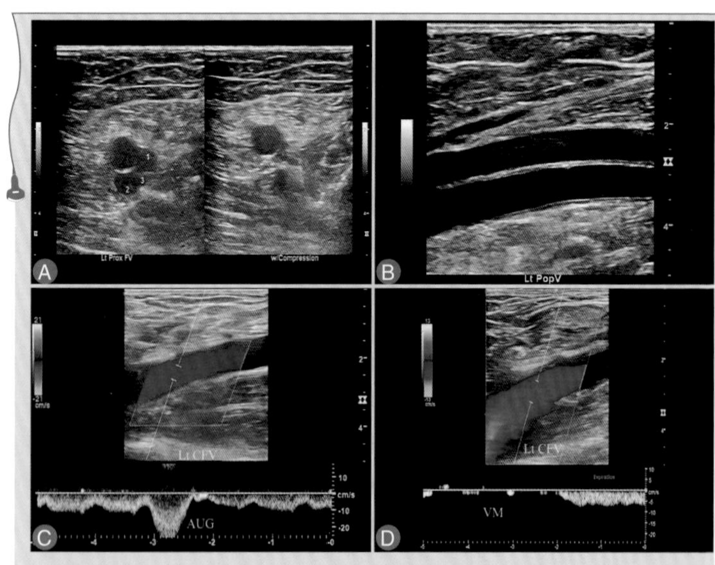

A.股静脉可压闭，提示正常；B.腘静脉长轴，腔内无回声，提示正常；C.远心端挤压，血流速度与流量增加，提示血流通畅；D.Valsalva动作，血液回流暂时停止，提示血流通畅。

图3-6-9 正常静脉图像

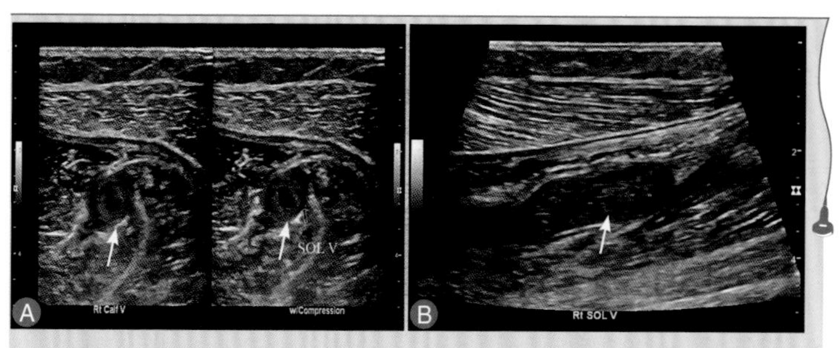

A.比目鱼肌间静脉不可压瘪，血栓低回声，提示：急性血栓（箭头）；B.比目鱼肌间静脉长轴，管腔扩张，腔内出现低回声血栓，提示：急性血栓（箭头）。

图3-6-10　比目鱼肌间静脉急性血栓形成

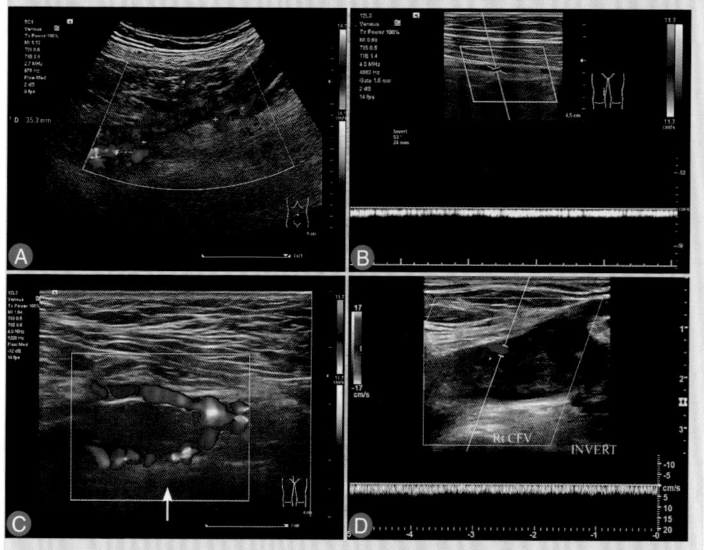

A.CDFI显示右侧髂外静脉闭塞段无血流信号（测量游标之间）；B.股静脉连续性频谱；C.大隐静脉属支（阴部外静脉）代偿回流（箭头）；D.股总静脉呈连续性血流，腔内低回声为主血栓（小部分再通）。

图3-6-11　右侧髂外静脉闭塞（慢性血栓后改变）

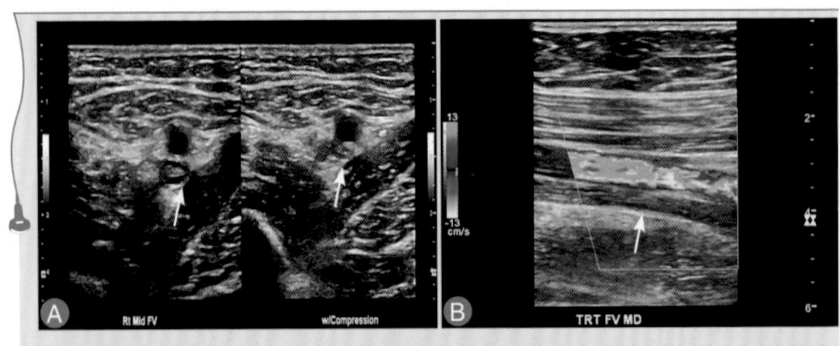

A.股静脉不可压瘪，管腔内存在高回声血栓（箭头）；B.股静脉长轴，腔内存在高回声血栓且管腔缩小（箭头）。

图3-6-12　股静脉（慢性血栓后改变）

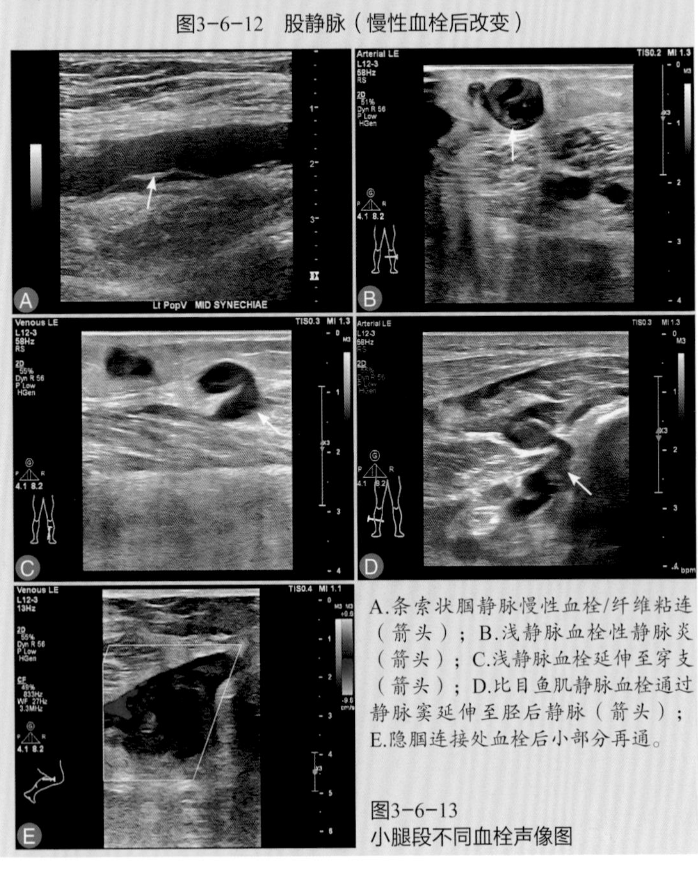

A.条索状腘静脉慢性血栓/纤维粘连（箭头）；B.浅静脉血栓性静脉炎（箭头）；C.浅静脉血栓延伸至穿支（箭头）；D.比目鱼肌静脉血栓通过静脉窦延伸至胫后静脉（箭头）；E.隐腘连接处血栓后小部分再通。

图3-6-13
小腿段不同血栓声像图

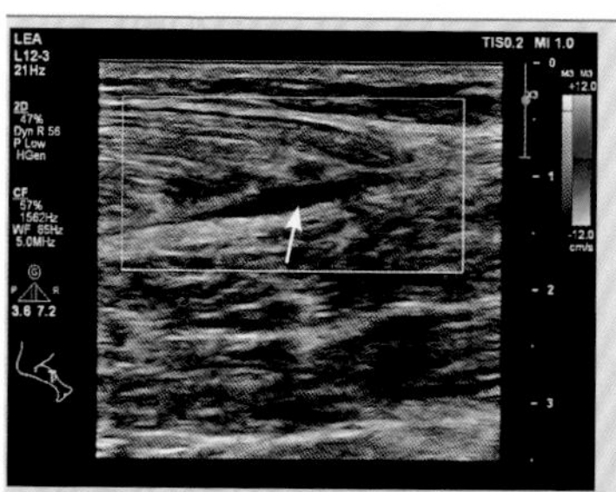

腓肠肌血肿形成（低回声，箭头）。

图3-6-14
肌肉血肿

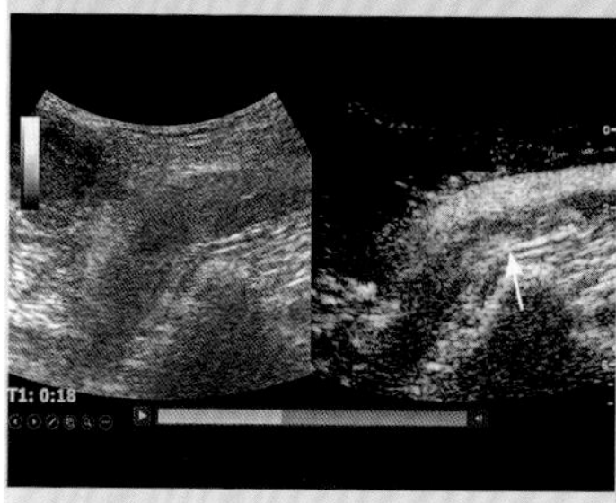

股总静脉占位，造影显示明显增强，结合病史，提示癌栓（箭头）。

图3-6-15　癌栓

腘窝囊肿破裂，囊液向下延伸至肌肉间隙（箭头）。

图3-6-16　腘窝囊肿破裂

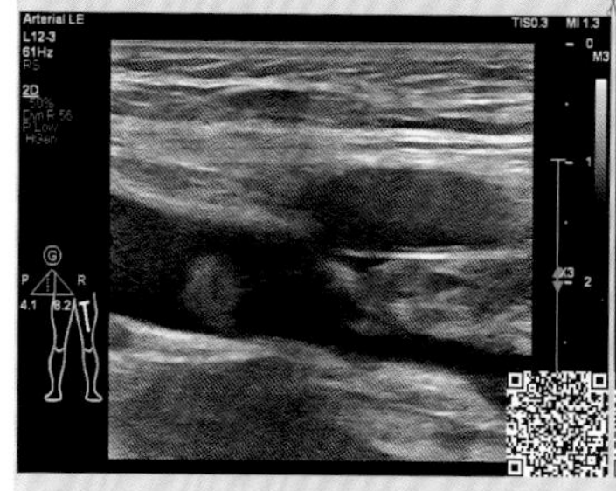

动图3-6-1　股静脉内游离血栓浮动

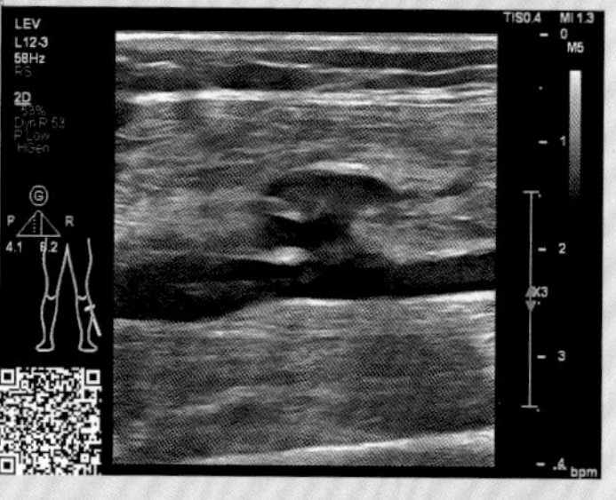

动图3-6-2　比目鱼肌间静脉游离血栓浮动

五、操作技巧

下肢静脉血栓的超声检查应当尽量在血管充盈和扩张的状态下完成，同时需要保证患者的舒适度。体位通常是仰卧位和坐位。取仰卧位时，若有条件可以调整床的角度（至少30°）做到头高脚低（反Trendelenburg位），依靠重力作用使静脉管腔更加充盈。小腿静脉内径小，血流流速慢，有时仰卧位难以识别，可采用坐位。对于体位受限的患者，可采用平卧位，血流缓慢充盈欠佳者可通过挤压远端肢体使血流增强显像。

间断加压法是静脉血栓检查时使用的最基本的方法。探头横切面显示血管，并每2 ~ 3 cm对其进行挤压测试，由近心端开始，到远心端结束，对整条血管连续性扫查。无论采用哪种体位，正常的静脉血管都可以被完全压瘪。一般来讲，当与静脉伴行的动脉血管在挤压时发生变形，这个力度就足够使静脉完全压瘪。当静脉在肌肉下走行且位置较深时，单侧靠探头挤压的力度不足以使静脉完全被压瘪的，如股静脉在收肌管内的位置，超声医师可以把手放在大腿下端后外侧，朝探头方向反推，完成双侧按压。以上这种方法同样适用于水肿或肢体粗大的患者。不推荐纵切面加压的方法，因为加压时探头可能滑到血管外部，造成血管可以被压瘪的假象。挤压测试导致肺栓塞的风险固然存在，但发生率极低。当静脉血管难显示、难挤压或者存在新鲜不稳定的血栓时，超声医师可以采用纵切面远端挤压配合CDFI检测血栓是否存在和管腔的通畅性。

六、分析思路

（一）流程图

下肢静脉检查流程图见图3-6-17，深静脉血栓诊断和管理流程见图3-6-18。

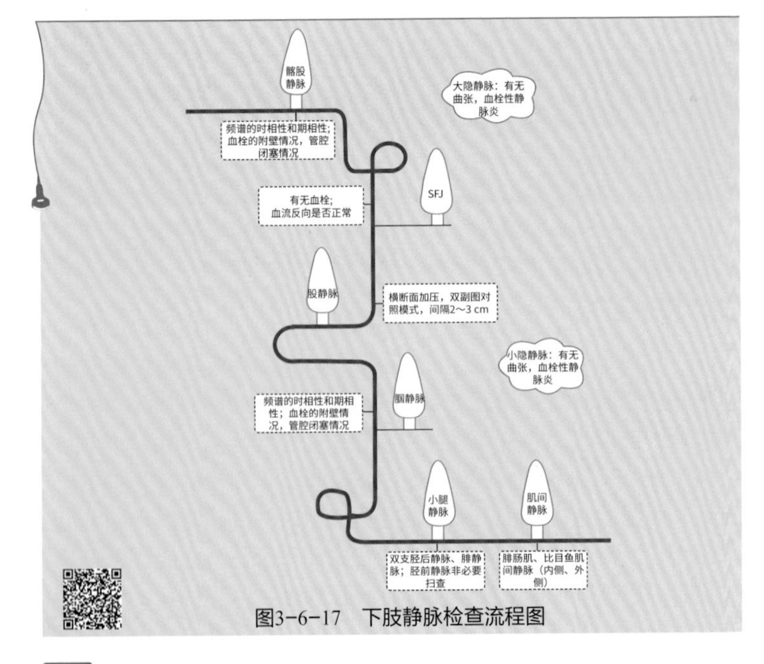

图3-6-17　下肢静脉检查流程图

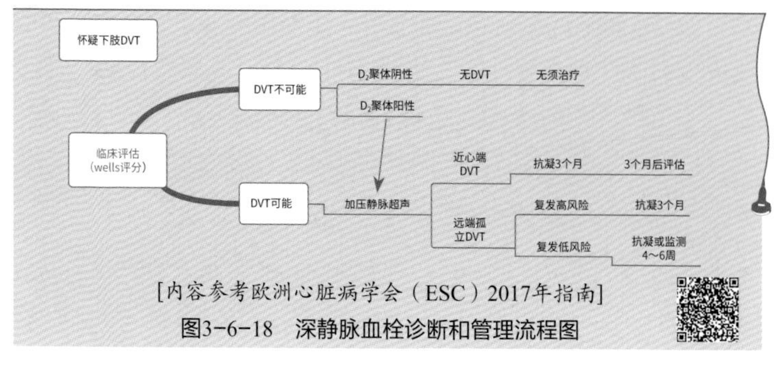

[内容参考欧洲心脏病学会（ESC）2017年指南]
图3-6-18 深静脉血栓诊断和管理流程图

（二）思维导图

深静脉血栓分析思维导图见图3-6-19。

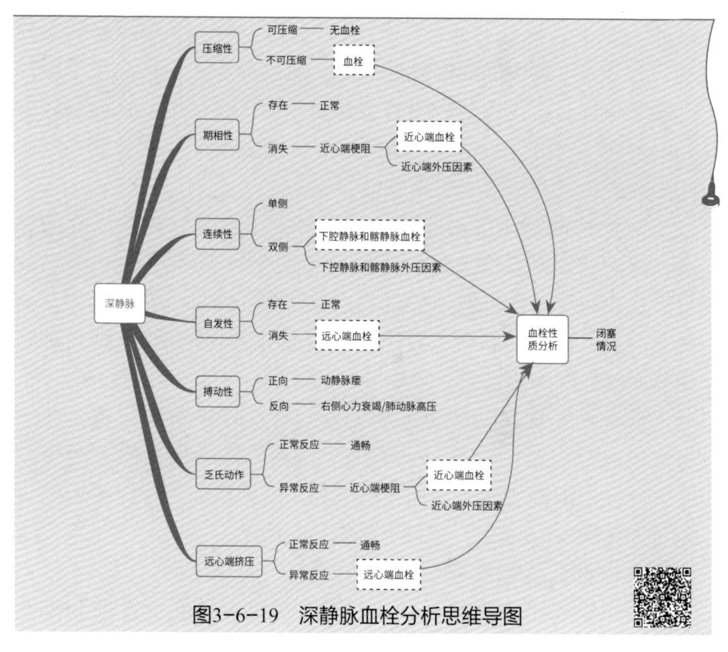

图3-6-19 深静脉血栓分析思维导图

（三）下肢DVT临床分型

下肢DVT临床分型见表3-6-3。

1.按部位分

（1）周围型：腘静脉及小腿深静脉血栓形成。

（2）中央型：髂股静脉血栓形成。

（3）混合型：全下肢深静脉血栓形成。

2.按严重程度分

（1）常见型DVT。

（2）重症DVT，包括股青肿（下肢深静脉严重淤血）和股白肿（伴有下肢动脉持续痉挛）。

表3-6-3　血栓形成部位与肢体肿胀关系

血栓形成部位	肢体肿胀范围
髂股腘静脉血栓形成	整个下肢肿胀
股静脉血栓形成	膝或大腿下部肿胀
腘静脉血栓形成	足、踝及小腿下部肿胀
小腿深静脉血栓形成	足和踝部肿胀

（四）肌间静脉血栓

肌间静脉血栓是指小腿比目鱼肌及腓肠肌静脉丛血管内的血栓，是下肢深静脉血栓周围型的一种，约占下肢深静脉血栓的17%，占远端深静脉血栓的一半。肌间静脉血栓可向近端深静脉蔓延，导致近端深静脉血栓或肺栓塞等不良后果。血栓直径>7 mm为肺栓塞的一个重要高危因素，因此早期识别和诊断小腿肌间静脉血栓具有重要的临床意义。

对于长期肢体制动或临床高度怀疑下肢静脉血栓形成的患者，超声建议常规检查肌间静脉，为临床预防和治疗提供帮助。超声检查小腿肌间静脉血栓的常用方法为间断加压法。另外，小腿肌间静脉血栓的诊断，需注意与其他引起小腿肌肉疼痛及肿胀的非血栓性疾病相鉴别，如血肿、动脉病变、囊实性占位等。

孤立性小腿肌间静脉血栓的治疗存在一定争议，主要在于出血风险和抗凝治疗获益的权衡。国内临床指南指出，对于急性孤立性周围型血栓合并血栓进展相关危险因素者（血栓长度>5 cm，直径>7 mm），建议立即进行抗凝治疗。

（五）慢性血栓后改变

临床根据发病时间，将DVT分为急性期、亚急性期和慢性期。急性期是指发病14天以内；亚急性期是指发病15～30天；发病30天以后进入慢性期。早期DVT包括急性期和亚急性期。

发生DVT之后，血管可以完全恢复正常或形成瘢痕。血栓在数周到数月的时间内纤维化、机化并且重新内皮化。纤维化可以导致瘢痕形成、管壁增厚、粘连，从而导致管腔部分阻塞，可长达数年，而管腔内的残余物已不是血栓。

对残余物定义为“慢性血栓”“残余血栓”可能导致临床医师误解为持续性或急性血栓而给予不合理的抗凝治疗。建议改为

“慢性血栓后改变（chronic postthrombotic change，CPC）”来描述急性DVT后管腔残余物。

亚急性血栓这个名词并没有统一的超声表现，应该谨慎使用。建议仅在同时满足以下条件的时候使用：①数周之前有超声诊断过急性血栓；②最近的超声检查显示栓子有变化，但又不是典型的慢性血栓后改变。

（六）血栓后综合征

血栓后综合征（post thrombotic syndrome，PTS）是DVT（特指≥1支DVT）最常见的一种长期慢性并发症，通常发生于累及肢体的DVT。PTS也称为静脉炎后综合征或继发性静脉综合征。有20%～50%的DVT患者发展为PTS，5%～10%发展成为严重的PTS。

PTS是继发于静脉功能不全的一种综合征，表现出和其他慢性静脉疾病类似的症状，包括外周毛细血管扩张、凹陷性水肿、皮肤色素沉着、静脉湿疹、静脉曲张，甚至更为严重的白色萎缩、皮肤脂肪硬化和大腿溃疡等。下肢PTS的典型症状包括患肢疼痛、肿胀、沉重感、疲劳、瘙痒和痉挛（往往夜间发生）。症状因人而异，呈间断性或持续性，往往在傍晚和长时间站立或行走后加重，休息或抬高肢体可缓解。

目前尚不清楚其发病机制，PTS发生的主要原因是流出道梗阻、静脉瓣反流或两者共同的结果。另外，静脉管壁损伤和急慢性炎症可能是PTS发生的原因。持续性静脉高压可以引起静脉管壁的结构和生化异常，引起皮肤和皮下组织的病理改变，如水肿、静脉曲张、溃疡、色素沉着等。多种炎症标志物升高和PTS的发生可能存在相关性。

（七）血栓性静脉炎

血栓性静脉炎（thrombophlebitis）指的是静脉血栓引起的炎症，通常发生在腿部的静脉，其次是手臂或颈部静脉。浅表血栓性静脉炎发生于皮肤下可见的静脉，发炎部位通常会出现红、肿、热、痛，肢体可能会出现肿胀和发热。血栓性浅静脉炎与其他血栓性疾病有着相同的发病因素，也可以无诱因。长时间身体不活动、高凝状态及血管壁损伤（例如静脉置管）易导致血栓性静脉炎发生。下肢静脉曲张是目前为止最常见的致病因素，占血栓性静脉炎患者的88%。

分型：①无菌性血栓性浅静脉炎；②创伤性血栓性浅静脉炎；③感染性血栓性静脉炎；④迁移性血栓性静脉炎。

诊断：可通过临床表现诊断，表现为受累浅静脉处疼痛及皮肤颜色改变。触诊时静脉脆而硬。超声是首选影像学检查方法，可以排除深静脉血栓和确定血栓范围。

七、临床应用

DVT是指深静脉内形成的血凝块，常发生于下肢、腹盆腔的深静脉，造成静脉血液回流障碍，并引起一系列的症状（血栓后综合征、静脉瓣膜功能不全和肺栓塞等）。深静脉血栓形成也可能发生于上肢静脉或者门静脉、肠系膜静脉等较罕见的部位。与欧美国家的高加索人种相比，深静脉血栓在亚裔人群的发生率略低，但血栓疾病及其并发症仍然是血管外科最常见的疾病之一。Cheuk等的研究显示：在中国，深静脉血栓及其所引起的肺栓塞的发病率约为0.017%和0.0039%；年龄超过65岁的患者中，血栓与肺栓塞的发病率会上升至0.081%和0.0186%；与血栓及并发症相关的死亡率高至23.8%。

血栓性疾病的发病机制十分复杂，但Virchow在1846年所总结的3个要素基本可以解释深静脉血栓的病理生理改变，即内皮细胞损伤、血液淤滞和血液高凝状态。与深静脉血栓相关的危险因素可以分为遗传性和获得性。遗传性因素包括：缺乏抗纤维蛋白酶、凝血因子V突变、缺乏纤溶酶原、非O型血中凝血因子升高、高同型半胱氨酸血症和抗磷脂抗体综合征。获得性因素则包括：年龄、制动、癌症、外伤、手术、妊娠、肥胖、激素治疗、化疗、血小板减少症、脊髓发育不良和真性红细胞增多症。

下肢深静脉血栓通常起源于小腿部肌间静脉，并向大腿段延伸。一些患者的血栓是由于近心端静脉严重狭窄，导致远心端血液淤滞并形成凝血块，如左髂总静脉压迫综合征（May-Thurner syndrome），这类患者的血栓通常存在于髂静脉、股静脉和腘静脉段。患者的临床症状很大程度取决于血栓的部位和静脉回流受阻的严重程度，常见的症状是下肢疼痛与不对称性的肿胀，而部分患者没有任何症状，所以单纯地通过体格检查难以准确可靠地判断患者的下肢深静脉是否有血栓形成。相比之下，超声在诊断下肢深静脉血栓方面具有重要的临床意义，医师可以利用超声准确地检测到血栓的位置与范围，其敏感度为88%~100%，特异度为92%~100%。除此之外，超声检查还具有无创性、便捷性、廉价、禁忌证少和风险低等特性，故超声成为下肢深静脉血栓检查的首选方法。

八、报告书写

下肢静脉血栓报告的书写与其他超声诊断报告的书写基本相似。一般项目栏通常包括患者的姓名、年龄、性别、门诊号、住院号、超声号、适应证、病史及检查报告时间。超声表现的部分是超声扫查时所见信息的总结归纳；书写时需要注意内容简明扼要、重点突出，术语使用准确无歧义（报告中不应该出现或使用“股浅静脉”），对血栓的描述要详细具体。超声提示或结论部分应当明确，如果由于图像欠佳等原因导致诊断不明确时，超声医师应提出做进一步的检查的建议（图3-6-20）。

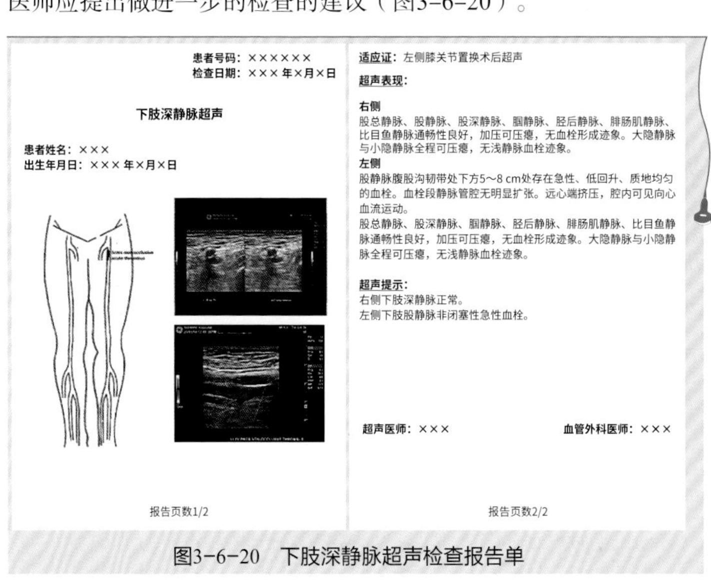
患者号码：××××××
检查日期：××× 年×月×日

下肢深静脉超声

患者姓名：×××
出生年月日：××× 年×月×日

报告页数1/2

适应证：左侧膝关节置换术后超声

超声表现：

右侧
股总静脉、股静脉、股深静脉、腘静脉、胫后静脉、腓肠肌静脉、比目鱼静脉通畅性良好，加压可压瘪，无血栓形成迹象。大隐静脉与小隐静脉全程可压瘪，无浅静脉血栓迹象。
左侧
股静脉腹股沟韧带处下方5～8 cm处存在急性、低回升、质地均匀的血栓。血栓段静脉管腔无明显扩张。远心端挤压，腔内可见向心血流运动。
股总静脉、股深静脉、腘静脉、胫后静脉、腓肠肌静脉、比目鱼静脉通畅性良好，加压可压瘪，无血栓形成迹象。大隐静脉与小隐静脉全程可压瘪，无浅静脉血栓迹象。

超声提示：
右侧下肢深静脉正常。
左侧下肢股静脉非闭塞性急性血栓。

超声医师：××× 血管外科医师：×××

报告页数2/2

图3-6-20 下肢深静脉超声检查报告单

九、要点与讨论

发现血栓并且对其进行性质描述是下肢静脉血栓检查的核心部分。其次，超声医师需要合理利用多普勒超声分析和判断血管的通畅度及血栓所造成的堵塞严重程度。

在股总静脉内发现血栓形成时，应当追踪血栓直至近心端正常的部位，因为静脉血栓的部位及其病因将可能决定临床医疗的方案与策略。当超声检查的结果正常，但患者的下肢疼痛或肿胀时，可能是由其他病变所引起（如血栓性静脉炎、腘静脉压迫、淋巴水肿、蜂窝织炎，Baker囊肿），超声医师应当掌握诊断这类疾病的技巧，进行鉴别诊断。如果超声检查的目的是对血栓溶解随访或者怀疑血栓复发，超声医师应当在尽可能的情况下与患者既往的超声报告进行比较，有助于评估抗凝治疗的效果或识别新鲜血栓的形成。

通常下肢静脉血栓超声检查不包含髂静脉段血栓排查，除非是股总静脉血栓延伸至髂静脉，这类患者通常需要做盆腔静脉的测试，内容包括：下腔静脉、髂总静脉、髂内静脉和髂外静脉。排查下肢静脉血栓时，通常从大腿部位腹股沟韧带处的股总静脉开始，需要扫查股深静脉的末端、股静脉及腘静脉；小腿部位从胫腓干开始，扫查胫后静脉、腓静脉至踝关节部位，同时需要排查腓肠肌静脉和比目鱼肌静脉的血栓形成。胫前静脉与肌间静脉不相通，除非有外伤病史，很少独立出现血栓，所以国际上多数指南对胫前静脉没有固定要求。

当深静脉血管成对出现时，超声医师需验证它们全部可以被压瘪，从而排除单一血管内的血栓形成。有时，存在慢性血栓或纤维化的静脉内径小，超声表现与周围组织相似，容易被忽略，所以超声医师需仔细观察并且记录血管的总数量，以便在超声随访时进行参照对比。除深静脉血栓检查外，一些指南［如美国血管超声协会（SVU）和澳大利亚超声医学协会（ASUM）的下肢静脉血栓超声指南］同样要求对大隐静脉与小隐静脉血栓进行排查。

在临床上，下肢水肿的患者很多，其中有一小部分是由静脉血栓形成所致，但是大部分患者并非由血栓形成所致，可能由于心功能不全、电解质紊乱、淋巴水肿等引起下肢水肿。

下肢静脉血栓诊断需注意与腘窝囊肿破裂、血肿等鉴别。

十、思考题

患者女性，67岁，心律不齐，2年前行双侧大隐静脉激光消融治疗。现左侧下肢复发性静脉曲张，并且伴有水肿和色素沉着。盆腔静脉功能检查提示：左侧卵巢静脉反流且最大内径为8 mm。下肢静脉功能不全超声检查提示：深静脉功能正常无反流，大隐静脉不存在，股隐静脉连接处反流至前副大隐静脉及其属支静脉，前副大隐静脉内径为8 mm（图3-6-21，图3-6-22）。

左腿射频消融术后超声随访发现：股隐静脉连接处出现漂浮状血栓，且股隐静脉连接处上方的股总静脉有高回声、质地不均匀的血栓形成。其他深静脉血管可被压瘪，血流通畅，无血栓形成迹象。

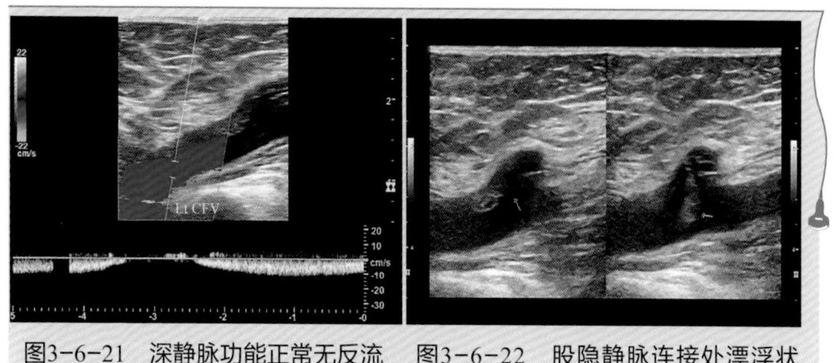

图3-6-21 深静脉功能正常无反流　图3-6-22 股隐静脉连接处漂浮状血栓

问题：血栓形成的机制是什么？如何治疗？

【推荐阅读文献】

[1] NEEDLEMAN L，CRONAN J J，LILLY M P，et al.Ultrasound for lower extremity deep venous thrombosis：multidisciplinary recommendations from the Society of Radiologists in ultrasound consensus conference[J].Circulation，2018，137（14）：1505-1515.

[2] MAZZOLAI L，ABOYANS V，AGENO W，et al.Diagnosis and management of acute deep vein thrombosis：a joint consensus document from the European Society of Cardiology working groups of aorta and peripheral vascular diseases and pulmonary circulation and right ventricular function[J].Eur Heart J，2018，39（47）：4208-4218.

[3] 中华医学会外科学分会血管外科学组.深静脉血栓形成的诊断和治疗指南[J].3版.中华普通外科杂志，2017，32（9）：807-812.

[4] 《中国血栓性疾病防治指南》专家委员会.中国血栓性疾病防治指南[J].中华医学杂志，2018，98（36）：2861-2888.

[5] ZHU C，ZHUO H，QIN Y，et al.Comparison of clear effect and the complications，and short and mid-term effects between ultrasound-guided and non-guided catheter-directed thrombolysis in the treatment of deep venous thrombosis of lower extremity[J].Vascular，2019，27（3）：277-283.

[6] 中国医师协会介入医师分会.下肢深静脉血栓形成介入治疗规范的专家共识[J].2版.中华医学杂志，2018，98（23）：1813-1821.

第七节　上肢透析通路

一、超声解剖概要

（一）透析通路相关动静脉解剖

对透析通路进行术前和术后评估，需要了解临床需求和术式，关注相关动静脉解剖（图3-7-1）。上肢血管常见基础解剖可参考本章第一节“上肢动脉”、第二节“上肢静脉”内容。

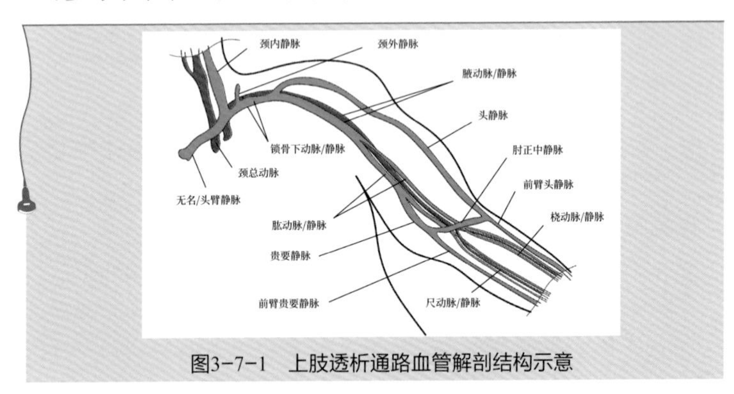

图3-7-1　上肢透析通路血管解剖结构示意

术前评估主要关注动静脉通畅性和管径。对于慢性肾脏病（chronic kidney disease，CKD）患者应该从确诊CKD3期即开始进行上肢血管保护教育，但由于各种原因，患者可能已经进行了上肢静脉穿刺；对于深静脉置管的患者，需关注深静脉回流通畅性及有无中心静脉病变；对于前臂留置套管针的患者，注意浅静脉（头静脉、贵要静脉）有无血栓性静脉炎导致的闭塞、狭窄。CKD患者由于基础病和代谢问题，粥样硬化及钙化病变较常人多见，动脉常见狭窄或闭塞。上肢评估需注意一些常见的解剖变异问题：双肱动脉变异（术后流量测量需注意有无窃血，往往需要2支动脉流量相加）、高肱动脉分叉（往往合并其他动脉管径细）及头静脉、贵要静脉发育细小或者缺如。

长期性血管通路建立首选自体动静脉内瘘（arteriovenous fistula，AVF）。当AVF无法建立时，次选移植物动静脉内瘘（arteriovenous graft，AVG）。带隧道和涤纶套的透析导管（tunnel-cuffedcatheter，TCC）作为最后的选择。原则为先上肢后下肢、先远端后近端、先非惯用侧后惯用侧。上肢AVF优先次序：腕部自体内瘘（桡动脉–头静脉、贵要静脉–尺动脉）、前臂转位内瘘（主要为桡动脉–贵要静脉转位）、肘部自体内瘘（肱动脉–头静脉、肱动脉–肘正中静脉、肱动脉–贵要静脉）。

AVF的解剖主要分为5部分：①动脉流入道（1a.桡动脉流入道、1b.桡动脉流出道、1c.头静脉远心段）；②吻合口；③可使用（穿刺）段；④静脉流出道（4a.头静脉流出道、4b.肘部穿静脉、4c.肘正中静脉流出道、4d.贵要静脉流出道）；⑤中心静脉（图3–7–2）。

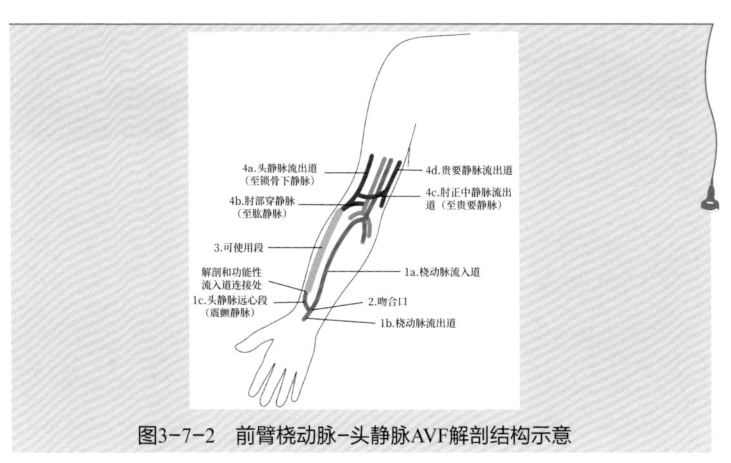

图3–7–2　前臂桡动脉–头静脉AVF解剖结构示意

（二）AVF手术方式

AVF手术方式分为以下3种（图3–7–3 ~ 图3–7–5）。

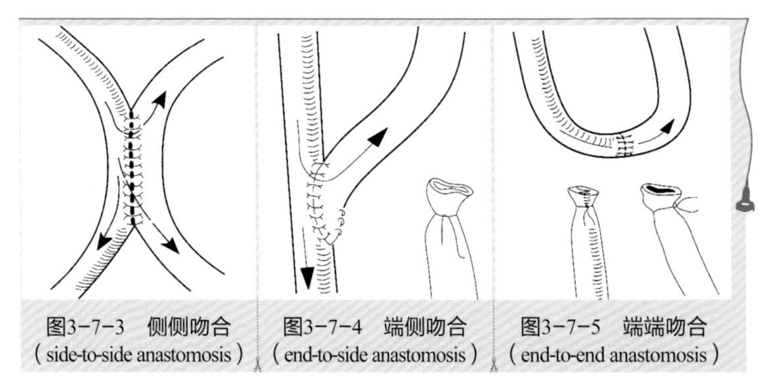

图3–7–3　侧侧吻合（side-to-side anastomosis）

图3–7–4　端侧吻合（end-to-side anastomosis）

图3–7–5　端端吻合（end-to-end anastomosis）

缝合方式主要有3种：间断缝合、连续缝合、内层连续缝合+外层间断缝合。间断缝合有利于吻合口的重塑、扩张，但若针距不均，易漏血，尤其是内层漏血不易补针。连续缝合相对不易漏血，但若吻合口内径小，较易引起吻合口狭窄。内层连续缝合+

外层间断缝合既可减少内层漏血补针，又可以减少单一连续缝合导致的吻合口狭窄。

（三）移植物手术常见方式

移植物手术常见方式有以下2种（图3-7-6，图3-7-7）。

前臂移植物内瘘（U形袢优于直形）、上臂AVG。

本节常见英文词汇对照见表3-7-1。

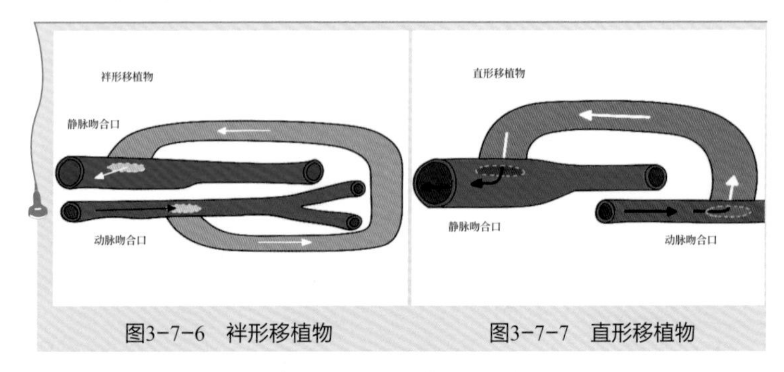

图3-7-6　袢形移植物　　图3-7-7　直形移植物

表3-7-1　常用英文词汇对照

英文简称	英文全称	中文
AVF	arteriovenous fistula	自体动静脉内瘘
AVG	arteriovenous graft	移植物动静脉内瘘
BA	brachial artery	肱动脉
BV	basilic vein	贵要静脉
CV	cephalic vein	头静脉
MCV	median cubital vein	肘正中静脉
RA	radial artery	桡动脉
UA	ulnar artery	尺动脉

二、设备调试

完整的上肢透析通路超声检查，需要根据探测深度和解剖情况选择探头：一般为了清晰显示表浅血管的内膜增生等结构变化，多选择频率相对高的线阵探头，对于流速较高处（量程限制）或者较深处血管，可选择低频的线阵探头。锁骨上窝及胸锁关节处检查锁骨下静脉和无名静脉，可切换小凸阵探头。因通路流速较高，血管壁及组织震颤明显带来彩色闪烁伪像影响管腔检查者，识别结构异常以高分辨二维模式为主，彩色模式辅助以识别低回声内膜增生。

三、相关切面

（一）术前评估

术前评估的内容如下（图3-7-8～图3-7-14，动图3-7-1，动图3-7-2），浅静脉测量需用止血带束臂后于横断面检查，使用“提腕法”轻持探头，避免加压，使静脉横断面显示为圆形。

术前评估可以根据临床需求进行体表描记，特别是重要的解剖变异和术区粗大属支可标记出来。

2019年中国血液透析用血管通路专家共识（第2版）要求：最小动脉内径≥1.5 mm，静脉内径≥2.0 mm（束臂后）。

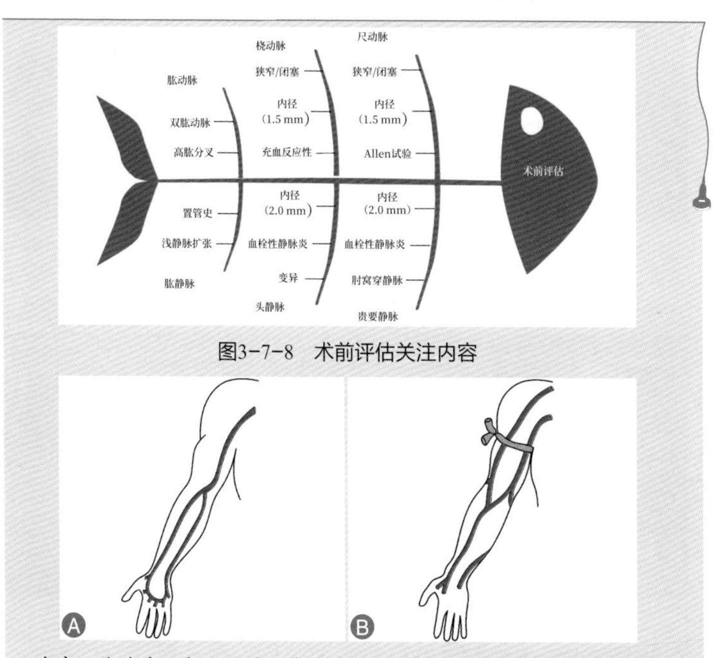

图3-7-8　术前评估关注内容

A.动脉：肱动脉、分叉位置、桡动脉、尺动脉，必要时评估充血反应性；B.静脉：头静脉全程、贵要静脉全程、正中静脉，束臂法测量头静脉和贵要静脉腕部内径，另外根据情况，评估深静脉通畅性。

图3-7-9　上肢动静脉主要评估内容和方法示意

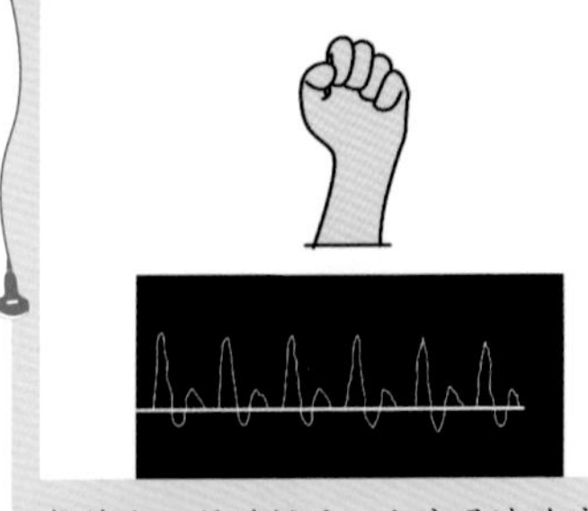

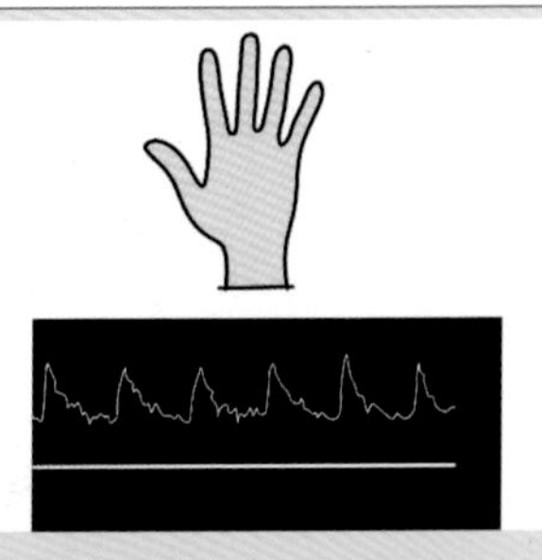

指缺血一段时间后，血液通过动脉的生理性增加。反应性充血可以通过收缩期峰值流速变化和阻力指数来表示。一般认为收缩期峰值流速差>5 cm/s、RI<0.7有意义。

图3-7-10　超声评价充血反应性

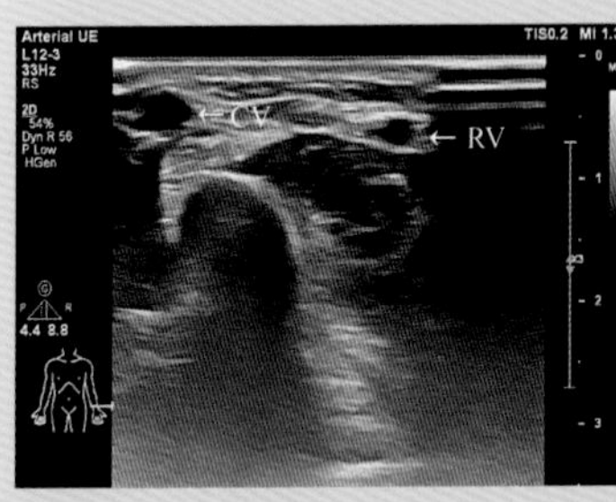

横断面扫查。CV：头静脉，RA：桡动脉。

图3-7-11　腕部桡动脉及头静脉

横断面扫查。BV：贵要静脉，LA：尺动脉。

图3-7-12　腕部尺动脉及贵要静脉

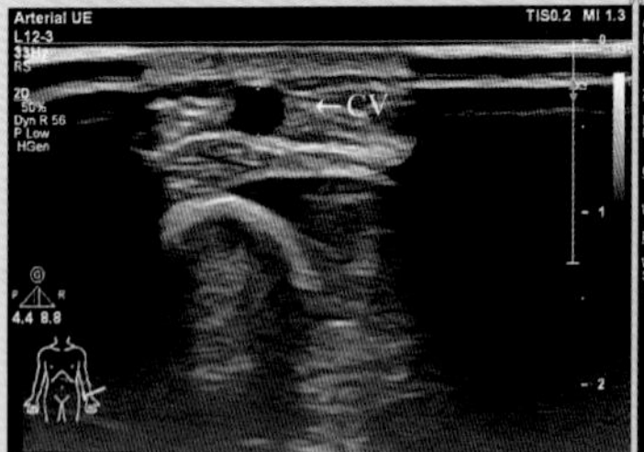

图3-7-13　腕部头静脉

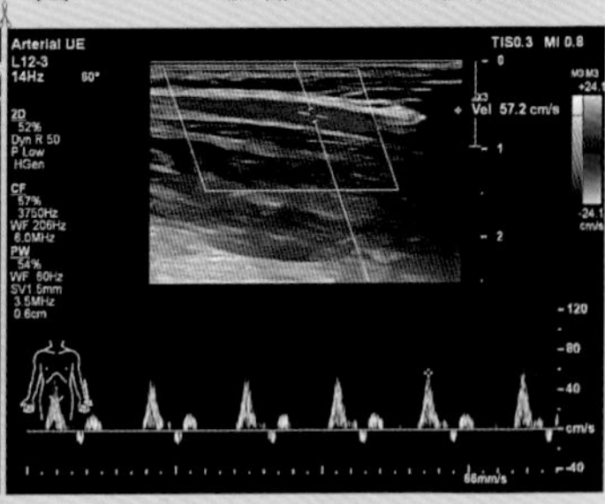

图3-7-14　腕部桡动脉

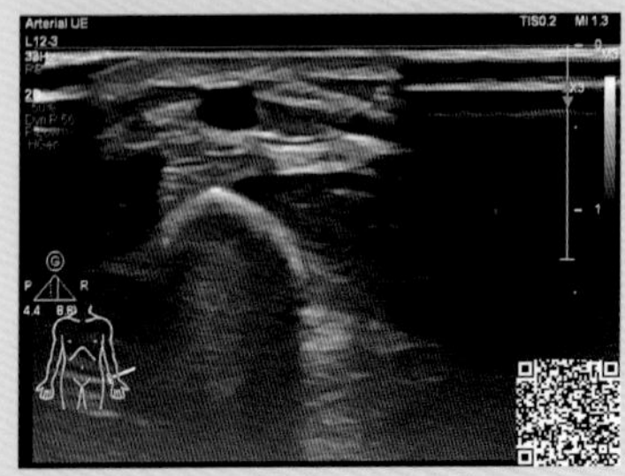

加压探头后变瘪。

动图3-7-1
头静脉

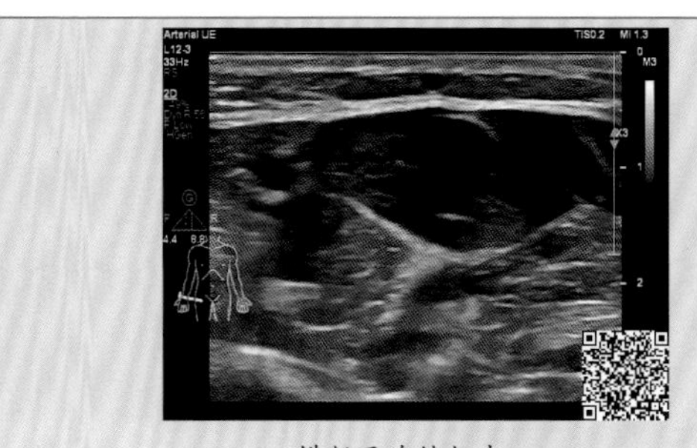

横断面连续扫查。

动图3-7-2　前臂正中静脉

（二）流量测量

流量测量见图3-7-15。

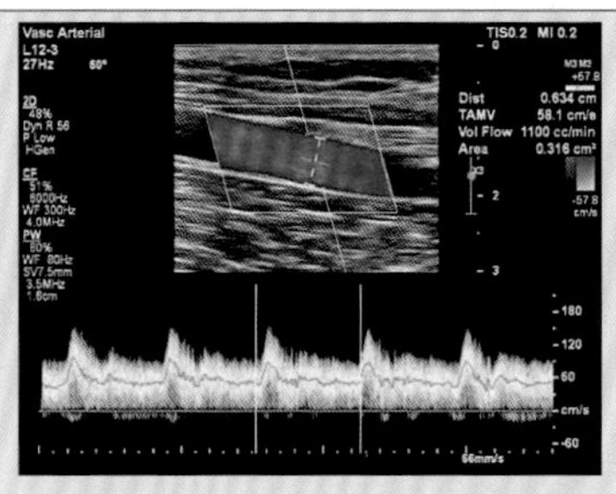

1.肱动脉分叉上方5 cm选择走行平直的肱动脉，踵趾法调整角度；2.二维测量内径并记录（纵断面/横断面），取样容积（SV）覆盖整个血管腔，避开纡曲部位；3.取频谱3～5个心动周期，选择规律的一个周期测量；4.选择测量菜单里的流量功能，判识自动描记的TAMV线，输入内径，获取流量。

图3-7-15　Volume-Flow软件测量肱动脉血流量

（三）吻合口观察

吻合口观察见图3-7-16，图3-7-17。

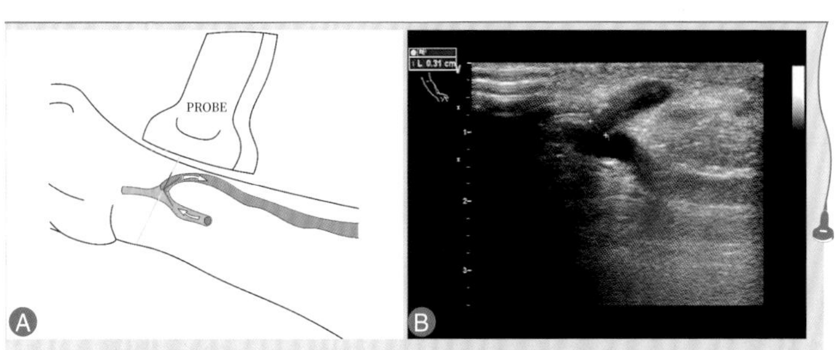

A.静脉吻合口切面示意；B.静脉吻合口切面，显示吻合口直径。

图3-4-16　静脉吻合口切面示意及超声表现

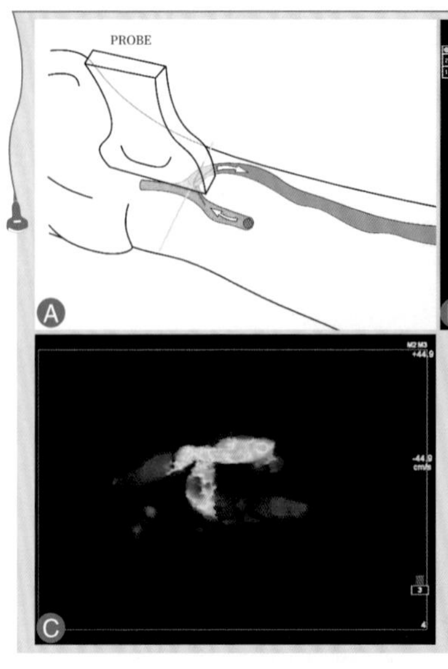

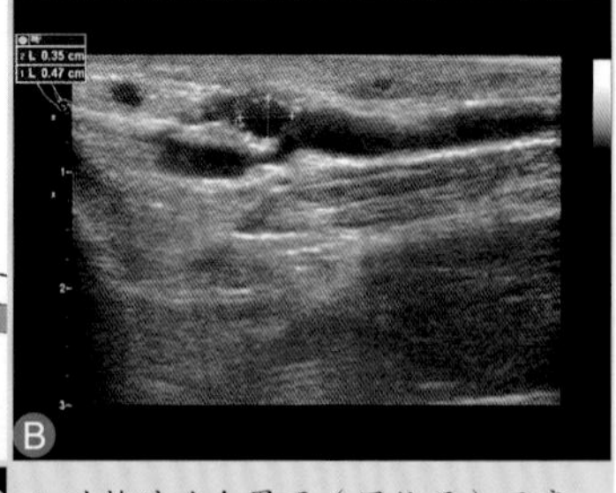

A.动静脉吻合界面（冠状面）示意；B.超声切面显示动静脉吻合界面（吻合口冠状面），此时可见椭圆形“缝线征”，测量长径和短径；C.三维血管成像显示吻合口切面（浅表容积探头）。

图3-7-17
动静脉吻合界面示意及超声表现

四、操作技巧

患者平卧，以通路侧/需评估侧肢体靠近检查者，肢体适当外展。让患者充分暴露上肢和肩胸部位，以方便观察患者体征。检查前询问患者临床情况（插管史、手术计划、手术史、二次手术原因），对患者进行初步体检，视诊血管走行、扩张、塌陷情况，触诊震颤和搏动性增强情况，以方便针对性探查。

五、声像图特征

声像图特征见图3-7-18 ~ 图3-7-40。

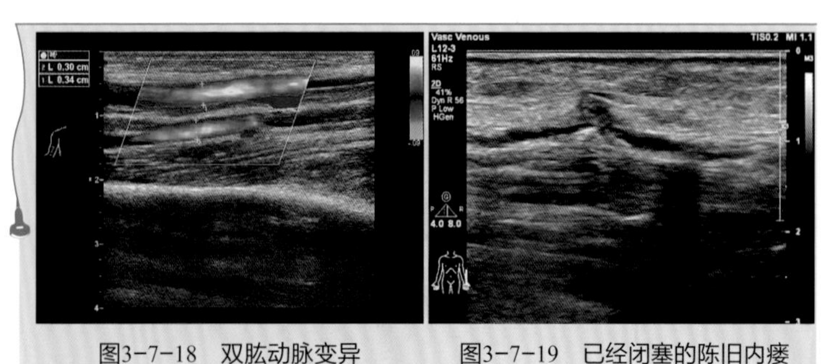

图3-7-18　双肱动脉变异　　图3-7-19　已经闭塞的陈旧内瘘

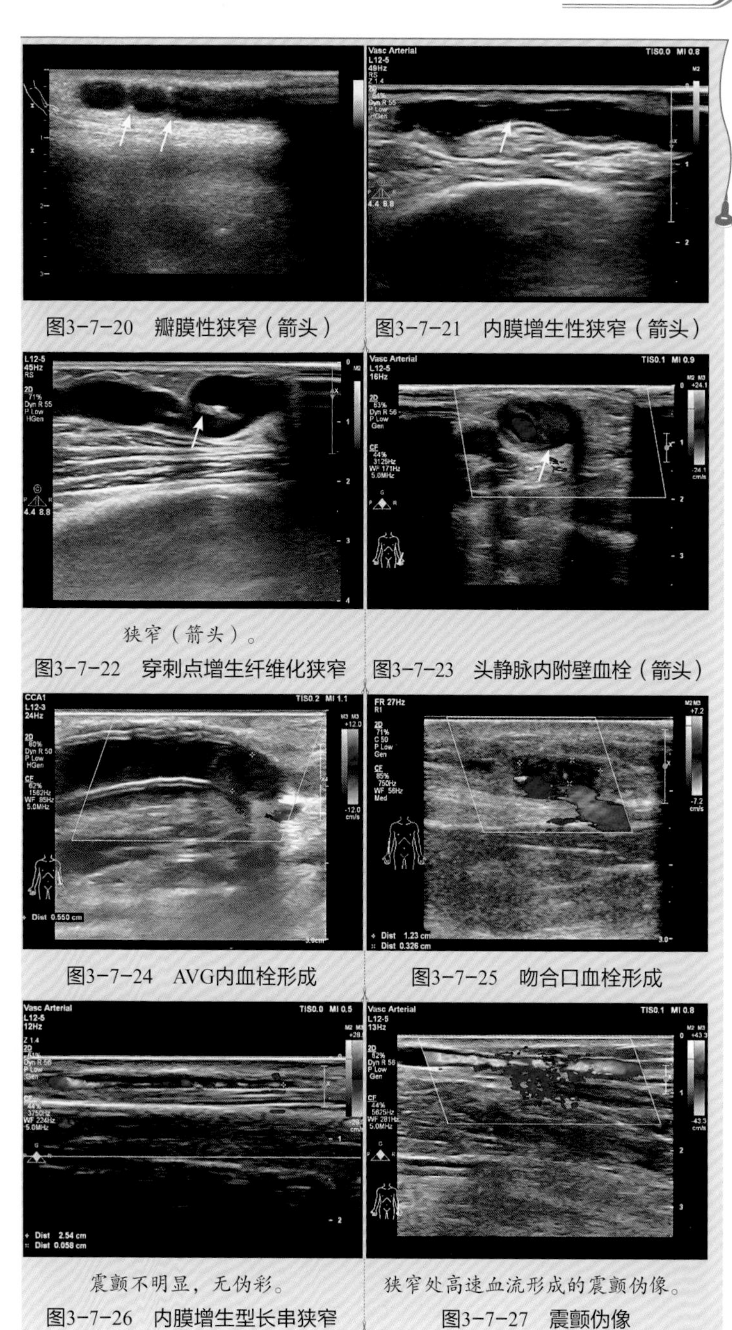

图3-7-20　瓣膜性狭窄（箭头）

图3-7-21　内膜增生性狭窄（箭头）

狭窄（箭头）。

图3-7-22　穿刺点增生纤维化狭窄

图3-7-23　头静脉内附壁血栓（箭头）

图3-7-24　AVG内血栓形成

图3-7-25　吻合口血栓形成

震颤不明显，无伪彩。

图3-7-26　内膜增生型长串狭窄

狭窄处高速血流形成的震颤伪像。

图3-7-27　震颤伪像

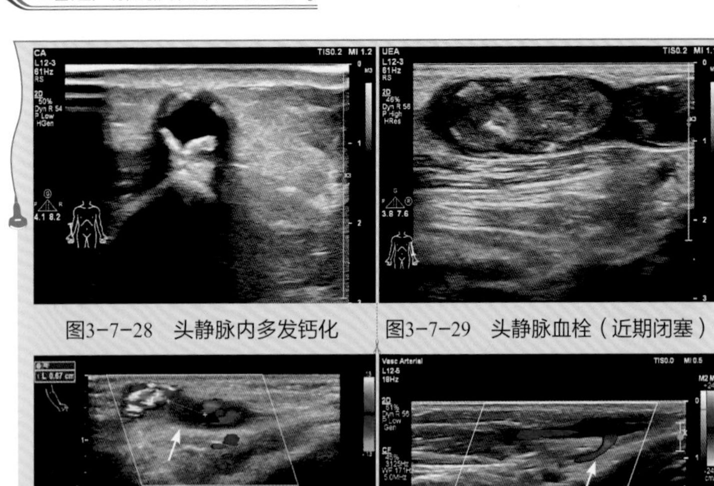

图3-7-28　头静脉内多发钙化

图3-7-29　头静脉血栓（近期闭塞）

狭窄（箭头）。

图3-7-30　桡动脉近吻合口处闭塞

浅→深（箭头）。

图3-7-31　正中静脉穿静脉血流方向

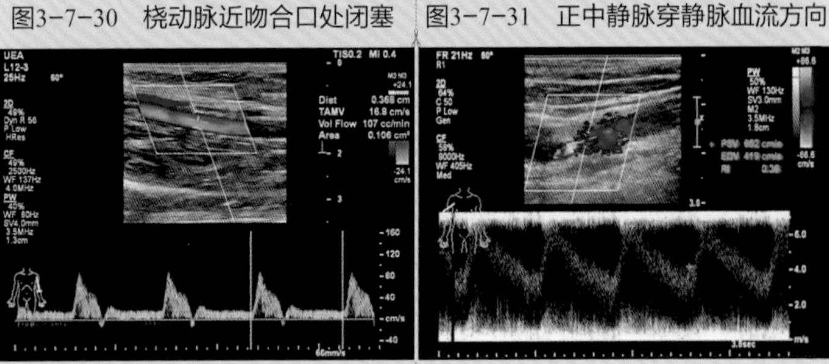

流量明显减低（77 mL/min），肱动脉阻力指数增高。

图3-7-32　失功内瘘

图3-7-33　肱静脉狭窄

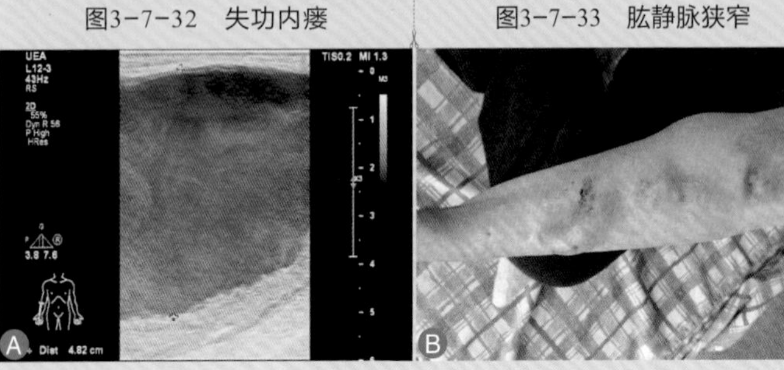

A.二维超声示头静脉瘤样扩张，最大外径48 mm；B.头静脉瘤样扩张体征。

图3-7-34　头静脉瘤样扩张（动脉瘤）

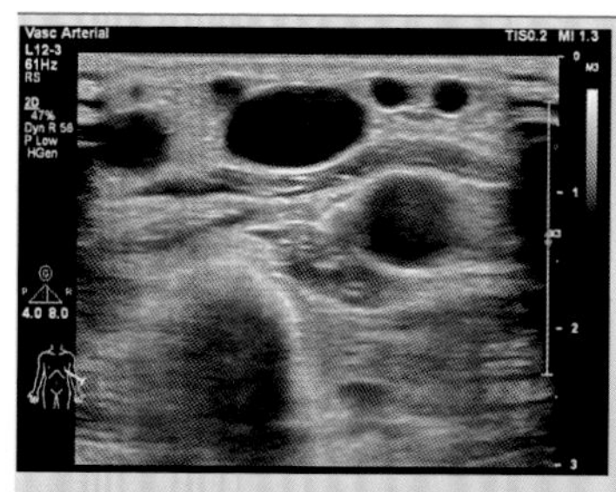

图3-7-35
前臂静脉扩张

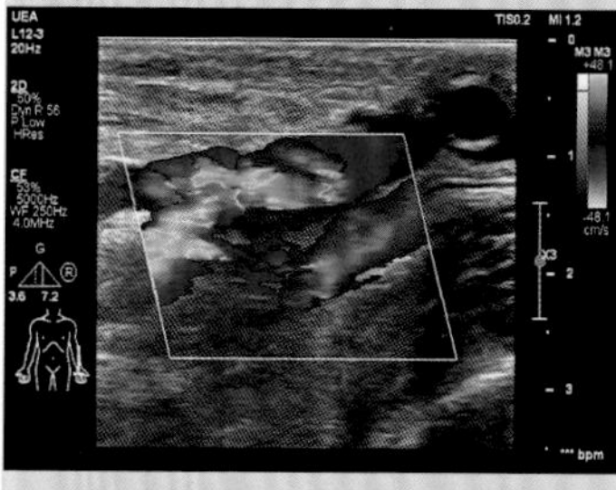

图3-7-36
前臂自发形成的动静脉瘘

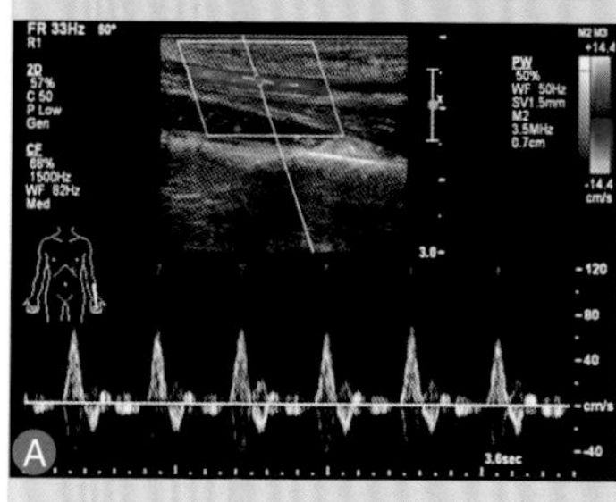

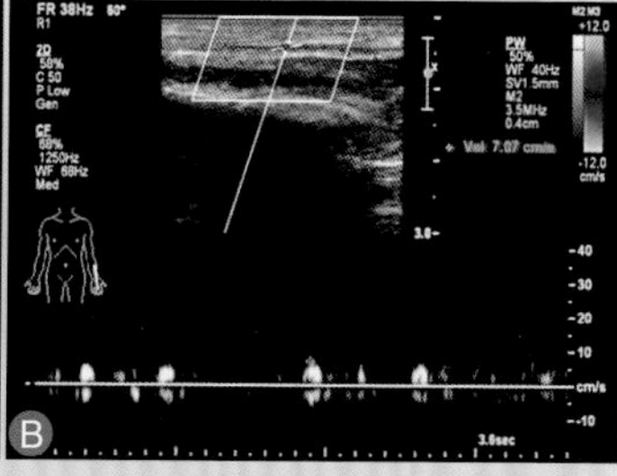

A.尺动脉未参与窃血，表现为正常上肢频谱；B.未窃血的桡动脉流出道表现为正常方向低速高阻频谱。

图3-7-37 无桡动脉盗血现象

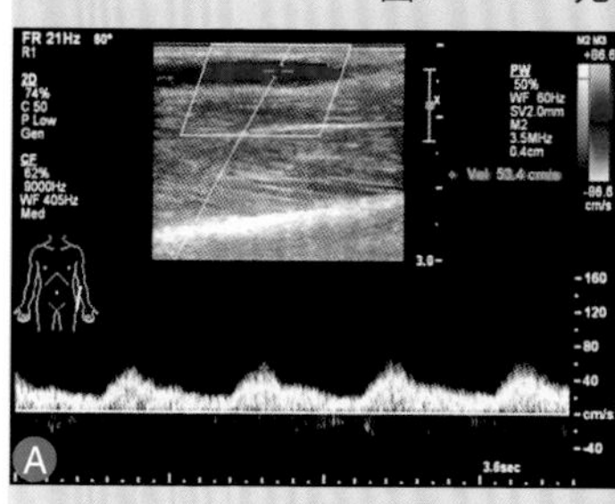

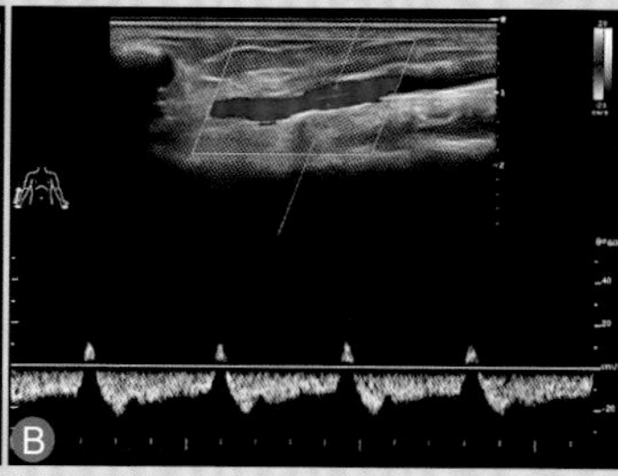

A.参与窃血的尺动脉频谱，呈单相低阻力型；B.桡动脉流出道窃血频谱，大部分反向。

图3-7-38 桡动脉盗血现象

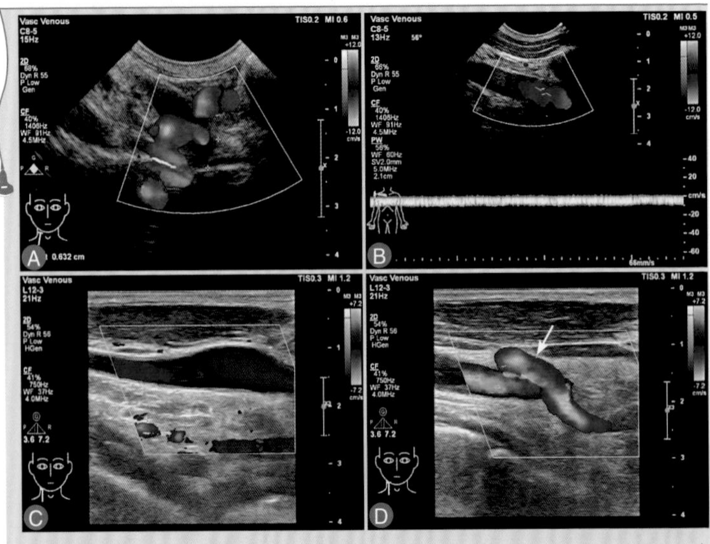

A.CDFI显示右侧无名静脉血栓并闭塞处无血流信号；B.右侧锁骨下静脉频谱呈低速无时相性改变；C.右侧颈内静脉呈双向血流；D.右侧颈内静脉双向血流汇入中段甲状腺静脉（箭头）。

图3-7-39　右侧无名静脉闭塞表现

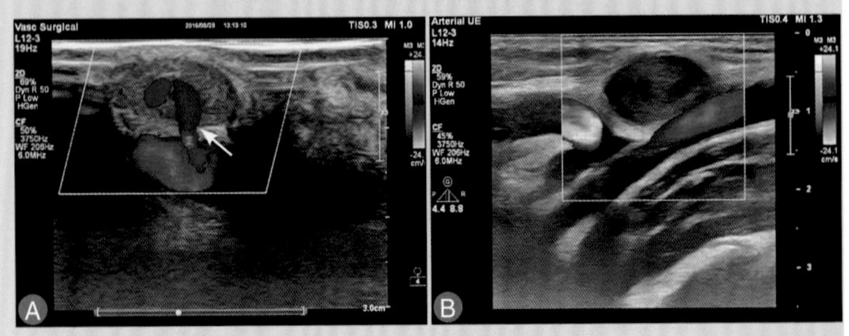

A.AVG旁的假性动脉瘤，可见彩色血流从瘘口处进入瘤腔；B.假性动脉瘤压迫后瘘口闭合，形成血肿。

图3-7-40　假性动脉瘤

六、分析思路

（一）思维导图

通路狭窄诊断思维导图（图3-7-41）、AVF通路病变分析思维导图（图3-7-42）、AVF检查流程演示（图3-7-43）如下。

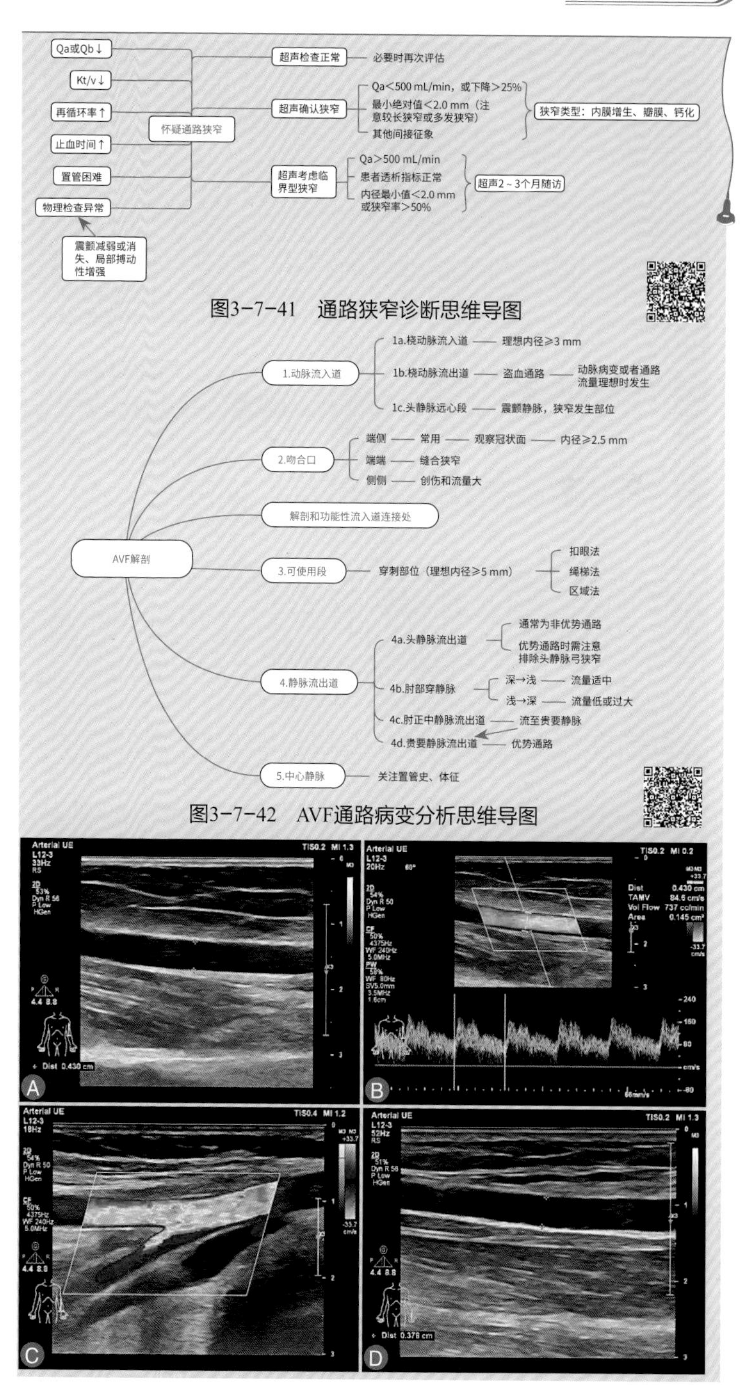

图3-7-41 通路狭窄诊断思维导图

图3-7-42 AVF通路病变分析思维导图

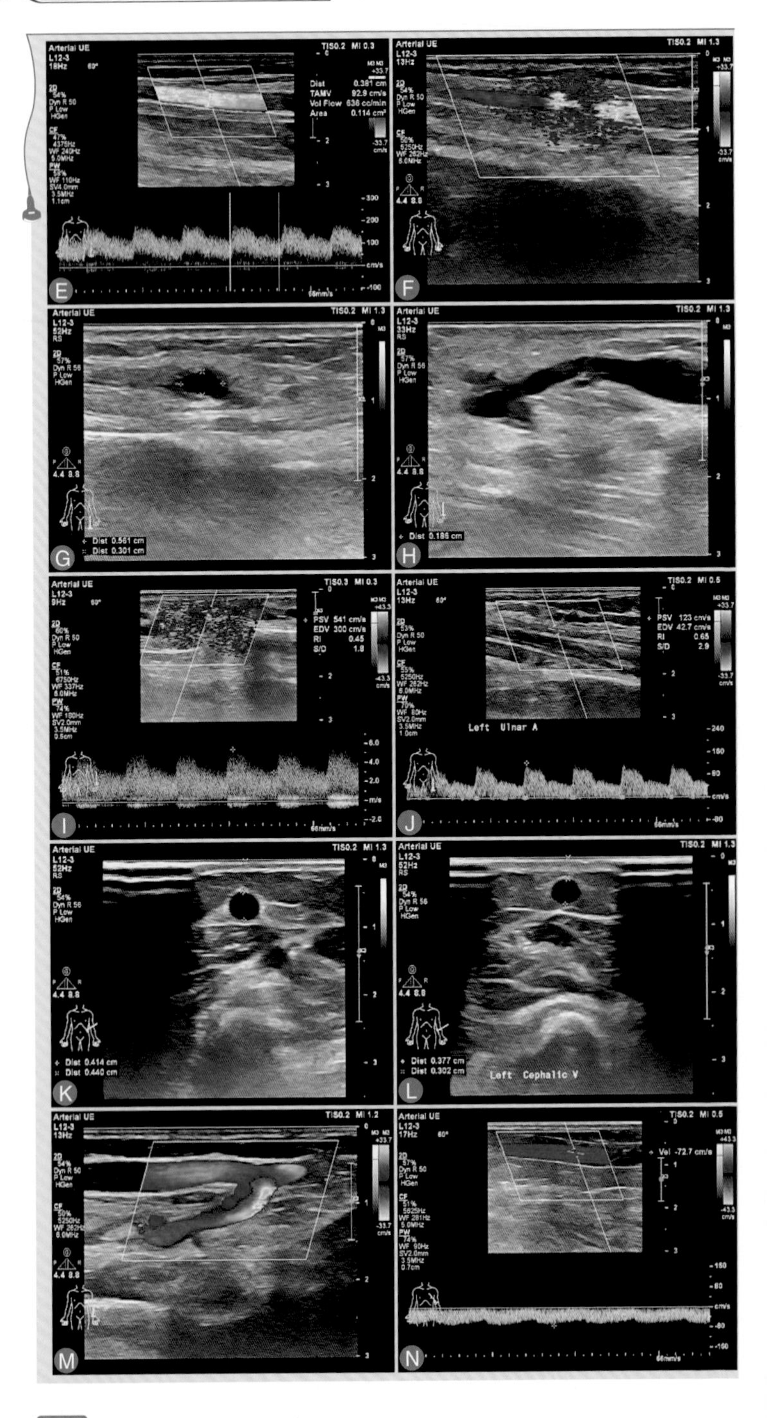
E
F
G
H
I
J
K
L
M
N
Arterial UE
Left Ulnar A
Left Cephalic V

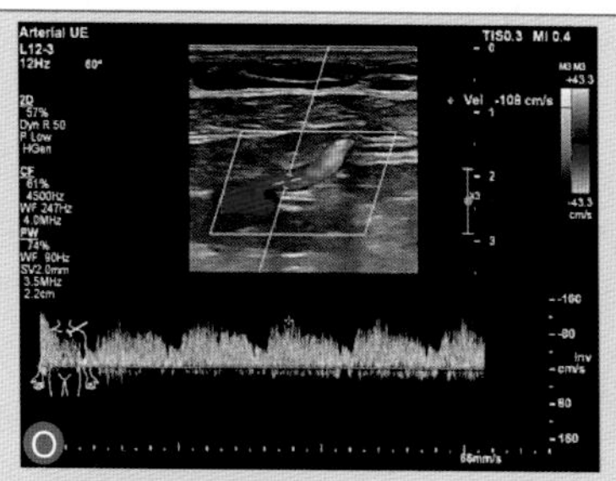

A.肱动脉内径测量；B.肱动脉血流量测量；C.肱动脉分叉处观察；D.桡动脉内径测量；E.桡动脉血流量测量；F.桡动脉流出道窃血现象；G.吻合口（冠状面，5.6 mm×3.0 mm）；H.震颤静脉（最小内径1.9 mm）；I.震颤静脉频谱（PSV 541 cm/s）；J.尺动脉代偿频谱；K.可使用段正中静脉（内径4.1 mm，距皮4.4 mm）；L.可使用段头静脉（内径3.8 mm，距皮3.0 mm）；M.穿静脉（方向：浅→深）；N.静脉流出道动脉化频谱；O.头静脉弓频谱（头静脉穿胸锁筋膜汇入锁骨下静脉处）。

图3-7-43 AVF检查流程演示

（二） 常见血管通路

血管通路分类示意图如下（图3-7-44）。

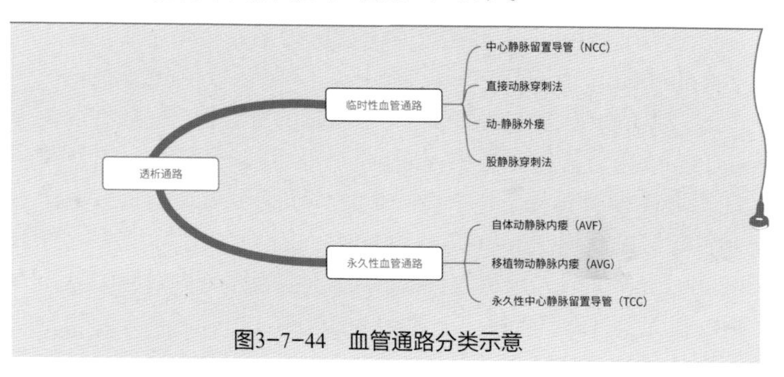

图3-7-44 血管通路分类示意

（三）超声评估透析通路的成熟度

1.作用因素

内瘘的成熟及功能的长期维持与否，是多个环节相互作用的最终结果，包括以下内容。

（1）始动因素：①内瘘手术创伤；②血流动力学变化对血管壁影响；③移植血管的生物相容性；④透析中反复穿刺；⑤氮质血症对内皮功能影响；⑥球囊扩张等血管改建手术对血管损伤等。

（2）继发反应：血管对始动因素产生的生物学反应，主要包括新内膜增生和血管重构。

（3）激化因素：终末期肾病（end stage renal disease，ESRD）患者处于毒素蓄积、氧化应激及微炎症状态，影响机体对始动因素引起血管损伤的反应，常表现为负面促进内膜增生。另外临床荟萃分析显示，年龄、糖尿病、体重指数、吸烟、蛋白摄入量、平均动脉压、巨细胞病毒感染、胆固醇浓度、外周血管病变、手术操作、移植血管材料等因素均可影响内瘘长期通畅率，其可能通过相似的分子机制引起内瘘功能障碍等病理改变。

2.超声检查

内瘘成熟为临床综合判定内容，超声检查可提供相关数据。

（1）美国肾脏基金协会2006 K/DOQI指南中AVF成熟标准为：自然血流量（Qa）>600 mL/min，内瘘静脉内径>6 mm，内瘘静脉前壁距皮肤<6 mm。

（2）中国血液透析用血管通路专家共识（2019）：①AVF成熟定义为Qa>500 mL/min，内瘘静脉内径≥5 mm，内瘘静脉前壁距皮肤<6 mm，易于穿刺，穿刺时渗血风险最小，在整个透析过程中均能提供充足的血流，能满足每周3次以上的血液透析治疗；②血流量不足定义为透析时泵控实际血流量达不到200 mL/min。

（3）Qa是指在AVF侧肱动脉测量的血流量。一般在肘窝上方2 cm或肱动脉分叉上方5 cm附近，采用血流量测量软件测量，注意取样容积需覆盖整个血管管腔。Qa会受到血容量、血压、环境等影响。当Qa<500 mL/min时，血栓形成风险增大，当Qa<200 mL/min时，短期内血栓形成风险增大，Qa≥1500 mL/min时，血流量过高，有患心血管疾病的风险。

（四）超声其他流量测量方法

1.透析通路血流量脉冲波多普勒计算法

由于Qa包含了透析通路血流量和AVF侧前臂生理血流量（40～100 mL/min），2018年ESVS指南提出，以对侧肱动脉血流量代替AVF侧前臂生理血流量，精确计算出透析通路血流量=Qa－对侧肱动脉流量。

2.桡动脉近段血流量脉冲波多普勒测量法

由于窃血发生率高（70%～90%），血液由尺动脉通过掌弓吻合、桡动脉远段流入瘘口，在桡动脉近段测量的血流量小于透析通路血流量，也不够准确。

3.头静脉血流量脉冲波多普勒测量法

2014年AIUM指南提出在头静脉测量，但因头静脉扩张纡曲、内膜增生以及静脉瓣膜等因素，难以找到层流静脉段，另外头静脉内径测量准确性、重复性差，故不作推荐。

4.超声稀释法

超声稀释法是使用单个或两个相配的感应器接在透析器的动、静脉管路上，动、静脉管路反接，人为造成再循环，然后从动脉抽血孔注入一定量的生理盐水。超声感应器通过管路内每个横截面超声信号平均速度的改变，测出注入生理盐水后血液的稀释程度以及顺向和逆向超声信号传送时间的差值，计算出血流量。它不受血泵流量和透析时间的影响，不接触血管通路，是非创伤、安全和可靠的方法。目前国内尚未普及，另外耗材为一次性，成本高。

5.向量速度血流量法

动态向量血流成像V-flow通过多角度偏转发射接收，得到实际血流速度在不同角度超声波束方向的投影，再依据三角函数关系合成实际流速大小和方向，并以向量速度的方式展现结果。基于向量速度计算血流量，无须校正角度且可以减少紊流带来的测量误差，可减少不同医师间的测量误差。但向量速度血流量的使用量程较窄，对于过高及过低流速，应用受限。

（五）透析通路狭窄诊断

以临床最常用桡动脉-头静脉AVF为例，患者透析通路异常时，应该先了解临床情况，通过结构和血流分析，综合判断有无通路狭窄。

1.临床异常

不能满足透析所需的血流量，透析静脉压升高，穿刺困难，透析充分性下降。体检异常：吻合口震颤减弱，狭窄处搏动增强，杂音减弱或消失，静脉扩张，肢体肿胀。

2.超声结构异常

（1）静脉狭窄内径绝对值：静脉狭窄处内径＜1.8 mm，多发/较长狭窄内径＜2.0 mm。不同地区泵控流量不同，中国多在250 mL/min左右；不同单位之间也有差异，因此“静脉狭窄处内径”诊断阈值会有所不同，诊断内径狭窄需同时考虑患者身高、体重因素，本数据采用国内小样本研究结果。多发狭窄时，血流动力学会出现阶梯式明显下降，影响血流量，所以应仔细检查静脉全程。注意探头加压会影响内径和流速测量。

（2）静脉狭窄率：静脉直径狭窄率>50%。此方法与DSA相对应，但由于相邻的近心端及远心端参考静脉（分母）内径变化大，导致狭窄率的变异范围大，影响了此指标的诊断价值。

（3）动脉狭窄：桡动脉流入道狭窄率超过60%～75%。理想成熟通路桡动脉流入道内径一般扩张≥3 mm。

（4）吻合口狭窄：吻合口缝合狭窄少见，其他因素包括血栓、钙化，临床一般认为吻合口最小内径≥2.5 mm。

3.血流动力学异常

（1）肱动脉Qa<500 mL/min或降低>25%。

（2）静脉狭窄处与近心端静脉（下游）峰值流速比值VR：建议采用≥4。既往采用2或3为诊断阈值，特异性很低。

（3）静脉局部的峰值流速，由于受通路流量、血压等因素影响较大，不作推荐。既往文献多采用静脉峰值流速400 cm/s作为诊断阈值，但多与临床实际情况不符合。

（4）肱动脉RI>0.70。理想的通路，肱动脉呈高流速低阻力状态，RI的值多为0.5～0.7。

（5）桡动脉流出道（吻合口以远）血流正向流动（无窃血现象）。理想的通路，因静脉流出道高流量的虹吸作用，桡动脉流出道会出现血流方向逆转的窃血现象；当通路流量下降或者掌弓吻合异常时，窃血现象消失。

（6）肘窝正中静脉处穿静脉血流方向异常：由浅静脉流向深静脉。理想的通路，因静脉流出道高流量的虹吸作用，深静脉血流通过穿支进入静脉流出道；当流量减低或者通路流量过大（静脉流出道过载）时，均可出现穿静脉血流方向改变。

（六）透析通路狭窄诊断注意事项

透析通路狭窄的发生位置：最常见于距吻合口≤2 cm的头静脉段，血流动力学异常造成此段静脉内膜增生与血管重构不平衡引起血管狭窄。其次，发生于头静脉穿刺点、吻合口，也可见于桡动脉、头静脉汇入深静脉处（头静脉弓）、深静脉系统、正中静脉穿支等（图3-7-45～图3-7-47）。

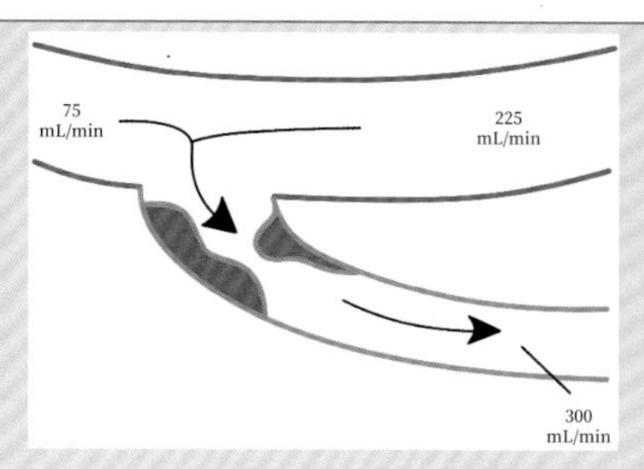

图3-7-45 新生内膜增生型狭窄示意

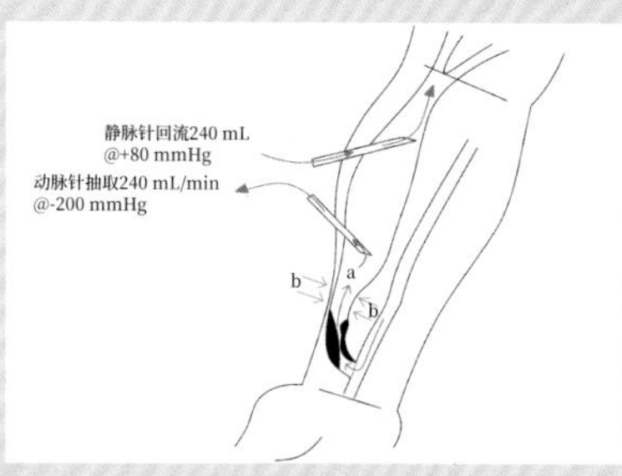

远心端静脉（震颤静脉）严重狭窄，透析泵控流量不能达到在300 mL/min。当转速超过240 mL/min，血流喷射速度（a）通过狭窄处的射流速度增加。根据伯努利方程，90° 时压力与速度成反比，因此，在高速射流（a）后，压力骤降（b），头静脉狭窄之后管道塌陷和闭塞，如“吮吸”。

图3-7-46 流入道严重狭窄影响透析的血流动力学示意

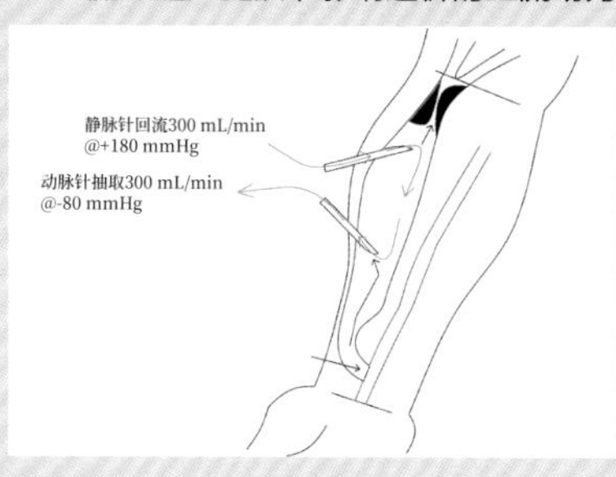

流出道头静脉肘部严重狭窄，透析泵以300 mL/min运行，但静脉回流需要高压（180 mmHg）。因此，压力梯度变成从静脉针（+180 mmHg）到动脉针（-80 mmHg），从而导致血液从静脉针回到动脉针，而不是回到心脏。从动脉流出的新鲜血液和回心的透析血液减少，导致血液再循环和无效透析。

图3-7-47 流出道严重狭窄影响透析的血流动力学示意

能量多普勒、使用超声导声垫、更高频探头等，有助于识别极低回声的内膜增生。注意静脉变异对通路的影响，如头/贵要静脉发育缺如、正中静脉缺如等。透析患者经常出现手肿胀，常由静脉狭窄和属支扩张所致。如果整条上肢肿胀，要排除中心静脉狭窄或血栓。

超声参数并非判断通路情况的唯一指标。通路维护需定期评估及监测动静脉内瘘功能、血液透析充分性等临床指标，重视动态变化。通路评估和监测方案如下：①物理检查；②彩超；③通路血流量监测；④非尿素稀释法测定再循环；⑤直接或间接的静态静脉压检测等。

（七）新生内膜增生

内瘘功能障碍的病理变化主要表现为静脉段持续进展的新生内膜增生（neointimal hyperplasia，NIH）加上血管重塑不足引起血管管腔狭窄，其可导致内瘘血流量降低及局部血栓形成。

AVF的NIH导致狭窄的部位主要在吻合口周围，其组织病理学改变特征如下。①内膜增生：以肌动蛋白（actin）阳性的α平滑肌细胞为主要细胞型，包含丰富细胞外基质，可促使血管管腔变小、静脉流出道狭窄；②在静脉内膜和中膜存在着过度表达的细胞因子和细胞介质，如转化生长因子β（transforming growth factor-β，TGF-β）、血小板衍生生长因子（platelet-derived growth factor，PDGF）、内皮素（endothelin）等；③中膜增厚；④外膜纤维化，有新生小血管生成。

最终的内瘘狭窄取决于血管内膜增生和血管重塑之间的平衡（表3-7-2）。

（八）手肿胀综合征

引起手肿胀的原因如下。

1.感染

AVG常见，单纯抗感染治疗效果欠佳，绝大多数需要部分或全部切除移植物。

2.血栓

好发于吻合口和流出道，也可见于AVG内。

3.血肿

分为血清肿和血肿。血清肿为无菌性血清样液体聚集在人造血管周围，液体外周由无分泌性的纤维软组织假包膜包裹。由于穿刺出血，在血管周围形成血肿，与内瘘血管相通，伴有搏动称为假性动脉瘤，其瘤壁是血肿机化后形成的纤维壁，活动瘤腔通过瘤颈与血管相通，当瘤颈瘘管闭合后，形成血肿并逐渐机化。

4.头静脉等流出道狭窄引起的属支扩张

头静脉弓、肱静脉、腋静脉等少见狭窄部位。

5.中心静脉高压

中心静脉狭窄所致。

6.前臂动静脉瘘

非手术内瘘，可为自发或创伤形成的动静脉瘘。

表3-7-2 内膜增生和血管重塑所致不同流量状态

轻度内膜增生＋无重塑	内膜明显增生＋过度重塑	轻度内膜增生＋适度重塑
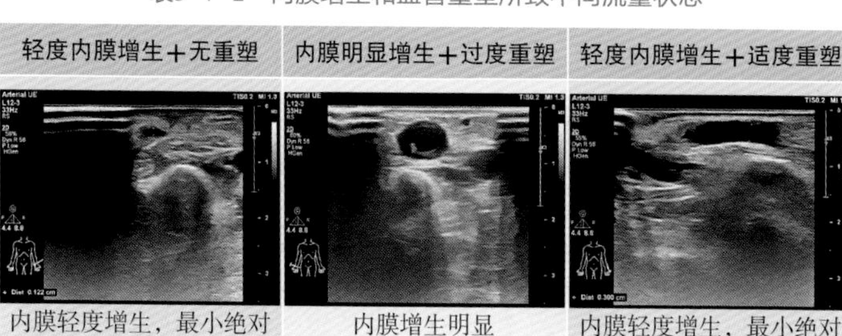		
内膜轻度增生，最小绝对内径 1.2 mm	内膜增生明显	内膜轻度增生，最小绝对内径 3.0 mm
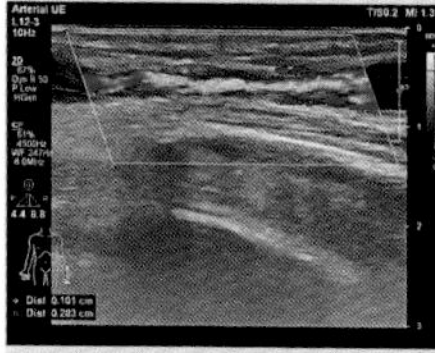	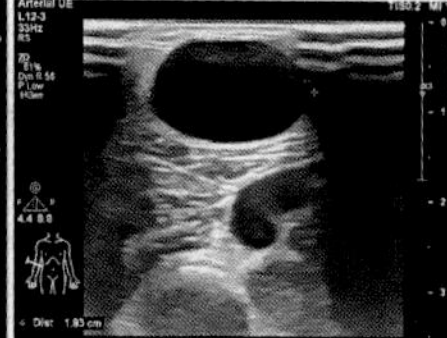	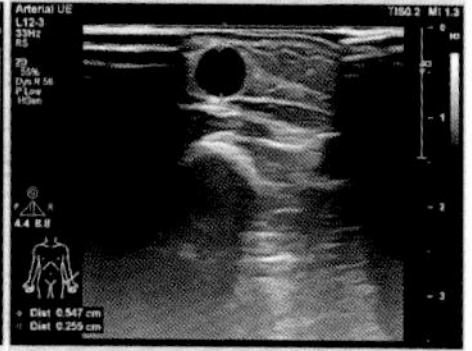
纵断面显示狭窄血流，管腔无重塑	过度重塑，可使用段内径 19.3 mm	适度重塑，可使用段内径 5.5 mm
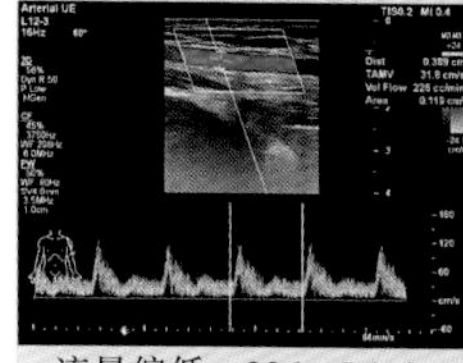	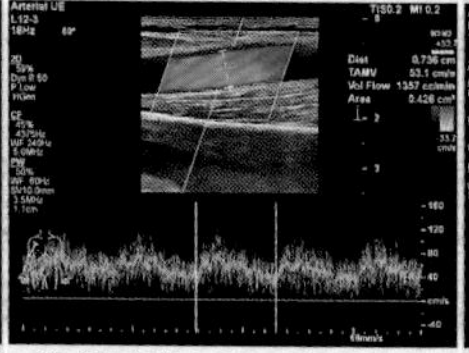	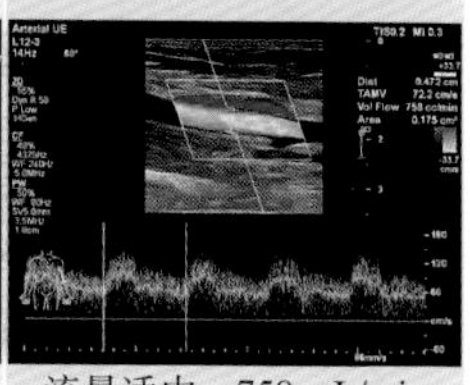
流量偏低：226 mL/min	流量偏高：1357 mL/min	流量适中：758 mL/min

（九）中心静脉病变

中心静脉是所有血管通路的最终回路，中心静脉疾病可引起严重的静脉高压征、影响血管通路的使用，成为血管通路并发症中的难题。如内瘘成形术后2周仍有肢端水肿，或内瘘使用过程中出现内瘘侧肢体水肿、胸壁静脉曲张等，应行影像学检查评价中心静脉是否通畅。

超声评估中心静脉声窗受限，既往资料指出其为非首选方法。但切换探头（小凸阵探头）可以改善声窗，结合血流频谱分析可诊断无名静脉病变。左侧无名静脉走行较长，超声难以显示全程。

锁骨上窝的锁骨下静脉是静脉狭窄的常见部位，即锁骨下静脉弯曲连接颈内静脉处。这一节段通常包含一个瓣膜，可因小叶纤维化而致狭窄。于锁骨下探查可显示锁骨下静脉远心段2/3，容易成像，但不易发生狭窄；于胸锁关节上方探查锁骨下静脉，可显示锁骨下静脉近心段1/3，但需要切换探头（小凸阵探头）并适当调整角度，另外对锁骨下静脉血流的多普勒波形分析可为近端梗阻提供线索。

当无名静脉发生严重病变时，除远心端频谱改变，血流方向往往因侧支开放情况而改变。

（十）超声引导下通路介入治疗

超声引导下通路介入治疗包括单纯球囊扩张术、导管溶栓联合球囊扩张术、球囊扩张术联合支架植入等微创治疗手段。与DSA相比，超声引导介入治疗有以下优势：①对设备和场所要求不高，甚至可进行床边治疗；②血栓形成时DSA造影难以显示血管腔内情况，而超声可清晰显示血管内外结构和血栓情况；③操作中可实时显示器材与血管之间的关系，减少并发症；④超声波本身具有加速血栓溶解的作用；⑤无须造影剂，无辐射伤害；⑥费用相对低廉。

1.导管溶栓术

导管溶栓是经皮穿刺放入溶栓导管进行脉冲喷射药物机械式溶栓，导管前部的溶栓段上有若干小孔，注射的溶栓药物会经小孔喷出进入血栓，同时脉冲式注射使得喷射出的药液对血栓具有一定的机械力作用。

与手术相比，导管溶栓术的优点包括：①出血少，创伤小；②耗时短，一般30～60分钟即可；③可更方便地同期行PTA术处理狭窄；④不用暴露移植血管，感染率低。

2.超声引导下经皮腔内血管成形术

超声引导下经皮腔内血管成形术（percutaneous transluminal angioplasty，PTA）是对内膜新生组织暴力撕裂而扩张血管，是不规则的撕裂，在扩张狭窄血管的同时也会损伤血管，促进血管内膜狭窄加重，因此不建议在不具备PTA指征时行PTA。需要影像学检查和临床表现相结合，综合判断合适的时机进行PTA。准确把握PTA时机非常重要，延迟PTA会导致内瘘狭窄血栓形成，内瘘失功。

2019年中国血液透析用血管通路专家共识（第2版）指出PTA的指征为局部狭窄率超过附近正常血管管径的50%并伴以下情况：内瘘自然血流量＜500 mL/min；不能满足透析处方所需血流量；透析静脉压升高；穿刺困难；透析充分性下降；内瘘出现异常体征等。

球囊直径需根据束臂后与狭窄血管相邻的血管的内径来决定，一般选择直径为4～7 mm的球囊导管（有文献建议选择与狭窄血管相邻的血管内径1.1倍的球囊进行扩张）。

PTA步骤如下。

（1）物品准备：穿刺配件（含穿刺针、导丝、穿刺鞘）、导丝、压力泵、肝素、无菌生理盐水、球囊导管、注射器、利多卡因、手术包。

（2）术前准备：皮肤表面消毒、建立无菌区，使用无菌套包裹探头。

（3）预冲：内外冲洗冲穿刺配件内所有物品（6250 U肝素钠＋250 mL生理盐水），安装血管鞘。

（4）麻醉：局部麻醉穿刺部位及（或）预扩张部位。

（5）经皮血管穿刺：将穿刺针经皮穿刺，观察穿刺针尾端回血，确认穿刺针进入血管。

（6）置入穿刺鞘内导丝：沿穿刺针尾端送入导丝，撤出穿刺针。

（7）置入血管鞘：沿导丝置入鞘管通过狭窄处，撤出导丝。

（8）交换为35亲水超滑导丝（直径为0.89 mm），使导丝通过吻合口、桡动脉进入肱动脉以提供足够支撑力；注射2500 U肝素钠，预防血栓形成。

（9）准备球囊（去除保护套）、压力泵，肝素盐水冲洗（沿导丝端），压力泵抽取生理盐水并排气。

（10）盐水纱布湿润并清洁35导丝，沿导丝置入球囊，超声观察球囊到达狭窄处。

（11）将压力泵与球囊连接，抽出负压，加压至适当压力后（过程中可见切迹），维持1分钟，释放压力，可以反复多次扩张。

（12）观察无血肿，撤出球囊导丝。观察扩张良好，横断面连续扫查血肿/血栓。

（13）测量超声参数（内径、流速、流量）。

（14）术后可选择荷包缝合或弹力绷带/胶布加压。

（15）清洁皮肤，触摸震颤良好。

七、临床应用

透析通路是患者的生命线，随着我国终末期肾病发病率的增加和医疗水平的发展，透析人数快速增长。长期的血流透析依赖于对永久性的且功能良好的血管通路进行有效地监测与维护，如何维护内瘘和延长使用寿命成为临床关注的重要问题。除了选择合适的时机建立血管通路，并且能够选择最佳的方法和理想的部位制作血管通路外，及时地评估血管通路的功能，有效监测内瘘血流量，采用正确的方法解决血管通路并发症，才能更好地维护血管通路的功能。

八、报告书写

（一）透析造瘘术前上肢血管评价

描述：

（头静脉、贵要静脉用束臂法检查）

左/右侧上肢血管探查：

内径__mm，PSV__cm/s。

肱动脉：

桡动脉（近腕部）：

尺动脉（近腕部）：

头静脉（近腕部）：

贵要静脉（近腕部）：

动脉内膜呈平滑线状，未见斑块回声，局部管腔无变窄。CDFI未见局部彩流充盈缺损及湍流。频谱形态正常，流速无增高或减慢。肱动脉分叉水平位于肘窝下方。

头静脉、贵要静脉走行正常，内未见异常回声，未见异常属支/解剖变异。

肱静脉、腋静脉、锁骨下静脉的静脉内径未见明显增宽或变窄，血流充盈好，未见异常回声。

结论：

左/右上肢所探测血管未见明显异常。

（二）前臂透析内瘘术后成熟度评估（以桡动脉-头静脉内瘘为例）

描述：

左侧前臂动静脉内瘘（术后__周）探查：

动静脉内瘘位于前臂近腕侧，侧侧/端侧/端端吻合，内瘘内径__mm×__mm（冠状面），PSV__cm/s。

肱动脉内径__mm，流量__mL/min；桡动脉内径__mm，流量__mL/min。

桡动脉流出道血流方向逆转，PSV__cm/s。尺动脉频谱形态改变（代偿），呈单相低阻型。

头静脉走行正常，可使用__段头静脉最宽处内径__mm（距体表__mm），正中静脉最宽处内径__mm（距体表__mm），内未见异常回声，频谱呈动脉化毛刺状。

穿静脉方向：深→浅。

结论：

左侧前臂动静脉内瘘术后__周，血流通畅。

桡动脉流出道窃血现象。

（三）静脉流出道狭窄

描述：

左侧前臂动静脉内瘘探查：

动静脉内瘘位于前臂近腕侧，侧侧/端侧/端端吻合，内瘘内径__mm×__mm（冠状面），PSV__cm/s。

肱动脉内径__mm，流量__mL/min；桡动脉内径__mm，流量__mL/min。

桡动脉流出道血流方向正常。

头静脉走行纡曲，多处瘤样扩张，于距离吻合口__mm处可见低回声增厚/高回声突起/强回声附壁，狭窄长度约__mm，残余管径__mm，最大流速__cm/s，狭窄前/后流速__cm/s。

穿静脉方向：浅→深。

结论：

左/右侧前臂动静脉内瘘术后__个月，内瘘流量减低。

头静脉近吻合口处狭窄（内膜增生/瓣膜型/钙化）。

九、要点与讨论

透析通路评估需更密切关注患者临床情况和体征，术前评估时询问有无静脉穿刺置管史、起搏器置入史以及既往手术史，观察有无胸壁静脉曲张、手臂肿胀等。术后评估更重要的是关注通路功能，任何物理检查、血流量测定或静态静脉压有持续异常时，需尽快做影像学检查评估。学会常用的物理检查方法，识别震颤和搏动情况，辅助搏动增强试验、举臂试验，对诊断通路病变事半功倍，具体可参考中国血液透析用血管通路专家共识。

临床干预指征为局部狭窄率超过附近正常血管管径的50%并伴以下情况：内瘘Qa＜500 mL/min；不能满足透析处方所需血流量；透析静脉压升高；穿刺困难；透析充分性下降；以及内瘘出现异常体征等。所以超声评估通路功能，可将病变分为干预型狭窄和临界型狭窄，对功能正常的内瘘探查到的狭窄病变归于临界型狭窄，进入随访工作。须知超声脉冲波多普勒法计算血流量影响因素较多，并非绝对指标，需根据患者的临床情况和透析上机情况综合考虑，制定下一步方案。

十、思考题

患者男性，74岁，AVF术后16个月，震颤减弱（图3–7–48）。行CDFI检查，结果如下。

左侧前臂动静脉内瘘探查：

动静脉内瘘位于前臂近腕侧，端侧吻合，内瘘内径2.4 mm，PSV 111 cm/s。

桡动脉内径4.2 mm，流量259 mL/min；肱动脉内径4.7 mm，流量290 mL/min。肱动脉分叉水平位于肘窝下方。桡动脉吻合口以远血流方向正常。

头静脉走行稍纡曲，局部扩张，最宽处位于动脉针穿刺处，内径7.8 mm，前臂可见窗式解剖变异，内壁不光滑，于距离瘘口20 mm处可见增厚，局部管腔狭窄（狭窄A），残余管径1.2 mm，长度2.4 mm，局部流速297 cm/s，狭窄后流速36 cm/s。窗式变异分支1（静脉针穿刺处之前）可见狭窄（狭窄B），残余管径1.1 mm，局部流速177 cm/s，狭窄后流速13 cm/s；窗式变异分支2（穿支静脉之后）可见狭窄（狭窄C），残余管径1.1 mm，局部流速558 cm/s，狭窄后流速61 cm/s。

穿支静脉血流方向：浅→深。

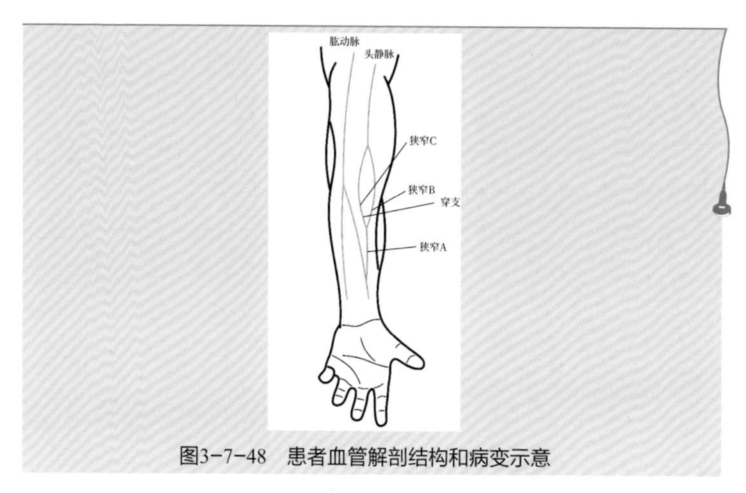

图3-7-48 患者血管解剖结构和病变示意

思考：该患者诊断通路狭窄的依据/征象是什么？

【推荐阅读文献】

[1] CASTRO A，MOREIRA C，ALMEIDA P，et al.The role of Doppler ultrassonography in significant and borderline stenosis definition[J].Blood Purif，2018，46（2）94-102.

[2] 中国医院协会血液净化中心分会血管通路工作组.中国血液透析用血管通路专家共识（第2版）[J].中国血液净化，2019，18（6）：365-381.

[3] 杨雨雯，伍刚.血液透析血管通路临床监测新进展[J].中华肾病研究电子杂志，2020，9（3）：131-134.

[4] MEOLA M，MARCIELLO A，DI SALLE G，et al.Ultrasound evaluation of access complications：Thrombosis，aneurysms，pseudoaneurysms and infections[J].J Vasc Access，2021，22（1_suppl）：71-83.

第4章 腹部

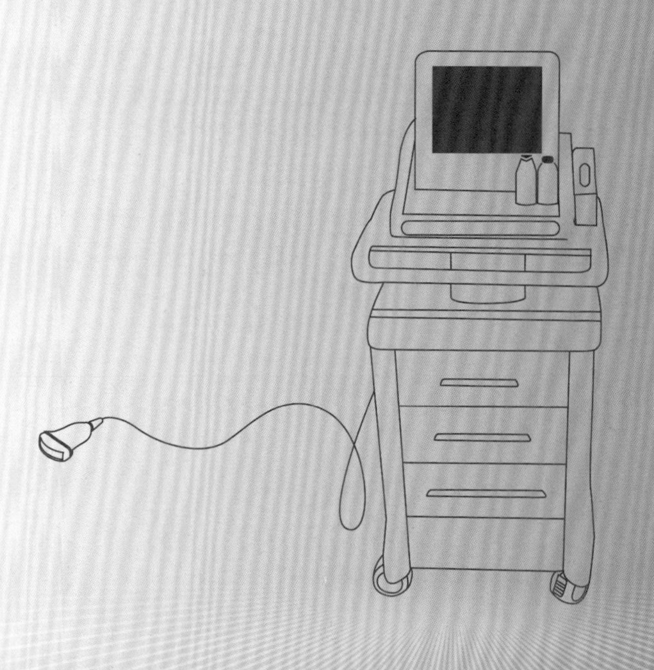

第一节 腹主动脉

一、超声解剖概要

腹主动脉是腹部血管的动脉主干，在第十二胸椎体下缘水平，经膈的主动脉裂孔（所穿裂孔在第十二胸椎前方，是由膈肌脚和正中弓状韧带围绕而成的三角形裂孔）续于胸主动脉（图4-1-1）。腹主动脉的起始部位于脊柱的中线，在下行的过程中，逐渐移至脊柱的左前方，下方平第四腰椎（脐水平的体表位置相当于第三腰椎水平），下缘处分为左、右髂总动脉。腹主动脉分三段：胸骨下缘至肠系膜上动脉起始处水平为腹主动脉近段，肠系膜上动脉起始处至肾动脉水平为腹主动脉中段，肾动脉水平至腹主动脉分叉处为腹主动脉远段。正常腹主动脉从近段至远段逐渐变细，至分叉处最细。腹主动脉平均直径1.5 ~ 2.5 cm，远段常<2 cm。腹主动脉的分支有壁支和脏支之分，脏支远较壁支粗大。

壁支：主要有腰动脉、膈下动脉、骶正中动脉等，分布于腹后壁、脊髓、膈下面和盆腔后壁等处，其中膈下动脉还发出细小的肾上腺上动脉至肾上腺。

脏支分为成对脏支和不成对脏支两类。成对脏支有肾上腺中动脉、肾动脉、睾丸动脉（男性）或卵巢动脉（女性）；不成对脏支有腹腔干、肠系膜上动脉和肠系膜下动脉。

本节常用英文词汇对照见表4-1-1。

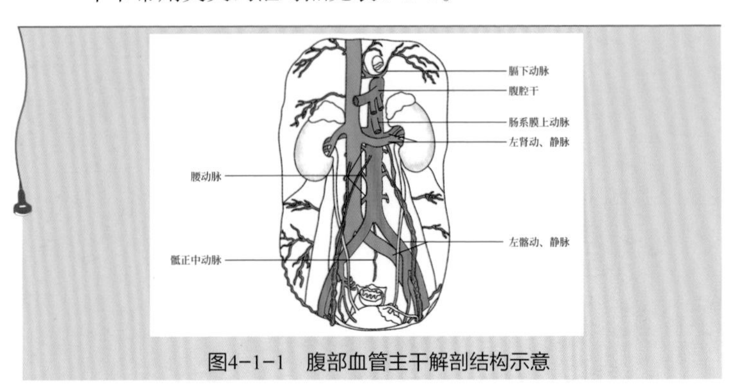

图4-1-1 腹部血管主干解剖结构示意

表4-1-1 常用英文词汇对照

英文简称	英文全称	中文
AAO	abdominal aorta	腹主动脉
CT	celiac trunk	腹腔干 / 动脉
IMA	inferior mesenteric artery	肠系膜下动脉
IA	iliac artery	髂动脉
SMA	superior mesenteric artery	肠系膜上动脉

二、设备调试

采用凸阵探头，探头频率成年患者选择3.5 MHz，小儿及较瘦的患者选择5 MHz。受检者在检查前需要禁食，最好检查前一日晚饭后禁食、禁水8 ~ 12小时。新生儿在临床情况允许下应该在检查前3小时禁食、禁水，婴幼儿在检查前5小时禁食。

三、操作技巧

受检者取仰卧位，仰卧位显示困难者可取左侧卧位从左季肋部冠状切面扫查。检查过程中需根据血管深度和位置的改变随时调节二维增益和时间补偿增益，从而保证良好的图像。聚焦点设置在腹主动脉水平位置。使用CDFI观测血流时，由于腹主动脉位置较深、探头声束能力衰减，血管腔内血流信号充盈可能不佳，通过适当增大彩色增益和降低标尺，可使血管腔内血流显示更加充盈。

四、相关切面

常规沿腹正中线偏左1 ~ 2 cm处，首先选择横切面确定腹主动脉的位置，扫查时可以从上至下，也可以从下至上；然后过渡到纵切面以便行多普勒超声检查。肠积气明显时，可适当加压一段时间，排除气体干扰之后再行检查；或饮水后，通过胃做透声窗以改善腹主动脉上段的图像质量；亦可通过左季肋部冠状切面显示腹主动脉中下段，以减少肠道气体影响。纵切时于肝左叶后方显示的腹主动脉呈一条管状无回声结构（此处腹主动脉较深），从上至下管径逐渐变细，并可见明显的动脉性搏动。横切时可见其位于脊椎中线偏左，呈圆形无回声区。较瘦的患者腹主动脉能清晰显示，肥胖、腹胀及存在大量腹水的患者部分腹主动脉显示不满意。深吸气后屏气利用下移的肝脏做透声窗有助于腹主动脉上段的检查。探头加压可消除部分肠道气体的干扰，并有利于对腹主动脉的观察（图4–1–2 ~ 图4–1–5）。

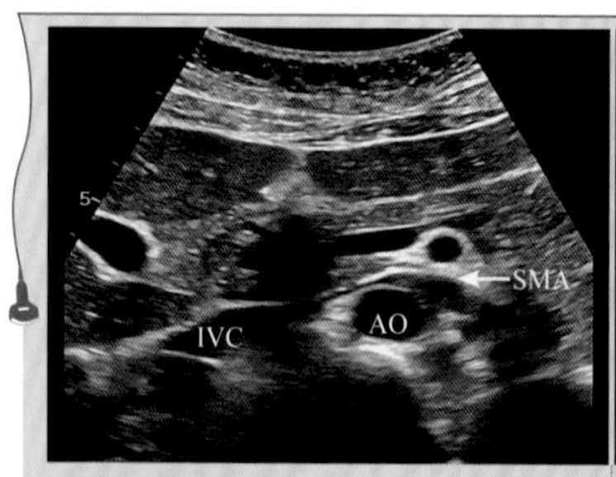

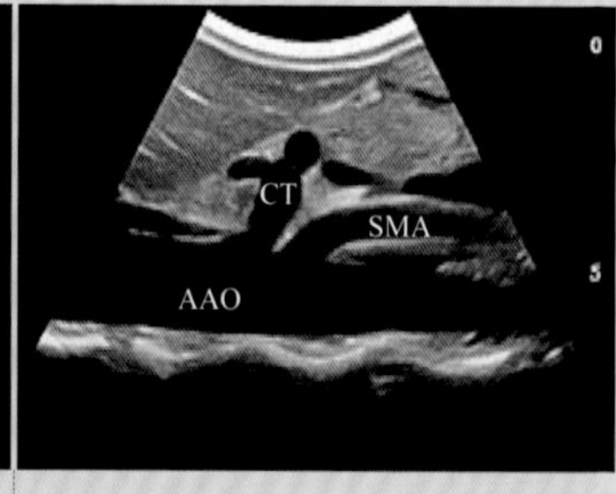

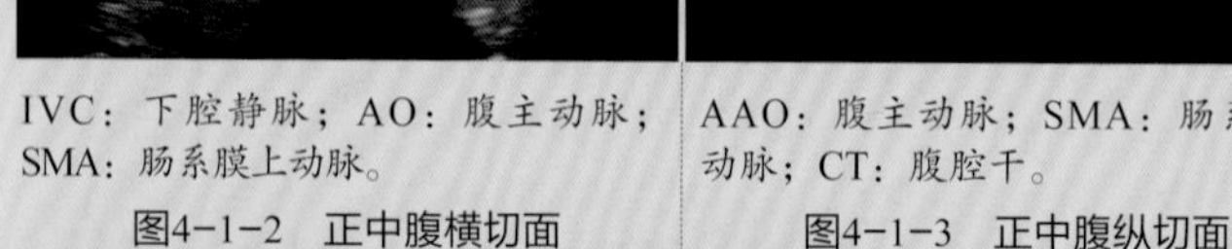

IVC：下腔静脉；AO：腹主动脉；SMA：肠系膜上动脉。

图4–1–2　正中腹横切面

AAO：腹主动脉；SMA：肠系膜上动脉；CT：腹腔干。

图4–1–3　正中腹纵切面

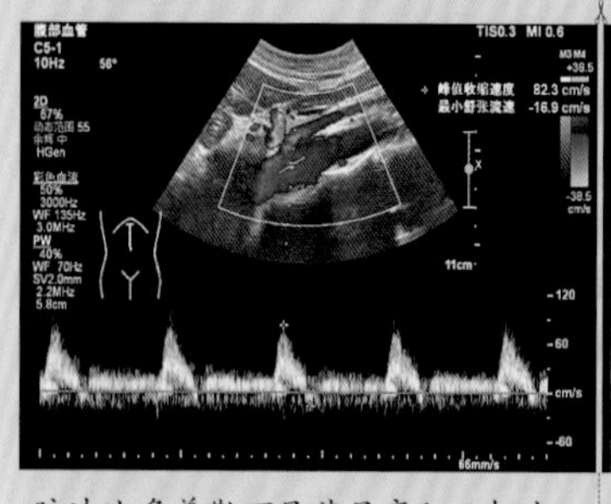

脉冲比多普勒可见其呈高阻三相波。

图4–1–4　正中腹纵切面

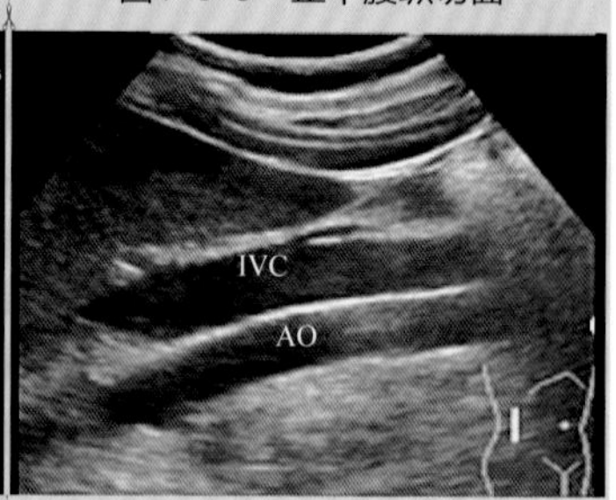

IVC：下腔静脉；AO：腹主动脉。

图4–1–5　正中腹冠状切面

五、临床应用及声像图特征

（一）腹主动脉瘤（真性动脉瘤）

腹主动脉瘤的发生和发展是一个多因素的致病过程，是环境学、遗传学和生物化学等多因素相互影响和共同作用的结果。腹主动脉瘤好发于肾动脉水平以下的腹主动脉（肾动脉下型，约占95%），可累及髂动脉；上段腹主动脉很少发生，一旦发生，有可能与胸主动脉瘤并存（胸腹主动脉瘤）。动脉粥样硬化是引起腹主动脉瘤的常见病因，其他病因包括损伤、感染、先天性动脉中层囊变和梅毒等。流行病学调查发现腹主动脉瘤的危险因素包括高龄、白色人种、家族史、吸烟、高血压、高胆固醇血症等。随着饮食生活习惯的改变，国内发病率逐渐升高，患者多数无明显临床症状，多数是由膨大的瘤体引起的局部症状，以及逐渐增大的瘤体对邻近器官造成的压迫症状，动脉瘤内继发感染产生炎症表现，瘤体破裂引起的出血症状和附壁血栓脱落引起的栓塞事件。

超声诊断标准如下（图4-1-6～图4-1-11，表4-1-2）。

（1）腹主动脉瘤诊断标准：①腹主动脉最宽处外径较相邻正常段外径增大1.5倍以上；②最大径（外径）>3.0 cm。符合以上2个标准之一即可诊断。

（2）局部囊样扩张诊断标准：用来描述动脉扩大，但尚未达到动脉瘤的诊断标准。

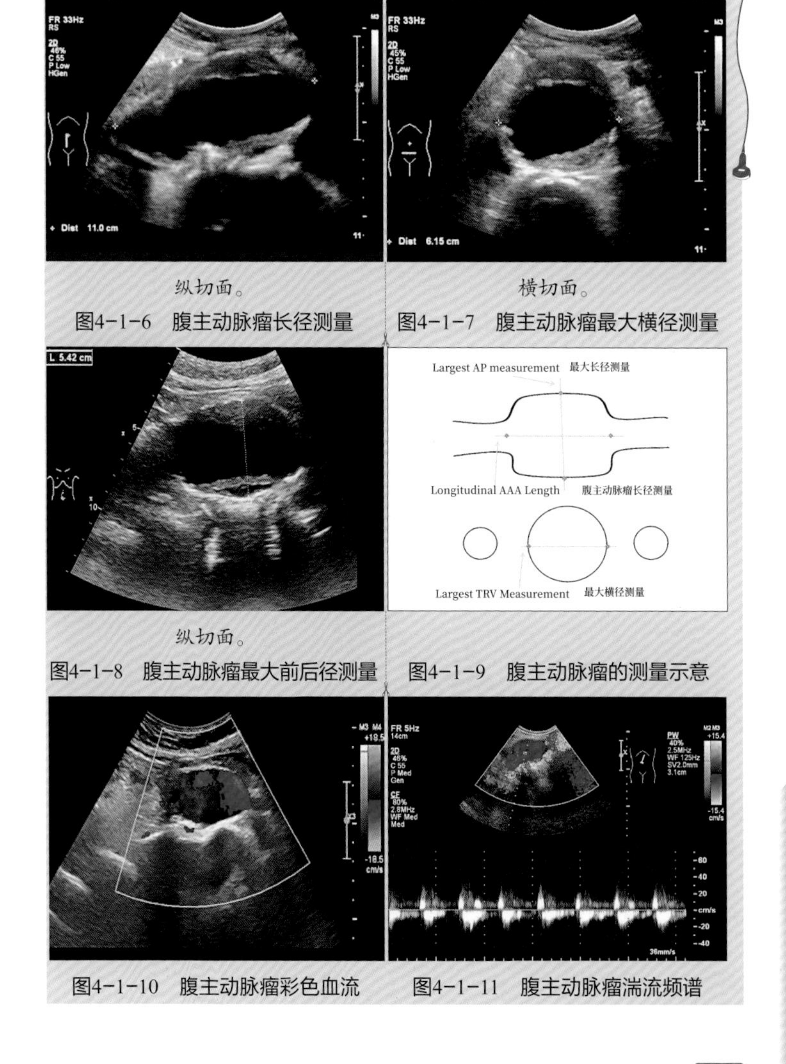

纵切面。

图4-1-6 腹主动脉瘤长径测量

横切面。

图4-1-7 腹主动脉瘤最大横径测量

纵切面。

图4-1-8 腹主动脉瘤最大前后径测量

图4-1-9 腹主动脉瘤的测量示意

图4-1-10 腹主动脉瘤彩色血流

图4-1-11 腹主动脉瘤湍流频谱

（3）对于腹主动脉狭窄，没有特定的诊断标准。如果局部收缩期峰值流速升高100%，可以诊断直径狭窄率＞50%。

表4-1-2　腹主动脉瘤声像图特征

二维超声	彩色多普勒超声	超声造影
①并发附壁血栓时，血栓呈同心圆或偏心性层状分布；②常伴扭曲及粥样硬化斑块；③破裂时腹膜后可见不均质血肿，形成无回声假性动脉瘤腔。	①血流由层流变成湍流，甚至涡流，呈五彩镶嵌的彩色血流信号；②破裂时可见相通。	①瘤腔内及瘤壁造影剂强化；②附壁血栓不强化；③破裂时显示不完整破裂瘤壁，可测量破口大小。

（二）腹主动脉瘤破裂（假性动脉瘤）

腹主动脉瘤患者多数无症状，常因在检查其他临床病变时被偶然发现。少数患者有腹部不适或腹痛。突发剧烈疼痛，往往提示动脉瘤破裂先兆或已经破裂。

腹主动脉瘤破裂可分为：①破裂至腹腔前外侧游离区；②破裂至腹膜后；③破裂至腹膜后囊；④破裂至十二指肠；⑤破裂至下腔静脉（图4-1-12）。

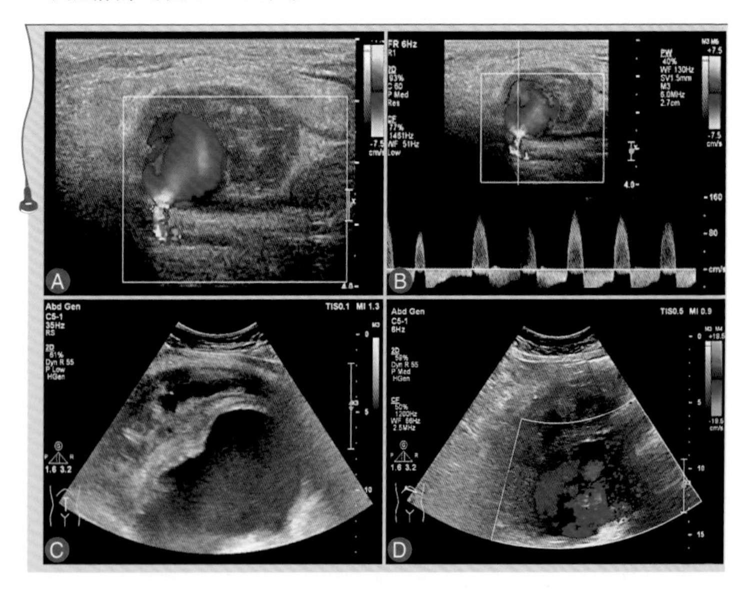

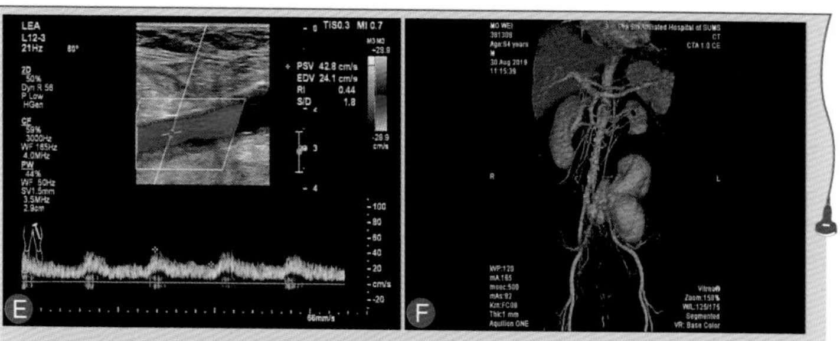

A.腹主动脉瘤破裂形成假性动脉瘤，CDFI显示瘘口处血流；B.腹主动脉瘤破口处双向血流频谱；C.二维超声显示髂动脉瘤破裂形成假性动脉瘤瘤体；D.CDFI显示瘤腔内漩涡状血流；E.同侧股动脉低搏动性血流频谱；F.CTA显示髂动脉瘤并破裂形成假性动脉瘤CTA。

图4-1-12 腹主动脉瘤破裂

（三）腹主动脉夹层

腹主动脉夹层多数继发于胸部主动脉，如果发现腹主动脉夹层，应向上检查胸主动脉及腹主动脉上段。由于超声检查胸主动脉受限，临床更倚重CTA或MRA。腹主动脉夹层可分为双腔型、壁内血肿型和动脉瘤型。

灰阶超声仔细观察腹主动脉有无扩张，腔内有无随心脏节律搏动的漂浮隔膜，如果假腔并发血栓形成或者为壁间血肿，隔膜摆动可不明显。CDFI观察有无血流分层，并观察血流的亮度及方向，综合判断有无动脉夹层。真腔血流方向与正常部位动脉相似，而假腔内血流方向、流速多变，脉冲波多普勒频谱能更好地反映这些不同的血流特征。

观察腹主动脉夹层是否累及腹主动脉分支，尤其是髂动脉、肾动脉。观察、描述腹腔干、肠系膜上动脉及双肾动脉分支于真腔还是假腔，以及这些动脉血流的通畅性。当肾动脉开口于假腔时，要扫查测量双肾大小并描述双肾血流动力学变化情况。对壁内血肿型腹主动脉夹层，超声诊断有一定困难，需要与腹主动脉周围炎合并夹层、真性动脉瘤合并血栓相鉴别，测量同上述内容（图4-1-13）。

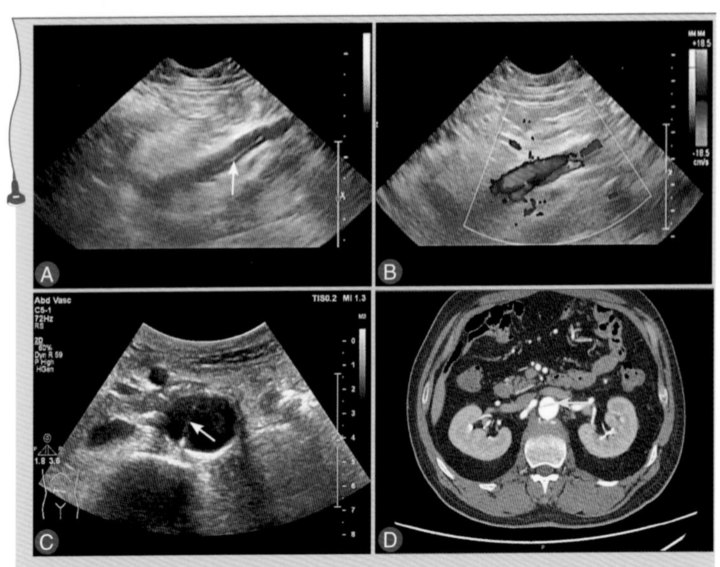

A.二维超声显示腹主动脉内高回声内膜片（箭头）；B.CDFI显示腹主动脉夹层真假腔血流（红色为真腔）；C.二维超声显示腹主动脉横断面，可见内膜片回声（箭头）；D.MRA可见腹主动脉双腔和内膜片（箭头）。

图4-1-13　腹主动脉夹层

（四）腹主动脉瘤血管内修补术后并发症

腹主动脉瘤血管内修补术（endovascular abdominal aortic aneurysm repair，EVAR）是采用人造血管带膜支架对肾动脉水平以下的腹主动脉瘤实施的腔内隔绝术。行EVAR术后，人造血管移植物腔之间血栓形成，移植物的管腔成为腹主动脉有效的血流通道。与传统手术相比，其创伤小、术后恢复快，为高危、高龄腹主动脉瘤患者带来了福音。

而EVAR术后并发症如内漏、支架移位、支架狭窄或血栓形成及远端动脉栓塞等也引起越来越多的关注。内漏是EVAR术后最常见的并发症之一，可使动脉瘤增大，如不及时治疗，最终会导致动脉瘤破裂。内漏的定义即腔内漏血，是血管内的血流进入被腔内支架所隔绝的动脉瘤内的现象。15%～45%的患者在术后会发生内漏，8.7%的患者在术后平均（12±13）个月内需要进行二次干预。Ⅱ型内漏发生率高（为8%～45%），通常是腰动脉或肠系膜下动脉（inferior mesenteric artery，IMA）逆行进入动脉瘤囊，是良性的术后并发症，需要密切监视，但不需要积极干预。再介入指征：①Ⅰ或Ⅲ型内漏；②动脉瘤囊增大超过1 cm；

③发现侧支通路供血的IMA（表4-1-3）。

表4-1-3 腹主动脉支架内漏分型及解决方案

内漏类型	特点	治疗
Ⅰa	内漏源于内支架近端	近端 cuff 支架、手术、支架扩张
Ⅰb	内漏源于内支架远端	远端 cuff 支架、手术、支架扩张
Ⅱ	内漏源于腹主动脉的分支血管	观察、栓塞、封扎、弹簧圈
Ⅲ	内漏源于内支架各部件间连接处或纤维织物撕裂出	人工支架置换、手术
Ⅳ	经内支架的孔隙中漏入腹主动脉	观察
Ⅴ（内张力）	动脉瘤直径增大，无可探及的内漏	观察、栓塞、手术

支架术后超声评价内容：①瘤体大小及演变；②有无内漏；③支架内血栓形成；④支架移位；⑤支架变形或断裂；⑥支架术后感染。

EVAR术后的声像图特征如下（图4-1-14 ~ 图4-1-18，动图4-1-1）。

1.灰阶超声

测量瘤体大小，并与术前或术后基础数据比较，直径增大5 mm以上时，应警惕存在内漏或其他术后并发症的可能；瘤腔内可见强回声支架（单管或分叉型），观察支架有无瘤样扩张、断裂等；如果支架内见低回声部分或完全性充填，应考虑支架内血栓形成。如果支架外瘤腔内出现低回声血栓伴无回声区，需结合多普勒超声及超声造影检查判断是否存在支架内漏。患者术后瘤腔增大未发现内漏，出现不明原因的发热，且白细胞数量升高，应该考虑EVAR术后感染。

2.彩色多普勒血流成像

正常支架外瘤腔内无血流信号，提示无内漏。支架外动脉瘤腔内可见血流信号，提示内漏，并根据血流来源判断内漏类型。支架内有附壁血栓时，支架内可见血流充盈缺损，如果髂动脉支架内无血流信号，则为完全性血栓形成；若支架移位导致肾动脉起始部狭窄，则可见血流混叠信号等。

3.脉冲波多普勒

在内漏入口处可探及双向或单向血流频谱。若肾动脉起始部狭窄，参照肾动脉狭窄的超声诊断标准。

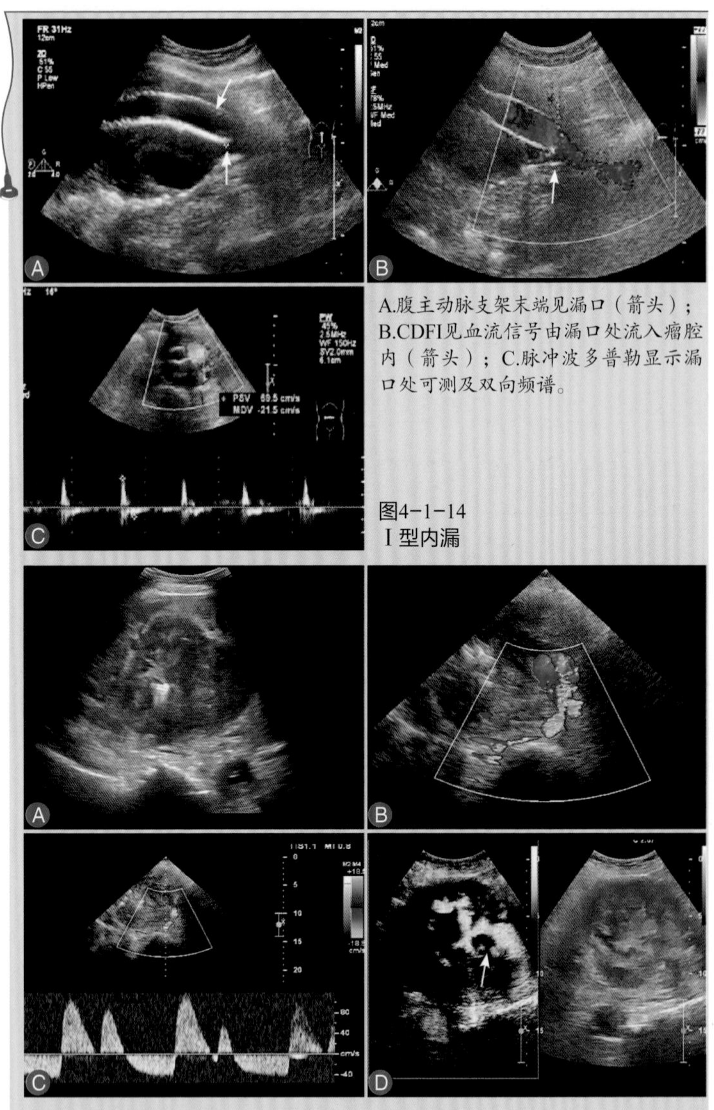

A.腹主动脉支架末端见漏口（箭头）；B.CDFI见血流信号由漏口处流入瘤腔内（箭头）；C.脉冲波多普勒显示漏口处可测及双向频谱。

图4-1-14　Ⅰ型内漏

A.Ⅱ型内漏瘤体；B.CDFI显示瘤体背侧可见侧支进入瘤囊内；C.频谱多普勒显示进入瘤囊内双向频谱；D.超声造影显示位于后壁瘤腔内强化（箭头）。

图4-1-15　Ⅱ型内漏

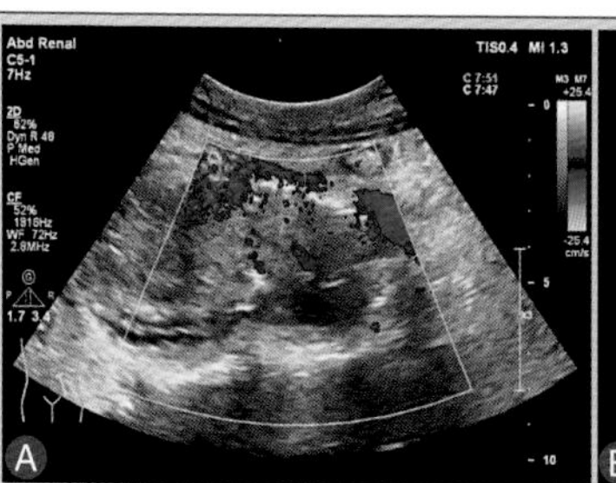

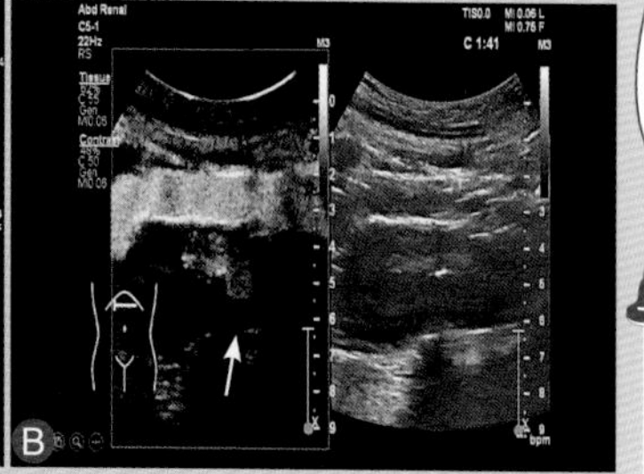

A.CDFI显示腹主动脉下段支架外瘤腔未见明显血流信号；B.超声造影显示支架外瘤腔强化较支架腔内强化延迟，位于后壁，提示Ⅱ型内漏（腰动脉，箭头）。

图4-1-16 Ⅱ型内漏

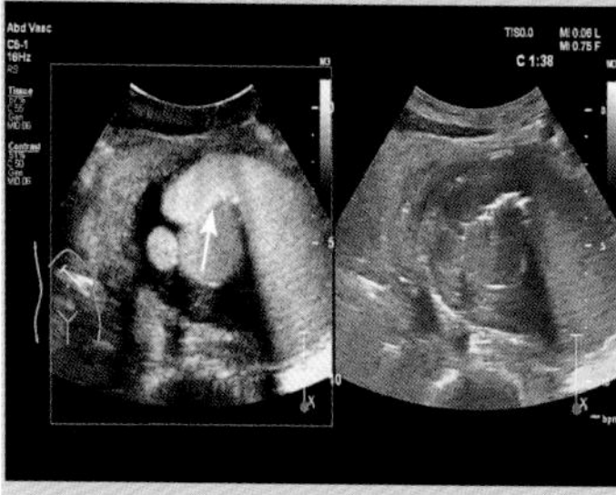

支架短臂连接处增强并进入瘤体（支架内和支架外同步增强，箭头）。

图4-1-17 Ⅲ型内漏

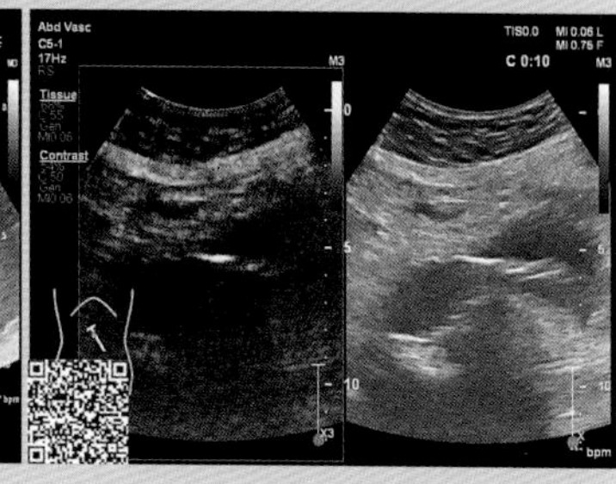

支架外瘤腔强化较支架腔内强化明显延迟，造影剂流速较快，流量大，沿着短臂向下（左髂总动脉）流动。

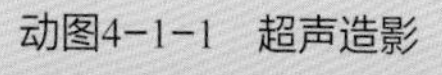

动图4-1-1 超声造影

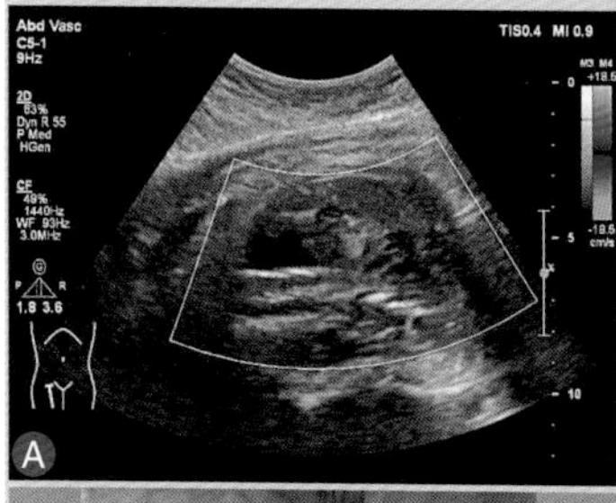

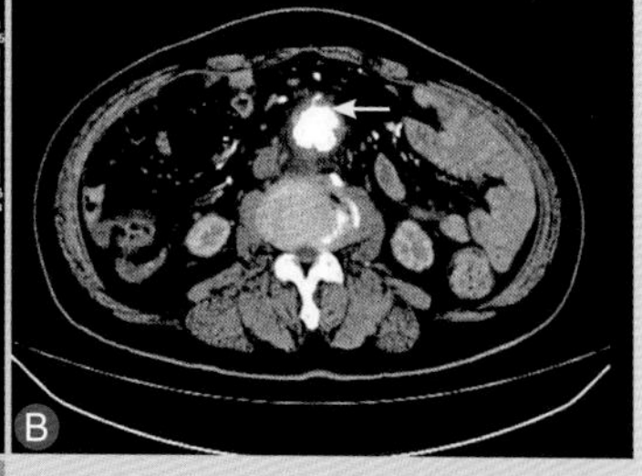

患者男性，72岁，EVAR术后，腹部膨隆、疼痛。A.超声显示瘤体增大；B.CTA显示肠系膜上动脉与内漏区域相连（箭头）；C.DSA显示Ⅱ型内漏，Riolan侧支形成（黄箭头），弹簧圈栓塞处理（蓝箭头）。

图4-1-18
Ⅱ型侧支内漏

4.超声造影

正常情况下，支架内可见造影剂强化，支架外无造影剂强化；若支架外瘤腔内有造影剂强化，则提示内漏，可根据增强出现部位及时间进行分型。支架腔内与支架外瘤腔几乎同时强化，可能为Ⅰ型及Ⅲ型内漏；若支架外瘤腔强化较支架腔内强化明显延迟，可能为Ⅱ型内漏。支架内血栓形成时，支架腔内造影剂强化有缺损或无强化。侧支供血的Ⅱ型内漏，通常瘤腔增大较快，患者出现明显膨隆体征和主诉疼痛，造影时除支架外瘤腔强化较支架腔内强化明显延迟外，造影剂显示流速较快、流量大。

（五）慢性主动脉周围炎

慢性主动脉周围炎（chronic periaortitis，CP）是一种罕见的慢性系统性自身免疫疾病，常见于中年男性，包括3种疾病：特发性腹膜后纤维化（idiopathic retroperitoneal fibrosis，IRF）、炎性腹主动脉瘤（inflammatory abdominal aortic aneurysms，IAAAs）和动脉瘤周围腹膜后纤维化（perianeurysmal retroperitoneal fibrosis，PRF）。CP起病隐匿，临床症状缺乏特异性。多数患者往往以腰背或腰骶部钝痛为主诉，部分患者可伴有乏力、厌食、消瘦和低热等表现。往往伴有输尿管受累而出现肾盂、输尿管积水而入住泌尿科，梗阻晚期可导致肾功能不全，出现少尿和尿毒症的症状。合并有腹主动脉瘤者腹部可扪及搏动性包块，伴有压痛，也可闻及腹部血管杂音。下腔静脉和髂静脉受累者可出现下肢水肿及下肢深静脉血栓形成。上述3种疾病具有相似的病理特征，包括外膜和外膜周围炎症、中层变薄和动脉粥样硬化进展。

病理过程分为以下2个阶段。①早期：组织多为水肿和高血管化，有活跃的慢性炎症，成纤维细胞和胶原束内有大量单核细胞；②晚期：组织学表现为明显的硬化和散在钙化。

超声可作为CP的一线检查手段，以证实CP的诊断，超声造影因外膜高血管生成可使主动脉周围组织炎症明显增强。此外，超声造影可帮助监测治疗反应，记录开始类固醇治疗后主动脉周围组织血管化状态的变化（图4-1-19）。

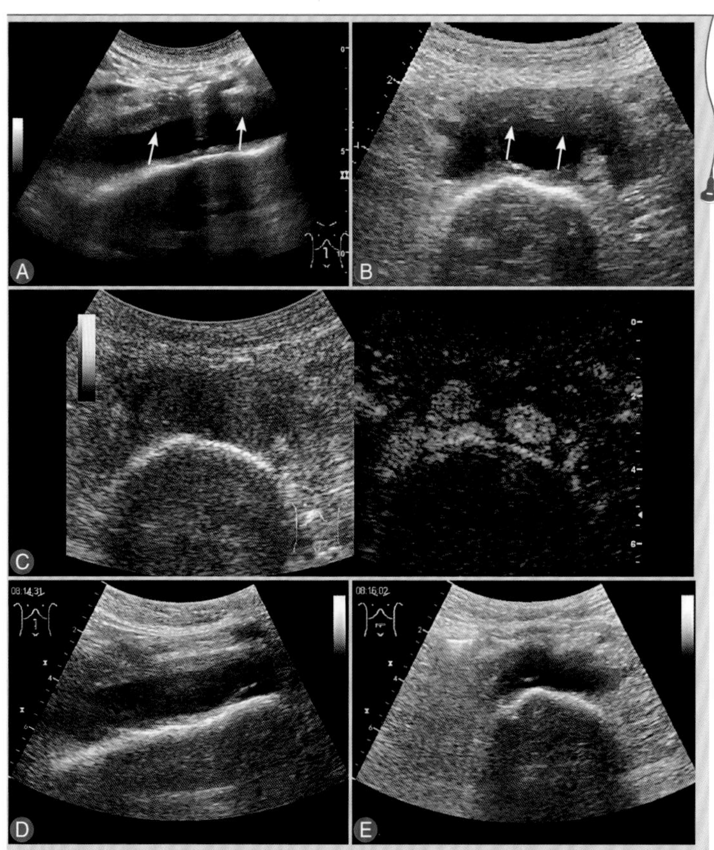

患者男性，49岁。A.腹主动脉纵断面显示管壁增厚（低回声为主，箭头）；B.腹主动脉横断面显示管壁增厚（低回声为主）；C.超声造影显示管壁增厚处持续散在增强；D.治疗1个月后，腹主动脉显示管壁较前变薄，回声增高（纵断面）；E.治疗1个月后，腹主动脉显示管壁较前变薄，回声增高（横断面）。

图4-1-19 慢性主动脉周围炎

（六）Leriche综合征

1914年，Robert Graham医师首先描述了腹主动脉闭塞的病例，1923年法国医师Leriche阐述了腹主动脉闭塞血管病变解剖与病理生理的联系，首次描述跛行、股动脉搏动减弱甚至消失及勃起障碍的“三联征”，后称之为Leriche综合征。Leriche综合征又称腹主动脉分叉闭塞综合征、慢性腹主动脉–髂动脉闭塞、渐进性主动脉末端部分血栓形成综合征、终末主动脉–髂动脉闭锁综合征、孤立性腹主动脉–髂动脉病。Leriche综合征为慢性疾病，病变部位在腹主动脉末端分叉处，并可向下累及两侧髂动脉，甚至两侧股动脉，表现为间歇性跛行和勃起功能障碍。本病的致病因素多为动脉粥样硬化，由于腹主动脉末端–髂动脉的特殊分叉走行，局部易形成涡流，导致粥样硬化斑块形成，继而发生血栓形成，可使动脉管腔完全闭塞。本病除与动脉粥样硬化有关外，与腹股沟下的下肢动脉闭塞病变相比，本病与吸烟和高脂血症的关系更为密切。另外，此类患者往往较为年轻，较少合并糖尿病。根据动脉闭塞的部位、范围和程度，可分为3型：Ⅰ型病变局限于腹主动脉远端和髂总动脉，占该病的5%~10%；Ⅱ型病变累及主动脉分叉、髂内、外动脉和股总动脉，约占该病的25%；Ⅲ型病变同时累及主髂动脉和股腘动脉，约占该病的65%，临床表现多严重，患者出现严重的间歇性跛行。随着介入治疗技术的进展，根据动脉病变的范围和严重程度，2001年泛大西洋介入学会联盟（Trans-Atlantic Inter-Society Consensus，TASC）对病变进行了详细的分型，形成了泛大西洋介入学会共识，并于2007年进行了修订，形成了基于病变部位和程度的TASC分型（图4–1–20）。

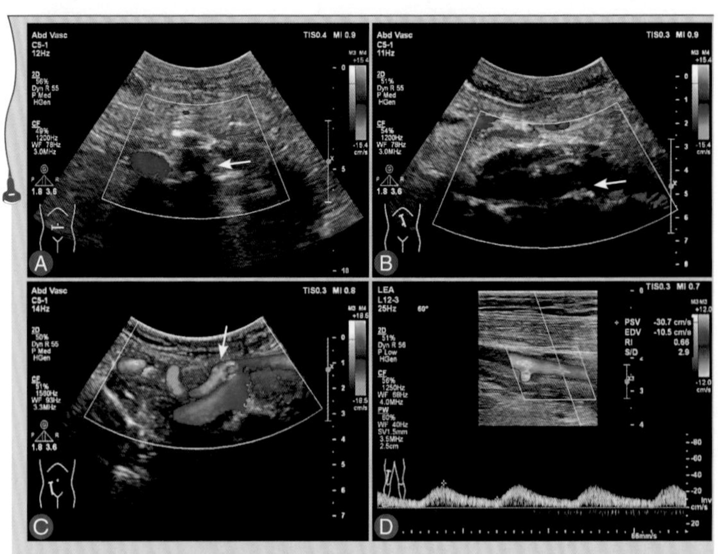

患者男性，55岁。A.人工血管搭桥术后，正中腹横断面显示腹主动脉（白箭头）和人工血管闭塞（红箭头）；B.正中腹纵断面显示腹主动脉（白箭头）和人工血管闭塞（红箭头）；C.腹壁浅动脉（箭头）逆向供应股动脉血流；D.脉冲波多普勒显示右下肢“小慢波”频谱：低速低阻。

图4–1–20　Leriche综合征并人工桥血管

（七）多发性大动脉炎

多发性大动脉炎（takayasu arteritis，TA）是一种病因不明的主要累及主动脉及其主要分支，导致血管壁增厚，管腔狭窄、闭塞，甚至会导致动脉瘤的、少见的非特异性炎症性疾病，在血管炎的分类中属于大血管炎。本病好发于年轻女性，多在50岁以前发病，男女患病率约为1∶4。主要累及主动脉、肺动脉及其主要分支（表4-1-4）。97%累及主动脉弓，46%有腹主动脉病变，仅2%有腹主动脉病变而无胸主动脉受累。其病因及发病机制尚不十分清楚，可能与自身免疫、内分泌、环境因素、遗传、炎症等相关。结核分枝杆菌及病毒感染可能是重要诱因（图4-1-21，图4-1-22）。

表4-1-4　国内学者对腹主动脉大动脉炎病变的综合分型

病变部位	病变性质
Ⅰ型主动脉弓及头臂动脉	A 型狭窄 - 闭塞
Ⅱ型降主动脉、腹主动脉和（或）分支	B 型扩张 - 动脉瘤
Ⅲ型Ⅰ+Ⅱ	C 型混合型
Ⅳ型升主动脉、主动脉瓣或冠状动脉	D 型动脉壁严重增厚钙化
Ⅴ型肺动脉	E 型动脉壁外膜明显肿胀

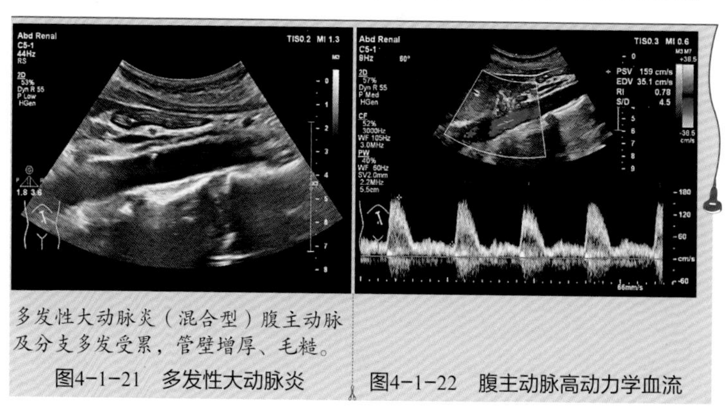

多发性大动脉炎（混合型）腹主动脉及分支多发受累，管壁增厚、毛糙。

图4-1-21　多发性大动脉炎

图4-1-22　腹主动脉高动力学血流

六、分析思路

（1）腹主动脉病变分析思维导图（图4-1-23）。

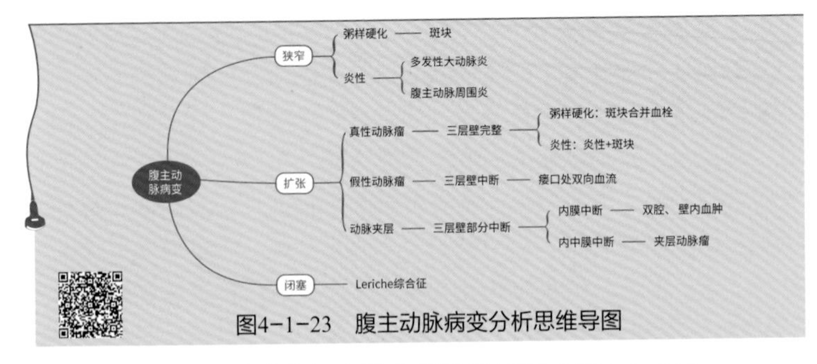

图4-1-23 腹主动脉病变分析思维导图

（2）腹主动脉支架内漏分析思维导图（图4-1-24）。

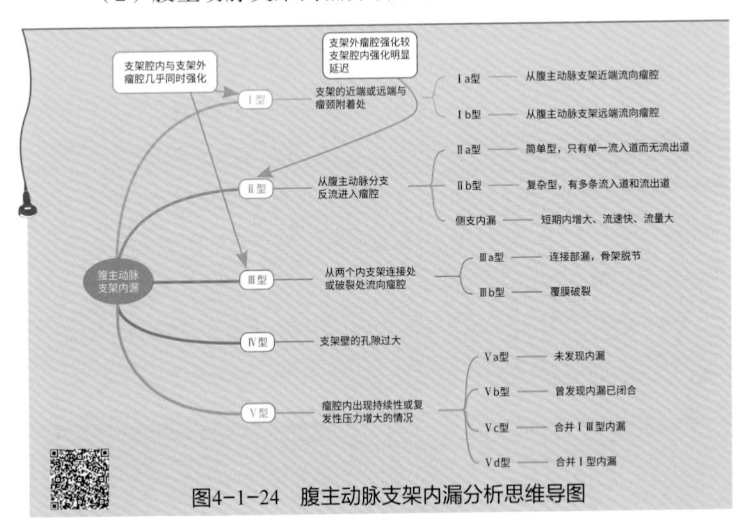

图4-1-24 腹主动脉支架内漏分析思维导图

七、报告书写

腹主动脉常见疾病的多普勒超声检查报告包括超声描述、超声诊断及可能提出的建议，前两者为必须有的内容。

描述：

常规描述腹主动脉的二维声像图特征（位置、有无畸形、横断面形态）；腔内有无异常回声；记录腹主动脉前后径和横径。

发现腹主动脉瘤，应记录动脉瘤前后径、横径和长度。

腹主动脉瘤内有狭窄时，应记录残腔内径，包括最窄处前后径和横径。

彩色多普勒血流信号的分布和特征。

脉冲波多普勒频谱特征（三相波、二相波、单相波）。

任何涉及器官超声检查所见的简要描述。

若评价腹主动脉内支架位置和血流，应报告其位置、是否通畅、有无血栓、有无内漏及内漏分型、支架近端及远端的血流速度。

记录支持和排除诊断的图像资料。

另外，对于腹主动脉瘤支架术后的患者，报告应包括：灰阶超声应描述对于EVAR术后的随访，应描述腹主动脉瘤的大小、支架及其血流情况及有无内漏，以及双肾动脉和髂动脉情况。

超声造影：描述造影剂的推注方式、剂量，造影后腹主动脉瘤的瘤壁及瘤腔的增强情况，包括支架内增强的情况，支架内有无不强化的附壁血栓，支架外瘤腔内有无内漏及内漏的分型。

结论：

应包括病变的部位及性质（如腹主动脉瘤伴附壁血栓、EVAR术后内漏分型等）。

八、要点与讨论

腹主动脉瘤的近心端多位于肾动脉水平之下，所以常称为肾动脉下动脉瘤，腹主动脉瘤的近心端也可位于肾动脉水平之上，甚至起源于胸主动脉。在多普勒超声检查中应全面扫查，特别是要注意腹主动脉近心段累及范围，因为腹主动脉瘤是否累及肾动脉，涉及内膜支架类型选择和操作难易等。另外，腹主动脉瘤最大直径是判断是否需要外科处理及判断预后的指标，应该准确测量，测量方法为从腹主动脉的一侧管壁的外缘至对侧管壁的外缘。此外，还需注意：①检查较大的动脉瘤时避免过度加压；②对假性动脉瘤要仔细用CDFI从多切面观察，以免漏诊小的破裂口；③接受过血管手术者，检查前必须了解手术的细节；④支架的搏动可以在动脉瘤内造成彩色伪像，酷似血流信号，应注意鉴别。

【推荐阅读文献】

[1] DIAS A P，FARIVAR B S，STEENBERGE S P，et al.Management of failed endovascular aortic aneurysm repair with explantation or fenestrated-branched endovascular aortic aneurysm repair[J].J Vasc Surg，2018，68（6）：1676-1687.

[2] WILLEY J，MENTIAS A，VAUGHAN-SARRAZIN M，et al.Epidemiology of lower extremity peripheral artery disease in

veterans[J].J Vasc Surg，2018，68（2）：527–535.
[3] KAMADA T，TANAKA R，KIN H，et al.Antegrade thoracic endovascular aortic repair via the left axillary artery in a patient with aortoiliac occlusive disease（Leriche syndrome）[J].Gen Thorac Cardiovasc Surg，2019，67（8）：715–719.
[4] 文晓营，刑英琦，刘勇，等.腹部及四肢动脉超声若干常见临床问题专家共识[J].中国超声医学杂志，2020，36（12）：1057–1065.
[5] RÜBENTHALER J，ZIMMERMANN H，ARMBRUSTER M，et al.Contrast-Enhanced Ultrasound in the Follow-Up of Endoleaks after Endovascular Aortic Repair（EVAR）[J].Ultraschall Med，2017，38（3）：244–264.

第二节　肠系膜血管

一、超声解剖概要

肠系膜血管包括肠系膜动脉和肠系膜静脉。肠系膜动脉包括腹腔干、肠系膜上动脉及肠系膜下动脉，三者均起源于腹主动脉；肠系膜静脉包括肠系膜上静脉和肠系膜下静脉。腹腔干（图4–2–1）在主动脉裂孔稍下方起自腹主动脉前壁，主要分支包括胃左动脉、肝总动脉和脾动脉，主要供应实质器官（肝、胰腺、脾）、胃和近端小肠血液。肠系膜上动脉约在第一腰椎水平起自腹主动脉前壁，在脾静脉与胰头后方下行，右侧有肠系膜上静脉伴行，主要分支包括胰十二指肠下动脉、空肠动脉、回肠动脉、回结肠动脉、右结肠动脉、中结肠动脉，供应小肠、右半结肠、横结肠至结肠脾曲的血液；肠系膜下动脉约在第三腰椎水平起自腹主动脉左前壁，在腹后壁腹膜深面向左下方行走，肥胖或肠内气体干扰明显者常不易显示，主要分支包括左结肠动脉、乙状结肠动脉、直肠上动脉，供应降结肠、乙状结肠及直肠的血液。

不同肠系膜血管之间存在丰富的侧支吻合，肠系膜上动脉通过胰十二指肠动脉弓与腹腔干交通；肠系膜上动脉通过Riolan动脉弓、Villemin动脉弓及Drummond结肠缘动脉与肠系膜下动脉交通（图4–2–2，图4–2–3）。

本节常见英文词汇对照见表4–2–1。

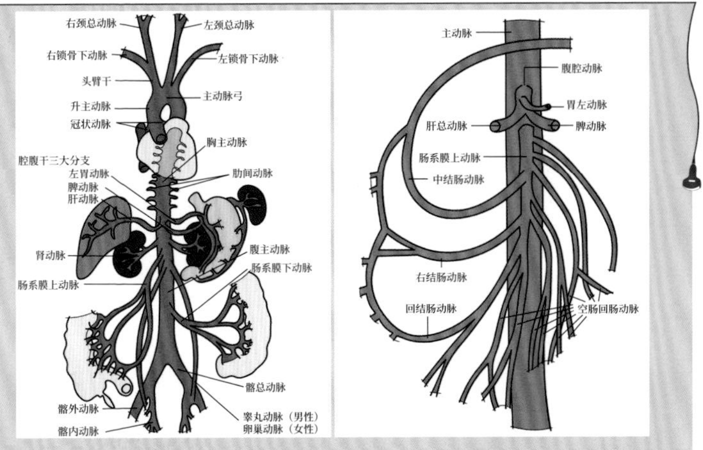

图4-2-1 胸腹腔动脉主干解剖结构示意

图4-2-2 肠系膜上动脉分支解剖结构示意

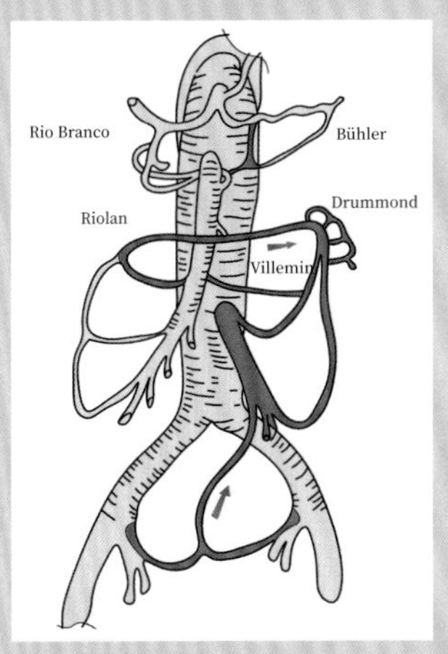

图4-2-3 肠系膜血管吻合解剖结构示意

表4-2-1 常用英文词汇对照

英文简称	英文全称	中文
CA/CT	celiac artery /celiac trunk	腹腔动脉 / 干
CHA	common hepatic artery	肝总动脉
HA	hepatic artery	肝动脉
IMA	inferior mesenteric artery	肠系膜下动脉
SA	splenic artery	脾动脉
SMA	superior mesenteric artery	肠系膜上动脉
SMV	superior mesenteric vein	肠系膜上静脉

二、设备调试

一般采用凸阵探头，探头频率成年患者选择3.5 MHz，小儿及较瘦的患者选择5 MHz。受检者在检查前需要禁食8～12小时。

三、相关切面

（一）剑突下腹腔干横切面

剑突下腹腔干横切面见图4-2-4，分支表现为“T”形分叉（“海鸥征”）——左侧分支为脾动脉，右侧分支为肝总动脉，胃左动脉通常超声不能观察到。

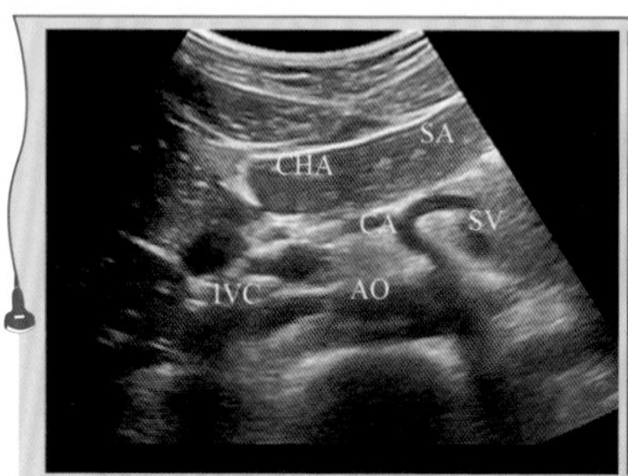

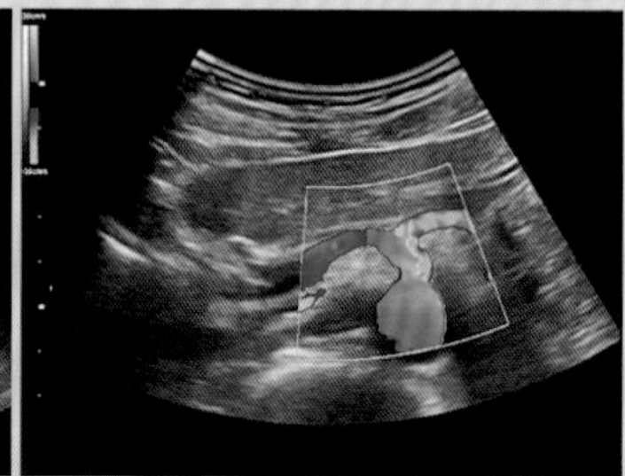

分支表现为“海鸥征”。CA：腹腔干；CHA：肝总动脉；SA：脾动脉；SV：脾静脉；AO：腹主动脉；IVC：下腔静脉。

图4-2-4　腹腔干横切面

（二）腹腔干和肠系膜上动脉矢状切面

腹主动脉穿膈后第一条、第二条分支分别为腹腔干和肠系膜上动脉，管腔内充盈正向红色血流（图4-2-5～图4-2-8）。

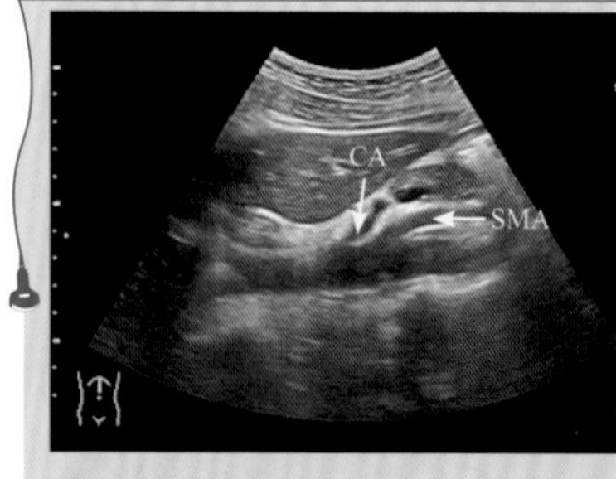

矢状切面，腹主动脉穿膈后的两条分支腹腔干和肠系膜上动脉。CA：腹腔干；SMA：肠系膜上动脉。

图4-2-5　腹腔干和肠系膜上动脉

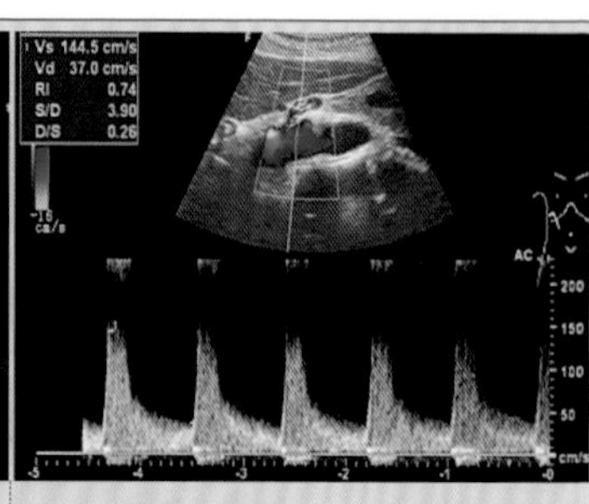

呈正向低阻单相血流，不受进食影响。

图4-2-6　腹腔干频谱

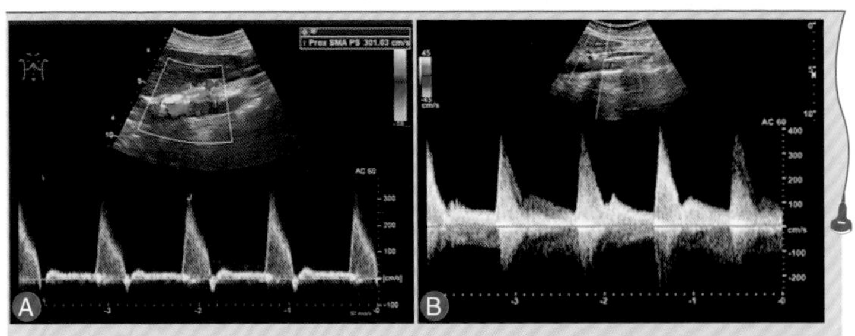

A.禁食时肠系膜上动脉血液循环阻力较高，为三相波，收缩期前向波、舒张早期反向波和舒张中晚期低速前向血流组成；B.进食后肠系膜上动脉，内径增宽，整个心动周期（尤其舒张期）流速明显升高，反向血流消失。

图4-2-7　肠系膜上动脉频谱

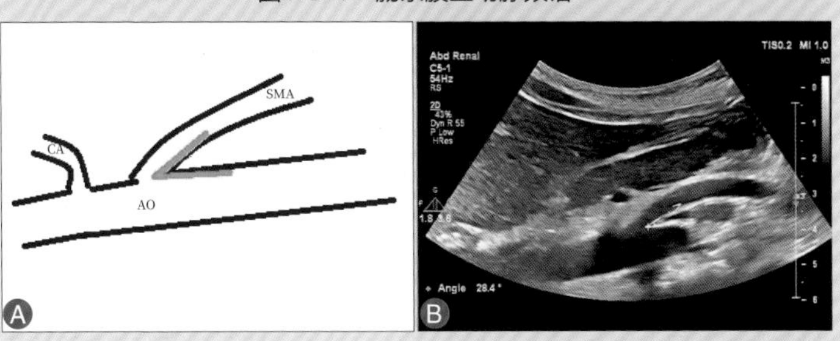

A.肠系膜上动脉夹角测量示意图：测量肠系膜上动脉（SMA）后壁与腹主动脉（AC）前壁之间的夹角，角度线描记在动脉内膜面；B.肠系膜上动脉夹角超声检查，注意肠系膜上动脉和腹主动脉走行关系多变，且多不平行，测量角度变异性大。CA：腹腔干。

图4-2-8　肠系膜上动脉夹角测量

（三）肠系膜上动脉横切面

腹主动脉前方、胰腺后方可见肠系膜上动脉与肠系膜上静脉（右）伴行（图4-2-9）。

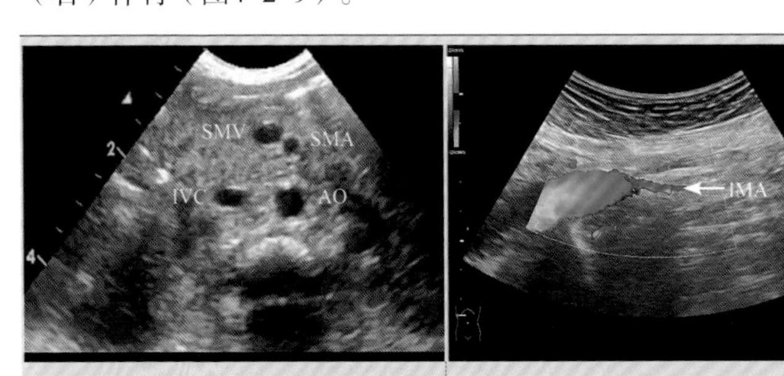

SMV：肠系膜上静脉；SMA：肠系膜上动脉；AO：腹主动脉；IVC：下腔静脉。

图4-2-9　肠系膜上动脉横切面

IMA：肠系膜下动脉。

图4-2-10　肠系膜下动脉纵切面

（四）肠系膜下动脉

探头横切确定左右髂总动脉分叉，再向上横切约3.5 cm自腹主动脉左前壁发出肠系膜下动脉（图4-2-10）。

（五）肠系膜上静脉矢状切面

肠系膜上静脉横切位于肠系膜上动脉右侧，胰头或胰颈部后方，横切后探头顺时针旋转90°，可显示肠系膜上静脉矢状切面（图4-2-11）。

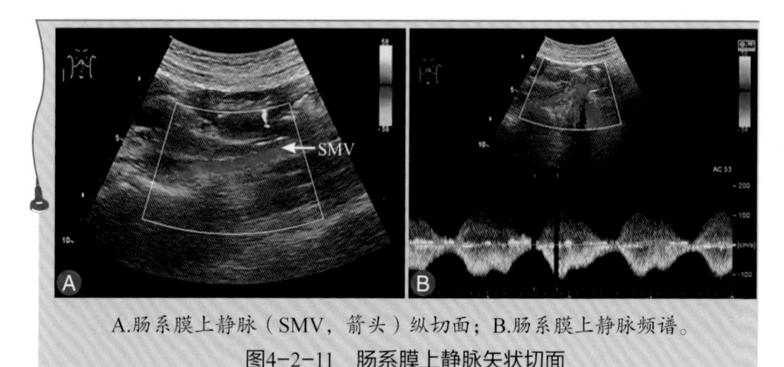

A.肠系膜上静脉（SMV，箭头）纵切面；B.肠系膜上静脉频谱。

图4-2-11 肠系膜上静脉矢状切面

四、操作技巧

于横断面扫查在胰腺后方，腹主动脉前方显示肠系膜上动脉、静脉横切面。肠系膜上静脉在肠系膜上动脉右侧伴行，肠系膜下静脉汇入脾静脉，肠系膜上静脉与脾静脉汇合形成门静脉主干。纵断面扫查显示腹腔干、肠系膜上动脉自腹主动脉前壁发出。肠系膜下动脉由于位置深在，内径细小，易受肥胖及肠内气体干扰影响，超声检查困难，常用扫查技巧是首先探头横切确定左右髂总动脉分叉，再向上横切约3.5 cm显示自腹主动脉左前壁发出的肠系膜下动脉，若二维超声显示困难，可借助CDFI显示肠系膜下动脉彩色血流帮助定位，获得血管长轴切面时，探头侧压可提高图像质量，通常用探头加压可帮助推移肠气和减少声影。

五、声像图特征

（一）中弓韧带压迫综合征

中弓韧带压迫综合征（median arcuate ligament syndrome，MALS）是罕见的肠系膜血管疾病，又称为腹腔动脉压迫综合征、膈肌中脚压迫综合征等，由Harjola于1963年首次报道。MALS的发病率为1.74%～4.0%，对于需要进行胰十二指肠切除的患者，若术前漏诊MALS，术后可能产生肝细胞溶解、胆道缺血梗死等严重后果。MALS的发病机制尚存在争议。多数学者认为：①中弓韧带压迫腹腔动脉造成管腔狭窄，导致其供血区域的内脏器官血流减少；②侧支动脉从肠系膜上动脉窃血，导致中肠缺血。MALS患者典型的三联征为餐后腹痛、体重减轻及腹部血管杂音，但三者同时出现的概率较低。既往研究表明，MALS的症状主要包括（餐后或运动后）腹痛、体重减轻、腹胀、恶心和呕吐等。而儿童或青少年患者除慢性腹痛外，出现焦虑、情绪异常等精神症状的概率更高。

DSA是诊断MALS的金标准，典型的影像学改变包括主动脉侧位成像呼气末见腹腔动脉起始段呈特征性钩状狭窄，远端不同程度的扩张，吸气末狭窄程度明显减轻，甚至恢复正常。DSA也是唯一可实时显示侧支血流从肠系膜上动脉逆向流入肝总动脉的影像学方法，但其为有创检查，不能显示增厚的中弓韧带。CTA三维重建能清晰地显示腹腔动脉狭窄的部位和程度，矢状位是观察增厚的中弓韧带及特征性钩状狭窄的最佳平面，冠状面更有利于显示侧支动脉的空间走行，是目前诊断MALS的最佳影像学检查方法（图4-2-12，图4-2-13，动图4-2-1）。

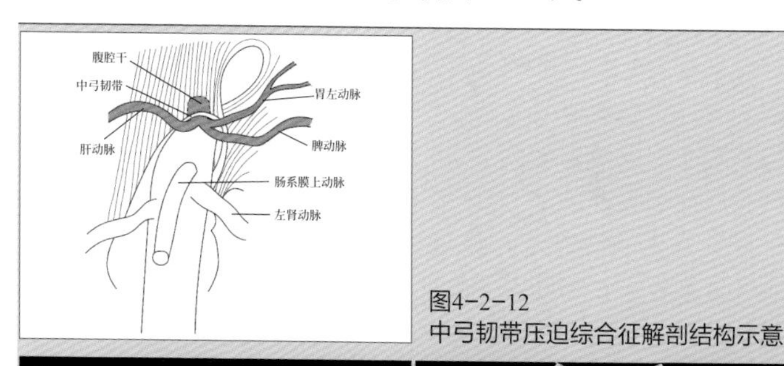

图4-2-12
中弓韧带压迫综合征解剖结构示意

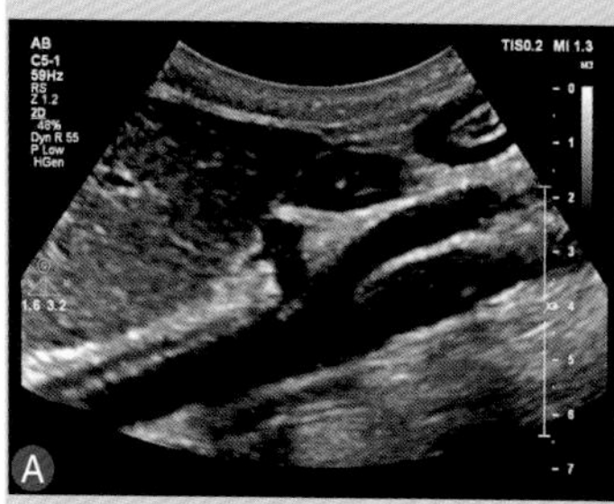

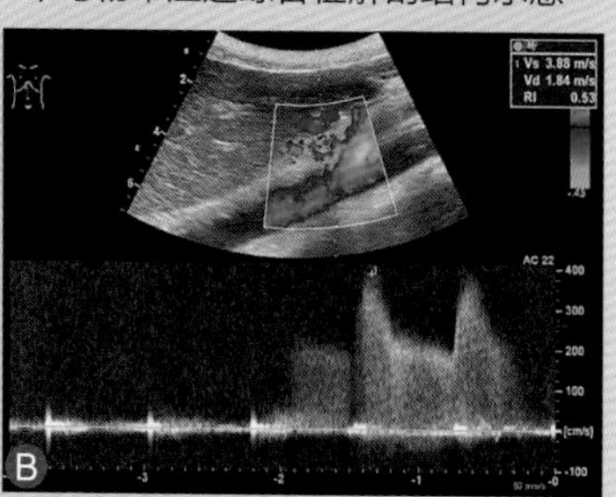

A.二维超声显示腹腔干静息状态受压；B.脉冲波多普勒显示腹腔干呼气末流速明显增高。

图4-2-13 中弓韧带综合征

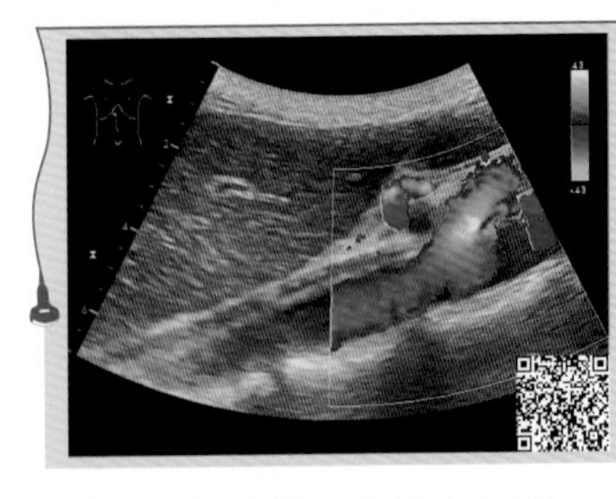

腹腔干呈瘤样扩张，吸气时压迫缓解。

动图4-2-1
中弓韧带综合征

（二）肠系膜上动脉综合征

肠系膜上动脉综合征（superior mesenteric artery syndrome，SMAS）指先天性解剖变异和（或）后天因素引起局部解剖的改变，使肠系膜上动脉压迫十二指肠水平部，致使其近端扩张、淤滞而产生的一种临床综合征，又称十二指肠淤滞症、Wilke综合征。十二指肠水平部在第三腰椎水平横行跨越脊柱和腹主动脉，肠系膜上动脉恰在胰腺颈下缘从腹主动脉发出，自十二指肠水平部前方越过。当两动脉之间形成的夹角变小，肠系膜上动脉将十二指肠水平部压向椎体或腹主动脉造成肠腔狭窄和梗阻。常见的病因包括肠系膜上动脉起始点位置过低、肠系膜上动脉与腹主动脉之间夹角变小或十二指肠悬韧带过短牵拉。肠系膜上动脉综合征发病率为0.1%～0.3%，多见于瘦长体型的青少年女性，主要表现为十二指肠通过障碍的非特异性上消化道症状，表现为上腹胀痛、恶心、呕吐、食欲不振、饱胀，长期反复间歇性发作，取膝胸位后症状缓解。

既往常用的检查包括X线钡餐和动脉造影。X线钡餐可以通过观察钡剂在十二指肠水平部脊柱中线处中断，有整齐的类似笔杆压迫的斜行切迹（“笔杆征”），钡剂在此处通过受阻；近端十二指肠及胃扩张，有明显的十二指肠逆蠕动；切迹远端肠腔瘪陷，钡剂在2～4小时内不能排空；取侧卧位或俯卧位时钡剂可迅速通过十二指肠水平部进入空肠可明确诊断。X线钡餐检查存在一定的局限性，如大剂量X线辐射、不能显示血管的位置和形态改变，并且在发作缓解期很难获得阳性结果。腹主动脉和肠系膜上动脉造影可以清晰显示夹角大小，但也存在有放射性、有创、操作复杂、费用昂贵、不易重复等缺点，同时对患者存在一定的危险性及易出现并发症。

常规超声显示肠系膜上动脉与腹主动脉之间夹角$<25°$，腹主动脉与肠系膜上动脉之间距离<8 mm。口服胃肠超声造影剂可

显示十二指肠降部至水平部近端明显扩张，呈“漏斗形”或“葫芦形”，内见造影剂淤滞并出现频繁的逆蠕动；十二指肠水平部在SMA跨越处受压变窄，造影剂通过受限（图4-2-14）。

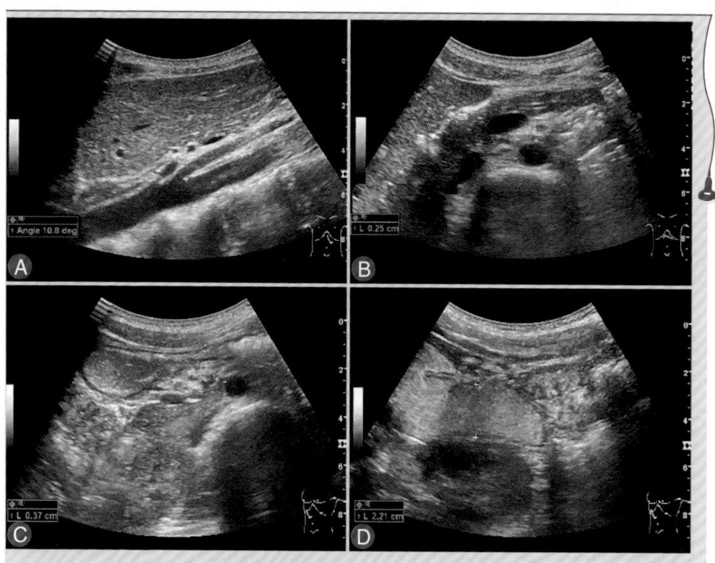

A.测量肠系膜上动脉后壁与腹主动脉前壁内膜之间的夹角；B.测量腹主动脉与肠系膜上动脉之间距离；C.口服胃肠超声造影剂后，测量十二指肠水平部受压处内径；D.口服胃肠超声造影剂后，测量十二指肠降部内径。

图4-2-14 肠系膜上动脉综合征

（三）其他图像

其他图像见图4-2-15～图4-2-24。

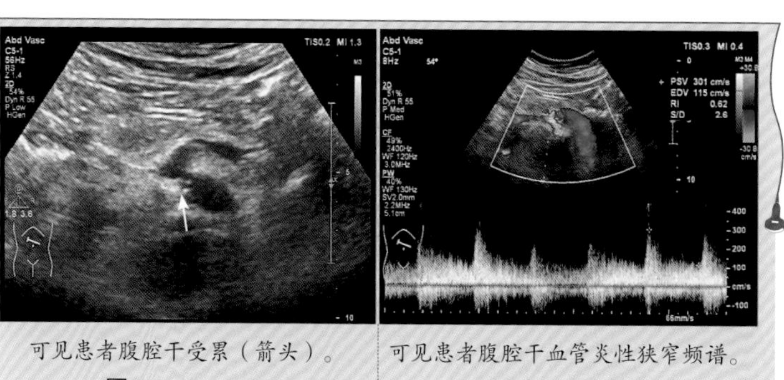

可见患者腹腔干受累（箭头）。

图4-2-15 SLE

可见患者腹腔干血管炎性狭窄频谱。

图4-2-16 SLE

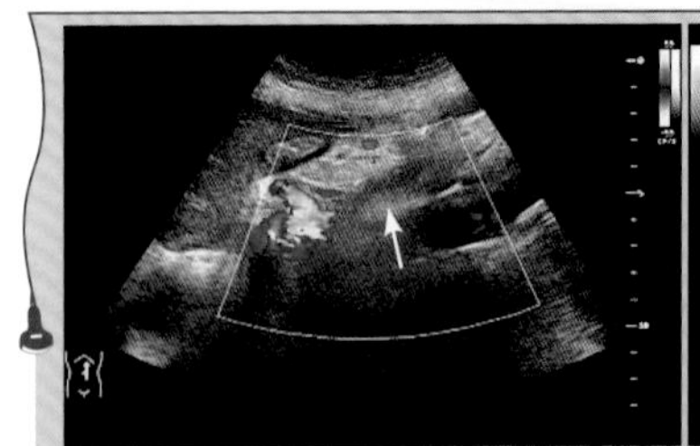

可见腹系膜上动脉闭塞（箭头）。

图4-2-17　肠系膜上动脉

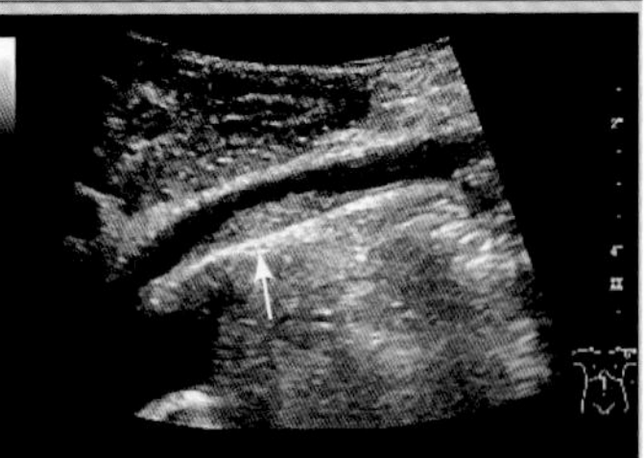

附壁血栓（箭头）。

图4-2-18　肠系膜上动脉

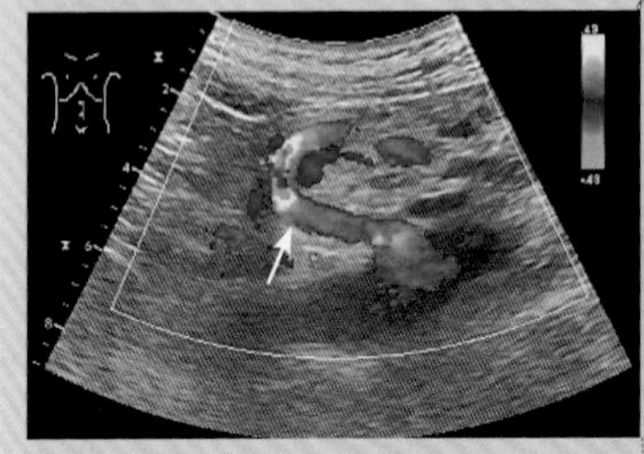

走行纡曲（箭头）。

图4-2-19　肠系膜上动脉走行纡曲

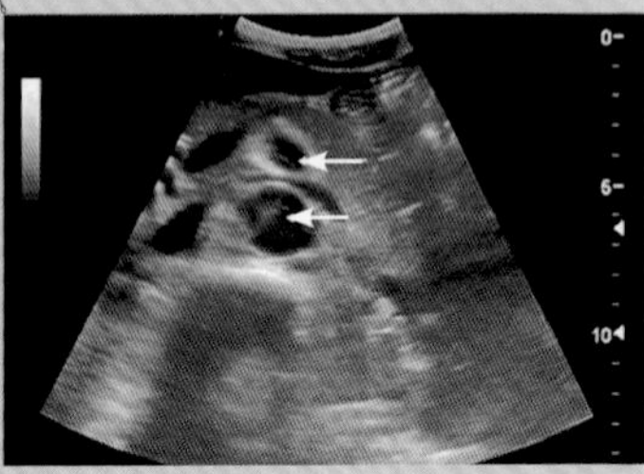

肠系膜上动脉夹层横切面（长箭头），腹主动脉夹层横切面（短箭头）。

图4-2-20　动脉夹层横切面

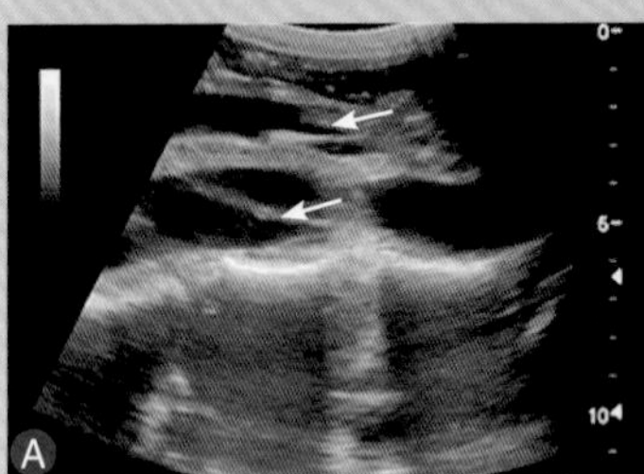

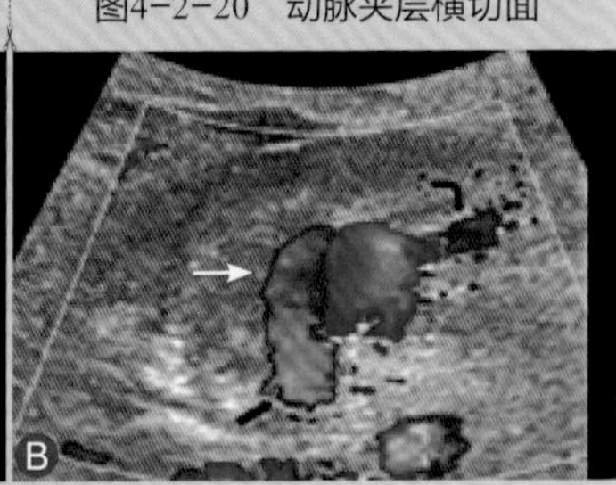

肠系膜上动脉双腔夹层（箭头）。A.纵切面；B.CDFI。

图4-2-21　肠系膜上动脉双腔夹层

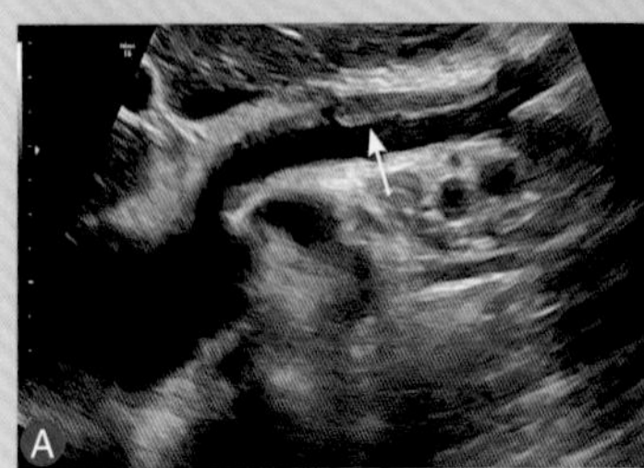

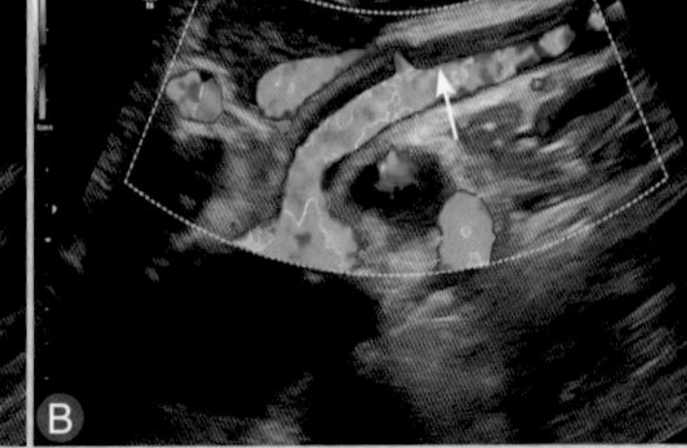

肠系膜上动脉壁内血肿夹层（箭头）。A.纵切面；B.CDFI。

图4-2-22　肠系膜上动脉壁内血肿夹层

（本病例由罗定市中医院陈超群医师提供）

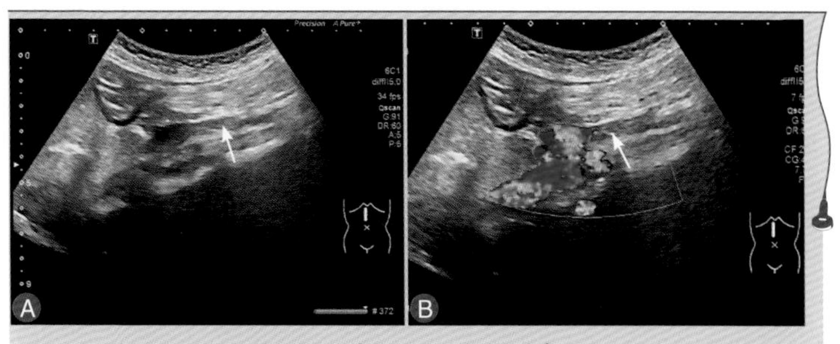

肠系膜上静脉血栓（箭头）。A.二维超声；B.CDFI。

图4-2-23 肠系膜上静脉血栓

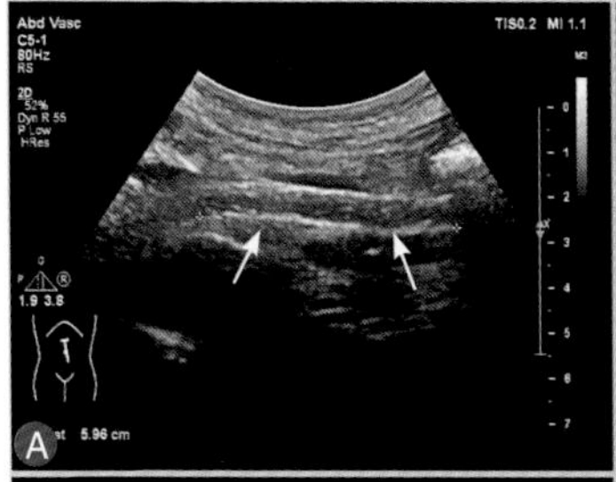

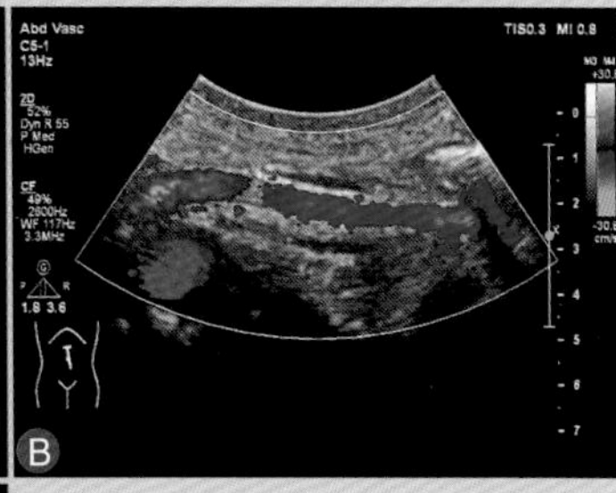

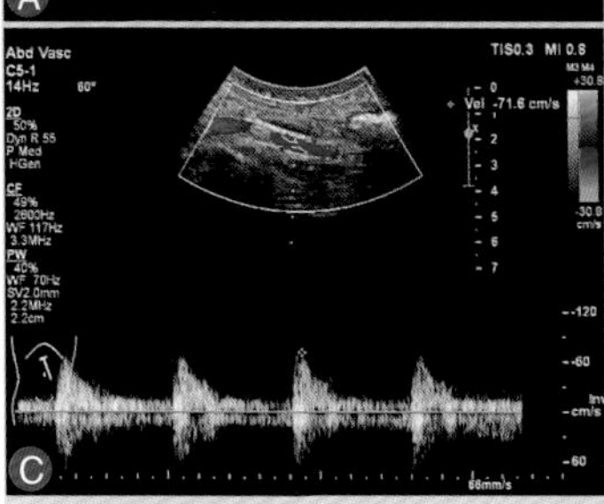

A.肠系膜上动脉夹层支架（箭头）强回声；B.CDFI显示支架内血流信号；C.支架内血流频谱。

图4-2-24
肠系膜上动脉夹层支架术后

六、分析思路

（一）思维导图

肠系膜动脉病变诊断思维导图（图4-2-25）、腹腔干病变诊断思维导图（图4-2-26）、肠系膜上下动脉病变诊断思维导图（图4-2-27）如下。

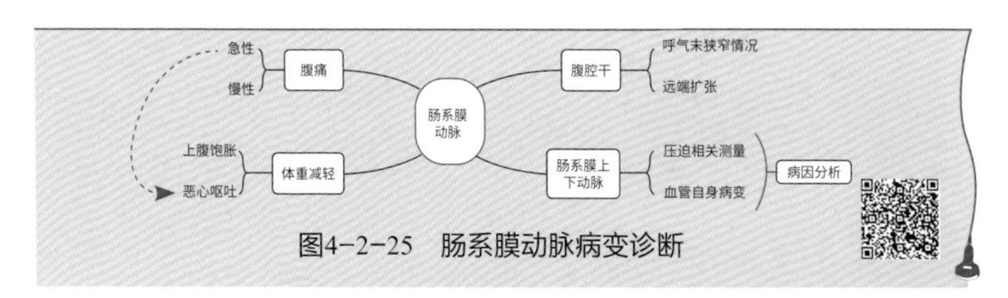

图4-2-25 肠系膜动脉病变诊断

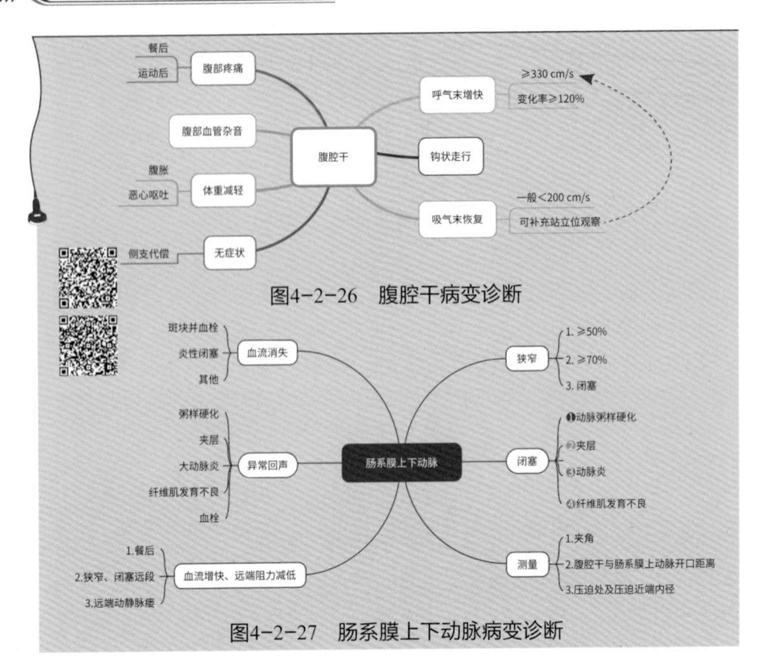

图4-2-26　腹腔干病变诊断

图4-2-27　肠系膜上下动脉病变诊断

（二）肠系膜血管狭窄诊断参考标准

回顾文献，诊断肠系膜动脉狭窄有许多不同标准，目前没有形成公认的多普勒标准。各学者提出标准如下（表4-2-2，表4-2-3）。

表4-2-2　腹腔干狭窄超声参数

学者	CA ≥ 50% 狭窄		CA ≥ 70% 狭窄	
	PSV	EDV	PSV	EDV
Moneta	—	—	≥ 200 cm/s	—
Zwolak	≥ 200 cm/s	≥ 55 cm/s	—	—
Perko	—	≥ 100 cm/s	—	—
AbuRahma	≥ 240 cm/s	≥ 40 cm/s	≥ 320 cm/s	≥ 100 cm/s
Petersen	≥ 268 cm/s（呼气）	≥ 64 cm/s（呼气）	≥ 280 cm/s（呼气）	≥ 57 cm/s（呼气）
	≥ 243 cm/s（吸气）	≥ 83 cm/s（吸气）	≥ 272 cm/s（吸气）	≥ 84 cm/s（吸气）

表4-2-3 肠系膜上动脉狭窄超声参数

学者	SMA ≥ 50% 狭窄		SMA ≥ 70% 狭窄	
	PSV	EDV	PSV	EDV
Moneta	—	—	≥ 275 cm/s	—
Bowersox	≥ 300 cm/s	—	—	—
Zwolak	—	≥ 45 cm/s	—	—
Perko	—	≥ 70 cm/s	—	—
AbuRahma	≥ 295 cm/s	≥ 45 cm/s	≥ 400 cm/s	≥ 70 cm/s
Petersen	≥ 220 cm/s（呼气）	≥ 62 cm/s（呼气）	≥ 268 cm/s（呼气）	≥ 101 cm/s（呼气）
	≥ 277 cm/s（吸气）	≥ 52 cm/s（吸气）	≥ 205 cm/s（吸气）	≥ 52 cm/s（吸气）

（三）中弓韧带综合征诊断参考标准

目前超声对于MALS的诊断尚无统一标准。各学者提出标准如下（表4-2-4）。

表4-2-4 中弓韧带综合征超声参数

学者	吸气末PSV	呼气末PSV	流速变化率	敏感度	特异度
Walter	> 200 cm/s	> 200 cm/s	—	—	—
Weber	恢复正常	> 249 cm/s	—	—	—
Gruber	—	> 350 cm/s	—	83%	100%
王贤明	—	≥ 330 cm/s	≥ 120%	85.1%	94.4%

（四）肠系膜上动脉综合征诊断参考标准

目前超声对于SMAS的诊断尚无统一标准，有学者提出以下诊断标准。

（1）十二指肠水平部梗阻征：十二指肠降部至水平部近端明显扩张，呈“漏斗形”或“葫芦形”，十二指肠水平部在SMA跨越处受压变窄，两者内径之比>2.5。

（2）肠系膜上动脉从腹主动脉前壁分出位置及夹角异常征：SMA起始部距腹腔干开口处距离>1.5 cm。SMA与AO间的夹角<25°。

（3）取膝胸位时十二指肠梗阻征缓解。

（4）内脏下垂合并症：胃下垂、左肾静脉受压扩张。

（5）排除器质性病变。

七、临床应用

肠系膜血管参与肠系膜循环，在肠系膜缺血引起的腹痛中起着重要作用。肠系膜动静脉疾病在导致肠系膜缺血综合征中非常重要，肠系膜缺血性疾病包括急性动脉闭塞性疾病、慢性肠系膜动脉缺血、静脉闭塞性疾病及非阻塞性肠系膜动脉供血不足。

急性肠系膜缺血是致命的，需要进行动脉造影、CTA或MRA检查、诊断及急诊手术。因肠系膜上动脉走行角度问题，易出现一支或多支肠系膜动脉受累，发病机制是动脉出现栓塞，但超声检查时看到的往往是栓塞后的血栓形成，故结论不宜直接诊断栓塞，应提示闭塞情况。患者常突发急性腹痛，伴腹胀、发热、脱水和酸中毒，患者症状重、病情急，因此一般不进行血管超声检查。

慢性肠系膜缺血症患者常表现为餐后腹痛、腹胀、体重下降。由于餐后腹痛，患者常有“进餐恐惧症”，通过改变饮食习惯或少食多餐以避免不适症状；另一些表现则为非特异性、与进餐相关或无关的腹痛。对于那些不明原因腹痛和体重下降的老年患者，应考虑慢性肠系膜缺血症的可能，检查肠系膜动脉有助于鉴别诊断。

八、报告书写

肠系膜上动脉综合征

描述：

常规超声显示肠系膜上动脉与腹主动脉夹角约10°，肠系膜上动脉与腹主动脉之间距离约3 mm。口服胃窗后显示十二指肠水平部肠系膜上动脉区可见压迹，内径约4.0 mm，造影剂通过受限。近端肠腔扩张，内径约20.0 mm，内见造影剂淤滞并出现频繁逆蠕动。

结论：

结合临床，考虑肠系膜上动脉综合征。

九、要点与讨论

超声在急性肠系膜缺血诊断中的作用：可通过多普勒模式显示肠系膜近端血管血栓形成，可用于肠系膜上动脉、腹腔干动脉狭窄的诊断，敏感度和特异度为85%～90%。超声还可显示局灶性肠系膜上静脉或门静脉血栓形成致静脉闭塞性缺血。超声检查易受到上腹部肠道气体、肥胖和血管钙化的影响。此外，超声在检测远端动脉闭塞或诊断非阻塞性肠系膜缺血方面的作用有限。

肠系膜动脉存在动脉粥样硬化性病变时，通过侧支循环足以保证肠系膜循环供应。通常，3支主要的肠系膜血管（腹腔干、SMA和IMA）中至少2支出现严重狭窄（＞70%狭窄或闭塞）才会出现肠系膜缺血症状。因为侧支循环存在，1支肠系膜动脉狭窄或闭塞通常不引起症状。

十、思考题

患者女性，79岁，腹痛，既往卵巢癌腹腔转移、肠梗阻，有腹腔镜十二指肠节段切除手术病史，检查肠系膜上动脉所见如下（图4-2-28，图4-2-29），请问考虑什么疾病?

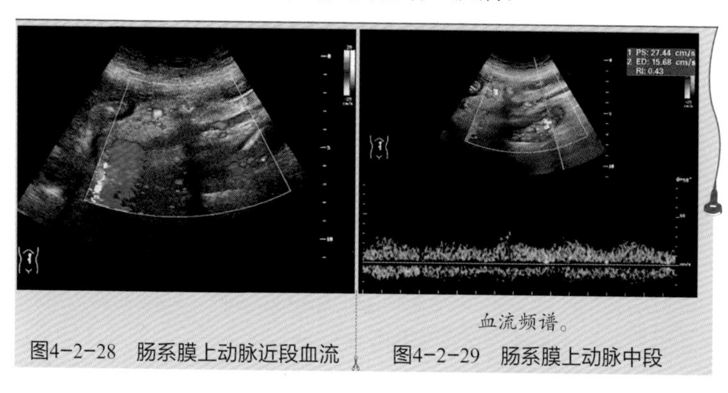

图4-2-28 肠系膜上动脉近段血流

图4-2-29 肠系膜上动脉中段血流频谱。

【推荐阅读文献】

[1] 王贤明，华先平，郑国良.中弓韧带压迫综合征的诊治新进展[J].中国医学影像学杂志，2018，26（6）：476-480.

[2] EXPERT PANELS ON VASCULAR IMAGING AND GASTROINTESTINAL IMAGING，GINSBURG M，OBARA P，et al.ACR Appropriateness Criteria（R）Imaging of Mesenteric Ischemia[J].J Am Coll Radiol，2018，15（11S）：S332-S340.

[3] BJORCK M，KOELEMAY M，ACOSTA S，et al.Editor's Choice-Management of the Diseases of Mesenteric Arteries and Veins：Clinical Practice Guidelines of the European Society of Vascular Surgery（ESVS）[J].Eur J Vasc Endovasc Surg，2017，53（4）：460-510.

第三节 门静脉与肝静脉

一、超声解剖概要

肠系膜上静脉（superior mesenteric vein）走行于小肠系膜内，与同名动脉伴行，收集十二指肠至结肠左曲以上肠管、部分胃和胰腺的静脉血，并与脾静脉一起构成门静脉。门静脉、肝固有动脉和肝管的各级分支在肝内的走行和分支基本一致，并有纤维组织包裹，共同组成Glisson系统。门静脉由肝门至肝周分支逐渐变细，分支在肝内呈“树枝状”分布。门静脉自第一肝门入肝后分为左支和右支。门静脉右支进一步分为右前支和右后支。门静脉左支横部分支至尾状叶后形成矢状部，并进一步发出分支至左内叶及左外叶，形成“工字形”结构。

肝静脉系统收集肝动脉和门静脉运送到肝内的全部血液，包括肝左静脉、肝中静脉、肝右静脉和它们的属支，在第二肝门处注入下腔静脉，具体为：①肝左静脉：位于左叶间裂，收集左肝外叶静脉血，汇入下腔静脉的左侧壁/左前壁；②肝中静脉：位于正中裂的后半部，收集左肝内叶和右肝前叶的静脉血，汇入下腔静脉的左前壁；③肝右静脉：走行于右叶间裂，收集右肝后叶的静脉血，汇入下腔静脉的右侧壁。

应用肝裂和肝静脉进行肝脏的分叶、分段是一种简便易行的方法，对肝内病变的定位诊断和治疗方案的制定具有很大的实用价值。目前国际上较多采用改进的Couinaud肝段划分法（图4-3-1，图4-3-2）。

本节常见英文词汇对照见表4-3-1。

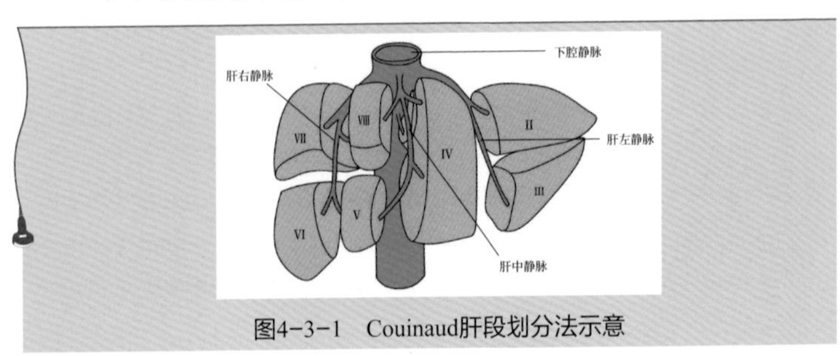

图4-3-1 Couinaud肝段划分法示意

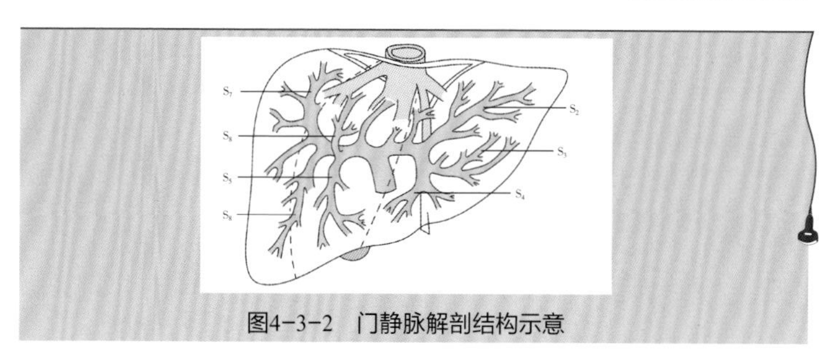

图4-3-2 门静脉解剖结构示意

表4-3-1 常用英文词汇对照

英文简称	英文全称	中文
HV	hepatic vein	肝静脉
IVC	inferior vena cava	下腔静脉
LHV	left hepatic vein	肝左静脉
LPV	left branch of portal vein	门静脉左支
MHV	middle hepatic vein	肝中静脉
MPV	main portal vein	门静脉主干
PV	portal vein	门静脉
RHV	right hepatic vein	肝右静脉
RPV	right branch of portal vein	门静脉右支

二、设备调试

门静脉和肝静脉的超声检查需要根据检测深度选用探头及频率。成年人和体型肥胖的儿童主要采用频率较低的凸阵探头（1.0 ~ 5.0 MHz），体型瘦削的儿童和婴幼儿可使用高频线阵探头以获得更清晰的超声图像。因静脉血流速度相对较低，使用多普勒检测血流时，可通过彩色血流增益、壁滤波、脉冲重复频率等调节，提高血流信号检测的敏感度。

三、操作技巧

患者检查前需空腹8 ~ 10小时，采取仰卧位或右前斜位，双手上举置于头侧枕上，加宽肋间距，以便于探头放置。剑突下横切面扫查，将探头置于左肋缘下，嘱患者深吸气后屏气，可清楚观察肝左、中、右静脉汇入下腔静脉，并可观察门静脉左支矢状部、横部及其分支。将探头置于右腹直肌外缘与肋弓交点和脐的连线上，右肋缘下纵切并沿肋缘下斜切，必要时可嘱患者平静吸气或深吸气，观察第一肝门结构（门静脉主干及其分支）、第二肝门结构（下腔静脉和肝左、中、右静脉）的一系列图像。自右锁骨中线第四或第五肋间开始，斜切或横切可显示肝中、右静脉及门静脉右支及其分支。

四、相关切面

相关切面见图4-3-3～图4-3-7。

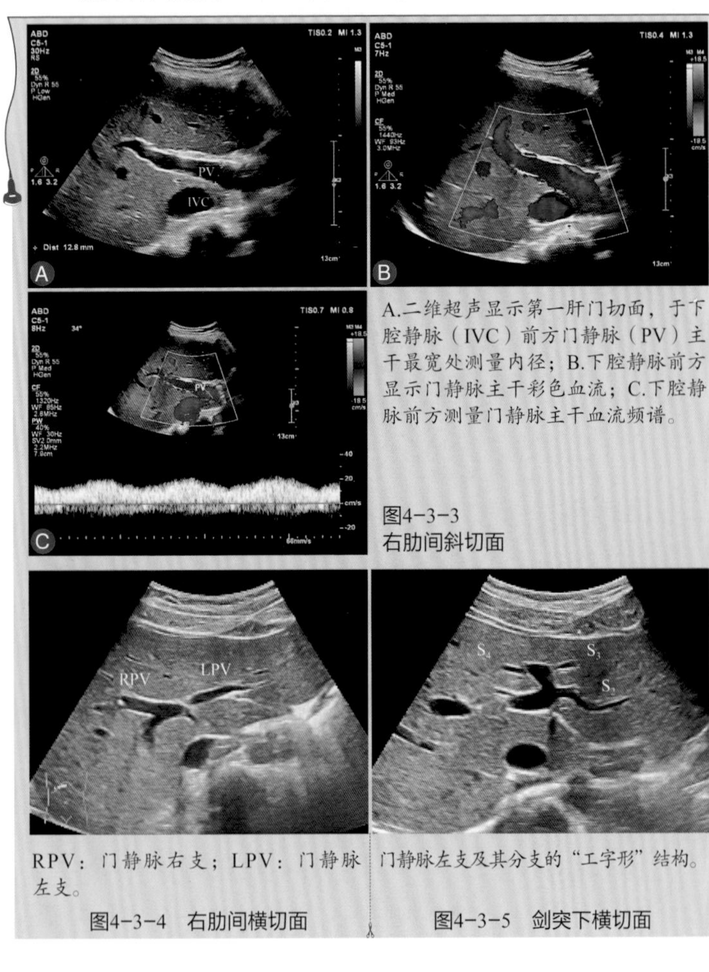

A.二维超声显示第一肝门切面，于下腔静脉（IVC）前方门静脉（PV）主干最宽处测量内径；B.下腔静脉前方显示门静脉主干彩色血流；C.下腔静脉前方测量门静脉主干血流频谱。

图4-3-3 右肋间斜切面

RPV：门静脉右支；LPV：门静脉左支。

图4-3-4 右肋间横切面

门静脉左支及其分支的“工字形”结构。

图4-3-5 剑突下横切面

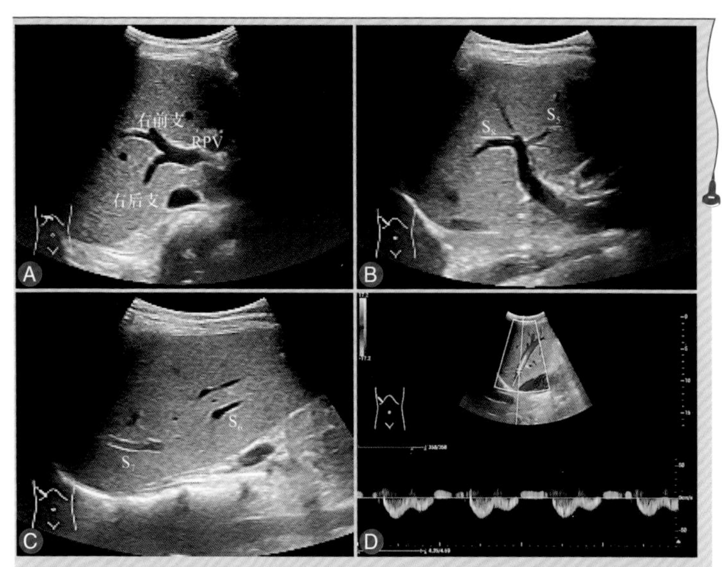

A.超声显示门静脉右支（RPV）及其分支；B.超声显示门静脉右前支S_5、S_8分支；C.超声显示门静脉右后支S_6、S_7分支；D.测量肝右静脉血流频谱为三相波。

图4-3-6　右肋间斜切面

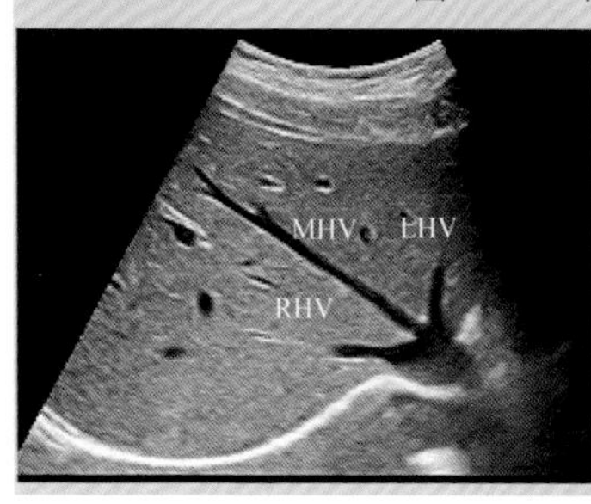

MHV：肝中静脉；LHV：肝左静脉；RHV：肝右静脉。三条肝静脉汇入下腔静脉（第二肝门）。

图4-3-7
肋缘下斜切面

五、声像图特征

（一）正常表现

肝静脉的管壁较薄，声像图不易显示管壁回声，可以邻近肝实质回声作为其边缘。三支主要肝静脉常不在同一平面，因此很难在同一超声切面图像显示完整的三支主干，通过第二肝门的斜切面，可以显示两支或三支汇入下腔静脉的图像。

门静脉的管壁较厚，有较多的结缔组织，在声像图上显示为管壁回声较强的管状结构，易与肝静脉区分。正常门静脉及其属支为入肝血流，其频谱多普勒有轻微时相性，可随心动周期及呼吸波动。

（二）肝静脉狭窄或闭塞

肝静脉狭窄或闭塞是布–加综合征（Budd-Chiari syndrome，BCS）的一种类型，病因分为先天性（肝静脉先天性阻塞）和后天性（血栓栓塞或肿瘤压迫、侵犯），占比约5%。可累及一支或多支肝静脉，表现为肝静脉的全程变细或闭塞，或仅为肝静脉根部的狭窄或闭塞，亦可为肝静脉汇入下腔静脉处隔膜或团块状回声阻塞。肝静脉完全闭塞时管壁回声增强，与邻近肝组织分界不清，闭塞以远肝静脉管腔扩张，多伴肝静脉交通支形成，表现为右肝近膈顶部浅层粗细不均的静脉扩张，可伴脐静脉重开。CDFI显示闭塞的肝静脉内未见彩色血流，可见肝静脉交通支扩张，脐静脉可见出肝血流。脉冲波多普勒显示闭塞的肝静脉内未探及血流频谱，未闭塞的肝静脉血流频谱呈双相或单相、低速血流频谱，波形平坦。肝内侧支循环形成时，肝血流经侧支流向未闭的肝静脉或肝尾状叶静脉而后汇入下腔静脉（图4–3–8）。

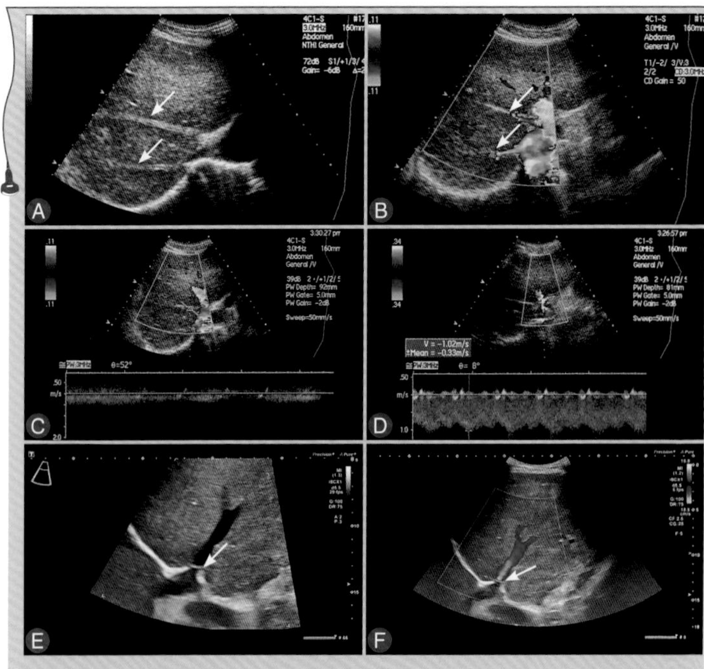

A.二维超声显示肝中静脉、肝右静脉全程狭窄（箭头）；B.CDFI显示肝中静脉、肝右静脉全程狭窄（箭头）；C.肝中静脉狭窄远心端血流频谱：流速减低；D.肝中静脉狭窄近心端血流频谱：流速增快；E.二维超声显示肝右静脉隔膜形成（箭头）；F.CDFI显示肝右静脉隔膜处血流中断（箭头）。

图4–3–8　布–加综合征

（三）肝窦阻塞综合征

1953年，Hill等报道牙买加儿童因食用含吡咯生物碱（pyrrolizidine alkaloid，PA）的狗舌草而导致一种肝脏疾病，并最先称之为肝小静脉闭塞病（hepatic veno-occlusive disease，HVOD）。1999年，DeLeve等发现该病肝脏损伤最早期、最根本的表现是肝窦内皮细胞损伤、脱落，后续出现一系列继发损伤，故建议以肝窦阻塞综合征（hepatic sinusoidal obstruction syndrome，HSOS）替代肝小静脉闭塞病作为该疾病的诊断名称。HSOS是由各种病因引起的肝血窦、肝小静脉和小叶间静脉内皮细胞坏死脱落进而形成微血栓，引起肝内淤血性肝损伤和急性门静脉高压的一种肝脏血管性疾病。其临床表现主要有乏力、腹胀、纳差、肝大、黄疸、肝区疼痛和顽固性腹水等。HSOS病因复杂，国外报道主要原因与造血干细胞移植前应用大剂量细胞毒性药物（环磷酰胺、白消安+环磷酰胺等）有关。而我国以食用含PA的中草药最为常见，主要为服用土（菊）三七引起。此外，报道的还有猪屎豆、野百合、千里光、一点红等。HSOS主要病理特征是肝小静脉内膜炎及纤维性狭窄或闭塞，且无肝静脉血栓形成。经皮、经肝或经颈静脉肝穿刺取肝组织做病理检查被认为是确诊HSOS的金标准，主要病理特征是肝小静脉内膜炎及纤维性狭窄或闭塞，且无肝静脉血栓形成。但由于HSOS病变分布不均匀，肝活检不一定能取到典型病变，且该技术对器械及操作人员技术的要求较高，在临床实践中应用困难，故多依赖于病史和临床表现做出诊断。

超声可发现肝大、腹水，排除肝脏占位性病变及下腔静脉、肝静脉内血栓，但无特异性。超声造影表现为动脉期及门脉期全肝“地图样”不均匀增强，延迟期全肝增强逐渐均匀（图4-3-9）。

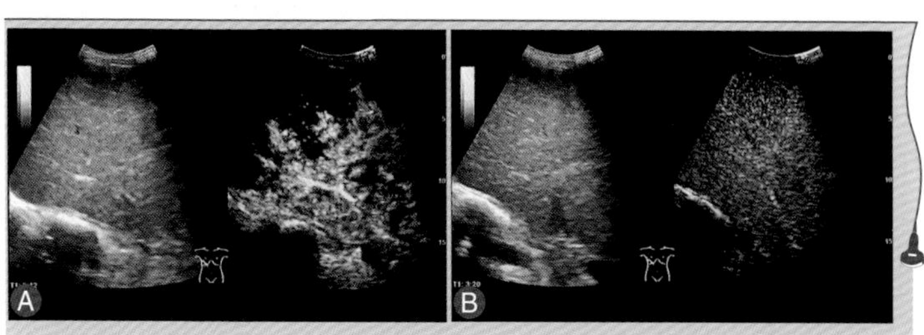

A.超声造影显示动脉期肝实质地图样不均匀增强；B.超声造影显示延迟期肝8实质均匀增强。

图4-3-9 肝窦阻塞综合征超声造影表现

（四）门静脉血栓或癌栓

门静脉血栓和癌栓鉴别如下（表4–3–2，图4–3–10，图4–3–11）。

表4-3-2　门静脉血栓和癌栓鉴别

	门静脉血栓	门静脉癌栓
诱发病因	肝硬化、外压、腹腔内炎症、门静脉损伤（手术/外伤）、骨髓增生性疾病、血液高凝状态、脾脏切除术后	原发性肝癌、胆囊癌、肝门部胆管癌、胰头癌等
位置	常位于门静脉主干、左右支等较大门静脉分支，部分自脾主静脉延续而来	与肝内/肝外肿块相邻的门静脉管腔内
管径	早期正常/增宽，后期正常/变细	正常/增宽
管壁	管壁连续，回声清晰	管壁连续性中断，回声模糊
彩色多普勒	栓子内部无血流信号	栓子内可探及动脉血流频谱或动静脉瘘血流频谱
超声造影	动脉期、门脉期、延迟期均呈无增强	动脉期呈高增强，门脉期呈等或低增强，延迟期呈低增强
转归	逐渐吸收、缩小，回声增高	范围逐渐增大，可累及整个门静脉系

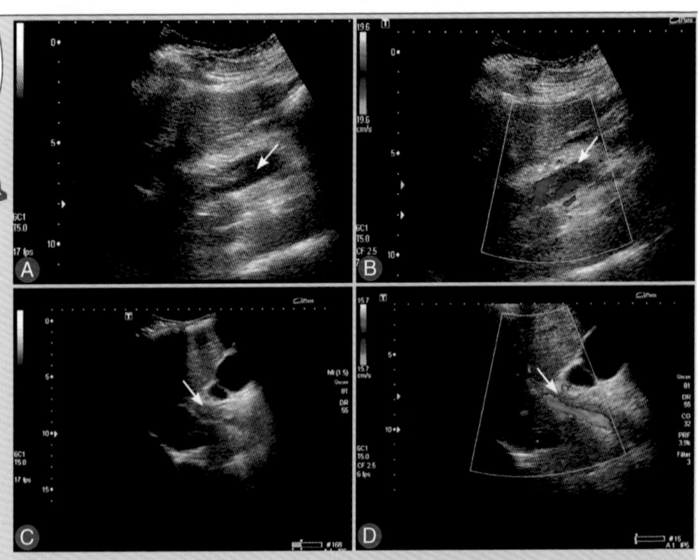

A.二维超声显示门静脉主干内附壁高回声血栓（不完全性阻塞，箭头）；B.CDFI显示门静脉主干血栓处彩色充盈缺损（不完全性阻塞，箭头）；C.二维超声显示门静脉右支高回声血栓附壁（不完全性阻塞，箭头）；D.CDFI显示门静脉右支血栓处彩色充盈缺损（不完全性阻塞，箭头）。

图4-3-10　门静脉血栓

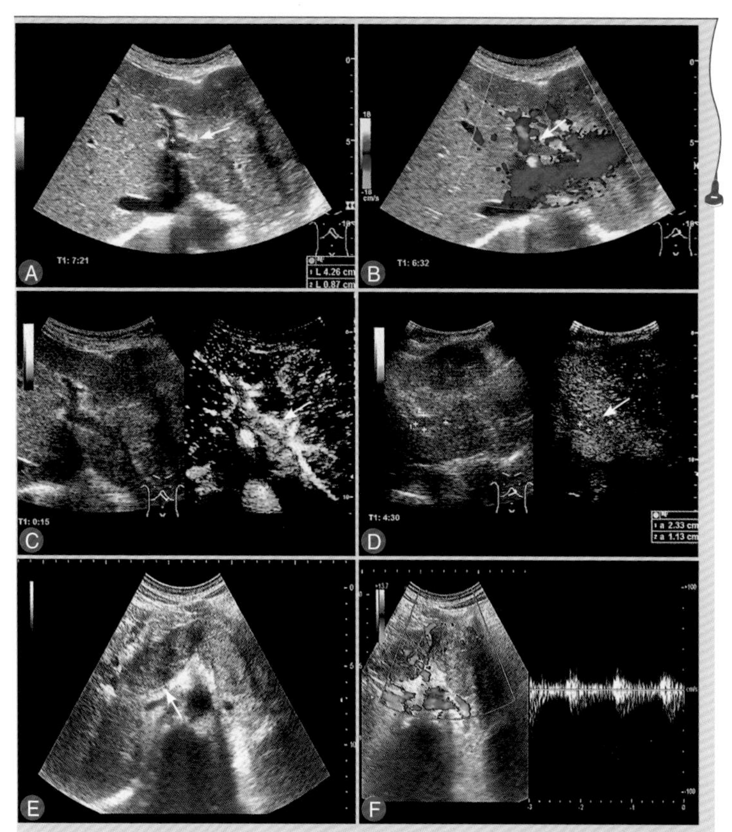

A.二维超声显示门静脉S_2分支癌栓高回声（箭头）；B.CDFI显示门静脉S_2分支癌栓处充盈缺损（箭头）；C.超声造影显示门静脉S_2分支内癌栓动脉期高增强；D.超声造影显示门静脉S_2分支内癌栓延迟期稍低增强；E.二维超声显示门静脉主干癌栓（内径增宽，完全性阻塞，箭头）；F.门静脉主干癌栓内可探及动脉血流频谱。

图4-3-11 门静脉癌栓

（五）肝静脉血栓或癌栓

肝静脉血栓形态特征类似于其他部位的血栓，根据形成时间不同，可以表现为强回声到无回声，并引起管腔狭窄或闭塞。肝静脉血栓早期管径正常/增宽，后期正常/变细，管壁清晰连续，CDFI显示血流充盈缺损或无法探及彩色血流信号。肝静脉癌栓管径正常/增宽，管壁连续性中断，随病情进展，癌栓范围扩大，随静脉回流进入下腔静脉，甚至右心房。超声造影可准确地鉴别肝静脉血栓或癌栓，前者三期均呈无增强，后者动脉期呈高增强、门静脉呈等/低增强、延迟期呈低增强（图4-3-12）。

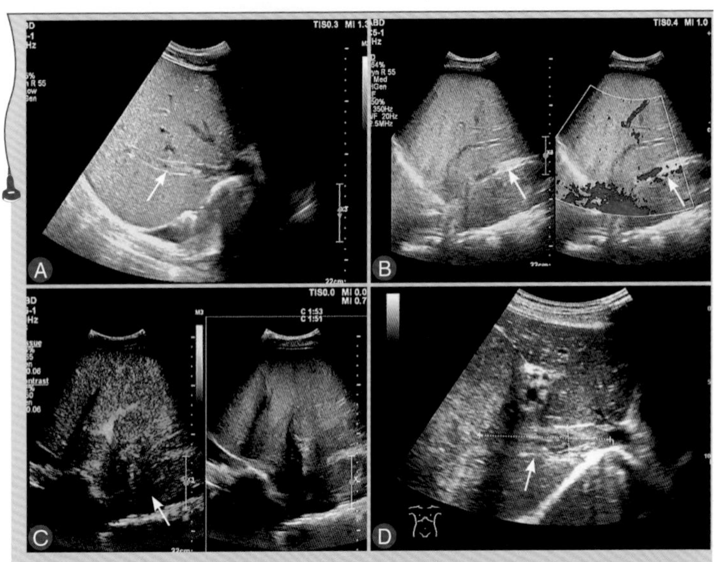

A、B.二维超声及CDFI显示肝右静脉血栓（箭头）；C.超声造影肝右静脉血栓无增强（箭头）；D.巨块型肝癌合并肝右静脉癌栓（箭头）。

图4-3-12　肝静脉血栓或癌栓

（六）门静脉高压症

门静脉高压症是指各种原因导致门静脉血流受阻和（或）血流量增加所引起的门静脉系统压力增高，继而引起脾大和脾功能亢进、食道胃底静脉曲张、呕血或黑便和腹水等。它不是一个单独的疾病，而是一种综合征。

门静脉高压症超声直接征象包括食道胃底静脉曲张、胃左静脉曲张、脾肾分流、附脐静脉开放、腹膜后侧支开放、门静脉血流双向/反向、肝内门腔侧支循环形成等；超声间接征象包括门静脉扩张及血流速度减慢、脾大、脾静脉扩张等（图4-3-13，图4-3-14）。

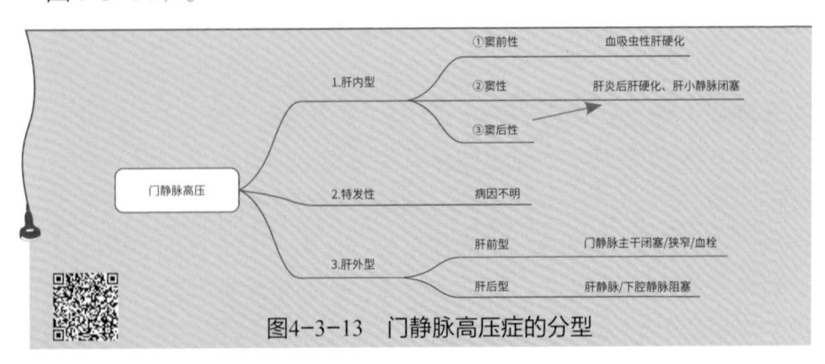

图4-3-13　门静脉高压症的分型

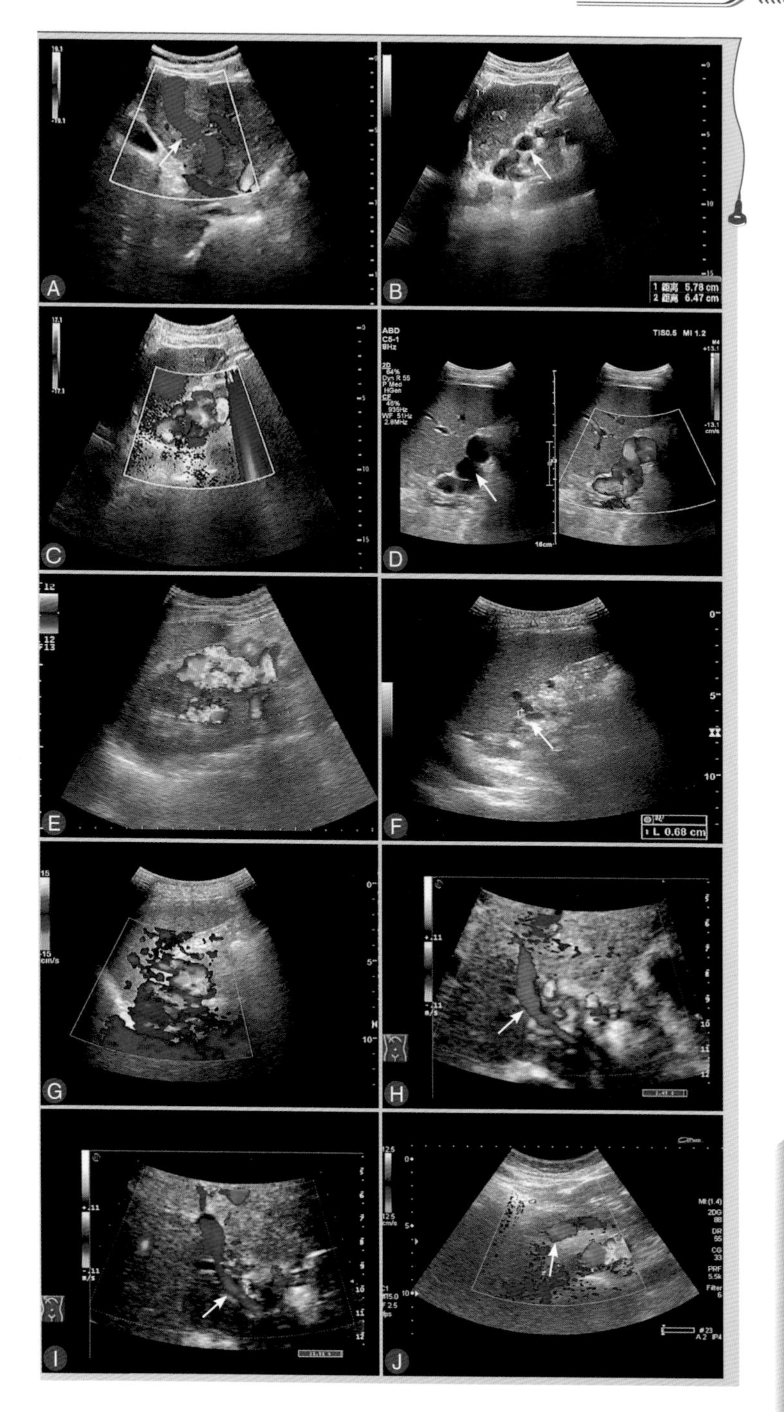
A
B
1 距离 5.78 cm
2 距离 6.47 cm
C
ABD
C5-1
8Hz
TIS0.5 MI 1.2
D
E
L 0.68 cm
F
G
H
I
J

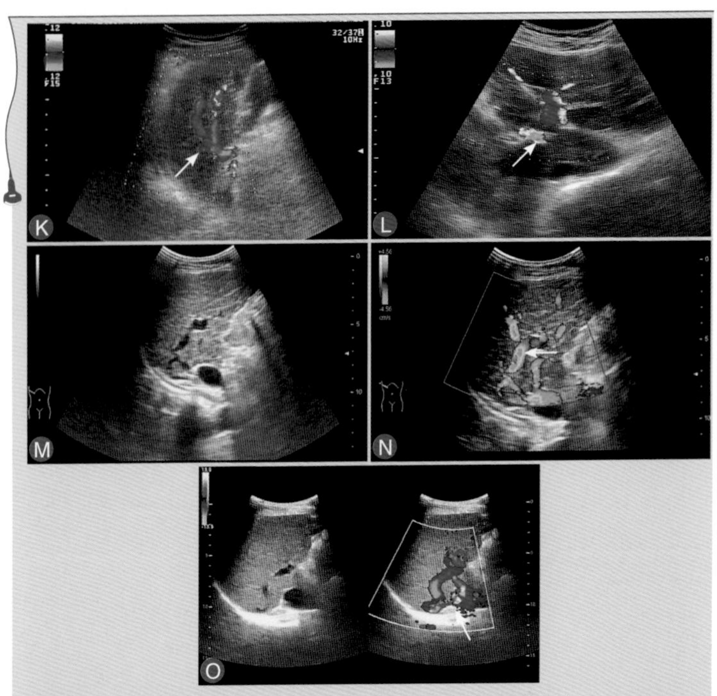

A.CDFI显示附脐静脉开放（箭头）；B.胃左静脉曲张（箭头）；C.CDFI显示胃左静脉曲张处纡曲血流；D.CDFI显示脾静脉纡曲扩张（箭头）；E.CDFI显示脾肾侧支循环；F.胃底静脉曲张（箭头）；G.CDFI显示胃底静脉曲张；H.CDFI显示门静脉右支血流双向（箭头）；I.CDFI显示门静脉右支血流双向（箭头）；J.CDFI显示门静脉主干血流反向（箭头）；K.CDFI显示门静脉右支血流反向（箭头）；L.CDFI显示门静脉左支血流反向（箭头）；M.肝内门腔侧支循环形成（门静脉右后支–肝右静脉）；N.肝内门腔侧支循环形成（门静脉右后支–肝右静脉，箭头）；O.肝内门腔侧支循环形成，门静脉右后支与肝副右静脉交通汇入下腔静脉（箭头）。

图4–3–14　门静脉高压症

（七）门静脉狭窄

门静脉狭窄分为先天性和后天性2种。先天性门静脉狭窄为先天变异，其机制可能与出生后早期循环状态的改变有关，出生后脐静脉闭塞、纤维化而形成韧带，如脐静脉纤维化延伸至门静脉及其分支，即可导致门静脉狭窄、甚至闭塞。超声表现为门静脉管壁回声增强、管腔纤细，CDFI显示门静脉管腔内彩色血流束细小或缺失。

继发性门静脉狭窄多为局限性狭窄，常发生于门静脉，受其邻近占位性病变的挤压、侵犯，或原位肝移植术后吻合口狭窄等。超声表现为门静脉受压移位、管腔变细，若恶性肿瘤侵犯，可见肿块回声及门静脉受侵表现。CDFI显示门静脉狭窄处血流变细、明亮，可测及连续性高速血流频谱，若合并门静脉高压症，则狭窄处血流速度可无明显增快（图4-3-15）。

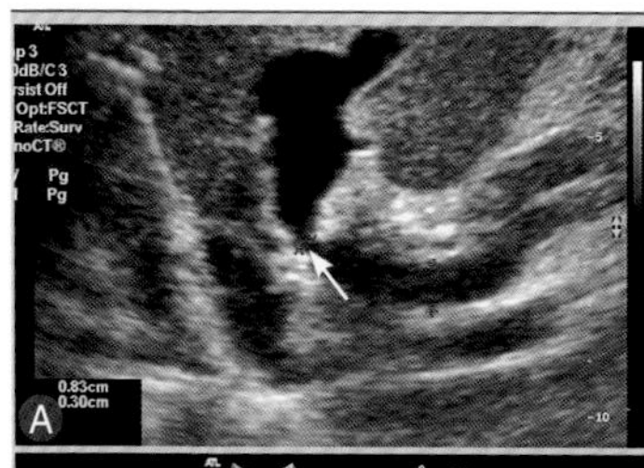

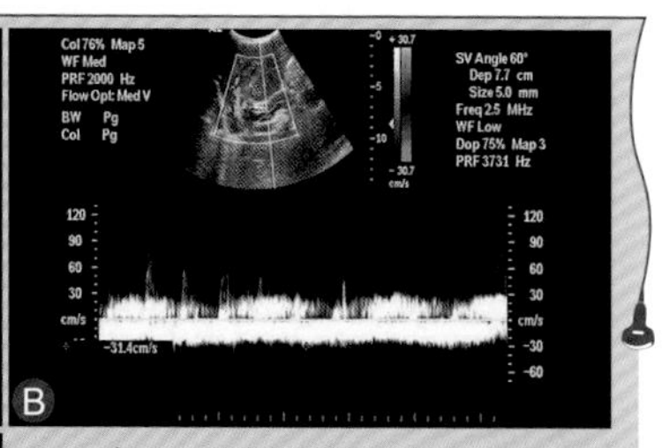

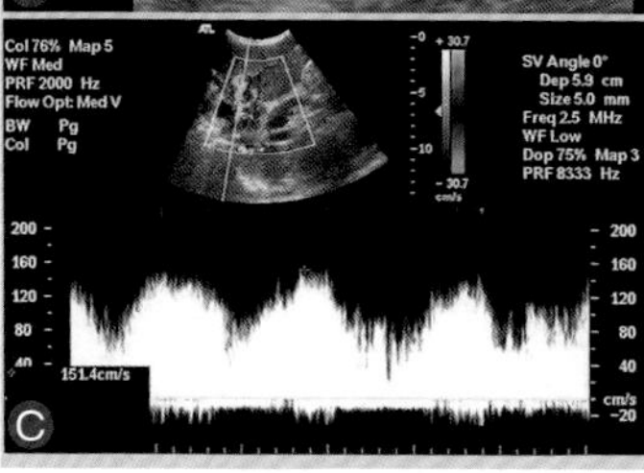

A.超声显示肝移植术后门静脉吻合口狭窄（箭头）；B.肝移植术后门静脉吻合口狭窄远心端血流频谱：流速减低；C.肝移植术后门静脉吻合口狭窄处血流频谱：流速升高。

图4-3-15
肝移植术后门静脉狭窄

（八）门静脉海绵样变性

门静脉海绵样变性（cavernous transformation of the portal vein，CTPV）是指由于门静脉系统先天发育异常或继发于肝内外相关疾病导致的门静脉主干和（或）分支完全或部分阻塞，其周围形成大量侧支静脉。临床主要表现为门静脉高压的症状，如脾大、腹水或静脉曲张性出血等。超声表现为门静脉正常结构消失，门静脉管腔狭窄甚至闭塞，管壁回声增强，或门静脉内可见栓子回声，周围可见蜂窝状或网格状的无回声结构。CDFI在栓塞或闭塞的门静脉周围可见蜂窝状彩色血流信号，频谱多普勒可探及门脉样连续带状低速血流频谱（图4-3-16）。

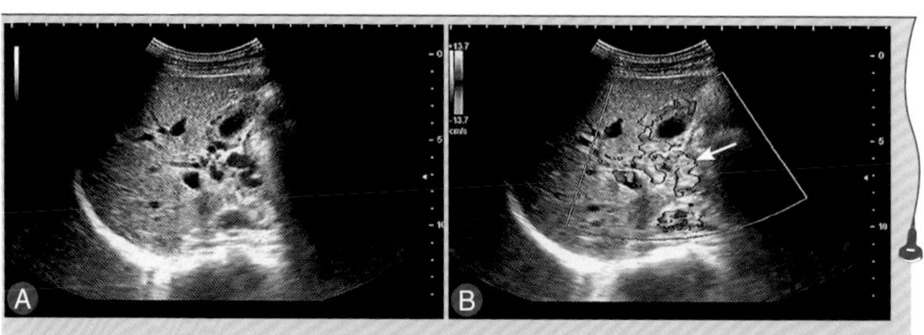

A.二维超声显示蜂窝状或网格状的无回声结构；B.CDFI显示门静脉周围可见蜂窝状彩色血流信号。

图4-3-16 门静脉海绵样变性

（九）肝门静脉积气

肝门静脉积气（hepatic portal venous gas，HPVG）是一种少见的影像学表现，是由于各种原因导致气体在门静脉及肝内门静脉分支异常聚集而形成。1955年Wolfe和Evans首次报道了患有坏死性小肠炎婴儿出现肝门静脉积气的表现。而成年人首例是1960年由年Susman等人所报道。肝门静脉积气通常情况下不是单独存在的，常常伴随一些其他的病因，合并肠缺血坏死等表现，早期报道死亡率高达75%，常被称作“死神之征”。近年来，随着关注度的不断升高及一些非侵入性的辅助检查，如彩超、CT等影像技术的发展，HPVG也越来越多地被发现。

肝门静脉气体产生有3种主要的病理生理机制。

（1）胃肠道黏膜损伤，使胃肠腔内气体通过损伤部位或通透性增加的黏膜进入肠系膜门静脉系统，如肠缺血、内镜下检查及操作等。

（2）胃肠道管腔扩张、肠腔内压力增加，部分肠管可出现水肿甚至缺血坏死，使得腔内气体进入门静脉系统，如外伤或肠梗阻等。

（3）细菌理论：一方面产气细菌侵入黏膜下产生气体，黏膜下血管对气体进行吸收；另一方面则是细菌直接入血形成败血症或静脉炎产气等（图4-3-17，动图4-3-1）。

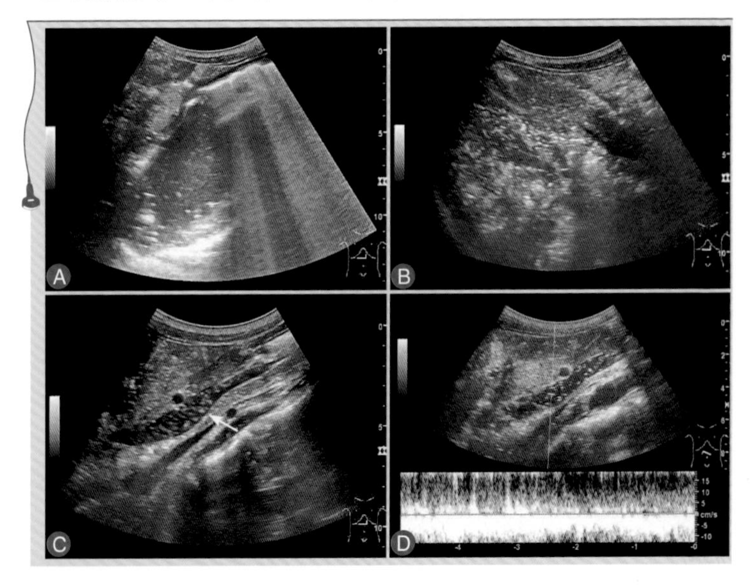

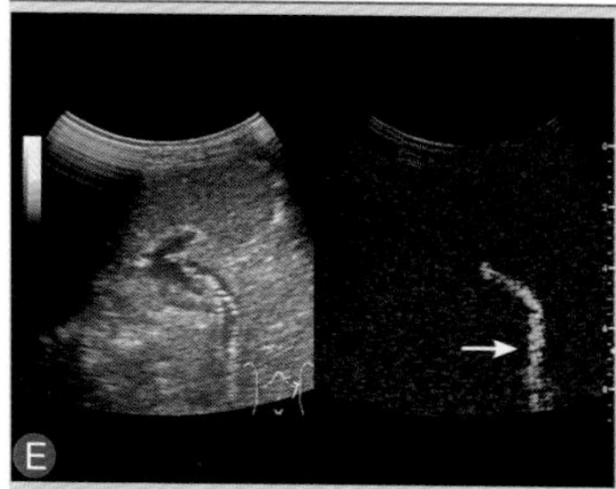

患者男性，十二指肠梗阻，有胃穿孔修补史。A.超声显示胃内大量积液、积气；B.超声显示肝内门静脉和邻近肝实质内密集的高强回声；C.超声显示脾静脉内气泡回声流动征象（箭头）；D.叠加在静脉频谱上的双向、尖锐、垂直"峰"；E.造影模式下（未注射超声造影剂）可动态显影气泡运动轨迹（箭头）。

图4-3-17 肝门静脉积气

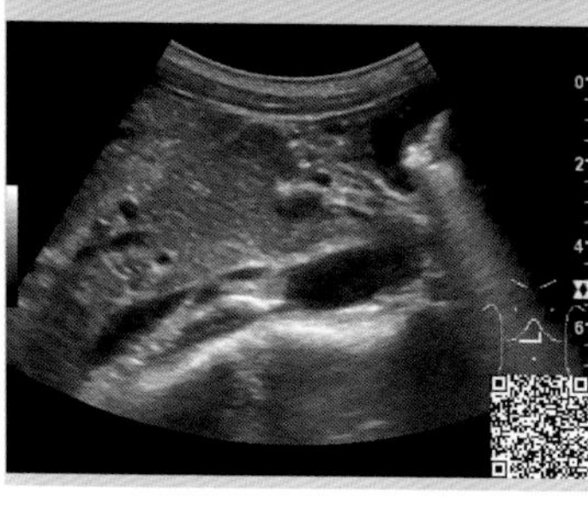

动图4-3-1
脾静脉内气泡回声流动征象

（十）经颈静脉肝内门体静脉分流

经颈静脉肝内门体静脉分流（transjugular intrahepatic portosystemic shunt，TIPS）是近年发展的介入放射学治疗技术，通过植入支架在肝静脉和门静脉之间建立人工通道，用于降低门静脉压力（图4-3-18）。早期的支架狭窄或闭塞常于术后30天内发生，继发于肝实质分流道（支架）内急性血栓形成（发生率10%～15%）。晚期的支架狭窄或闭塞常于术后30天～1年发生（18%～78%）。

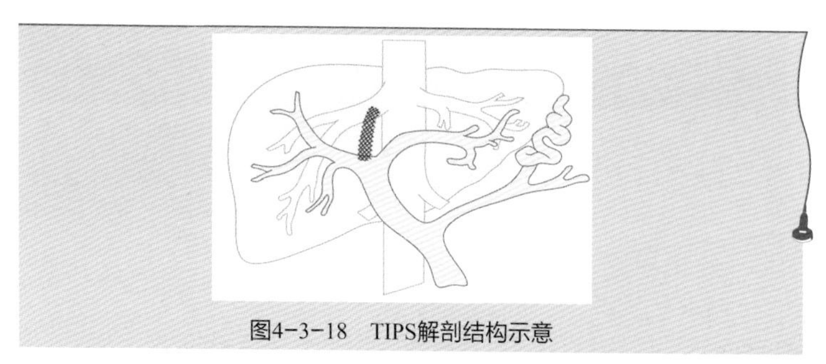

图4-3-18 TIPS解剖结构示意

DSA下分流道造影及门静脉-腔静脉压力梯度测定是临床评价TIPS术后支架功能的金标准，但其有创、费用高。超声无创、经济，可通过检测支架内血流判断支架功能，是术后常用的随诊方法。但受支架深度、角度及肝脏衰减等因素影响，部分支架内彩色血流充盈并不理想。CEUS可弥补常规超声对支架管腔显示不清、部分血流充盈不佳等缺点，较为客观地反映TIPS术后支架通畅情况。

评价TIPS的超声标准目前尚未统一。William D等提出超声判断TIPS狭窄的参考指标包括支架峰值流速<90 cm/s或≥190 cm/s，峰值流速降低>40 cm/s或升高≥60 cm/s，远端速度<90 cm/s或≥220 cm/s，门静脉主干速度<30 cm/s，和（或）左右门静脉顺行血流。中国血管和浅表器官超声检查指南标准（2011年）提出超声判断TIPS狭窄的参考指标为TIPS支架局部血流速度增高，两点间流速差>100 cm/s；TIPS支架内峰值流速<50 cm/s；支架阻塞后支架内或任何一侧未探及血流信号（图4-3-19）。

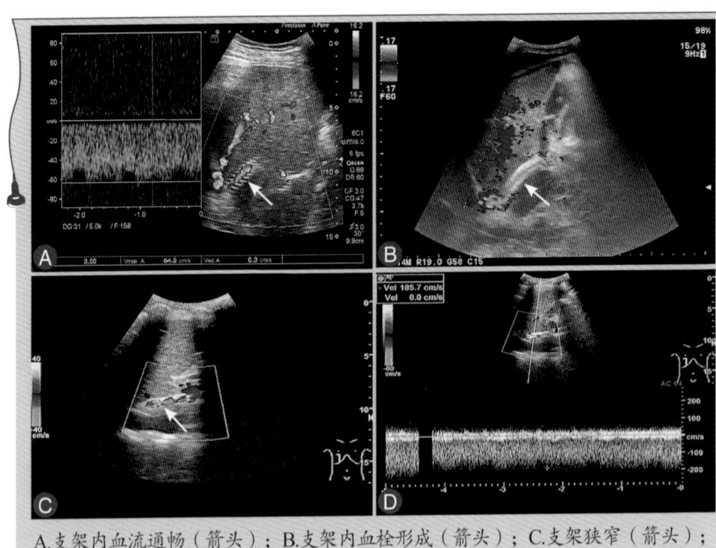

A.支架内血流通畅（箭头）；B.支架内血栓形成（箭头）；C.支架狭窄（箭头）；D.支架狭窄处血流加速。

图4-3-19 TIPS术后

六、分析思路

思维导图如下（图4-3-20，图4-3-21）。

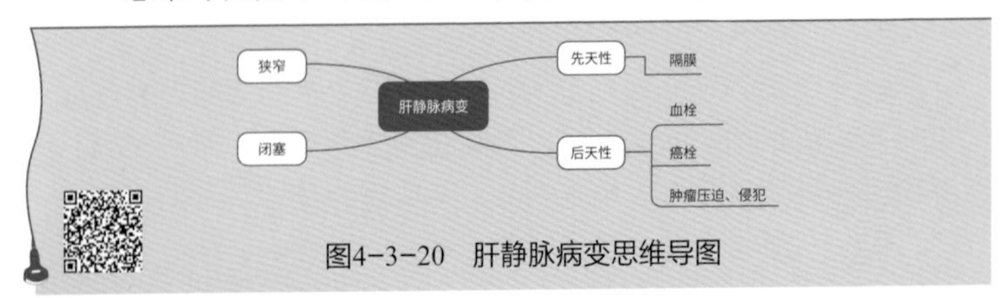

图4-3-20 肝静脉病变思维导图

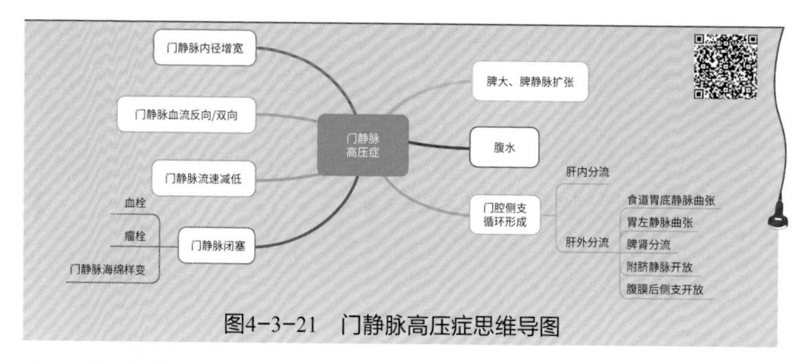

图4-3-21 门静脉高压症思维导图

七、临床应用

门静脉和肝静脉病变所致的临床症状主要与其基础疾病相关，分为先天性和后天性。后天性门静脉和肝静脉病变最常见的病因为肝硬化或肝癌，可导致门静脉和（或）肝静脉的血栓和癌栓。肝硬化代偿期的症状较轻，可有乏力、食欲减退、消化不良、右上腹隐痛、腹泻等消化道症状；失代偿期症状较明显，可有恶心呕吐、食欲减退、疲乏无力、腹痛腹泻、出血，并常有黄疸、发热、腹水等。肝癌患者除了非特异性的消化道症状以外，可有肝区疼痛、发热、体重减轻、甲胎蛋白明显升高，或伴发高钙血症、低血糖、红细胞增多症、高脂血症等类癌综合征的表现。对于因消化道症状或肝区不适就诊的患者，需了解其相关病史和实验室检查结果，仔细扫查肝脏实质及肝内管道结构的情况，必要时行超声造影或增强CT/MR进一步明确诊断。

八、报告书写

（一）正常

描述：

门静脉、肝静脉管径正常，管腔内未见异常回声，血流充盈饱满，血流方向正常，血流速度在正常范围以内。附脐静脉未见明显出肝血流显示。

结论：

门静脉、肝静脉血流通畅。

（二）布-加综合征（Budd-Chiari syndrome，BCS）

描述：

门静脉管径正常，管腔内未见异常回声，血流充盈饱满，血流方向正常。肝右静脉未见明确显示。肝左静脉、肝中静脉共干，管径增宽，汇入下腔静脉处管腔变窄、局部可见隔膜形成，

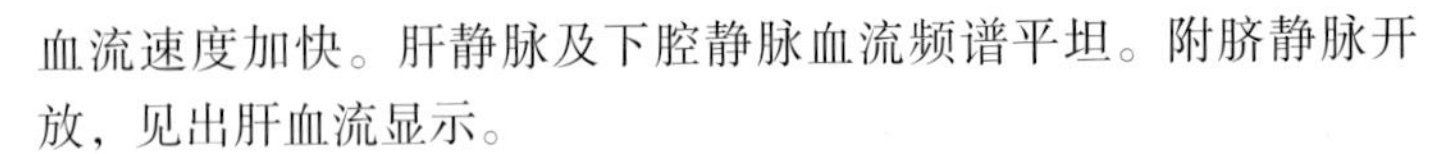

血流速度加快。肝静脉及下腔静脉血流频谱平坦。附脐静脉开放，见出肝血流显示。

结论：

考虑布-加综合征的可能性大：肝右静脉闭塞，肝中及肝左静脉共干，汇入下腔静脉处隔膜形成。

门脉高压声像：附脐静脉开放。

（三）门静脉癌栓

描述：

门静脉主干、左右支及其分支管壁模糊，管腔内充满低回声，未见明显血流信号。门静脉主干及右支周围可见纡曲管状暗区，脉冲波多普勒显示为静脉样血流频谱。

超声造影检查：造影剂SonoVue 1.5 mL+1.5 mL（分两次注射），经外周静脉注入。门静脉主干、左右支低回声动脉期呈稍高增强，门脉期及延迟期呈低增强。延迟期全肝扫查，余肝未见明显异常消退区。

结论：

超声造影考虑门静脉主干、左右支及其分支广泛癌栓形成，合并门静脉海绵样变声像。

九、要点与讨论

肝静脉和门静脉病变主要分为先天性和后天性病变。医师在日常工作中，应注意观察其管腔内径、管腔内回声、血流及频谱情况，结合患者的基础病变，进行病因学（隔膜、血栓、癌栓等）的鉴别诊断。从超声诊断的原则来说，需先关注二维结构的特点，再辅以彩色血流显像及频谱分析，必要时可行超声造影协助诊断。

肝静脉或门静脉栓子分为血栓和癌栓，其诊断需要结合患者的基础疾病、管腔内径、管壁回声、栓子位置和回声、内部血流及转归情况进行综合分析，诊断困难时，可通过超声造影或增强CT/MR观察栓子内微血流灌注情况进一步明确诊断。

十、思考题

患者男性，54岁，乏力、皮肤黄染1年余，纤维胃十二指肠镜检查显示食管、胃底中度静脉曲张，CDFI检查发现右肝及尾状叶明显增大，下腔静脉肝后段隔膜形成且局部管腔狭窄，肝中、肝左静脉根部重度狭窄或闭塞，肝左-肝中静脉，肝中-肝右静脉，肝中、肝左、尾状叶静脉间侧支形成，脾大，脾门静脉稍扩张（图4-3-22）。

问题：门静脉高压的诊断分析思路是什么？布-加综合征的主要超声表现及分型是什么？

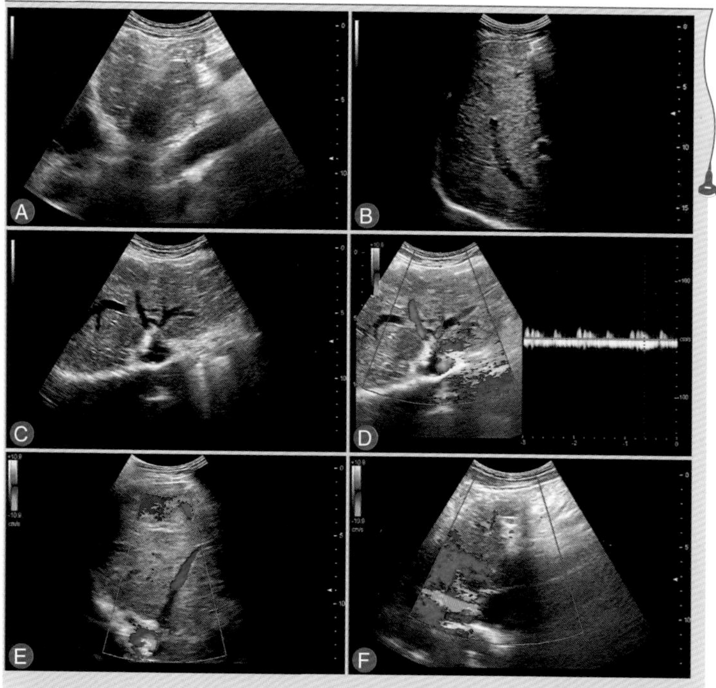

A.尾状叶增大；B.右肝增大；C.肝左静脉隔膜形成并侧支形成；D.肝左静脉近心端血流频谱平坦，流速减慢；E.肝中静脉根部重度狭窄或闭塞；F.下腔静脉隔膜处高速血流信号。

图4-3-22 超声检查图像

【推荐阅读文献】

[1] 刘璐，张玮，诸葛宇征.肝窦阻塞综合征诊断标准综述[J].中华肝脏病杂志，2020，28（12）：1064-1068.

[2] 汪靖园，薛挥，刘梦莹，等.CEUS评价肝硬化门静脉高压患者TIPS术后分流道支架功能[J].中国介入影像与治疗学，2020，17（1）：22-26.

[3] 高帆，胡凤蓉，祁兴顺.《2015年欧洲肝病学会临床实践指南：肝脏血管病》摘译[J].临床肝胆病杂志，2016，32（1）：40-43.

第四节　肾动脉

一、超声解剖概要

双侧肾动脉一般起自腹主动脉两侧壁，开口在肠系膜上动脉下方2 cm以内。多数位于第一、二腰椎中部之间，幽门平面（约胸骨上切迹和耻骨联合连线中点）下方约2 cm处。发出后横行向外走行达肾门入肾，行程可能水平、上升或下降。右肾动脉多走行于下腔静脉、胰头、十二指肠及右肾静脉后方；左肾动脉走行于胰尾、脾门及左肾静脉后方。

肾动脉到达肾门前分出肾上腺下动脉及输尿管支，分别至肾上腺和输尿管。在肾门分为2～4支初级干，多为2支，即前支（腹侧支）和后支（背侧支）。继而分为3～7支段动脉为不同肾段供血，多为5支。在肾实质再分为叶间、弓形和小叶间动脉（图4-4-2，图4-4-3）。

肾段动脉分支在肾内为终末动脉，没有吻合，但存在肾内外侧支吻合，叶间动脉、小叶间动脉的穿支血管通过肾实质与肾包膜动脉吻合沟通。正常情况下，穿支动脉血流从肾内流向肾外，当肾动脉主干发生供血不足时穿支动脉血流逆向从肾外流向肾内。

肾动脉解剖变异较多，迷走肾动脉、副肾动脉、异位肾动脉的定义并不统一，主要变异类型包括以下几种（图4-4-1）。

1.起源变异

起源于腹主动脉前壁/腹主动脉低位/髂动脉/肝总动脉/肠系膜上、下动脉/肾上腺动脉/精索内动脉。

2.数目变异

数目变异可为1～5支。若均由肾门入肾并发出段动脉，病变时常可导致高血压并可造成肾功能不全。

3.走行变异

（1）不经肾门入肾：多见于上/下极入肾，狭窄较少导致高血压和显著的肾功能不全。于输尿管前方或肾盂输尿管连接处可压迫局部影响尿液排泄。

（2）少数情况下，右肾动脉走行于下腔静脉浅面，见于其起源于腹主动脉前壁时。

本节常见英文词汇对照见表4-4-1。

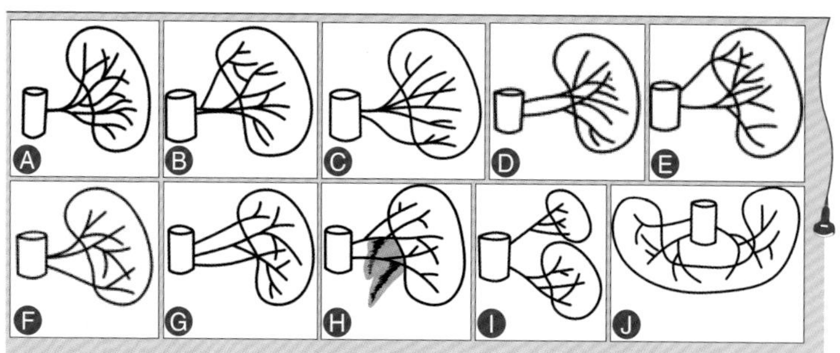

A.正常；B.一支肾动脉，一支肾上极动脉；C.一支肾动脉，一支肾下极动脉；D.2支肾动脉；E.2支肾动脉，肾上极动脉直接起自腹主动脉；F.2支肾动脉，肾下极动脉直接起自腹主动脉；G.三支肾动脉；H.双肾盂，双肾动脉；I.双肾，双肾动脉；J.马蹄肾与其肾动脉。

图4-4-1 肾动脉变异示意

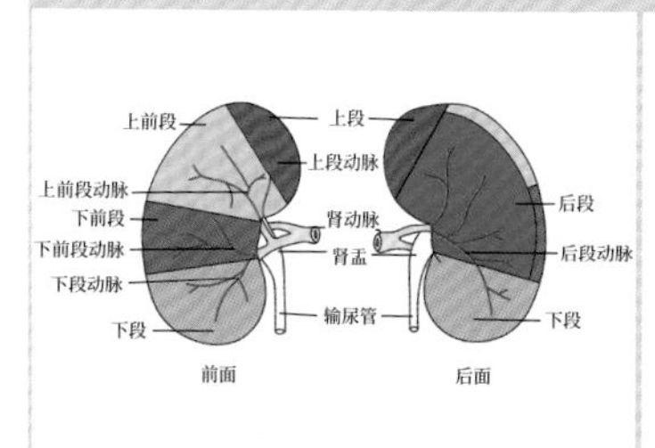

图4-4-2 肾动脉分段示意

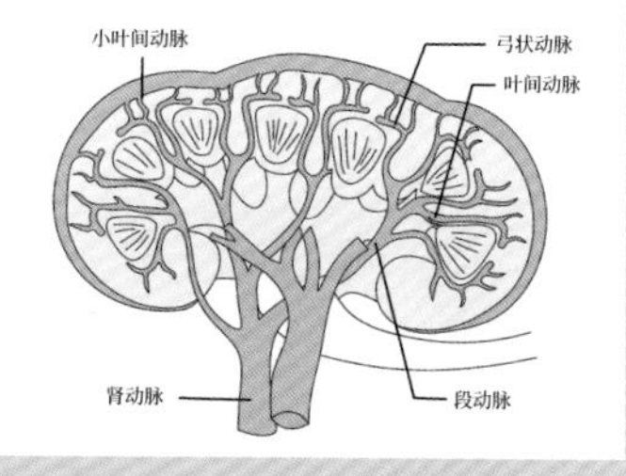

图4-4-3 肾动脉分级示意

表4-4-1 常用英文词汇对照

英文简称	英文全称	中文
AA	arcuate artery	弓形动脉
AC	acceleration	加速度
AI	acceleration index	加速指数
AT	acceleration time	收缩早期加速时间
AVF	arteriovenous fistula	动静脉瘘
EDV	end diastolic velocity	舒张期峰值流速
ESP	early systolic peak	收缩早期峰值
FMD	fibromuscular dysplasia	纤维肌发育不良
IA	interlobular artery	叶间动脉
PSV	peak systolic velocity	收缩期峰值流速
RA	renal artery	肾动脉
RAA	renal artery aneurysm	肾动脉瘤

续表

英文简称	英文全称	中文
RAS	renal artery stenosis	肾动脉狭窄
RI	resistance index	阻力指数
SA	segment artery	段动脉

二、设备调试

采用凸阵探头，探头频率成年患者选择2～5 MHz，小儿及较瘦的患者选择5～8 MHz，也可视体型结合使用线阵探头和心脏探头。患者在检查前需要禁食，最好检查前一日晚饭后禁食、禁水8～12小时，禁止吸烟和嚼口香糖吞咽气体，尽量预约在早上。

三、相关切面

相关切面见图4-4-4～图4-4-9。

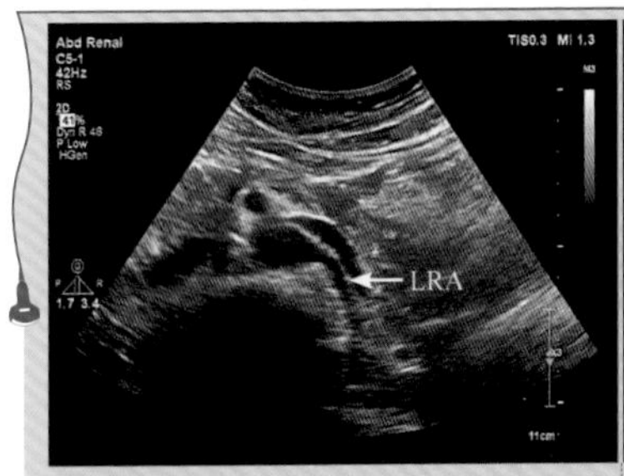

二维超声清晰显示左肾动脉近中段结构。LRA：左肾动脉。

图4-4-4　平卧位腹部正中切面

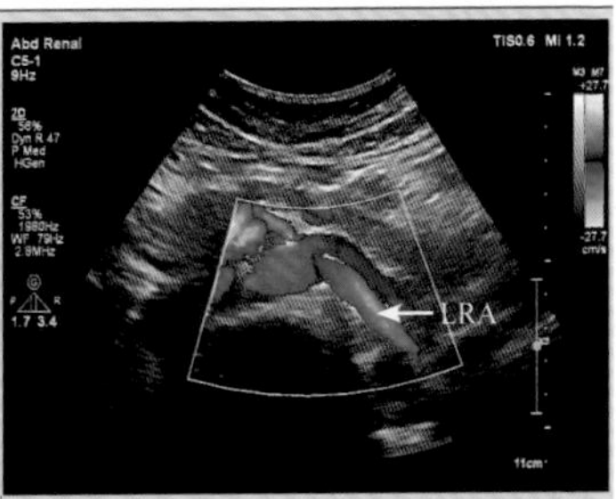

左肾动脉蓝色血流（箭头）与声束夹角较大，测速误差较大。LRA：左肾动脉。

图4-4-5　平卧位腹部正中切面

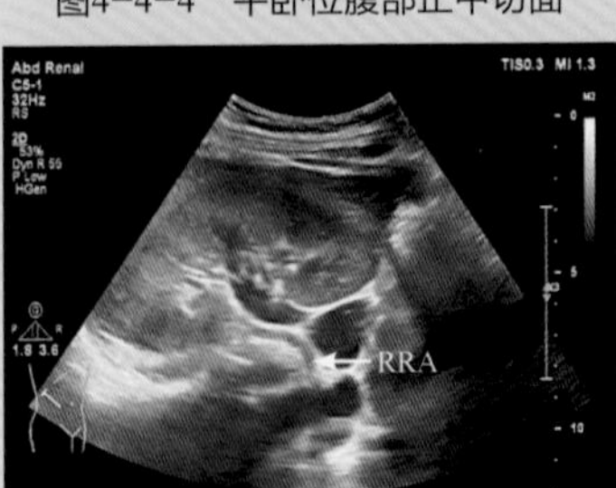

左侧卧位横切面，二维超声显示右肾动脉全程结构。RRA：右肾动脉。

图4-4-6　右前腹肋间或肋缘下

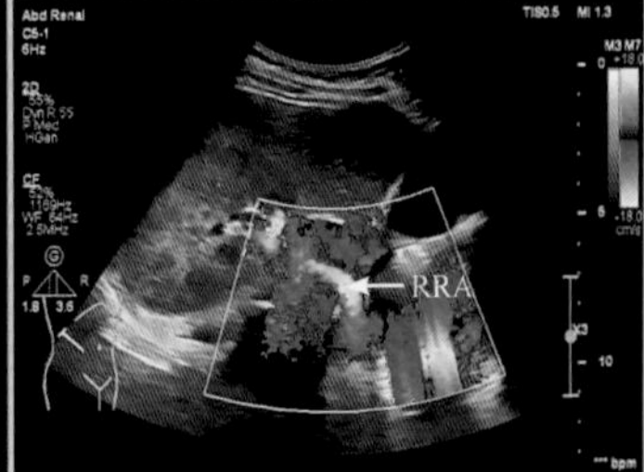

左侧卧位横切面，右肾动脉（箭头）血流与声束夹角较小，测速误差较小。RRA：右肾动脉。

图4-4-7　右前腹肋间或肋缘下

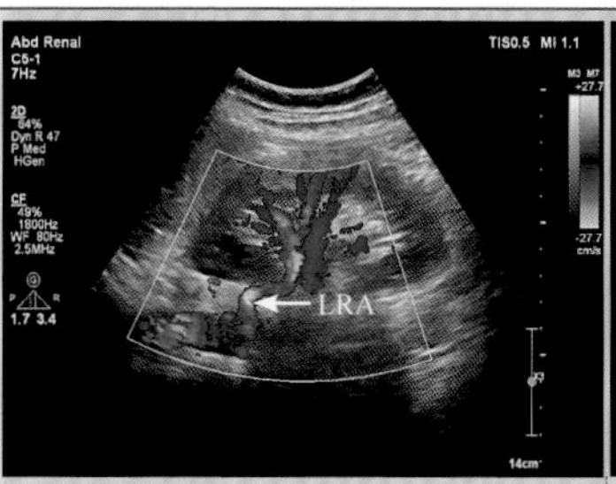

左肾动脉血流（箭头）与声束夹角较小，测速误差较小。LRA：左肾动脉。

图4-4-8 右侧卧位冠状切面

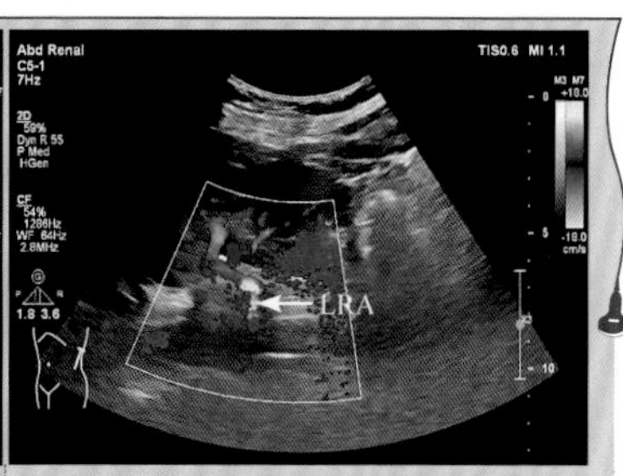

左肾动脉（箭头）血流与声束夹角较小，测速误差较小。LRA：左肾动脉。

图4-4-9 右侧卧前腹肋缘下横切面

四、声像图特征

声像图特征见图4-4-10 ~ 图4-4-20。

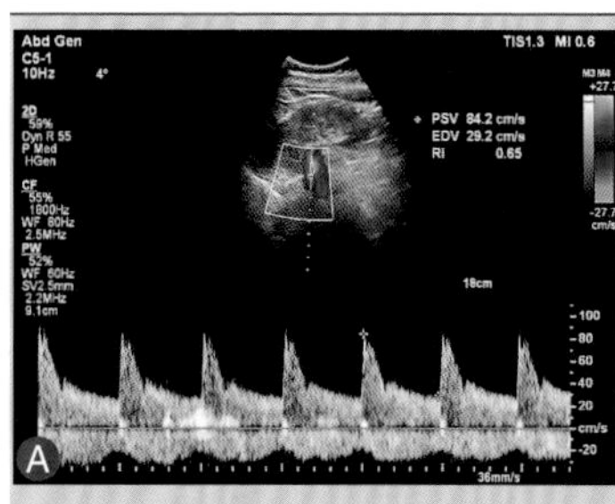

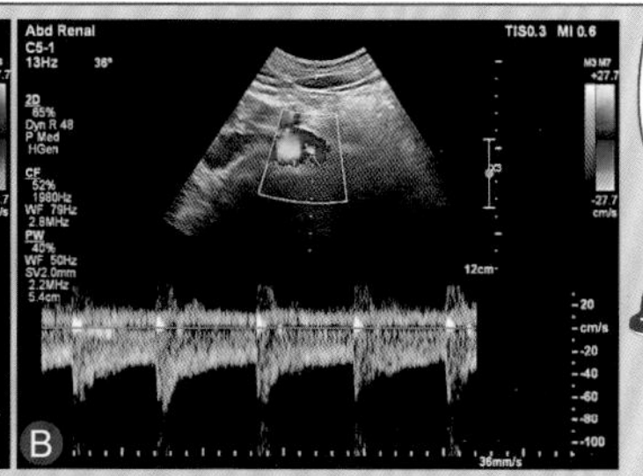

A.快速收缩期上升支、略钝的收缩期峰和舒张期正向血流；B.收缩期上升支可出现收缩早期峰（ESP），通常认为该峰是动脉壁具有弹性的表现。

图4-4-10 正常肾动脉频谱

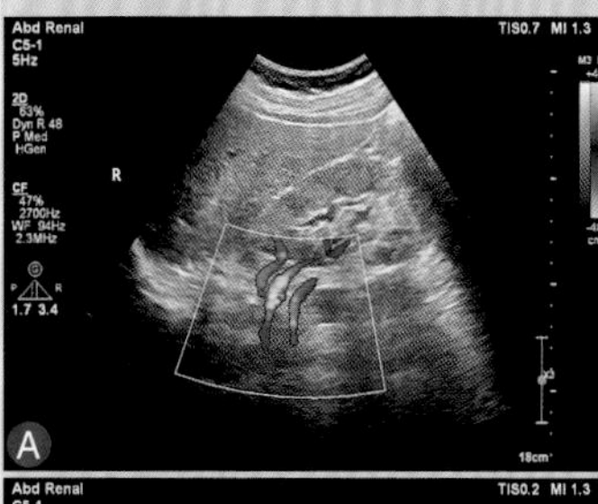

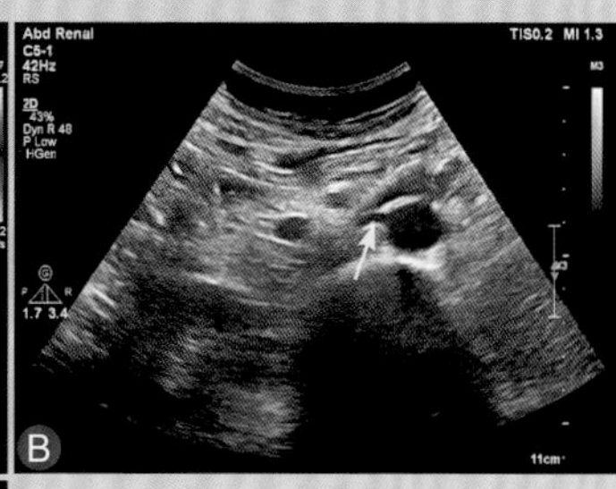

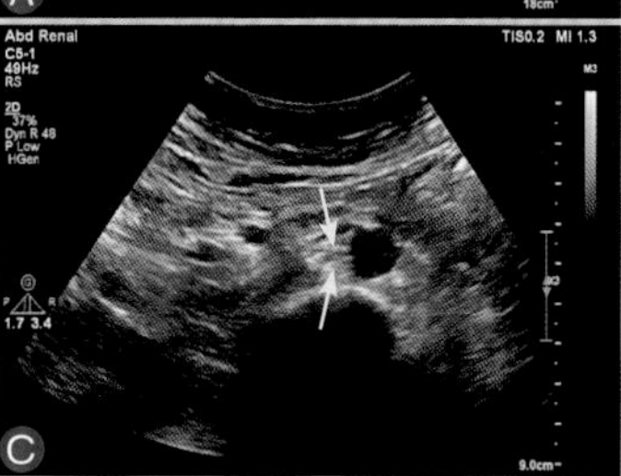

A.三支肾动脉（红色血流）；B.三支肾动脉其一（箭头）；C.三支肾动脉另2支较细者（箭头）。

图4-4-11 肾动脉变异

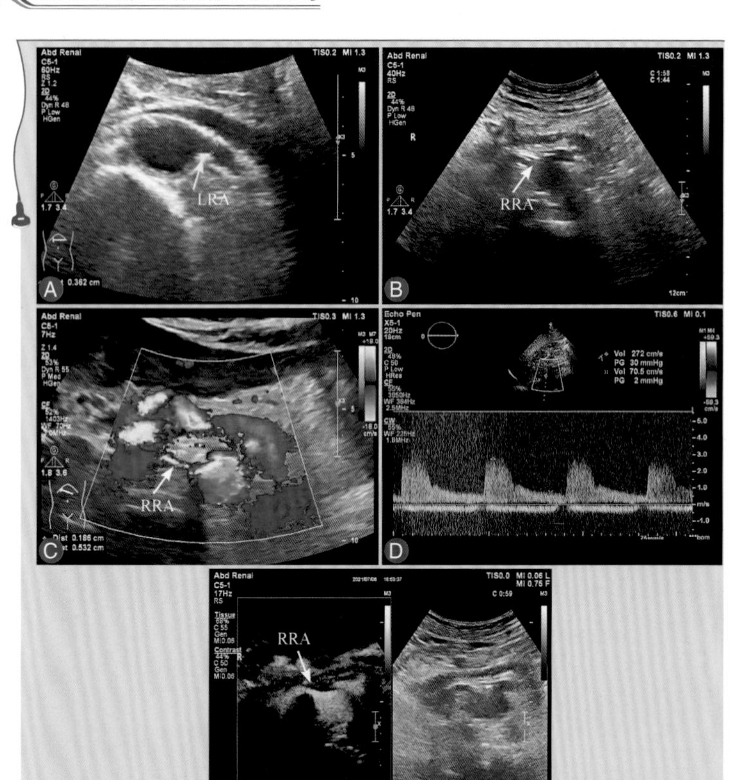

A.腹部正中切面显示左肾动脉起始段粥样硬化斑块（箭头）；B.腹部正中切面右肾动脉起始段狭窄二维超声图像（箭头）；C.腹部正中切面右肾动脉狭窄处纤细彩色湍流（箭头）；D.右肾动脉狭窄处频谱增宽，频窗消失，呈高速边缘毛刺状湍流频谱；E.超声造影可见病变处明显狭窄。LRA：左肾动脉；RRA：右肾动脉。

图4-4-12　肾动脉粥样硬化狭窄病变

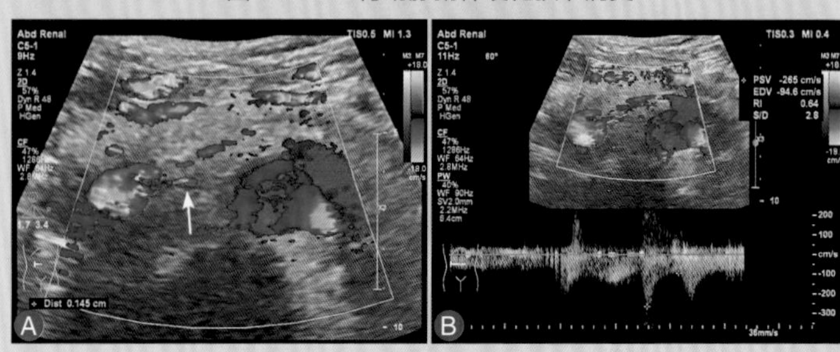

患者女性，43岁。A.右肾动脉近段受累及，CDFI显示纤细狭窄血流信号（箭头）；B.脉冲波多普勒显示狭窄处高速血流。

图4-4-13　多发性大动脉炎

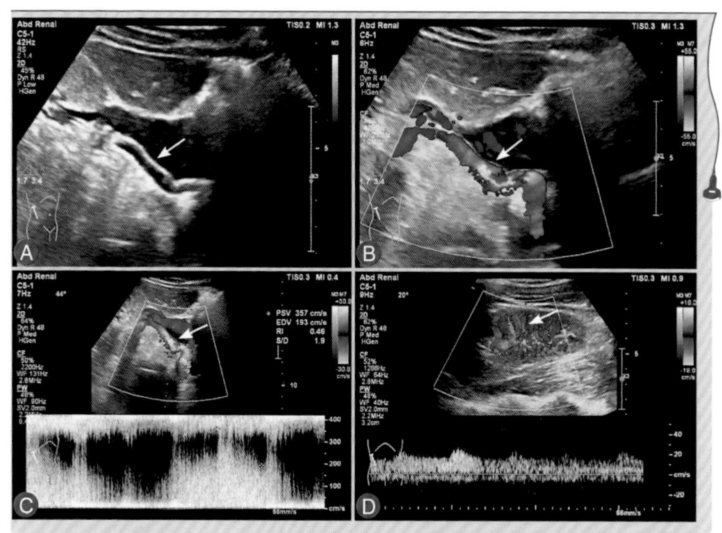

患者男性，21岁，高血压半年。A.二维超声显示右肾动脉主干管腔不均匀变窄，管壁不光滑（箭头）；B.CDFI显示病变处“串珠样”血流（箭头）；C.脉冲波多普勒显示狭窄处高速湍流血流；D.肾内叶间动脉频谱呈“小慢波”。

图4-4-14 纤维肌发育不良

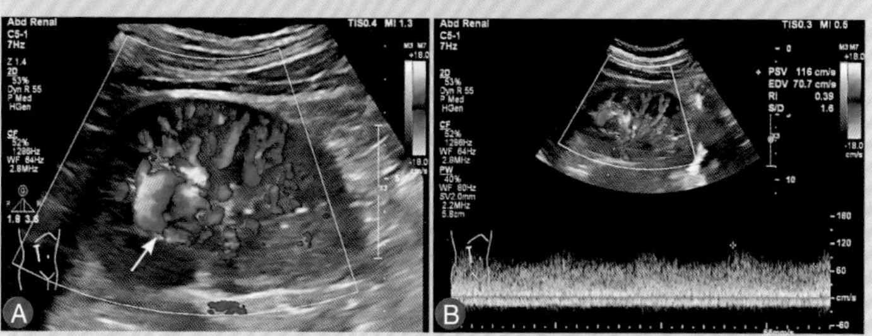

A.CDFI显示病变处红蓝血流（箭头）；B.脉冲波多普勒显示瘘内高速低阻频谱。

图4-4-15 肾内动静脉瘘

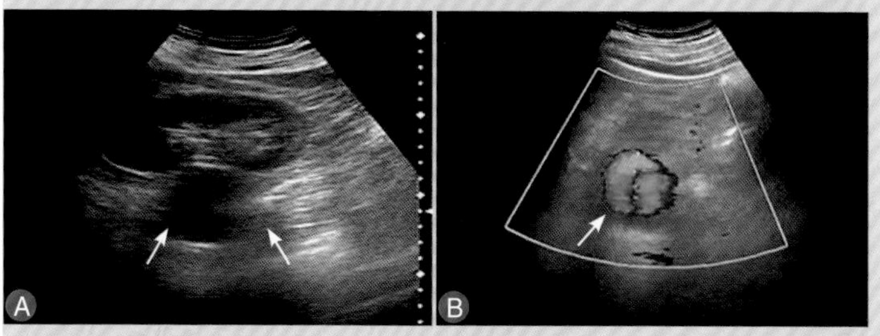

A.二维超声显示肾包膜外圆形无回声（肾动脉主干囊状：1型，箭头）；B.CDFI显示动脉瘤内红蓝漩涡血流（箭头）。

图4-4-16 肾动脉瘤

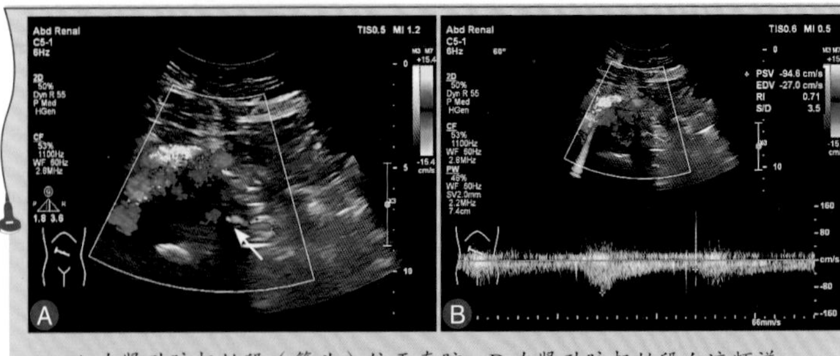

A.左肾动脉起始段（箭头）位于真腔；B.左肾动脉起始段血流频谱。

图4-4-17　主动脉夹层

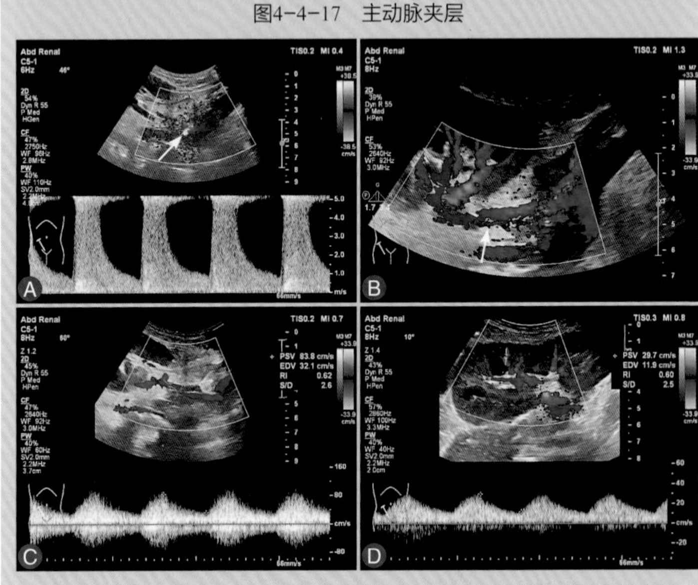

A.移植肾髂外动脉狭窄频谱（箭头，吻合口之前）；B.CDFI显示移植肾肾动静脉主干（箭头）；C.移植肾肾动脉主干血流频谱异常，呈狭窄后改变；D.移植肾肾动脉叶间动脉血流频谱异常，呈狭窄后改变。

图4-4-18　移植肾（供血动脉狭窄）

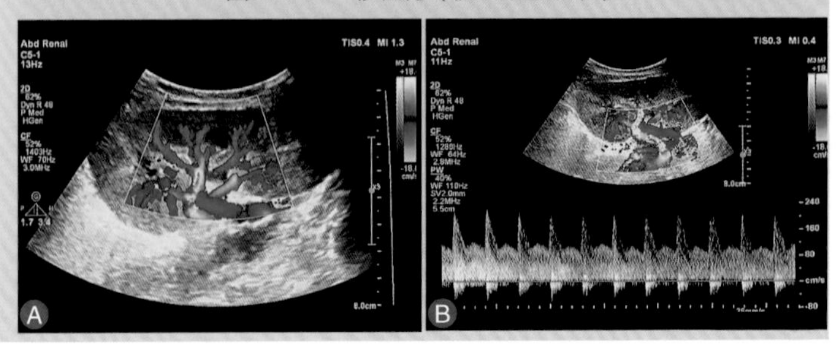

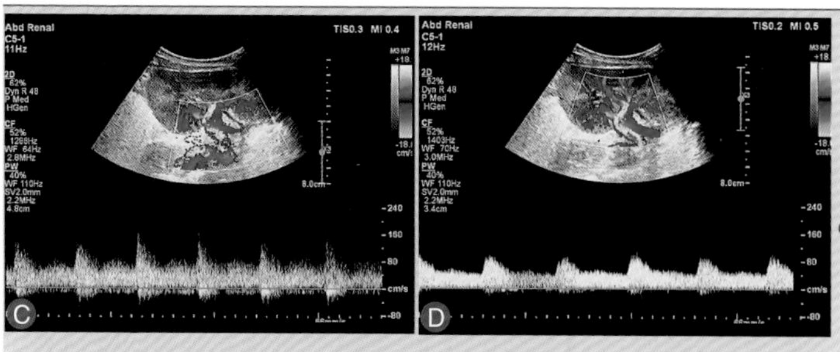

A.移植肾动脉肾内彩色血流；B.移植肾动脉吻合处血流；C.移植肾动脉主干血流频谱；D.移植肾动脉段动脉血流频谱。

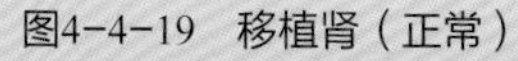
图4-4-19 移植肾（正常）

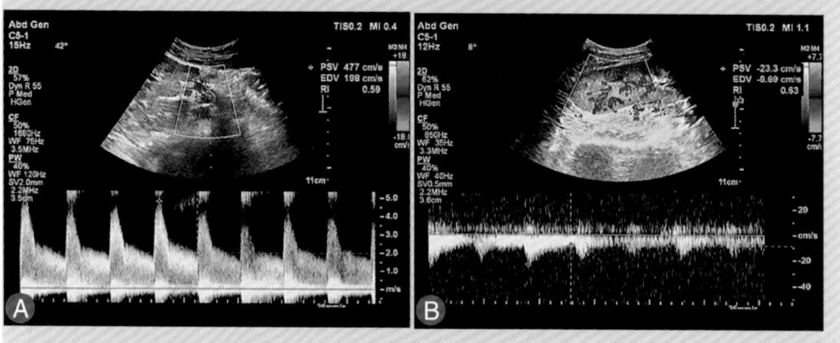

A.移植肾动脉狭窄处可见组织震动所致产生的杂乱彩色伪像，频谱呈高速湍流；B.肾内段动脉血流频谱，峰值流速后比达20余倍。

图4-4-20 移植肾（主干狭窄）

五、操作技巧

可综合不同体位、不同声窗，多角度、多切面扫查，获取横切、纵切、斜切、冠状切面等，以显示肾动脉主干全程、肾内分支及肾脏大小形态和实质回声。频谱测量注意多径路、多切面扫查，调整声束方向，减小其与血流方向间的夹角。

1.仰卧位——腹部正中横切面

患者仰卧，取头高脚低位（15°～20°），可使内脏下移，增加肾及肾动脉显示率。于腹部正中横切，在肠系膜动脉稍下方，腹主动脉浅面可定位左肾静脉，左肾动脉通常略低于左肾静脉，位于其后方，保持探头垂直，稍向左或者右倾斜探头获得肾动脉矢状面；右肾动脉起始部通常略低于左肾动脉。此切面主要可用于观察和测量肾动脉起始段和近-中段二维结构；虽然腹正中横切采用交叉探查法可减小声束与血流方向间夹角，但有时仍有较大流速测量误差，不推荐用于测量流速。

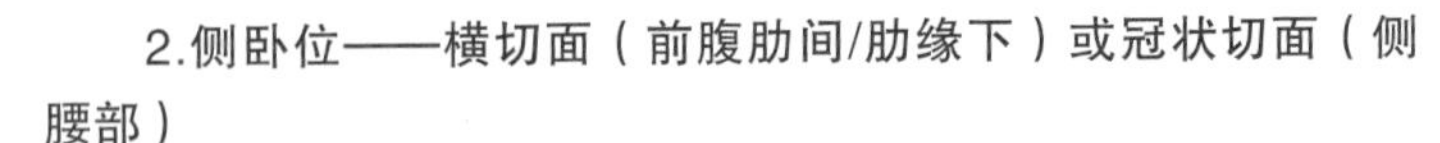

2.侧卧位——横切面（前腹肋间/肋缘下）或冠状切面（侧腰部）

患者取侧卧位，手臂放于头上，身体伸直。于前腹肋间或肋缘下横切，嘱患者深吸气后屏气，于肝后方寻找右肾静脉和下腔静脉，在其后方寻找右肾动脉长轴切面和腹主动脉横切面。此切面常能获得较好的多普勒角度，受肠道气体干扰较小，肾动脉峰值流速测值较准确。

也可于侧腰部获取冠状切面，沿腹主动脉长轴显示肾门和腹主动脉，调整探头位置，使血流尽量与声束方向一致，可显示肾动脉从起始部至肾门全程主干及肾内血流。该切面声束血流夹角小、速度测值准确，且利于显示中远段及副肾动脉，但二维图像较差，近心段显示欠佳。

3.俯卧位

特殊患者可腹部屈曲于枕垫上俯卧，通过肋间声窗获取肾脏和肾动脉远段图像。

六、分析思路

（一）思维导图

肾动脉狭窄思维导图见图4-4-21。

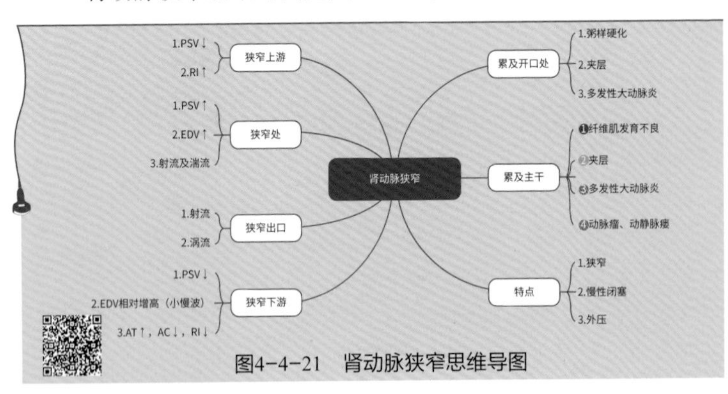

图4-4-21 肾动脉狭窄思维导图

（二）测量位置及参数

1.测量位置

肾动脉参数测量位置见图4-4-22。

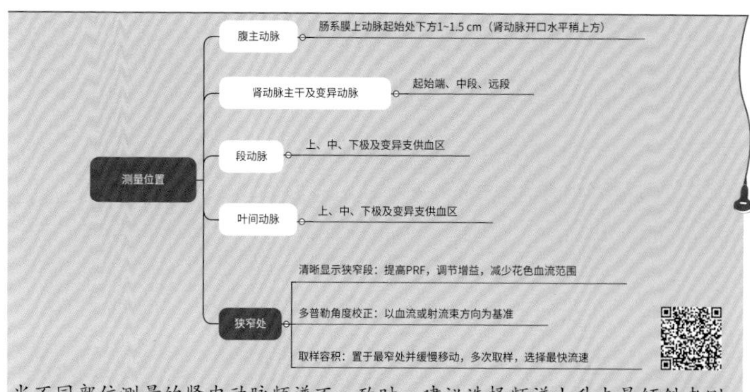

当不同部位测量的肾内动脉频谱不一致时，建议选择频谱上升支最倾斜者测值分析；当不同部位测量的肾内动脉频谱一致时，选择血流与声束夹角最小的频谱测值进行分析，一般为肾中部叶间动脉。

图4-4-22 肾动脉参数测量位置

2.测量参数

收缩期峰值流速、舒张末期流速、阻力指数、加速时间、加速度。

（三）肾动脉狭窄的诊断思路

形态学指标+血流动力学指标（直接+间接）+临床资料→综合评估。

1.形态学指标

目前可用于显示肾动脉形态的超声成像技术包括常规灰阶成像、CDFI、能量多普勒成像、二维灰阶血流成像（B-FLOW）及超声造影等。通过显示肾动脉管腔，确定是否存在狭窄，狭窄率=（1–狭窄处残余内径/正常管腔内径）×100%（图4-4-23）。

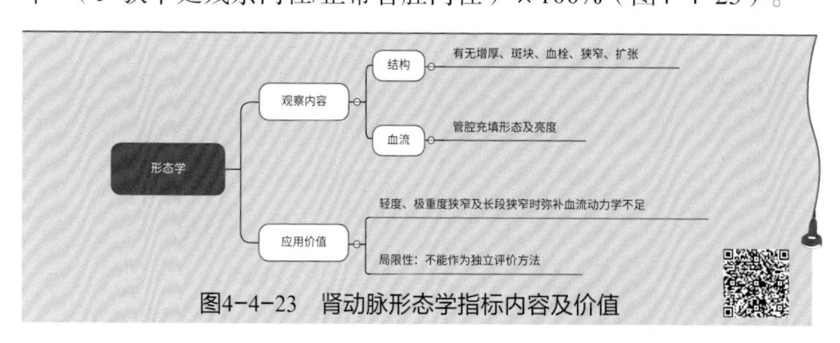

图4-4-23 肾动脉形态学指标内容及价值

2.血流动力学指标

肾动脉血流动力学指标见图4-4-24。

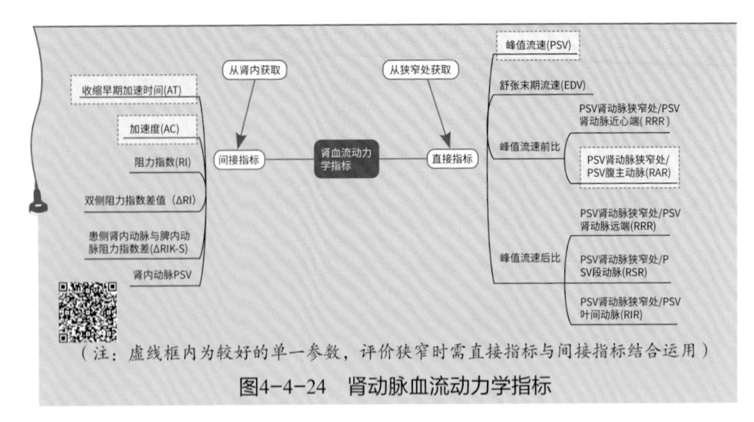

图4-4-24　肾动脉血流动力学指标

（1）直接指标：指与狭窄处峰值流速相关的参数；可直接用于判断RAS，但需注意结合其他影响因素（图4–4–25）。峰值流速、RAR是较好的单一多普勒参数。

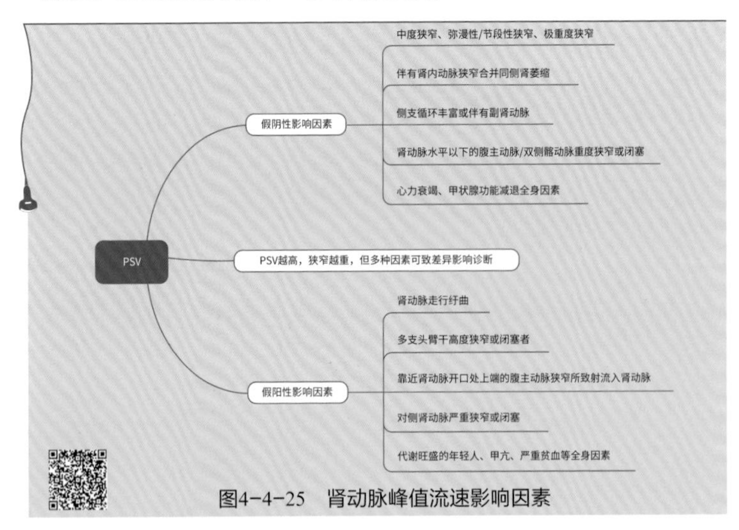

图4-4-25　肾动脉峰值流速影响因素

1）动脉峰值流速（PSV）：正常主干流速约100 cm/s。

2）舒张末期流速（EDV）：单独用于诊断敏感性、特异性、阳性预测值均较低。

3）峰值流速前比：①PSV肾动脉狭窄处/PSV肾动脉近心端（RRR）：适用于肾动脉中远段狭窄，此时测量点均位于主干，受腹主动脉及肾内情况影响较小，诊断准确性较高；②PSV肾动脉狭窄处/PSV腹主动脉（RAR）：正常为0.8～1.0，可校正个体间因全身因素所致的流速差异，适用于肾动脉起始段病变，是常用诊断指标。可能假阳性的原因：腹主动脉扩张所致流速减低、肾动脉走行纡曲所致湍流等。可能假阴性的原因：腹主动脉狭窄、极重度肾动脉狭窄所致狭窄处流速无升高等。

4）峰值流速后比：理论上能够更敏感地反映狭窄导致的血流动力学变化，且可校正个体差异。①PSV肾动脉狭窄处/PSV肾动脉远端（RRR）：适用于肾动脉近段狭窄，此时测量点均位于主干，受腹主动脉及肾内情况影响较小；②PSV肾动脉狭窄处/PSV段动脉（RSR）：适用于近段狭窄，当中远段狭窄，尤其左侧RAS所致射流在段动脉未完全消失时，段动脉峰值流速无明显降低，会影响诊断准确性，有研究推荐诊断阈值为5；③PSV肾动脉狭窄处/PSV叶间动脉（RIR）：基本不受主干射流影响，能更准确地反映狭窄引起的血流动力学改变，受肾内外因素的影响较小，较为准确。有研究推荐诊断阈值为5，但肾实质病变时叶间动脉阻力会发生改变，影响诊断。

（2）间接指标：指狭窄下游血流参数，包括“小慢波”、AT、AC、RI等。弥漫性及极重度狭窄、患侧肾萎缩、侧支循环丰富等情况下，无法从直接指标反映的流速增快进行诊断，需结合间接指标，AT、AC被认为是诊断RAS最有用的间接指标。间接指标仅能提示上游动脉狭窄，不能确定狭窄位置和范围，难以诊断50%～70%的轻中度RAS，且受肾实质病变等多种因素影响，即使肾内波形正常时也不能除外重度狭窄，因而不能单独用于诊断。

1）收缩早期加速时间（AT）。①测量：从收缩期频谱起始处至收缩早期波峰的顶点处，或收缩早期波峰消失处，当这些特征不能辨认时，测量终止点选择收缩期频谱最高点（测量细节可参考《肾动脉狭窄的超声诊断专家共识》）；②影响因素：收缩早期波峰位点选择、年龄、心肾功能、血管顺应性、肾内动脉阻力等均可影响测值，只能用于定性分析，不能用于定量分析，有学者提出指标ATR（AT肾内动脉/AT腹主动脉），以校正个体差异；③不同阈值（0.04～0.12秒）诊断效率差异大（敏感度41%～95%，特异度67%～97%），只能用于定性分析，推荐＞0.07秒，用于诊断≥70%狭窄（图4-4-26）。

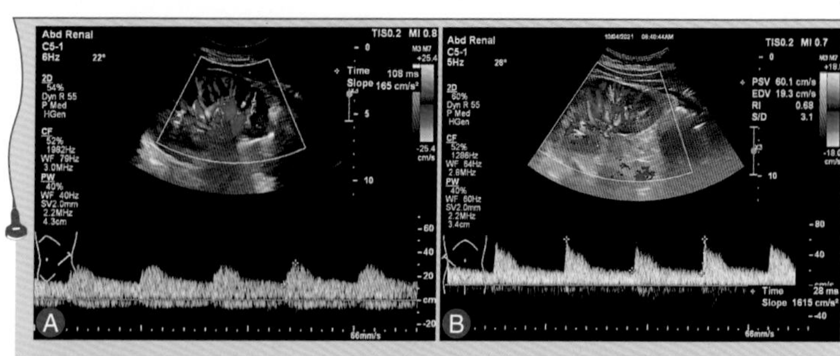

A.肾动脉主干≥70%狭窄，叶间动脉AT为0.108秒；B.肾动脉正常，叶间动脉AT为0.028秒。

图4-4-26 收缩早期加速时间测量

2）收缩早期加速度（AC）。①测量及影响因素：同AT；②计算方法：AC＝ΔV/ΔT，单位为m/s^2，其中ΔT＝AT；③收缩早期加速度指数（acceleration index，AI），其含义与AC相同；④推荐AC＜3 m/s^2，用于诊断≥70%的狭窄。

3）阻力指数（RI）：正常为0.5～0.8，受年龄、心率、肾脏病变等影响大，诊断价值有限。

4）双侧肾内动脉阻力指数差值（ΔRI）：肾内阻力高侧－肾内阻力低侧。单侧肾动脉狭窄时推荐ΔRI＞5%，用于协助诊断≥70%的狭窄。

5）患侧肾内动脉与脾内动脉阻力指数差（$\Delta RI_{K\text{-}S}$）：用于双侧肾动脉狭窄或孤立肾动脉狭窄时，评估肾内动脉RI减低程度。推荐$\Delta RI_{K\text{-}S}$＜0.03为阈值诊断狭窄率≥50%的RAS，数值受肾脏及脾脏病变影响。

6）肾内动脉PSV：依据动脉狭窄血流动力学改变，狭窄下游肾内动脉PSV减低。有学者报道对狭窄≥50%的RAS，当叶间动脉诊断阈值为PSV＜15 cm/s时，特异度98%，敏感度30%；当PSV＜25 cm/s时，其诊断敏感度和特异度均为74%。肾内动脉PSV单独使用时对RAS诊断价值有限，可用于计算峰值流速后比，校正个体血流差异。

3.临床资料（其他影响因素）

因超声评估主要为间接从血流动力学角度而非形态学分析，所以影响因素很多，包括以下内容。

（1）狭窄部位、程度、长度、病因等。

（2）肾动脉水平以上的腹主动脉、胸主动脉、心脏病变。

（3）肾动脉水平以下的腹主动脉、髂动脉，甚至下肢动脉病变。

（4）狭窄远端肾动脉及微循环的影响：如动静脉短路、糖尿病肾病。

（5）狭窄导致缺血性肾病：肾萎缩、肾功能异常等。

（6）同侧副肾动脉、侧支血管等。

（四）“小慢波”

1.频谱特征

收缩期速度减低、加速时间延长、阻力指数减低、波峰圆钝。

2.形成原因

（1）血液慢慢“挤”过狭窄的管腔或者侧支小血管，而不是“飞”过通畅的管腔，需要较长的时间达到峰值流速，减速时间延长。

（2）通过狭窄段的血流量减少，流速会降低，多普勒频谱整体上低于正常波形。

（3）狭窄远心端组织血供减少，毛细血管床代偿性开放、扩张，使外周血管阻力降低，舒张期持续灌注，甚至正常情况下舒张期无前向血流的动脉（如下肢动脉）也会出现这种现象。

3.造成“小慢波”假阴性的影响因素

（1）狭窄后血管壁顺应性减低：如肾动脉狭窄处和肾内测量处之间的血管存在严重的动脉粥样硬化时，管壁顺应性减低，致肾内测量处“小慢波”不明显甚至正常。

（2）其他可能的影响因素：测量部位及方法、年龄、心率、动脉血压、周围血管床阻力、重度肾实质疾病所致实质血管高阻力等。

（3）对于老年患者的重度狭窄，因涉及以上影响因素较多，假阴性结果发生率很高，诊断价值有限。

（4）改善假阴性的方法。

1）正确的测量位置及选取：推荐叶间动脉作为常规测量部位，若频谱不满意则以段动脉代替。分别于上、中、下极及变异支供血区测量；当不同部位测量的肾内动脉频谱不一致时，建议选择频谱上升支最倾斜者测值分析；当不同部位测量的肾内动脉频谱一致时，选择血流与声束夹角最小的频谱测值进行分析，一般为肾中部叶间动脉。

2）正确的图像获取和测量方法：调节速度量程使频谱高度占图像比例1/2以上；使用较快的扫描速度约40 mm/s或中档以

获取较宽频谱；屏气获取至少3个相似稳定频谱，若不能获取则选择趋于正常者测量；频发心律失常者测量多个频谱均值。AT测量同前。

3）卡托普利肾动脉多普勒检查：有研究报道卡托普利可通过使狭窄远端肾动脉扩张减低肾内动脉阻力，由此RAS患者肾内动脉频谱形态改变更显著，而正常者频谱形态更趋向正常，有助于鉴别常规超声检查时出现的假阴性和假阳性。当临床怀疑肾血管性高血压，且直接和（或）间接指标不能明确诊断时，可依适应证参考使用。

（五）推荐诊断标准

1.RAS≥50%

诊断标准：狭窄处PSV≥150 cm/s或RIR≥5.5。

2.RAS≥60%

诊断标准：狭窄处PSV≥180 cm/s或RAR≥3。

注意事项如下。

（1）采用RAR比值阈值为3，尽量避免于腹部正中横切面获取肾动脉PSV，注意多普勒校正角度的调整，降低流速测量偏高。

（2）当腹主动脉PSV<50 cm/s时，不宜使用肾动脉与腹主动脉PSV比值标准，采用肾动脉PSV≥200 cm/s可提示RAS≥60%。

（3）RAS>80%时，随着动脉狭窄程度加重，PSV会逐渐下降。因此，严重RAS者PSV可在正常范围内。

3.RAS≥70%

在结合直接指标的基础上，并出现以下特征之一。

（1）肾内叶间动脉频谱呈“小慢波”：收缩早期波消失；频谱低平，收缩早期频谱倾斜。

（2）收缩早期加速时间（AT）≥0.07秒。

4.闭塞

诊断标准：①肾动脉主干管腔内无血流信号，也未能探测到血流频谱；②肾内血流明显减少，频谱呈“小慢波”；③肾长径<8 cm往往提示肾动脉慢性闭塞。

注意事项：①不能根据看不到图像去诊断闭塞，需除外显示不佳或其他原因导致的肾体积减小；②侧支循环建立时（可源自包膜动脉、肾上腺动脉、多支肾动脉等），实质内及肾门血流信号及频谱形态可能接近正常。

5.后天性肾动脉细小和先天肾动脉发育不良诊断标准

（1）血流束普遍细小，血流均匀无加速。

（2）无狭窄下游血流继发改变。

6.移植肾动脉狭窄诊断标准

用肾动脉-髂动脉流速比RIR（the renal iliac ratio，RIR）代替RAR，余与自体肾动脉狭窄诊断相似，推荐参考以下标准。

CDFI显示移植肾动脉狭窄处流速增高，出现混叠现象，狭窄即后段呈五彩镶嵌色。

脉冲波多普勒显示频谱增宽。狭窄处峰值流速PSV＞200～300 cm/s（肾功能好者可选用较高标准，肾功能差者可选用较低标准）；狭窄即后段血流紊乱；肾内动脉收缩期峰值流速减低、加速时间延长（≥0.07～0.1秒），呈"小慢波"频谱。

在伴有移植肾血管杂音的患者中，CDFI显示动脉周围组织有由于狭窄周围组织震动产生的杂乱彩色伪像。

PSV狭窄处/PSV髂内动脉＞5；PSV狭窄处/PSV髂外动脉＞1.8；PSV狭窄处/PSV叶间动脉＞9.1～13。

（六）肾动脉支架术后评估

1.相对于自体肾动脉的诊断，肾动脉支架狭窄需要考虑的内容

（1）因动脉的顺应性降低，支架段流速通常会轻度升高。

（2）若直径不匹配，支架的直径超过肾动脉直径时，支架末端的血流速度也可能升高但湍流不明显，升高的流速相对保持稳定。

（3）当支架放置于直径较小的肾动脉远端时上述改变较易发生。

（4）当对侧肾动脉显著狭窄时，即使肾动脉支架无狭窄，置入支架的肾动脉全程收缩期峰值流速会升高。

2.推荐诊断标准

（1）支架后再狭窄：RAR≥3.5；PSV＞225 cm/s；支架后湍流（敏感度83.3%，特异度91.7%）。

（2）流量减少性严重支架内再狭窄：结合血流剖面高流速；狭窄后湍流和远端"小慢波"等特征；PSV＞280 cm/s；RAR＞4.5（敏感度93%，特异性99%）。

（七）超声造影在肾动脉狭窄中的应用

1.超声造影特点

超声造影对血流检测的敏感性显著优于常规超声，已应用于

自体肾动脉及移植肾动脉疾病的诊断。主要通过更准确的管径结构显示和测量、增强彩色多普勒信号、对比剂开始增强时间、达峰时间延长及实质增强程度减弱等方面进行评价。可以对肥胖、副肾动脉、侧支血管等常规超声显示困难及多发狭窄、弥漫性狭窄和极重度狭窄等血流动力学改变不典型的患者提供更多的诊断信息，但是对于管腔重构RAS患者可能会高估狭窄率。

2.肾动脉超声造影检查的注意事项

（1）首选侧腰部冠状切面，在患者平静呼吸时检查，动态显示全程，并使声束方向尽量与起始段走行平行。

（2）把控时相，在动脉期完成肾动脉主干管腔的观察和测量，尽量避开伴行静脉。

（3）多切面扫查肾动脉主干全程，同时观察有无副肾动脉。

七、临床应用

（一）自体肾和移植肾动脉超声检查适应证

自体肾和移植肾动脉超声检查的适应证见图4-4-27。

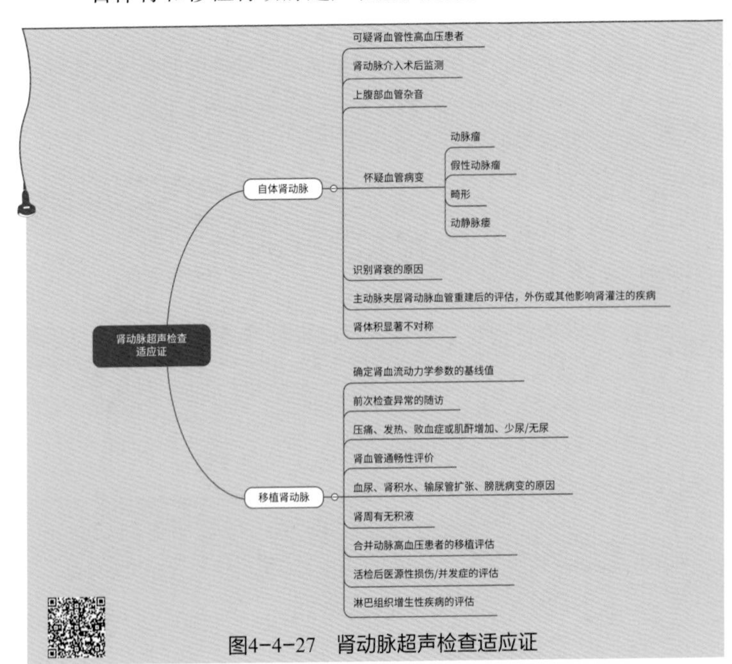

图4-4-27　肾动脉超声检查适应证

（二）思维导图

肾动脉超声检查应用及分析思维导图见图4-4-28。

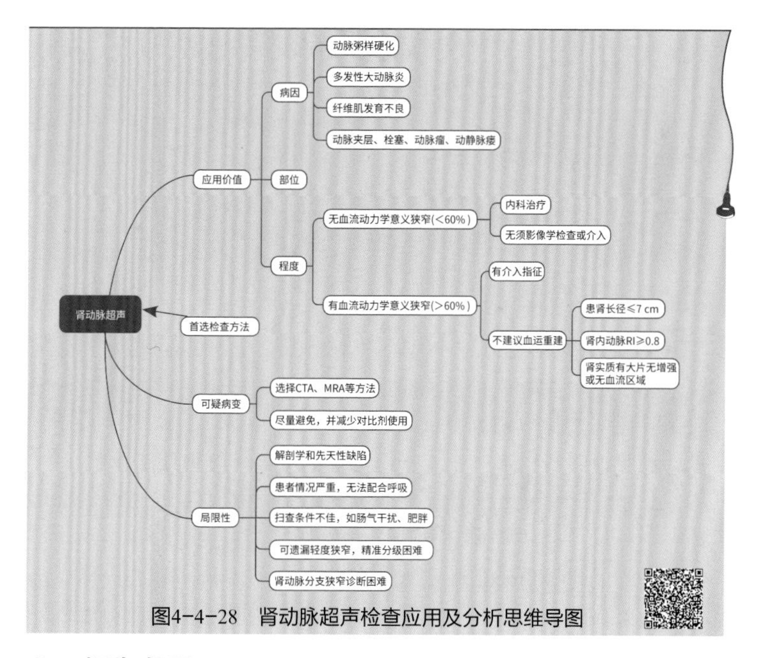

图4-4-28 肾动脉超声检查应用及分析思维导图

八、报告书写

肾动脉狭窄

描述：

左肾大小：__mm×__mm×__mm（上下径×左右径×前后径），实质厚度：__mm。

右肾大小：__mm×__mm×__mm（上下径×左右径×前后径），实质厚度：__mm。

左肾叶间动脉PSV：__cm/s，AT：__ms，RI：__；右肾叶间动脉PSV：__cm/s，AT：__ms，RI：__。

左肾段动脉PSV：__cm/s，RI：__；右肾段动脉PSV：__cm/s，RI：__。

左肾动脉起始段PSV：__cm/s，RI：__；右肾动脉起始段PSV：__cm/s，RI：__。

左肾动脉肾门段PSV：__cm/s，RI：__；右肾动脉肾门段PSV：__cm/s，RI：__。

腹主动脉PSV：__cm/s。

右肾体积相对小，形态欠佳，实质回声欠均匀，CDFI显示实质内血流信号减少。

右肾动脉管腔透声欠佳，局部管腔狭窄。

CDFI显示右肾动脉起始部变窄，可见五彩高速湍流信号。

脉冲波多普勒显示右肾动脉起始部流速增快，中段叶间动脉加速时间延长，阻力减低。

结论：

右肾动脉狭窄（起始部，重度/大于80%）。

九、要点与讨论

（1）肾动脉走行于腹膜后，位置深，直径细，先天变异常见，起始部血流近似直角从腹主动脉发出。正确的超声诊断首先依赖于仪器及参数的调节优化和规范的操作手法，必要时需结合肾动脉造影等新技术，才能获得可靠的图像和测值用于诊断。

（2）肾动脉超声诊断必须将形态学指标、血流动力学直接及间接指标、临床资料等其他影响因素结合起来综合评估。注意各种指标的优缺点和影响因素，根据具体情况恰当联合应用以提高诊断效能，如＜50%的狭窄主要依靠形态学参数，弥补血流动力学指标不足；50%～80%的狭窄以直接参数为主，间接参数为辅；≥80%的狭窄应具体分析。另外，需注意侧支血流及其对诊断指标的影响。

（3）超声诊断段动脉及副肾动脉病变的效果远远低于主肾动脉，建议完整检查至肾内动脉分支（尤其对年轻高血压患者），若发现副肾动脉也应全程探查，显示不佳时可行血管造影明确诊断。

（4）纡曲节段流速生理性增快，所以很难确定或排除狭窄诊断，此时形态学指征应着重分析，另外，取样容积要加大。

（5）目前尚无公认的儿科肾动脉狭窄诊断标准，一般诊断基于升高的PSV、狭窄后湍流、延迟的收缩期上升支和狭窄远端的流速减低。

（6）虽然肾动脉超声目前已成为诊断RAS的首选影像学方法，但仍存在不少问题需要解决，如国际上AT等参数诊断标准尚不统一；有学者建议针对不同病因所致RAS可能需要建立不同的血流动力学标准；肾内动脉阻力指数增高（＞0.8）对肾动脉重建术的预后预测价值存在争议等。如何通过超声诊断更好地指导临床策略的选择是未来的主要挑战。

【推荐阅读文献】

[1] DRELICH-ZBROJA A，KUCZYŃSKA M，ŚWIATŁOWSKI Ł，et al.Recommendations for ultrasonographic assessment of renal arteries[J].J Ultrason，2018，18（75）：338–343.

[2] XIONG H L，PENG M，JIANG X J，et al.Time trends regarding the etiology of renal artery stenosis 18 years' experience from the China Center for Cardiovascular Disease[J].J Clin Hypertens，2018，20（9）：1302–1309.

[3] 李斯亭，李方达，郑月宏.肾动脉瘤外科治疗现状与进展[J].血管与腔内血管外科杂志，2021，7（1）：86–89.

[4] 邹子然.移植肾动脉狭窄的超声诊断研究进展[J].复旦学报（医学版），2021，48（1）：111–115.

[5] 王健，王亚红，李建初.肾动脉狭窄规范化超声检查[J].中华医学超声杂志（电子版），2018，15（10）：721–740.

[6] 徐钟慧，孙晓峰，张晓东，等.肾动脉狭窄的超声诊断专家共识[J].中华医学超声杂志（电子版），2021，18（6）：543–553.

第五节 肾静脉

一、超声解剖概要

肾内静脉与同名动脉伴行，但与动脉不同，无明显节段性，且在肾内有广泛的吻合静脉网。肾静脉分支主要包括肾包膜静脉、肾盂输尿管静脉并同腰升静脉吻合。左肾静脉较长，约为右侧的3倍，通常还包括肾上腺静脉、膈下静脉、男性睾丸/精索内静脉和女性卵巢静脉。两侧肾静脉主干自肾门横向内行汇入下腔静脉，左侧穿行于腹主动脉和肠系膜上动脉之间，易受压迫致肾静脉压升高。肾静脉及其属支具有瓣膜者约占38.7%（图4–5–1）。

除肾内静脉间的广泛吻合外，肾内外侧支通路也较丰富，主要为：①包膜下静脉–输尿管静脉–髂内静脉；②包膜下静脉–膈静脉–腰静脉；③右侧睾丸静脉；④肾静脉–腰静脉。另外，肾静脉同腹壁后的静脉、肠系膜上下静脉及脾静脉之间均有吻合，为门静脉侧支循环通路之一。

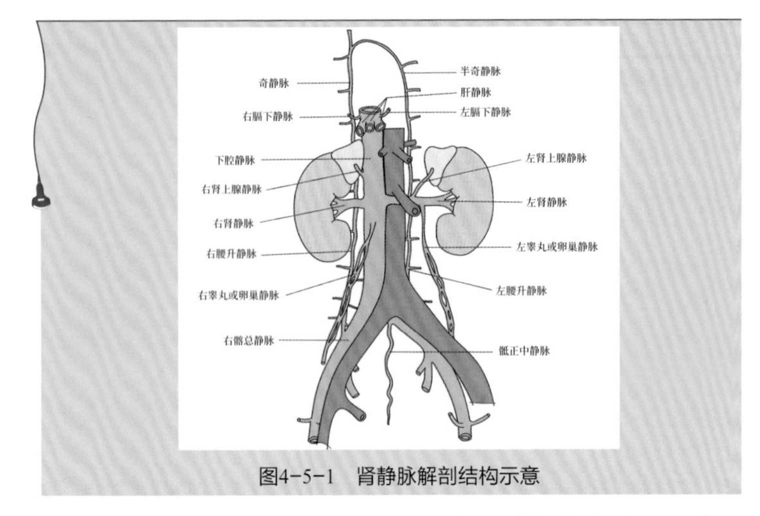

图4-5-1　肾静脉解剖结构示意

肾静脉解剖变异较常见，主要包括副肾静脉（2～4支，右侧较为常见，约16.3%）、左肾静脉走行于腹主动脉之后（1.8%～12.2%）、左肾静脉分成两支环绕腹主动脉前后走行（1.5%～8.7%）等（图4-5-2～图4-5-5）。

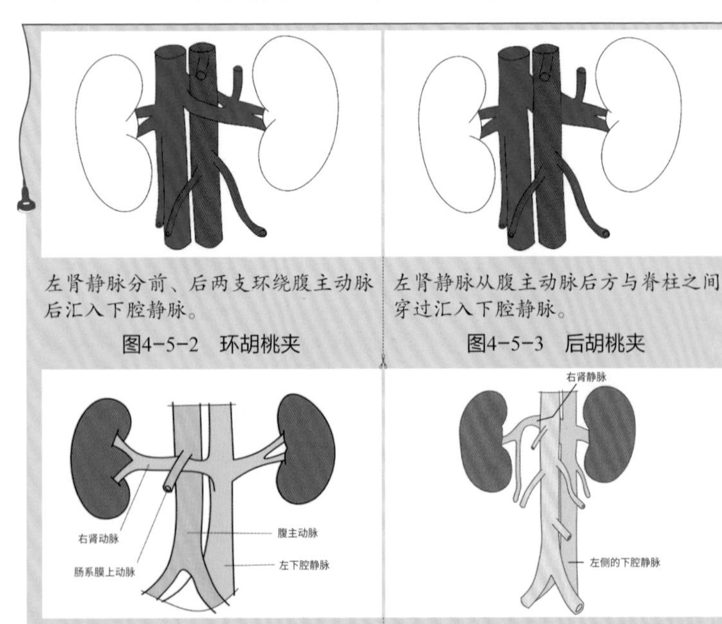

左肾静脉分前、后两支环绕腹主动脉后汇入下腔静脉。

图4-5-2　环胡桃夹

左肾静脉从腹主动脉后方与脊柱之间穿过汇入下腔静脉。

图4-5-3　后胡桃夹

右肾静脉走行于腹主动脉与肠系膜上动脉夹角间受压。

图4-5-4　前反胡桃夹

右肾静脉走行于腹主动脉之后受压。

图4-5-5　后反胡桃夹

本节常见英文词汇对照见表4-5-1。

表4-5-1 常用英文词汇对照

英文简称	英文全称	中文
IVC	inferior vena cava	下腔静脉
LRVES	left renal venal entrapment syndrome	左肾静脉压迫综合征
NCS	nutcracker syndrome	胡桃夹综合征
NP	nutcracker phenomenon	胡桃夹现象
RV	renal vein	肾静脉

二、设备调试

患者检查前应禁食8 ~ 10小时，避免吸烟或嚼口香糖等，择期者尽量预约在早上，以尽量减少腹部胀气。一般使用2 ~ 5 MHz凸阵探头，依体型不同也可选择相控阵或高频线阵探头。注意优化频谱，调节和血流相匹配的彩色多普勒重复频率、量程、增益、壁滤波，尤其是注意声束和血流角度要一致。

三、相关切面

相关切面见图4-5-6 ~ 图4-5-13。

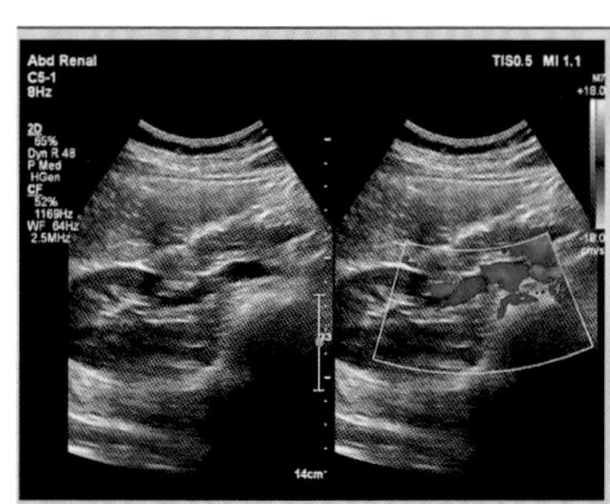

在右肾动脉前方汇入下腔静脉右侧壁。

图4-5-6
右肾静脉横切面

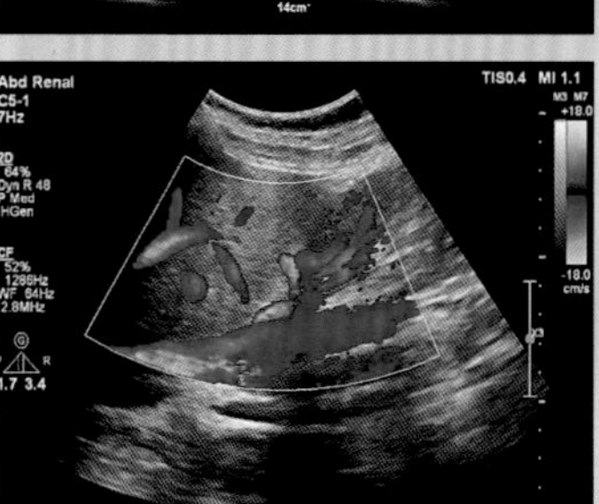

彩色血流呈蓝色，从肾内至肾外呈细带状逐渐增宽。

图4-5-7
右肾静脉侧腹部横切面

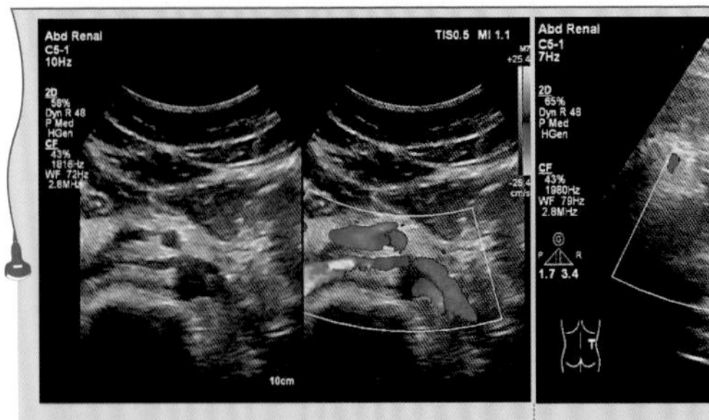

近肾门处较宽；近穿行腹主动脉和肠系膜上动脉夹角间处较宽；穿过夹角处较窄；汇入下腔静脉之前稍宽。

图4-5-8　左肾静脉横切面

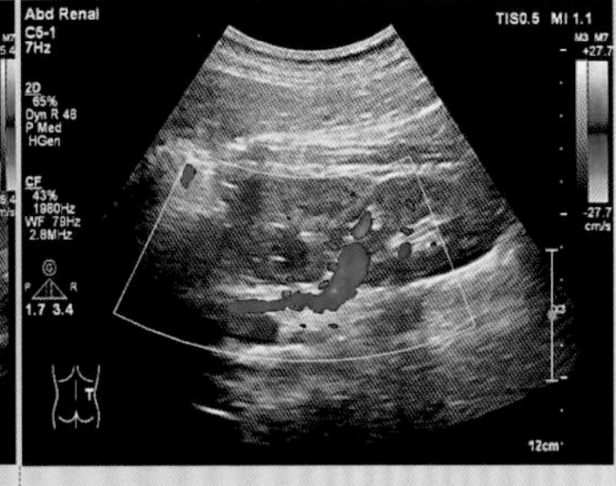

声束与血流夹角较小、测值较准确。

图4-5-9　俯卧位右肾静脉

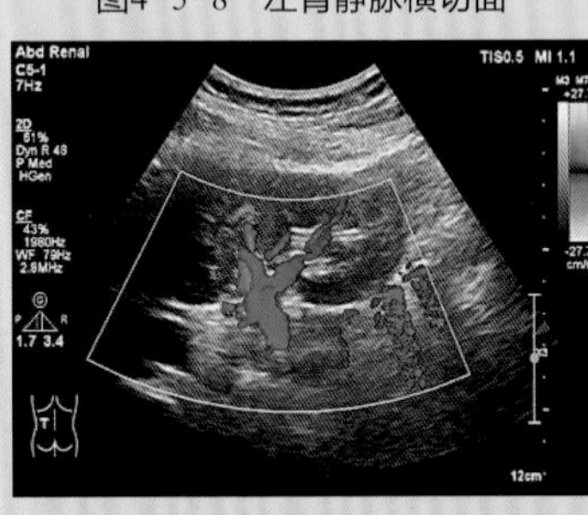

声束与血流夹角较小。

图4-5-10　俯卧位左肾静脉冠状面

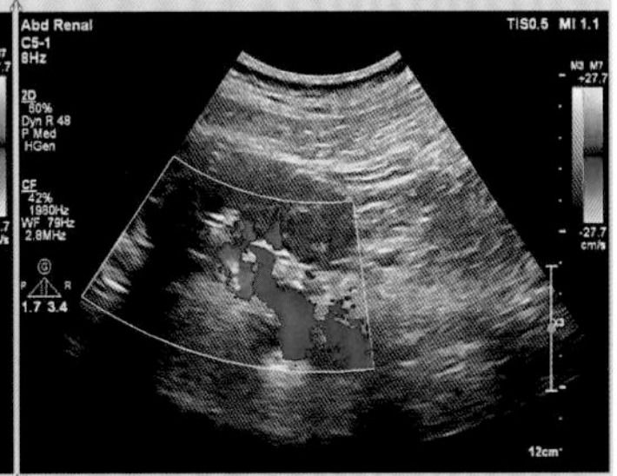

声束与血流夹角较小。

图4-5-11　俯卧位左肾静脉横切面

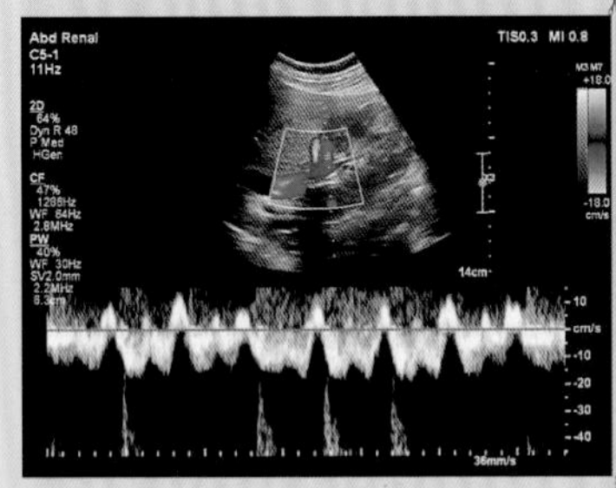

距下腔静脉较近段受下腔静脉血流影响静脉搏动较明显。

图4-5-12　肾静脉频谱

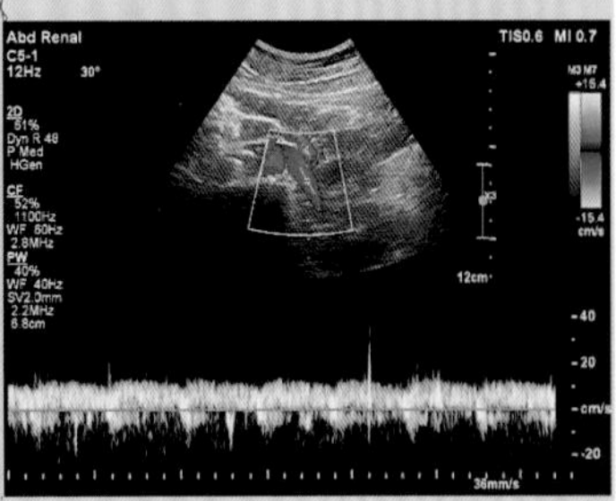

距下腔静脉较远段呼吸期相性改变较不明显。

图4-5-13　肾静脉频谱

四、操作技巧

患者取仰卧位，以头高脚低为宜，先在剑突下横切显示腹主动脉短轴图像，然后探头下滑至肠系膜上动脉下方1 ~ 2 cm处，于肠系膜上动脉后方和腹主动脉前方之间显示左肾静脉。左肾动脉位常于左肾静脉后，相近水平右肾动脉前方显示右肾静脉，轻轻移动探头可显示左右肾静脉在下腔静脉两侧壁汇入。冠状切面及横切面声束与肾静脉主干血流方向接近平行，可进一步对结构及血流进行观察。侧卧位拉直身体行侧腰部探查，调整角度可获得肾静脉长轴；俯卧位探查肾静脉，可避免肠气干扰，虽然二维超声图像质量稍差，但该切面声束与血流夹角小，测值较准确。

五、声像图特征

（一）左/右肾静脉受压征（胡桃夹征）

左/右肾静脉受压征（胡桃夹征）见图4–5–14 ~ 图4–5–18。

1.压迫原因

（1）前胡桃夹（经典型）：腹主动脉与肠系膜上动脉夹角过小。

（2）后胡桃夹：左肾静脉走行于腹主动脉之后受压。

（3）环胡桃夹：左肾静脉分两支分别环绕走行于腹主动脉前后。

（4）前反胡桃夹：右肾静脉走行于腹主动脉与肠系膜上动脉夹角间受压。

（5）后反胡桃夹：右肾静脉走行于腹主动脉之后受压。

（6）假胡桃夹：肾动静脉瘘致静脉血流显著增加致较窄处相对狭窄。

（7）其他：胰头压迫、妊娠、腹主动脉与肠系膜上动脉的纤维淋巴组织绞窄坏死、腹主动脉旁淋巴结、腹膜后肿瘤、腹主动脉瘤、高位左肾静脉、左肾下垂拉伸左肾静脉、脊柱前弯症、后腹膜及肠系膜脂肪组织减少等。

2.灰阶声像

（1）受压段明显变窄。

（2）受压远心段明显扩张。

（3）平卧位：扩张段前后径/狭窄段前后径≥3。

（4）脊柱后伸位20分钟后：扩张段前后径/狭窄段前后径≥4。

（5）压迫原因所致相应图像。

3.多普勒声像

（1）受压狭窄段流速增快。

（2）狭窄远端肾静脉扩张处流速减低，频谱相对低平。

（3）侧支丰富时上述改变可有一定程度的减轻。

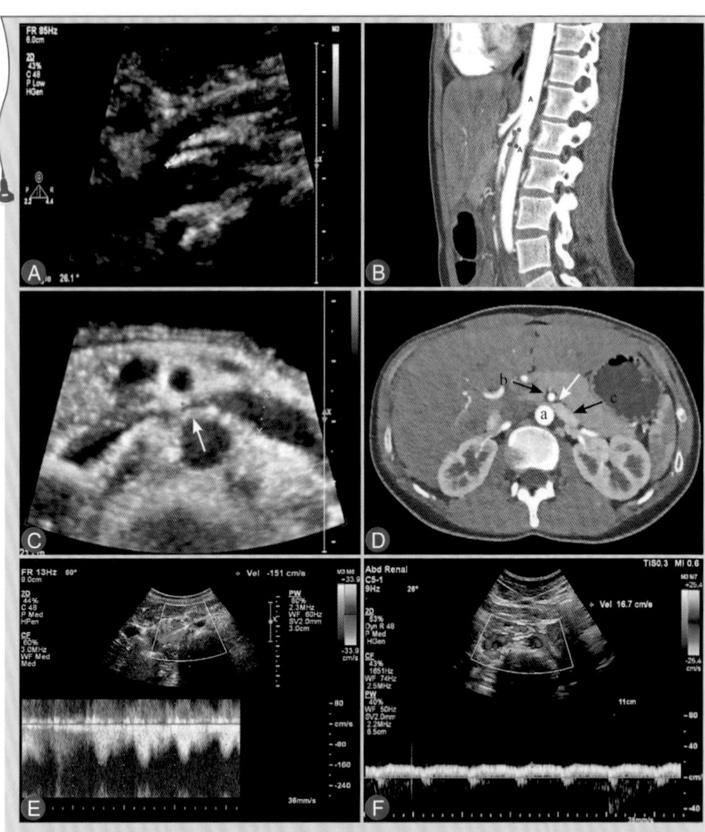

A.灰阶超声纵切面显示肠系膜上动脉与腹主动脉夹角26°；B.CT纵切面显示肠系膜上动脉和腹主动脉25°；C.灰阶超声横切面显示腹主动脉与肠系膜上动脉间隙明显变小（箭头），之间的左肾静脉明显变扁；夹角左侧的肾静脉明显扩张；D.CT横切面显示腹主动脉（a）与肠系膜上动脉（b）间隙明显变小（箭头），之间的左肾静脉明显变扁；夹角左侧的肾静脉明显扩张（c）；E.左肾静脉受压段血流束细窄明亮，流速增高；F.左肾静脉扩张段的血流暗淡，速度明显减慢。

图4-5-14　前胡桃夹（经典型）

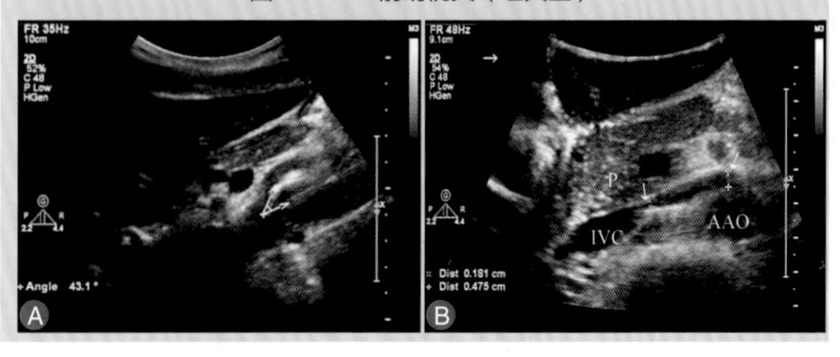

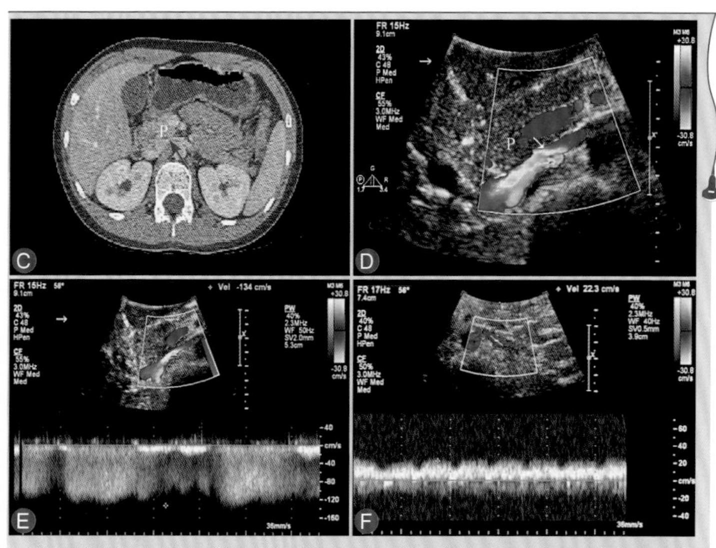

A.肠系膜上动脉与腹主动脉夹角43°；B.左肾静脉于胰头（P）后方受压前后径细窄C.CT显示胰头（P）压迫导致左肾静脉局部狭窄；D.胰头后方受压的左肾静脉显示细束花色高速血流；E.胰头后方狭窄段，血流呈高速湍流频谱（134 cm/s）；F.狭窄前血流呈低速血流频谱（22 cm/s）。

图4-5-15 前胡桃夹（胰头压迫）

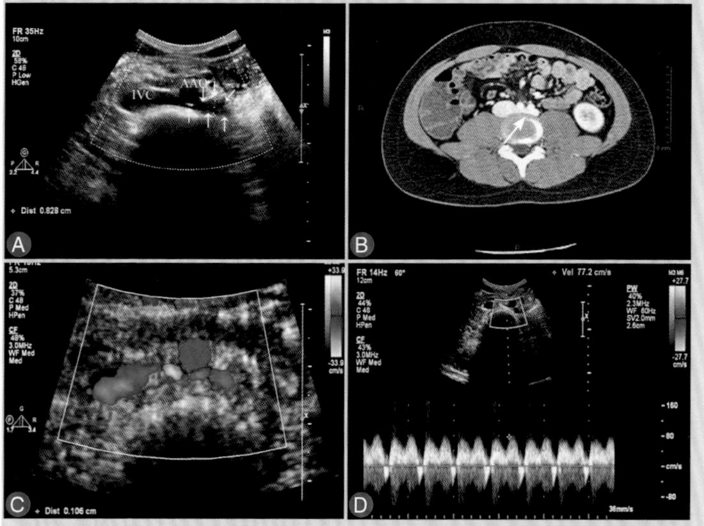

A.超声显示左肾静脉走行于腹主动脉与脊柱间，受挤压管腔变窄；B.CT显示腹主动脉与脊柱间无软组织充填，局部左肾静脉受挤压（箭头）；C.腹主动脉与脊柱间左肾静脉彩色血流信号变细明亮；D.腹主动脉与脊柱间左肾静脉受压处流速增快。

图4-5-16 后胡桃夹

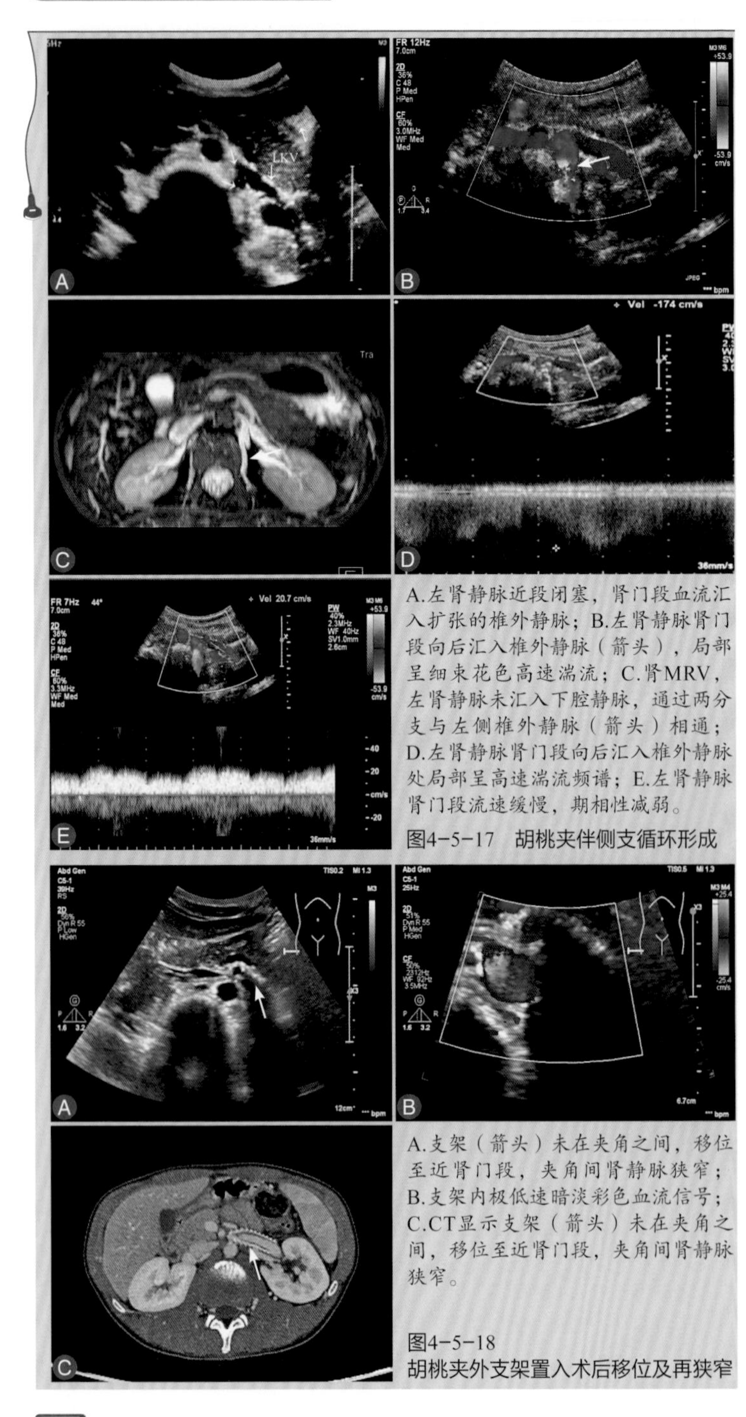

A.左肾静脉近段闭塞，肾门段血流汇入扩张的椎外静脉；B.左肾静脉肾门段向后汇入椎外静脉（箭头），局部呈细束花色高速湍流；C.肾MRV，左肾静脉未汇入下腔静脉，通过两分支与左侧椎外静脉（箭头）相通；D.左肾静脉肾门段向后汇入椎外静脉处局部呈高速湍流频谱；E.左肾静脉肾门段流速缓慢，期相性减弱。

图4-5-17　胡桃夹伴侧支循环形成

A.支架（箭头）未在夹角之间，移位至近肾门段，夹角间肾静脉狭窄；B.支架内极低速暗淡彩色血流信号；C.CT显示支架（箭头）未在夹角之间，移位至近肾门段，夹角间肾静脉狭窄。

图4-5-18
胡桃夹外支架置入术后移位及再狭窄

（二）其他图像

其他图像见图4-5-19～图4-5-21。

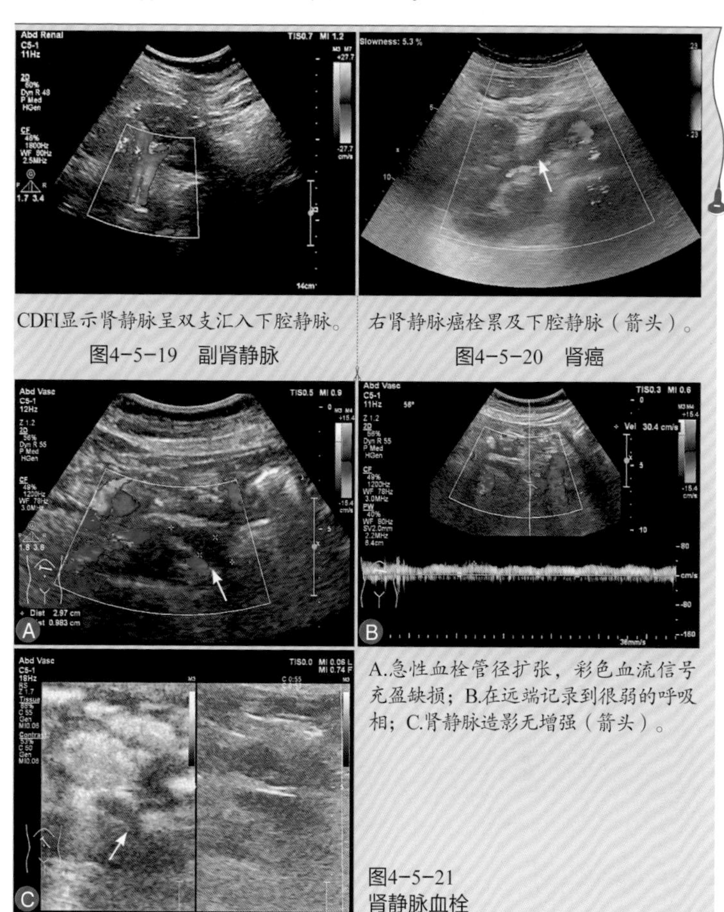

CDFI显示肾静脉呈双支汇入下腔静脉。

图4-5-19　副肾静脉

右肾静脉癌栓累及下腔静脉（箭头）。

图4-5-20　肾癌

A.急性血栓管径扩张，彩色血流信号充盈缺损；B.在远端记录到很弱的呼吸相；C.肾静脉造影无增强（箭头）。

图4-5-21
肾静脉血栓

六、分析思路

思维导图如下（图4-5-22，图4-5-23）。

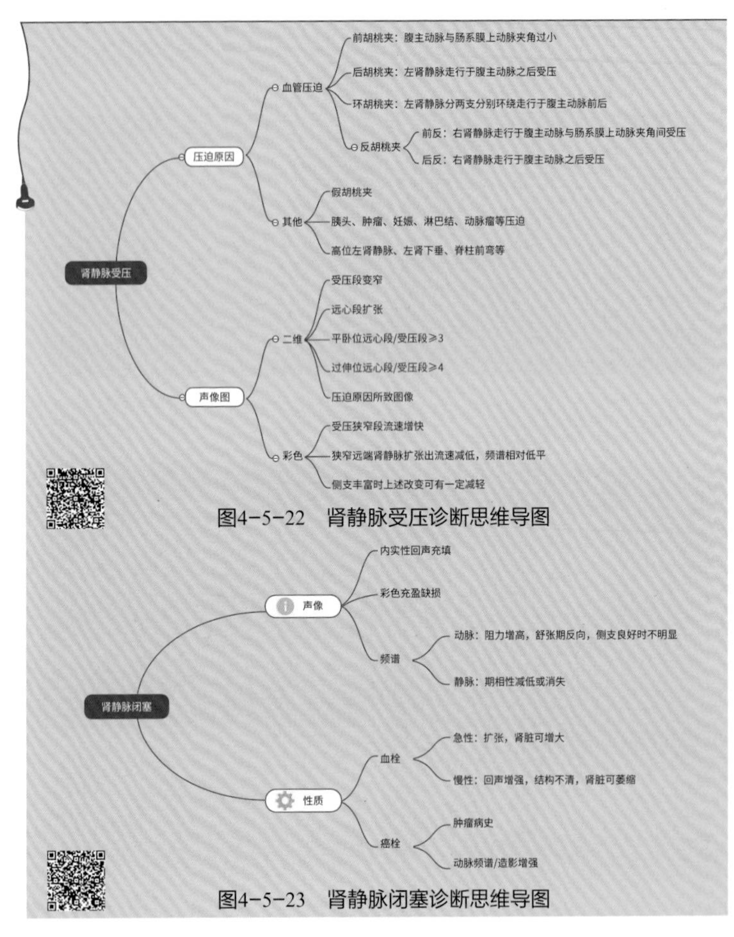

图4-5-22　肾静脉受压诊断思维导图

图4-5-23　肾静脉闭塞诊断思维导图

七、临床应用

超声是诊断和随访肾静脉疾病的首选影像学检查方法，结合CTA、MRA可以获得更丰富的整体三维结构及侧支信息，目前认为肾静脉造影是诊断肾静脉受压等病变的金标准。

八、报告书写

胡桃夹/左肾静脉受压征阳性。

描述：

肠系膜上静脉与腹主动脉夹角约15°。

左肾静脉走行于夹角之间，局部受压变窄，前后径约1.5 mm；局部可及细窄高速血流信号，Vmax约180 cm/s。夹角远心段扩张，前后径约7.5 mm；局部可及低速血流信号，Vmax约18 cm/s，频谱低平。

结论：

胡桃夹/左肾静脉受压征阳性。

九、要点与讨论

（1）肾静脉血栓的临床和超声征象因血栓发生的时间、累及范围和侧支静脉形成程度的不同而有所差异。

（2）肾静脉受压病因多种多样，需观察全程及其周边组织，思路不能仅限于左肾静脉在腹主动脉和肠系膜上动脉间受压。目前研究中诊断指标包括峰值流速比、管径比、峰值流速、管径、压差、夹角、左肾动脉至左肾静脉达峰时间差（TTP-A/V）等，推荐以管径比值为主，结合峰值流速比进行诊断，同时注意侧支形成情况对诊断指标的影响。

（3）“胡桃夹综合征”不等同于“胡桃夹征”或“胡桃夹现象”。胡桃夹综合征是指因肾静脉受压致肾静脉及其属支淤血及炎症，因而伴发血尿或直立性蛋白尿、腹痛和精索静脉曲张等一系列临床综合征，为临床诊断。“胡桃夹综合征”可单独存在，也可进展为或合并其他肾病。而“胡桃夹征”或“胡桃夹现象”（nutcracker phenomenon，NCP）是指腹主动脉和肠系膜上动脉之间的肾静脉管腔狭窄而远心端管腔扩张的现象，为形态学诊断，可不伴或伴有临床症状，在正常人中亦可存在。超声直接诊断“胡桃夹综合征”不妥，应提示“胡桃夹征阳性”或“符合*肾静脉受压超声表现”更为准确。年轻、症状较轻无并发症的患者可选择增重及内科保守治疗；症状重、两年以上未缓解或加重的患者可选择外科治疗，主要包括左肾静脉移植术、自体肾脏移植术、肠系膜根部移植术、左肾静脉腔内支架植入术等。

【推荐阅读文献】

[1] 中国超声医学工程学会浅表器官及外周血管超声专业委员会，国家卫健委脑卒中防治工程专家委员会血管超声专业委员会，中国超声医学工程学会颅脑及脊颈部血管超声专业委员会.腹部及外周静脉血管超声若干临床常见问题专家共识[J].中国超声医学杂志，2020，36（11）：961-968.

[2] 张坤英，赵军，张丽丽.反胡桃夹综合征致血尿1例.中华医学杂志，2016，96（9）：739–740.
[3] 管娜.胡桃夹综合征诊断治疗进展——基于英国胡桃夹综合征指南[J].中华实用儿科临床杂志，2017，32（23）：1773–1776.
[4] ANANTHAN K，ONIDA S，DAVIES A H.Nutcracker Syndrome：An Update on Current Diagnostic Criteria and Management Guidelines[J].Eur J Vasc Endovasc Surg，2017，53（6）：886–894.

第六节　下腔静脉

一、超声解剖概要

下腔静脉由左、右髂总静脉在第四、五腰椎之间汇合而成，沿腹主动脉右侧上行，经肝脏的腔静脉窝，穿过膈肌腔静脉孔进入胸腔，开口于右心房。管径由下至上逐渐变粗，主要分支为膈下静脉、肝静脉、肾静脉、腰静脉、骶静脉、髂静脉及右侧的肾上腺静脉和生殖静脉。

下腔静脉发育异常的发生率为1.5%～4.4%，目前已报道类型达10余种，较常见类型包括双下腔静脉、左位下腔静脉、下腔静脉肝后段缺如等。前两种中左侧的下腔静脉的常见终点在肾静脉水平，在此左下腔静脉汇合到左肾静脉，然后跨腹主动脉前方走行于右侧；少数也可向头侧延伸，在胸部汇入奇静脉。

下腔静脉肝后段缺如时肝静脉直接回流到右心房，余相应部位血流通过奇静脉或者半奇静脉回流到心脏。

肝静脉分为左、中、右3支，在肝脏膈面第二肝门处汇入下腔静脉。3支肝静脉可分别汇入下腔静脉，而左肝静脉、中肝静脉常共干后汇入下腔静脉。

下腔静脉在第三肝门处还接受来自右半肝后面和脏面的肝静脉（右副肝静脉）及尾状叶的肝短静脉的血液（图4–6–1）。

本节常见英文词汇对照见表4–6–1。

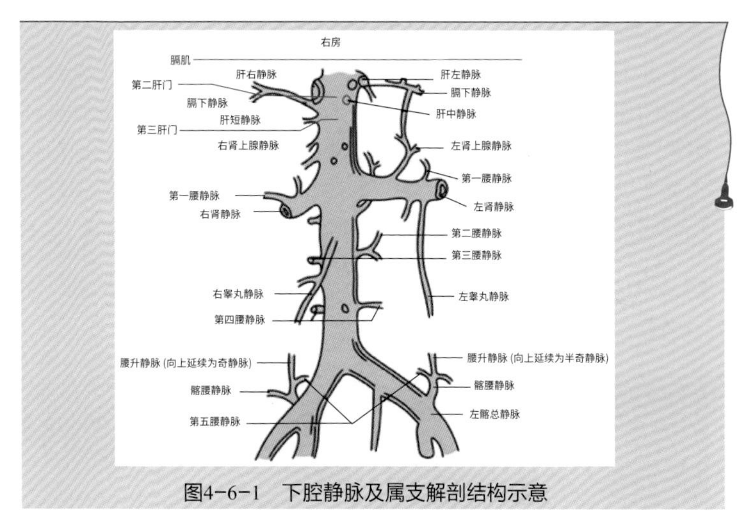

图4-6-1　下腔静脉及属支解剖结构示意

表4-6-1　常用英文词汇对照

英文简称	英文全称	中文
BCS	Budd-Chiari syndrome	布－加综合征
IVC	inferior vena cava	下腔静脉
IVCF	inferior vena cava filter	下腔静脉滤器
IVCL	Inferior vena cava leiomyoma	下腔静脉平滑肌瘤
IVCOS	inferior vena caval obstructive syndrome	下腔静脉阻塞综合征

二、设备调试

一般使用2～5 MHz扇形探头，可疑狭窄及动静脉瘘等高速血流情况下可选用1～4 MHz相控阵探头，小儿及体瘦者也可尝试高频线阵探头以期获得较高分辨率。因位置深，血流缓慢，需特别注意匹配增益、聚焦、角度校正及量程等参数。

三、操作技巧

患者检查前禁食8小时以上为宜；腹水过多可抽吸后检查；未准备者亦不可拒绝检查。患者腹部稍低于医师腕部，便于伸展手臂加压。可仰卧、侧卧、斜卧位探查；坐位或立位有助于与下腔静脉受压所致狭窄假阳性的鉴别；下肢抬高位有助于容量过低所致狭窄假阳性的鉴别。经腹正中线右侧、肝、肾等声窗获取横切、纵切、冠状切、斜切等切面，滑动或摆动探头连续全程扫查。在脐下正中线偏右侧第四腰椎水平显示左、右髂总静脉汇合成下腔静脉，冠状平面可提供下腔静脉远端及髂总静脉汇合处更好的图像。探头从下腔静脉汇合处向上纵行，显示下腔静脉纵轴至第二肝门，下腔静脉在此部位穿膈肌汇入右心房。横断面扫查显示下腔静脉各段横断面。建议在距出口0.5 ~ 3 cm处取样，自然呼吸或短暂屏气时观察及测量图像。

四、相关切面

相关切面见图4-6-2 ~ 图4-6-6。

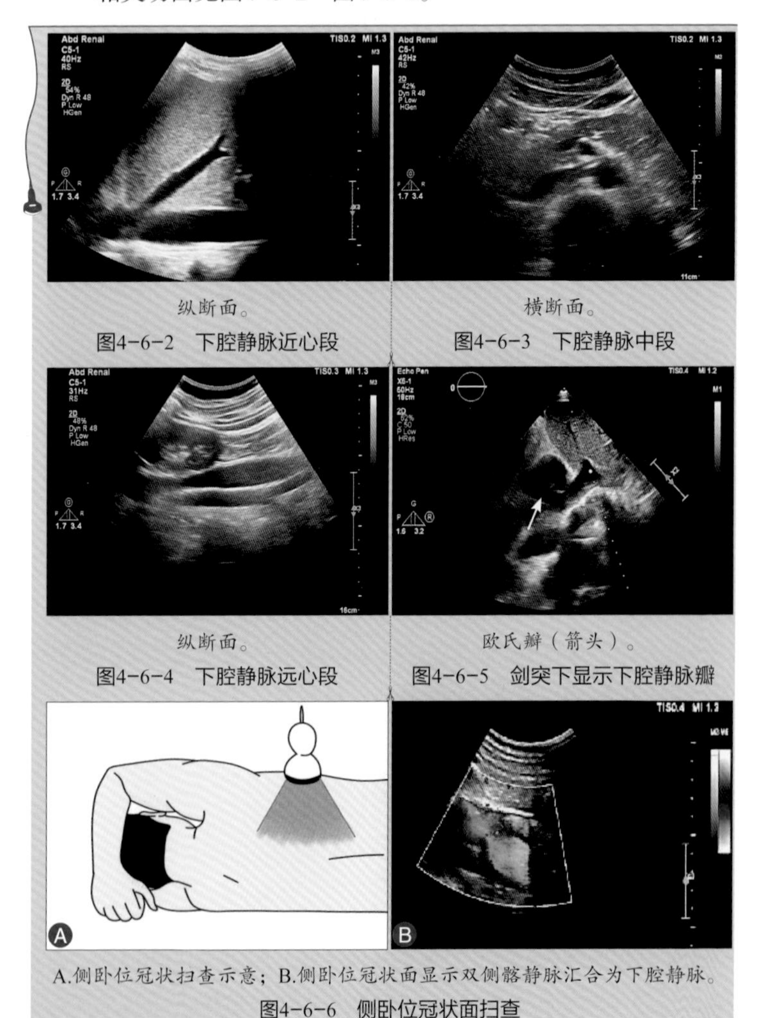

纵断面。

图4-6-2　下腔静脉近心段

横断面。

图4-6-3　下腔静脉中段

纵断面。

图4-6-4　下腔静脉远心段

欧氏瓣（箭头）。

图4-6-5　剑突下显示下腔静脉瓣

A.侧卧位冠状扫查示意；B.侧卧位冠状面显示双侧髂静脉汇合为下腔静脉。

图4-6-6　侧卧位冠状面扫查

五、临床应用及声像图特征

超声是下腔静脉病变首选的影像学检查方法，用于诊断多种下腔静脉病变，包括解剖变异、血栓、瘤栓、下腔静脉肿瘤、下腔静脉动静脉瘘、布-加综合征及下腔静脉阻塞综合征等。下腔静脉超声可联合心肺超声用于评价重症呼吸困难病因鉴别。另外，超声可用于下腔静脉滤器置入的引导及术后评价，经颈静脉肝内门腔静脉分流术内容详见本章第三节“门静脉与肝静脉”。

（一）正常频谱

正常频谱见图4-6-7。

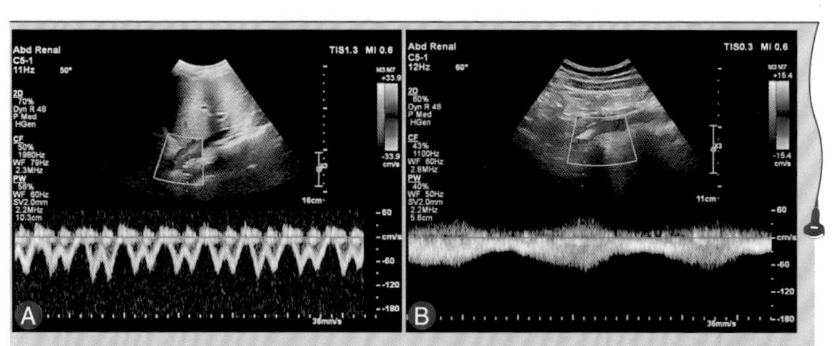

A.平静呼吸状态下下腔静脉近心段频谱；B.平静呼吸状态下下腔静脉远心段频谱。

图4-6-7 下腔静脉正常频谱（平静呼吸）

（二）下腔静脉解剖异常

解剖变异分析思路

胚胎下腔静脉发育的主要过程包括双侧向单侧转变（右侧）；上端与右心房连接；不同起源的4个节段通过融合及消退连接成一支下腔静脉；远心端与双侧髂静脉连接。因而发育异常分为侧别异常和连接异常两大类。左侧下腔静脉的常见终点在肾静脉水平，在此左下腔静脉汇合到左肾静脉，然后跨腹主动脉前方走行于右侧；少数也可向头侧延伸，在胸部汇入奇静脉。另外，下腔静脉发育异常也可与心血管系统及泌尿系统发育异常伴发，需注意同时探查避免漏诊（图4-6-8～图4-6-10）。

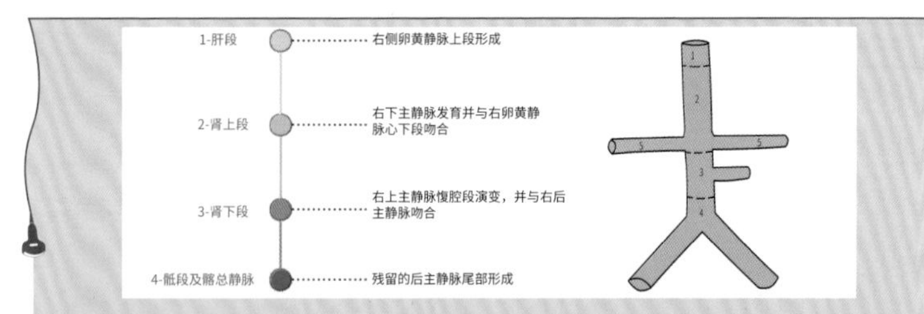

1：肝段；2：肾上段；3：肾下段；4：骶段及髂总静脉；5：肾静脉。

图4-6-8 胚胎下腔静脉发育构成

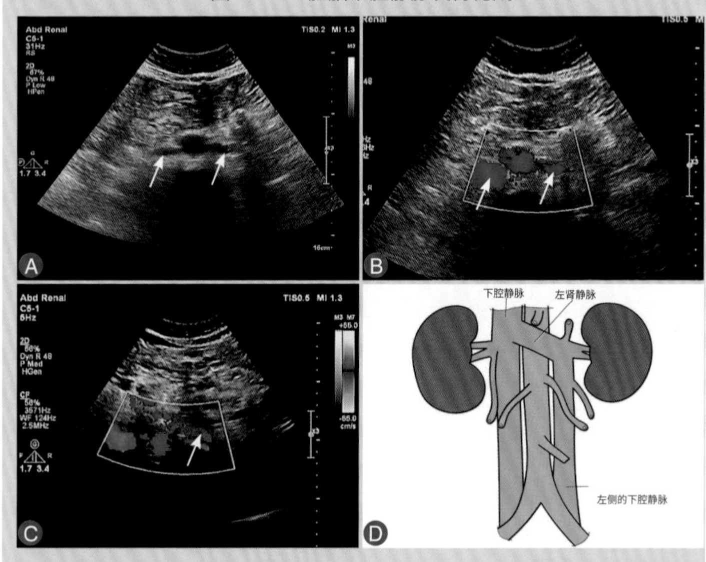

A.脐上横断面腹主动脉左右侧分别探及一椭圆形无回声下腔静脉横断面图像（箭头）；B.CDFI可见与腹主动脉颜色相反的蓝色信号充填（箭头）；C.左侧下腔静脉上行至左肾静脉（箭头）水平汇合，跨腹主动脉汇入右侧下腔静脉；D.双下腔静脉长轴示意。

图4-6-9 双下腔静脉

- 变异类型
  - 侧别
    - 双
      - 双右(S_4)
      - 左右(S_3、S_4)
    - 左
  - 连接
    - 心房
      - 经上腔静脉汇入
      - 汇入左/异构心房
    - 节段
      - 隔膜
      - 缺失
        - 通过奇/半奇静脉汇入左/右上腔静脉
        - 直接汇入左/右/异构心房
    - 髂静脉
      - 双侧分别连接
        - 双下腔

图4-6-10 下腔静脉发育异常类型

（三）下腔静脉阻塞综合征

广义下腔静脉阻塞综合征（inferior vena caval obstructive syndrome，IVCOS）指IVC受邻近病变侵犯、压迫或腔内血栓形成等多种原因引起部分或完全阻塞；依阻塞位置不同致相应器官回流受阻而出现的一系列临床综合征（图4–6–11，图4–6–12）。

近心段/上段下腔静脉阻塞（肝静脉平面以上）——布–加综合征：导致下腔静脉高压、肝后性门静脉高压，引起发热、肝大、肝区触痛、黄疸、大量腹腔积液，少尿及浅静脉曲张等临床表现。

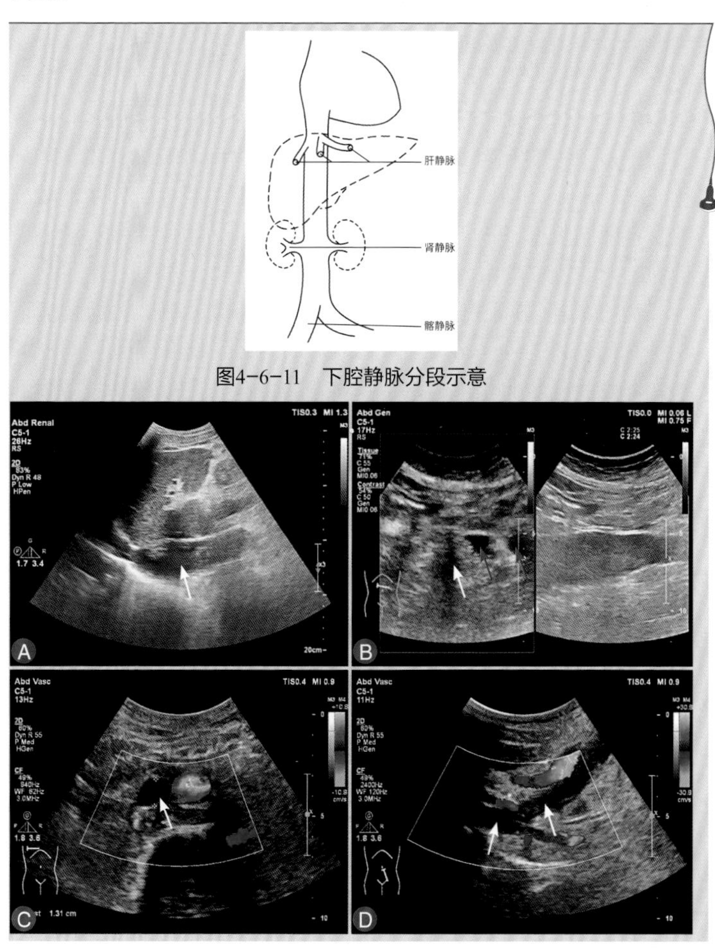

图4–6–11　下腔静脉分段示意

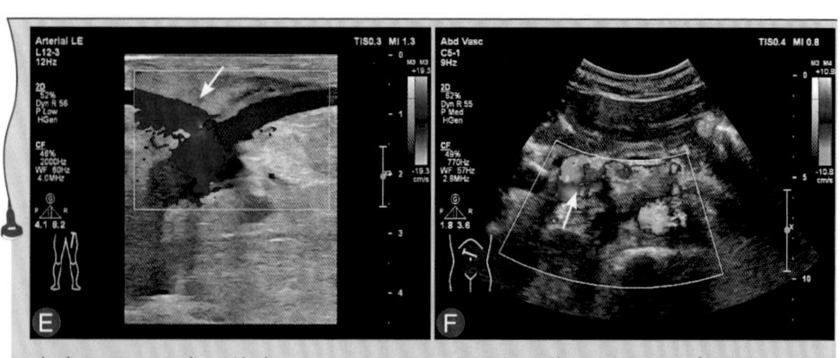

患者男性，55岁，肾癌。A.下腔静脉血栓形成（箭头）；B.超声造影示下腔静脉内癌栓部分造影增强（白箭头），血栓部分无增强（红箭头）；C.下腔静脉肾静脉水平以下闭塞（箭头）；D.左侧髂总-髂外静脉血栓形成并闭塞（箭头）；E.左侧大隐静脉属支腹壁下浅静脉（箭头）代偿回流；F.右侧精索静脉（箭头）代偿回流。

图4-6-12　下腔静脉阻塞综合征

中段下腔静脉阻塞（肝静脉与肾静脉之间）：病变累及肾静脉或以上平面，则导致肾静脉高压、肾血流量减少、肾功能障碍可使肾静脉阻塞，而引起肾病综合征的表现，主要表现为腰痛、肾脏肿大并可有蛋白尿、血尿。

远心段/下段下腔静脉阻塞（肾静脉平面以下），即狭义下腔静脉阻塞综合征：下肢静脉压增高，双下肢以至阴囊明显肿胀，下肢浅静脉曲张，色素沉着和溃疡发生，胸壁皮下、下腹部及侧腹部静脉扩张。

（四）布-加综合征

布-加综合征相关表现见图4-6-13～图4-6-21。

1.定义

布-加综合征指各种原因引起的肝静脉流出道和（或）肝上段下腔静脉的部分性或完全性回流障碍所致的肝后性门脉高压和下腔静脉高压症。

2.病因

本病的主要病因为先天发育异常、慢性炎症增生、血栓或瘤栓（如平滑肌瘤病、肾癌转移瘤等）、压迫等。西方国家人群主要是由血液的高凝状态导致肝静脉血栓形成而致；东方国家人群主要是由于发育异常及慢性炎症所致，几乎总是累及下腔静脉。

3.类型

按不同依据有以下多种分型。

（1）梗阻部位：下腔静脉/肝静脉/混合。

（2）病变形态：隔膜状/网状/筛孔状/管壁增厚/闭锁型/栓塞。

（3）范围：开口/节段/长段/弥漫全程。

（4）侧支代偿情况：是否开放，是否栓塞。

（5）病程：爆发型/急性/亚急性/慢性。

4.侧支血管

（1）下腔静脉被阻断后，其远端血流可通过以下途径回流至近心端静脉：①通过起源于股总静脉、髂外静脉的腹壁浅静脉、旋髂深静脉和髂腰静脉向腰静脉和肋间静脉回流；②起源于髂总静脉的腰升静脉向腰静脉和肋间静脉回流；③生殖静脉汇入肾静脉；④椎静脉。

（2）肝静脉阻断后的侧支通路包括肝静脉间侧支、副肝静脉、尾状叶静脉、包膜下静脉或门静脉（血流可能缓慢或者反向）。

5.布-加综合征分析思路

（1）布-加综合征所致肝硬化表现中，肝脏及尾叶体积增大是其特征。

（2）下腔静脉上段病变时不能简单依据局部前后径测量评价狭窄，主要需结合局部血流动力学情况，且生理搏动消失或明显减弱是其特征。

（3）下腔静脉上段病变时，中远段管腔扩张，前后径增大明显；血流淤滞或反向；侧支越丰富血流反向越明显，而扩张程度减轻。

（4）需密切关注随访布-加综合征合并结节的情况，并结合造影等明确性质。

（5）临床高度怀疑而超声未见下腔静脉和肝静脉梗阻征象，仅发现肝大、尾叶为著和门脉高压时，应想到梗阻发生在肝窦；有的学者称此为肝小静脉闭塞症，常见服用含野百合碱的草药、具有放化疗史或其他药物中毒且无胸背部浅表静脉曲张无下肢肿胀的患者。

6.鉴别诊断

（1）充血性心力衰竭：发生充血性心力衰竭时慢性肝静脉压力增高可导致肝静脉与门静脉交通，引起血液从肝静脉至门静脉方向的波动性传导，从而显示肝静脉逆向血流成分增多，门静脉波动幅度增大，甚至出现反向波，因而也会有肝静脉扩张、血流及频谱异常及肝大等表现。但与布-加综合征不同的是：充血性心力衰竭无下腔静脉及肝静脉梗阻病变，无肝内静脉间侧支。

（2）外压性狭窄：肝大、大量腹水、巨大腹部肿瘤及其他原因引起腹内压增高也可导致血管受压狭窄。但与布-加综合征不同的是下腔静脉及肝静脉无隔膜、壁增厚或腔内血栓等梗阻病变，静脉搏动一般存在，改变体位减轻压迫后管腔狭窄可改善。

（3）下腔静脉综合征：远心段下腔静脉梗阻可引起近心段回心血量减少、管腔变窄。需注意整体分析，以免误诊布-加综合征。

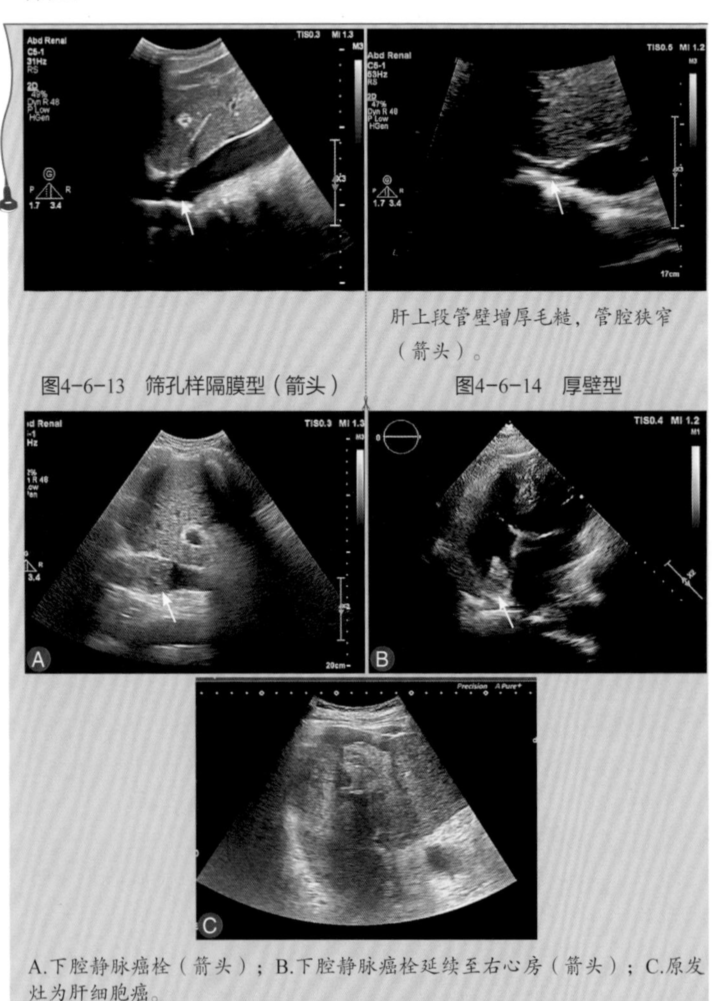

图4-6-13 筛孔样隔膜型（箭头）

肝上段管壁增厚毛糙，管腔狭窄（箭头）。

图4-6-14 厚壁型

A.下腔静脉癌栓（箭头）；B.下腔静脉癌栓延续至右心房（箭头）；C.原发灶为肝细胞癌。

图4-6-15 癌栓型

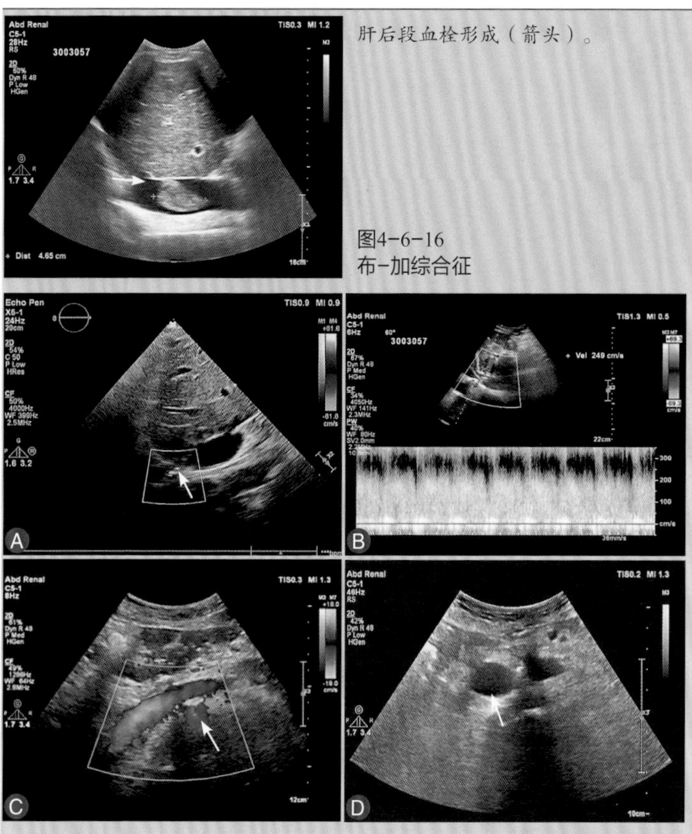

肝后段血栓形成（箭头）。

图4-6-16
布-加综合征

A.狭窄段可及细束高速混叠花色血流（箭头）；B.狭窄处高速湍流；C.远段继发扩张逆流：腰静脉（箭头）扩张逆流；D.下腔静脉远段：扩张成类圆形（箭头）。

图4-6-17 下腔静脉膜性狭窄

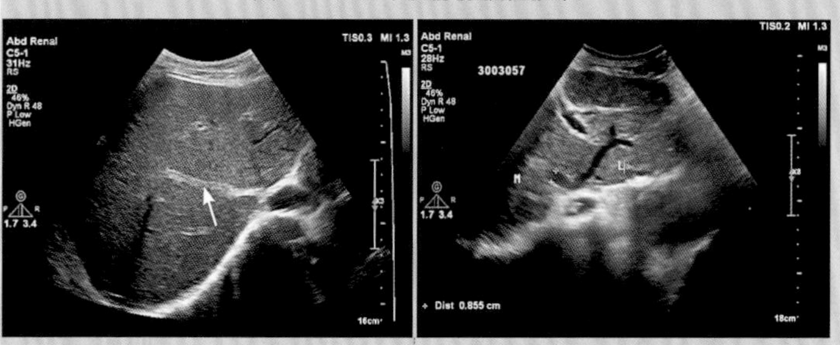

肝左中静脉汇合开口处。

图4-6-18 肝右静脉（箭头）闭塞型

图4-6-19 肝静脉膜性闭塞型

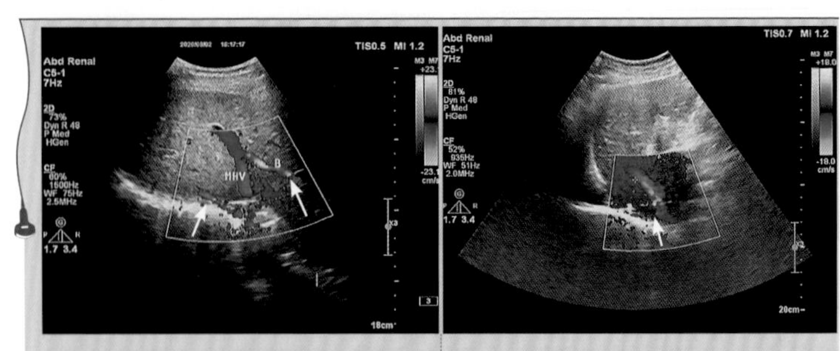

肝静脉间侧支：肝中静脉开口膜样闭塞，多支侧支血流（箭头）汇向肝左静脉。

图4-6-20　肝静脉间侧支

尾叶静脉侧支：肝左静脉闭塞患者，尾叶静脉（箭头）增宽，血流汇入下腔静脉。

图4-6-21　尾叶静脉侧支

（五）超声在腔静脉滤器置入中的应用

1.术前评估和准备

术前经超声确诊下肢DVT形成，进行滤器置入前再次明确血栓部位，并检查双髂静脉、下腔静脉及双肾静脉，明确术中静脉通路和下腔静脉无血栓形成，测量肾静脉以下段下腔静脉横径和前后径。对肾静脉汇入下腔静脉处、双髂静脉汇合处做体表标记。

2.术中操作

术前一天晚上禁食，空腹时间＞8小时，取平卧位再次对标记进行核对，术中经健侧股静脉穿刺，置入引导丝，超声实时监测导丝，确定导丝位于下腔静脉内无误，然后沿导丝置入相应型号鞘管，使鞘管头端平肾静脉入口位置。之后经鞘管输送腔静脉滤器，当滤器头端在肾静脉汇入口处下方约0.5 cm时，释放滤器，撤回鞘管，滤器释放到位。

3.术后超声监测内容

（1）滤器位置与移位：①正常位置——肾静脉汇入下腔静脉水平以下1.0～1.5 cm处；②移位——滤器位置较释放时位置移位＞2 cm。

（2）滤器倾斜：滤器长径与下腔静脉纵轴夹角＞15°。

（3）滤器变形、张开不全、折断或断裂。

（4）下腔静脉阻塞。

（5）滤器支脚穿过血管壁：下腔静脉穿孔——滤器的支撑杆或锚定支脚突出于下腔静脉壁＞3 mm（图4-6-22，图4-6-23）。

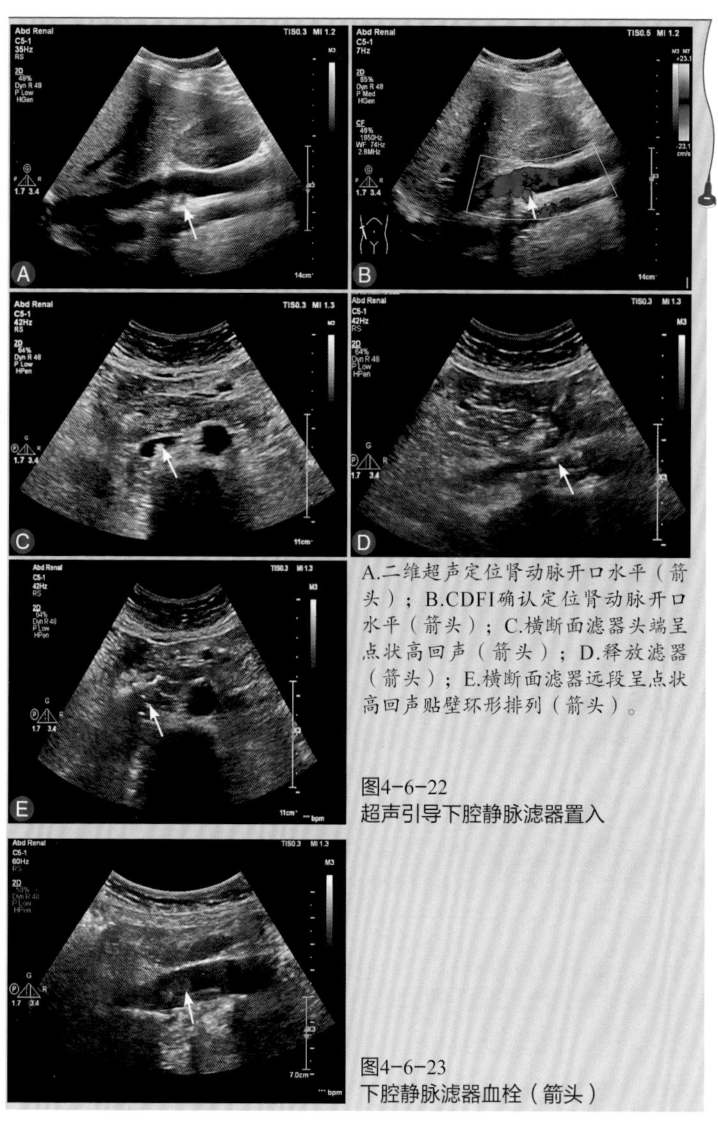

A.二维超声定位肾动脉开口水平（箭头）；B.CDFI确认定位肾动脉开口水平（箭头）；C.横断面滤器头端呈点状高回声（箭头）；D.释放滤器（箭头）；E.横断面滤器远段呈点状高回声贴壁环形排列（箭头）。

图4-6-22
超声引导下腔静脉滤器置入

图4-6-23
下腔静脉滤器血栓（箭头）

（六）下腔静脉超声在重症中的应用

1.评估内容

容量状态、容量反应性、中心静脉压、下腔静脉血栓。

2.下腔静脉内径及塌陷率测量方法

下腔静脉内径（IVCD）及塌陷率测量方法（图4-6-24，图4-6-25）。

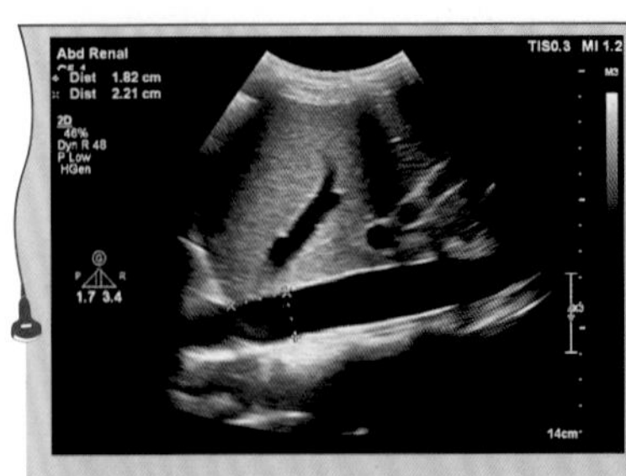

吸气末，剑下下腔静脉长轴切面，距右房入口0.5～3 cm。

图4-6-24　下腔静脉管径测量

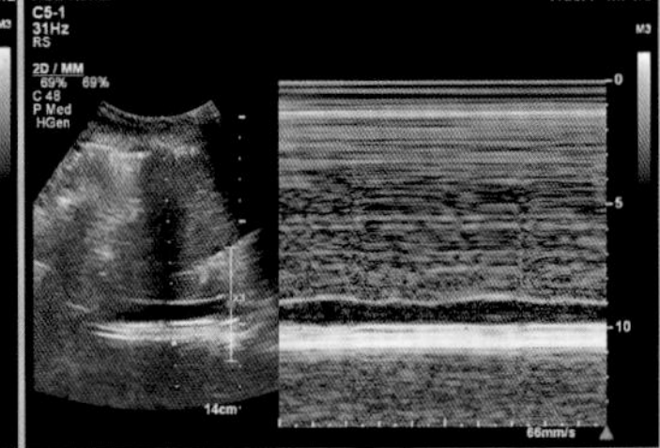

$[(IVCD_{max}-IVCD_{min})/IVCD_{min}]\times 100\%$。

图4-6-25　下腔静脉呼吸塌陷率测量

3.容量评估（推荐参考）

<5 mm：立即快速液体复苏；>20 mm：可能与泵衰竭有关。

4.中心静脉压评估（推荐参考）

下腔静脉直径和呼吸变异性	中心静脉压［平均（mmHg）］
正常：≤ 2.1 和> 50%	0 ～ 5（平均 3）
除了正常或高的结果	5 ～ 10（平均 8）
高：> 2.1 和< 50%	10 ～ 20（平均 15）

5.容量反应性评估（推荐参考）

（1）轻中度心功能不全患者：IVC>2 cm，固定不动→无容量反应性可能大。

（2）控制呼吸患者：IVC 1～1.5 cm，呼吸扩张率>18%→可能有反应性。

（3）自主呼吸患者：IVC<1 cm，呼吸扩张率>50%→可能有反应性。

（七）下腔静脉肿瘤

下腔静脉原发肿瘤包括平滑肌肉瘤、平滑肌瘤、内皮血管瘤、血管平滑肌脂肪瘤等（图4-6-26～图4-6-28，动图4-6-1）。

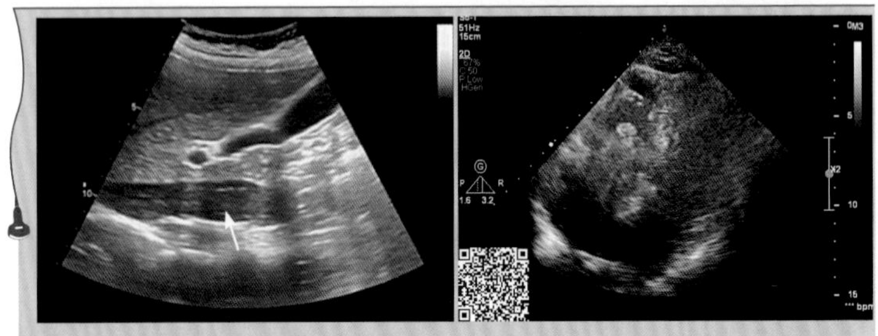

图4-6-26　下腔静脉平滑肌瘤（箭头）　动图4-6-1　平滑肌瘤延续至右心房

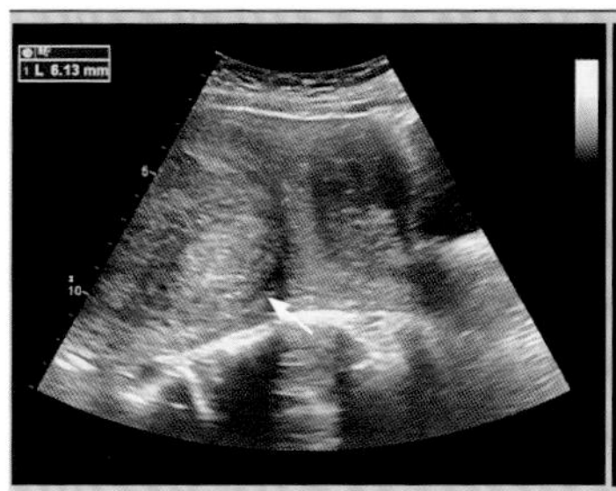

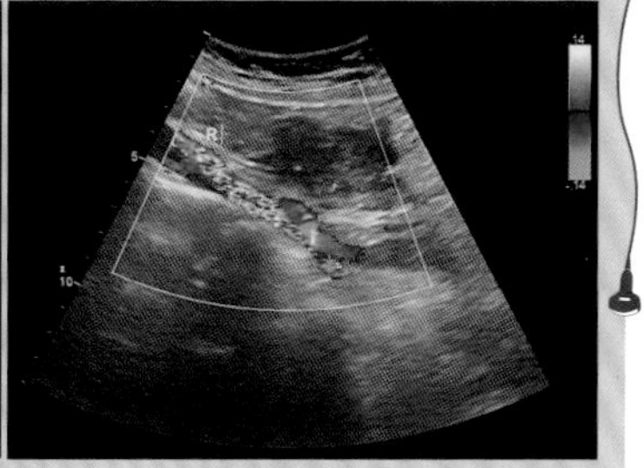

图4-6-27 子宫肌瘤（箭头） 图4-6-28 卵巢静脉平滑肌瘤

（八）腹膜后纤维化压迫下腔静脉

腹膜后纤维化是一种少见的、原因不明的以腹膜后纤维化为特点的非特异性化脓性炎症（胶原性腹膜后血管炎症），通常发生于肾门水平至髂动脉分叉的动脉周围，致下腔静脉受压狭窄，回流障碍（图4-6-29，动图4-6-2）。

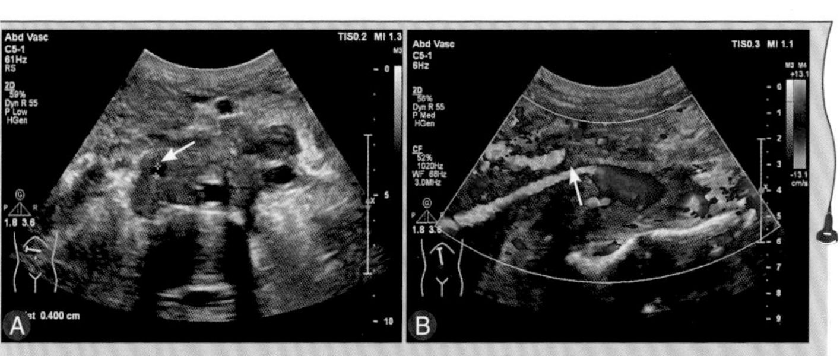

A.二维超声显示腹膜后纤维化压迫下腔静脉远心段（箭头）；B.CDFI显示下腔静脉狭窄血流（箭头）。

图4-6-29 腹膜后纤维化压迫下腔静脉

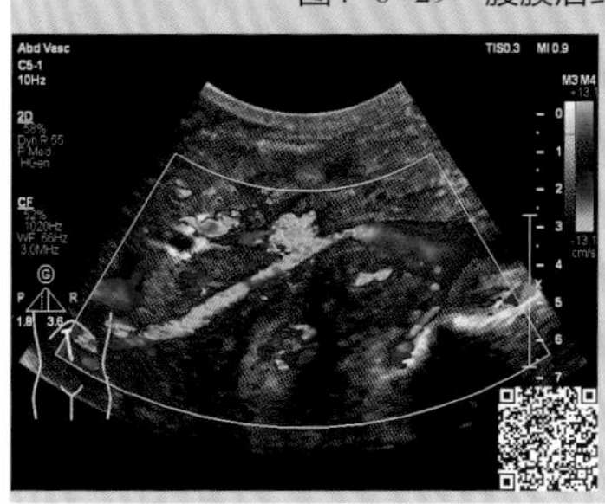

动图4-6-2
下腔静脉狭窄血流动态显示

六、下腔静脉频谱分析思路

思维导图见图4-6-30 ~ 图4-6-33。

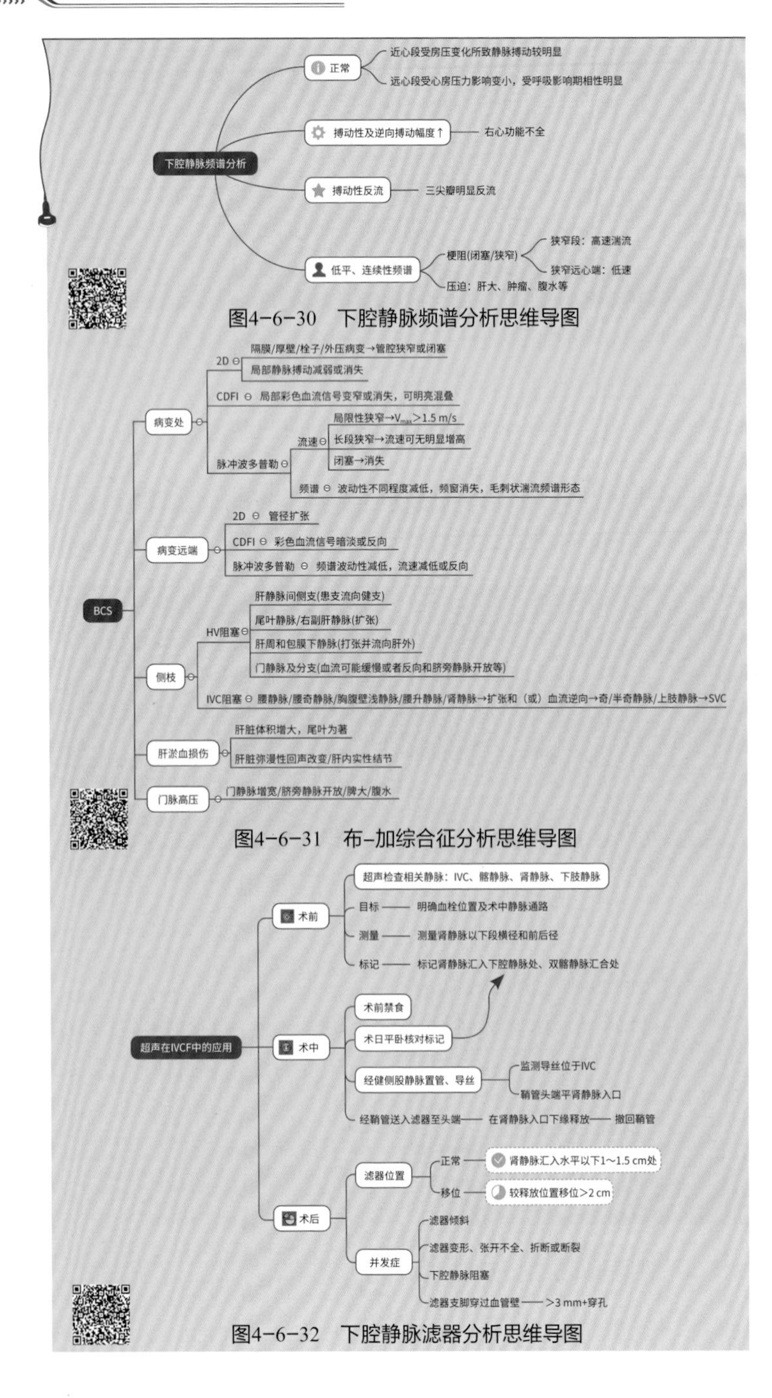

图4-6-30　下腔静脉频谱分析思维导图

图4-6-31　布-加综合征分析思维导图

图4-6-32　下腔静脉滤器分析思维导图

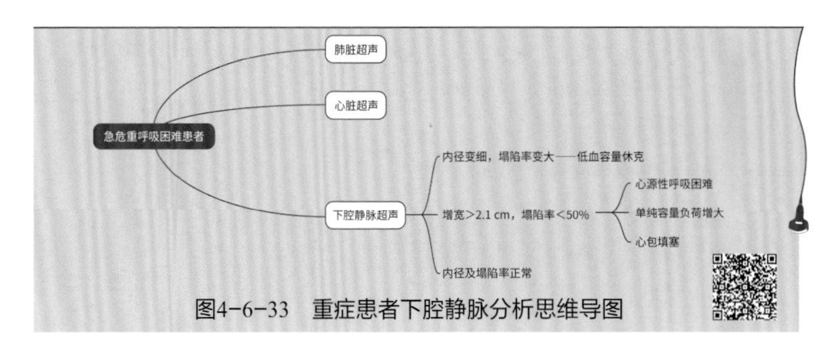

图4-6-33 重症患者下腔静脉分析思维导图

七、报告书写

描述：

（1）门静脉系：

门静脉主干内径约13 mm，管腔内未见明显异常回声；CDFI显示入肝血流，流速约16 cm/s。

脾静脉内径约9 mm，管腔内未见明显异常回声；CDFI显示离脾血流。

肠系膜上静脉内径约13 mm，管腔内未见明显异常回声；CDFI显示血流正向，充填好。

脐静脉重新开放，内径约7 mm，管腔内未见明显异常回声；CDFI显示内及门脉样血流信号。

（2）肝静脉系：

肝左静脉中远段管径约6 mm，血流充填可；开口处可及隔膜样回声，局部未见血流通过。

肝中静脉管壁不清晰，管腔内透声差，内未见血流信号；周边可及侧支与门静脉及脐静脉相连。

肝右静脉近段管腔内透声差，内未见血流信号，累及范围约16 mm；远段管径约5 mm，内血流充填可。

肝内可及肝右后下静脉及尾叶静脉增宽汇入下腔静脉，较宽支：尾叶静脉内径约5 mm，右后下静脉12 mm。

（3）下腔静脉：

肝上段：生理搏动消失，管壁增厚，管腔狭窄，腔内透声差，局部未见明显血流信号通过。

中远段：管径增宽，血流逆向为主；肝后中段腔内可及不均质回声充填，范围约22 mm × 18 mm（上下 × 前后），局部血流充盈缺损，仅及纤细血流沿周边通过；中远段周边可见较丰富侧支，血流逆向回流入侧支。

结论：

（1）布–加综合征（混合型）：

下腔静脉肝上段闭塞；

下腔静脉中段血栓形成；

下腔静脉中远段血流逆向为主，周边侧支较丰富；

肝左静脉开口处闭塞（隔膜型）；

肝中静脉闭塞；

肝右静脉近段闭塞；

肝内静脉侧支较丰富：肝右后下静脉、尾叶静脉、门静脉侧支、脐静脉侧支。

（2）门脉高压：

门静脉系增宽；

脐静脉重新开放。

八、要点与讨论

（1）下腔静脉胚胎发育过程复杂，发育异常的发生率1.5%～4.4%，类型较多，掌握基本规律有助于灵活理解和诊断。解剖变异时还需除外合并其他畸形。

（2）下腔静脉位置较深，检查过程中应规范操作、全程探查；应掌握频谱特征及影响因素，结合上下游对比分析。

（3）下腔静脉疾病超声诊断应以二维结构为基础，结合塌陷率、血流动力学等实时信息，充分考虑相关临床相关资料，参考其他影像结果综合分析应用。

（4）充分发挥下腔静脉超声的临床价值，拓展在重症超声、介入超声等领域的多种应用。

（5）超声造影可有助于显示常规超声难以显示的下腔静脉和肝静脉等属支以及侧支，对布–加综合征合并结节等肝内病变的性质鉴别有重要价值。对于下腔静脉的占位性病变，造影可以协助鉴别癌栓和血栓。

（6）下腔静脉瘘指在下腔静脉和周围血管或组织之间的异常连接。已报道的有门静脉–下腔静脉瘘、主动脉–下腔静脉瘘、肾动脉–下腔静脉瘘、髂动脉–下腔静脉瘘、十二指肠–下腔静脉瘘等多种类型，可为自发、先天性或由外伤、手术所致。门静脉–下腔静脉瘘分为肝内型和肝外型（先天性肝外型即Abernethy畸形）。

九、思考题

请根据布-加综合征（混合型）患者术前图像（图4-6-34）及术后图像（图4-6-35）进行分析。

（1）肝后段隔膜样回声产生的可能原因。

（2）术后下腔静脉通畅性。

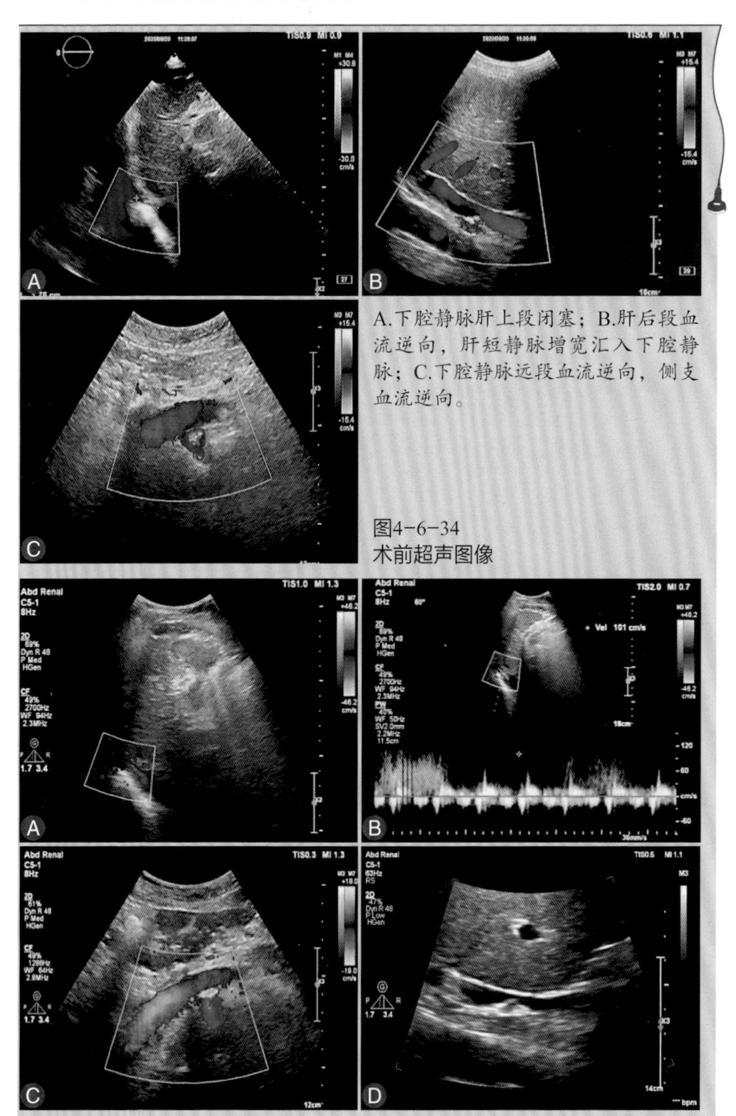

A.下腔静脉肝上段闭塞；B.肝后段血流逆向，肝短静脉增宽汇入下腔静脉；C.下腔静脉远段血流逆向，侧支血流逆向。

图4-6-34
术前超声图像

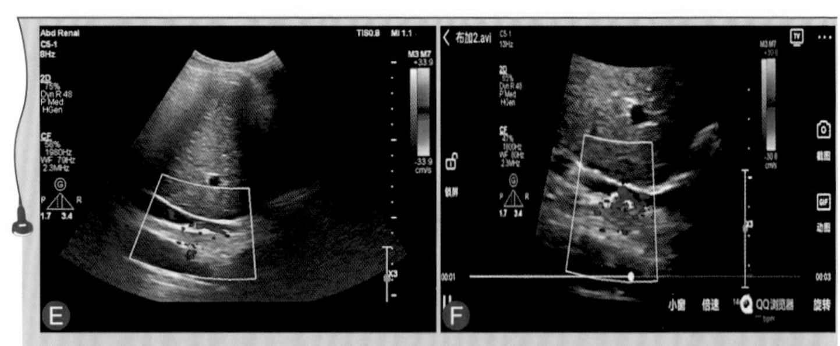

A.下腔静脉肝上段血流正向；B.肝上段流速101 cm/s；C.远段血流间断逆向，腰静脉血流逆向；D.肝后中段局部管腔较细，可及隔膜样回声；E.隔膜上方低速正向血流；F.隔膜下方逆向血流。

图4-6-35　术后超声图像

【推荐阅读文献】

[1] 邱阳，刘芸.中国近12年静脉内平滑肌瘤病病例分析（附5例报道）[J].医学综述，2020，26（13）：2698-2704.

[2] 唐文波，都晓英，高涌，等.超声引导下腔静脉滤器置入及临床应用的可行性研究[J].蚌埠医学院学报，2020，45（9）：1201-1204.

[3] WANG B，WANG R，ZHANG L，et al.The crawling tumour：intravenous leiomyomatosis involving inferior vena cava and heart[J]. Eur Heart J，2020，41（11）：1216.

第七节　盆腔静脉

一、超声解剖概要

髂总静脉由髂外静脉与髂内静脉在骶髂前方汇合形成，双侧髂总静脉在第五腰椎右前方汇合成下腔静脉。右侧髂总静脉走行较直且短，相比之下，左侧髂总静脉走行倾斜且长。在腹主动脉末端的分叉处，右侧髂总动脉需要跨过左侧髂总静脉前方才延续至盆腔右侧与下肢。由于这个位置髂骨岬前凸，左侧髂总静脉时常会受压于右侧髂总动脉，导致左侧下肢静脉血液回流受阻或血栓形成，从而导致髂静脉受压综合征（iliac vein compression syndrome，IVCS）。英文命名：于1957年命名为梅-瑟纳综合征（May Thurner syndrome），1965年命名为髂总静脉受压综合征（Cockett syndrome）。

怀疑为髂静脉受压综合征的患者，超声检查主要的目标血管是左侧髂总静脉，由于此病女性多发，往往同时合并有盆腔淤血综合征，故需全面排查盆腔静脉是否存在闭塞和反流，扫查的目标血管包括下腔静脉、髂总静脉、髂内静脉、髂外静脉和卵巢静脉。部分患者的左侧性腺静脉（卵巢静脉/睾丸静脉）反流是由于左侧肾静脉受压导致（即胡桃夹综合征），因此，盆腔静脉测试同样需要对肾静脉进行评估，测试是否存在受压的现象（图4-7-1 ~ 图4-7-3）。

本节常见英文词汇对照见表4-7-1。

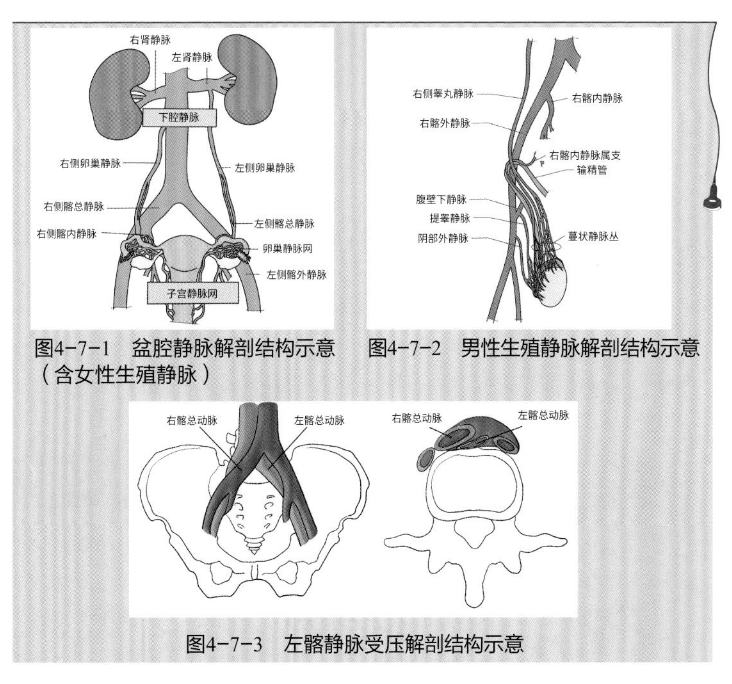

图4-7-1 盆腔静脉解剖结构示意（含女性生殖静脉）

图4-7-2 男性生殖静脉解剖结构示意

图4-7-3 左髂静脉受压解剖结构示意

表4-7-1 常用英文词汇对照

英文简称	英文全称	中文
CIV	common iliac vein	髂总静脉
EIV	external iliac vein	髂外静脉
GV	gonadal vein	性腺静脉
IIV	internal iliac vein	髂内静脉
IVC	inferior vena cava	下腔静脉
OV	ovarian vein	卵巢静脉
RV	renal vein	肾静脉
TV	testicular vein	睾丸静脉

二、设备调试

髂静脉的位置深在，检查需使用穿透力较强的低频凸阵探头（1～6 MHz）。如果患者体格瘦小，可使用中频线阵探头（7～10 MHz）。

灰阶超声的设置与腹主-髂动脉超声检查基本相同，检查过程中应根据血管深度和位置的改变随时调节灰阶增益和时间补偿增益，从而保证近场和远场良好的图像亮度。聚焦点放在髂静脉水平位置，以获得最清晰的血管显像。使用凸阵探头时，目标血管最好放置近场且靠近图像中央的位置，这样可以获得较好的空间分辨率。

因静脉流速较低，CDFI模式需要降低脉冲重复频率和壁滤波。髂静脉位置较深时，声束能量衰减，腔内血液回流的显像可能不佳，适当调整彩色增益和使用彩色叠加，使腔内血流更加充盈。

三、操作技巧

盆腔血管显像会受肠道气体干扰，检查最佳时间为上午，且要求患者检查前禁食6～8小时。评估髂静脉受压时不建议采用平卧位，会导致假阳性，检查体位建议采用头高脚低的仰卧位（至少30°）。如果没有可以调节倾斜角度的床，可考虑采用半坐位。

通常左侧髂总静脉比较容易识别，短轴显示腹主动脉末端分叉位置的双侧髂总动脉起始段，在右侧髂总动脉的后方与腰椎之间横向走行的血管即为左侧髂总静脉。左侧髂总静脉正常情况下直径>1 cm，灰阶超声显示静脉管壁薄，腔内无异常回声，近心端与远心端的髂总静脉直径差异较小。当左侧髂总静脉受压时，直径明显变小，另外，由于长期受压，管壁增生和纤维化，回声增强，远心端血管可出现扩张，完全闭塞时可形成侧支循环。CDFI显示正常的左侧髂总静脉血流充盈良好，频谱可呈典型自发性与期相性。当左侧髂总静脉受压时，血流变细，期相性减低或消失，受压部位流速增高；做Valsalva动作时，远心端血流变化不明显。左侧髂总静脉血栓形成时，超声表现与下肢静脉血栓一致。

髂内静脉识别有2种方法：一是在髂嵴处识别髂外静脉后，往近心端追踪至与髂内静脉汇合的部位；二是直接在髂总动脉的分叉处寻找髂内动脉，与髂内动脉近段平行走行的静脉即髂内静脉。

由于左右性腺静脉的汇入点不同，识别血管近心端的方法也有所不同。左侧性腺静脉通常以直角汇入左肾静脉，所以，左侧性腺静脉的近心端探查可以先在腹主-肠系膜上动脉的夹角处寻找左肾静脉，左肾静脉长轴显示之后，朝左肾方向移动直至左侧性腺静脉与左肾静脉的汇合处，汇入点确认后探头顺时针缓慢旋转90°可显示左侧性腺静脉的长轴。右侧性腺静脉通常以锐角汇入下腔静脉，右侧性腺静脉的近心端可以先于侧腰部显示下腔静脉的长轴后再寻找右侧肾静脉，确认右侧肾静脉后，再向下移动探头寻找右侧性腺静脉与下腔静脉右前壁的汇入点，汇入点位置通常就可以判断右侧性腺静脉是否存在反流，右侧性腺静脉反流较罕见。性腺静脉的走行平行于腰大肌，先于横切面显示髂外动脉的起始部位，在髂外动脉前方、腰大肌前内侧之间可以很容易地显示性腺静脉的远心端，随后探头逆时针旋转90°可显示性腺静脉的长轴。

四、相关切面

盆腔静脉疾病的超声切面选择没有特定的要求。通常情况下，横断面/短轴测得的血管内径比长轴更加准确，而纵断面/长轴可更清楚地显示管腔内部的结构，便于判断血管的通畅程度。髂静脉的走向并非水平或垂直，在操作过程中可先通过纵断面识别血管，显示血管的长轴图像后通过逆时针旋转探头90°获取髂静脉的短轴图像。CDFI模式下，长轴观察髂内静脉血流方向并显示性腺静脉顺行汇入肾静脉（左侧）/下腔静脉（右侧），判断有无反流（图4-7-4 ~ 图4-7-9）。

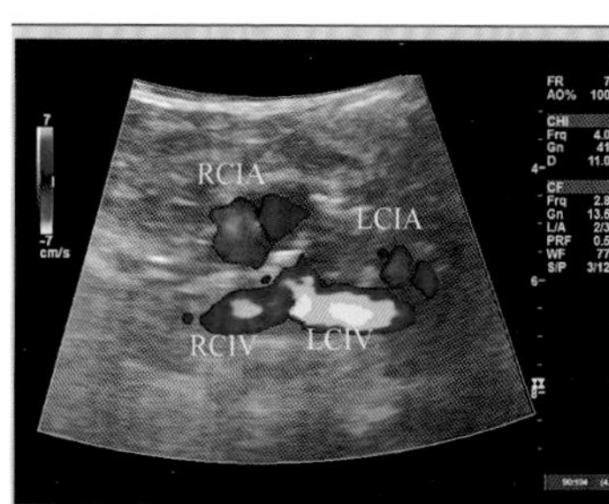

RCIA：右髂总动脉，LCIA：左髂总动脉；RCIV：右髂总静脉，LCIV：左髂总静脉。

图4-7-4　髂血管横断面

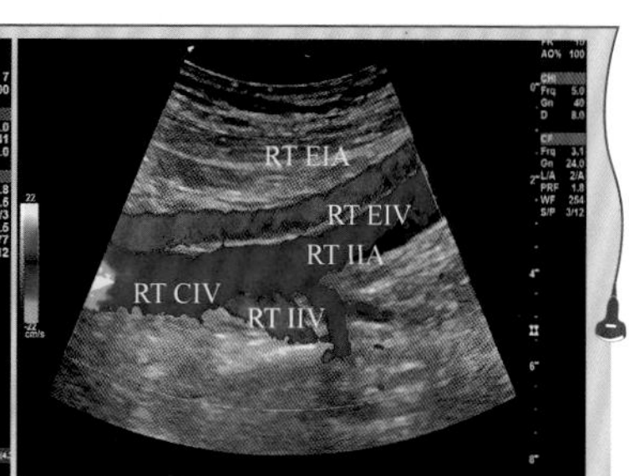

EIV：髂外静脉；EIA：髂外动脉；IIV：髂内静脉；IIA：髂内动脉；CIA：髂总动脉。

图4-7-5　右髂血管纵断面

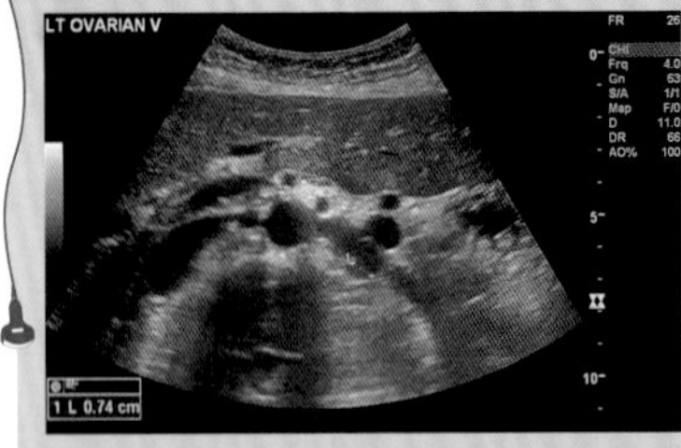

横断面。

图4-7-6　左卵巢静脉汇入左肾静脉

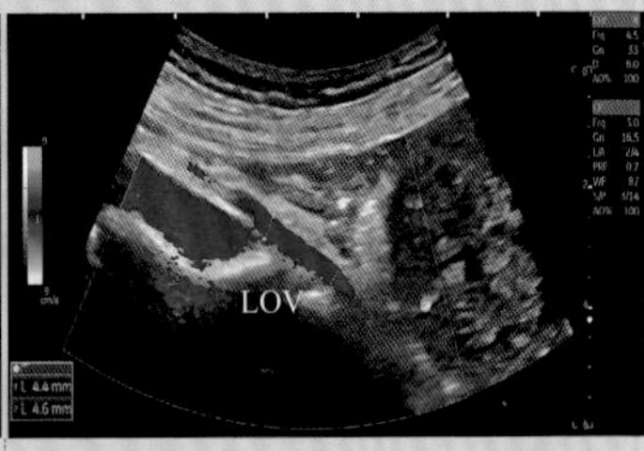

纵断面。LOV：左卵巢静脉。

图4-7-7　左卵巢静脉

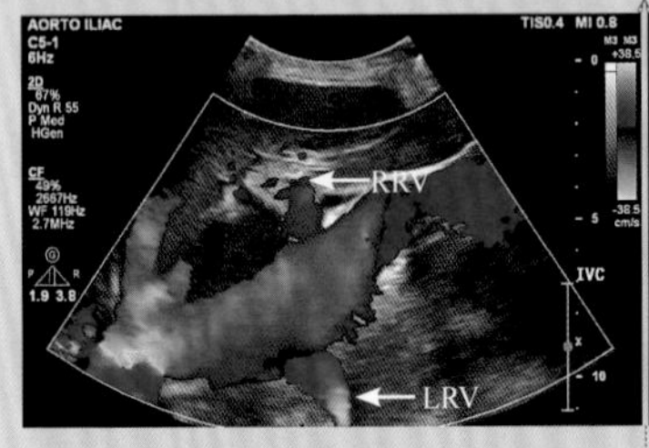

RRV：右肾静脉；LRV：左肾静脉。

图4-7-8　双侧肾静脉汇入下腔静脉

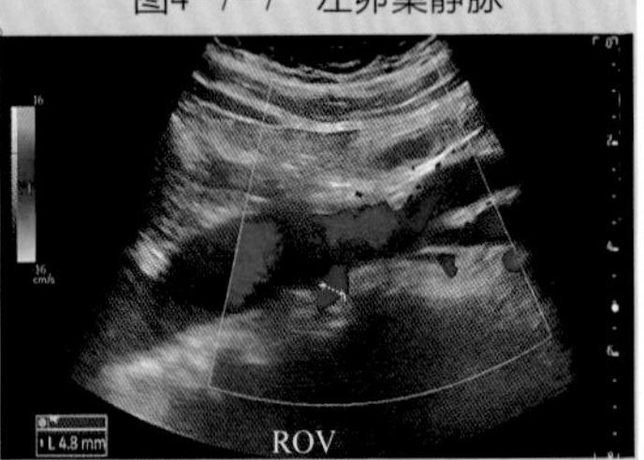

图4-7-9　右卵巢静脉汇入下腔静脉

五、声像图特征

声像图特征见图4-7-10 ~ 图4-7-16。

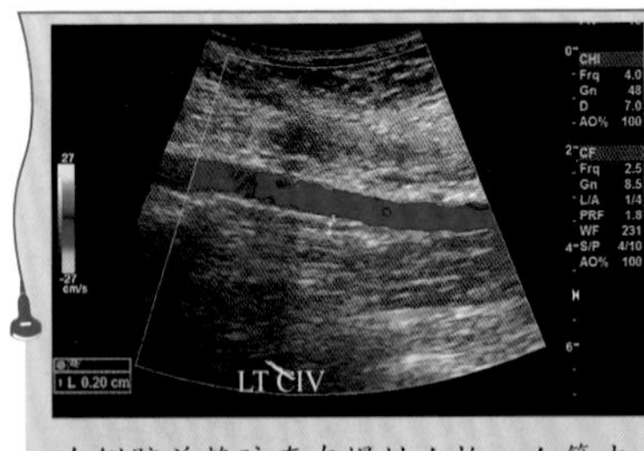

左侧髂总静脉存在慢性血栓，血管内径缩小，管壁增厚，管腔无血流信号，提示慢性闭塞。CIV：髂总静脉。

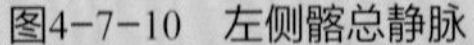

图4-7-10　左侧髂总静脉

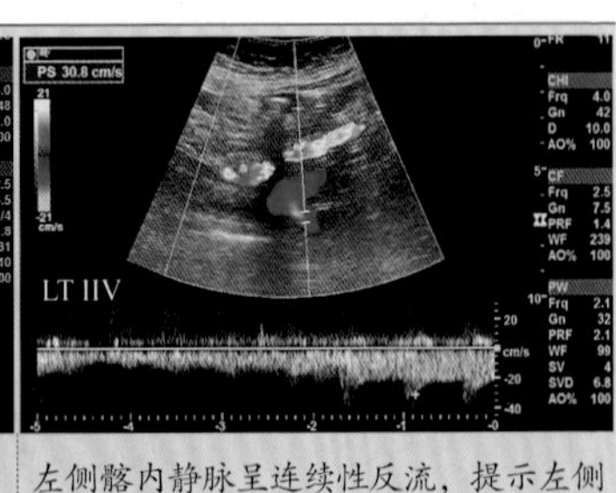

左侧髂内静脉呈连续性反流，提示左侧髂内静脉功能异常。IIV：髂内静脉。

图4-7-11　左侧髂内静脉

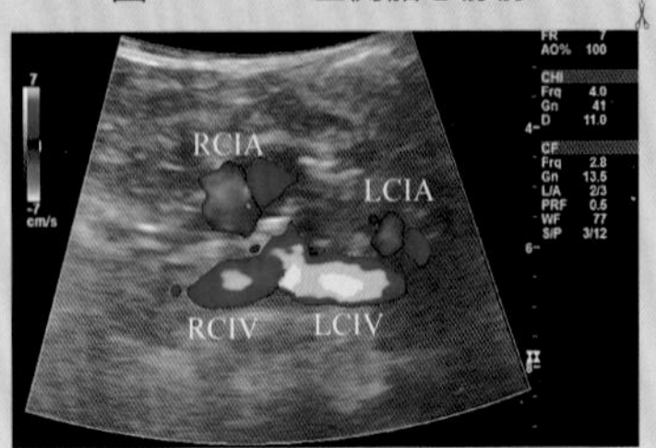

RCIA：右髂总动脉，LCIA：左髂总动脉；RCIV：右髂总静脉，LCIV：左髂总静脉。

图4-7-12
左侧髂总静脉无受压

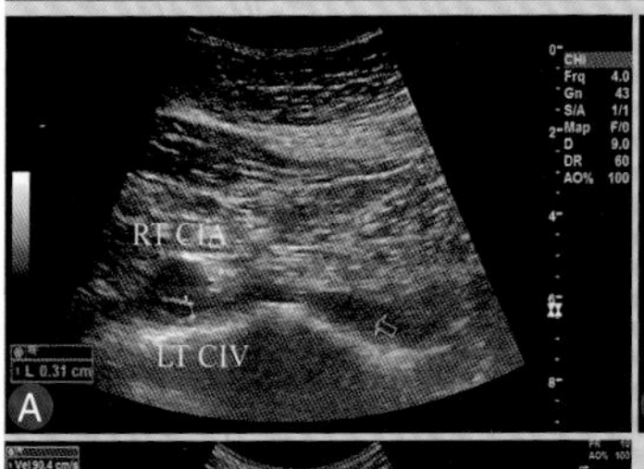

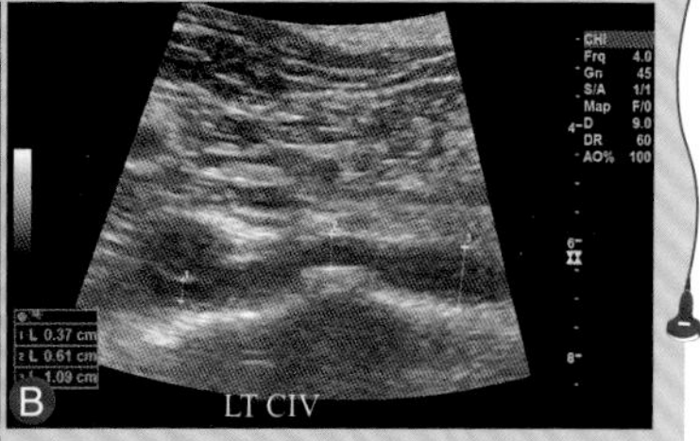

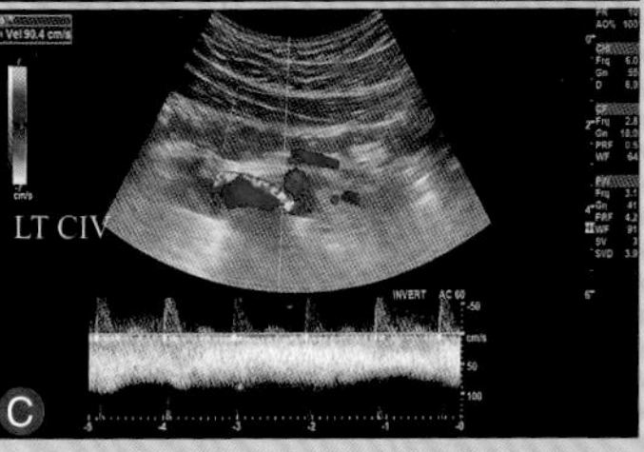

A.受压段管壁增厚，内径缩小，远心端血管直径扩张；B.受压段静脉/正常段直径<1/2；C.受压段流速增加，呈连续性血流。CIA：髂总动脉；CIV：右髂总静脉。

图4-7-13
左侧髂总静脉受压

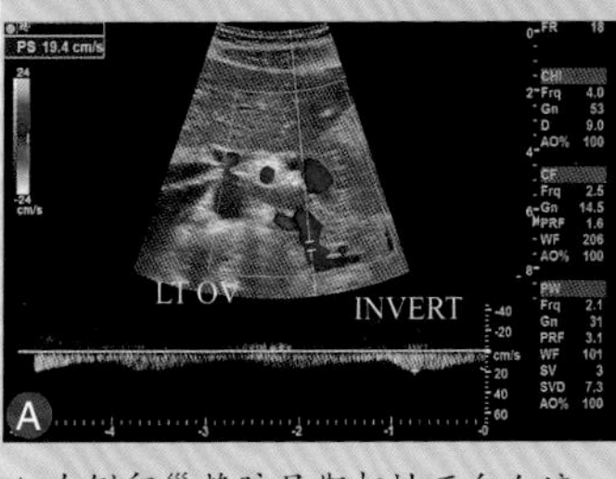

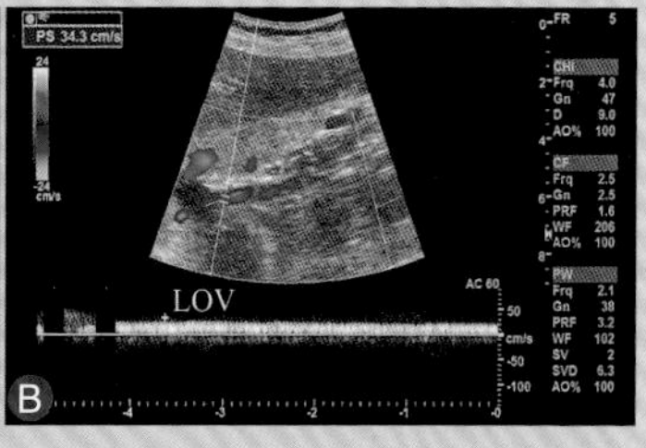

A.左侧卵巢静脉呈期相性正向血流，提示功能正常；B.左侧卵巢静脉呈连续性反流，提示功能异常。OV：卵巢静脉。

图4-7-14 左侧卵巢静脉

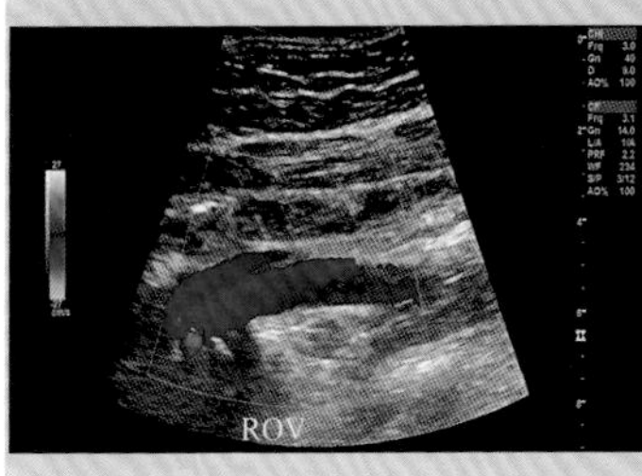

右侧卵巢静脉呈正向血流汇入下腔静脉，提示功能正常。OV：卵巢静脉。

图4-7-15 右侧卵巢静脉

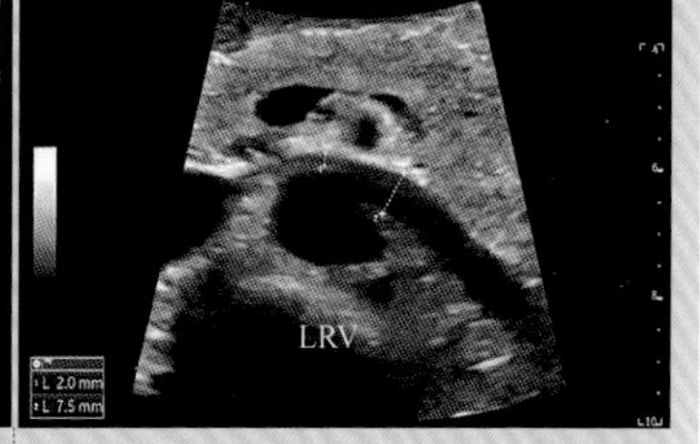

左侧肾静脉在肠系膜上动脉与腹主动脉之间经过被挤压，提示胡桃夹现象。RV：肾静脉。

图4-7-16 左侧肾静脉

六、分析思路

（一）思维导图

思维导图见图4-7-17。

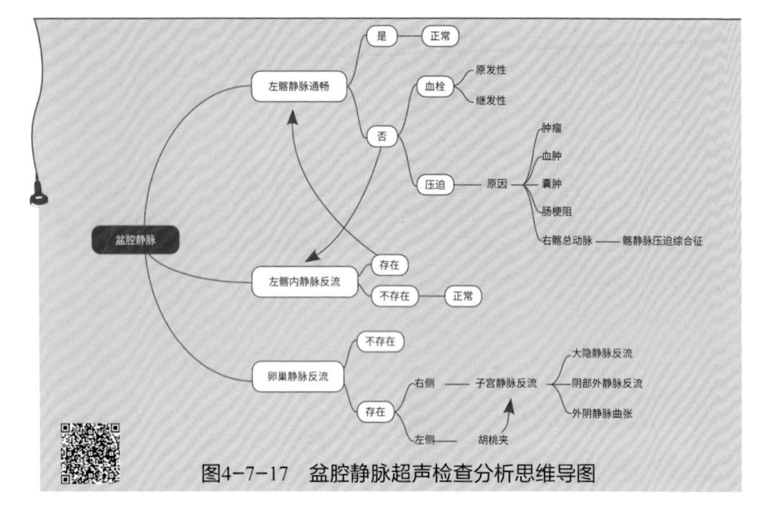

图4-7-17　盆腔静脉超声检查分析思维导图

（二）髂静脉受压综合征的超声诊断

国际上暂时还没有统一的诊断标准，且影响因素较多，争议大。澳大利亚普遍使用的是Vallalba诊断标准，即受压段静脉直径小于同侧邻近正常血管直径的50%，受压段与邻近正常段的流速比值>2.5也可以作为间接的诊断标准。美国学者Zierler等也建议使用直径或流速比值作为诊断受压的标准，还指出流速比值作为参考标准的敏感度为76%，而特异度为100%。国内专家共识指出：对于左下肢存在急性、反复发作性的深静脉血栓、静脉曲张及穿支静脉功能不全等一系列慢性静脉功能不全、临床怀疑IVCS的患者，超声可依据右髂动脉受压于左髂静脉的形态学及血流动力学变化、髂内–外静脉侧支开放、髂内静脉血流方向逆转等特征提示IVCS。可参照静脉DSA的诊断标准：①左髂静脉血管腔受压>50%；②侧支静脉形成；③血管腔内棘状物形成；④仰卧位狭窄病变段压力梯度>2 mmHg。

（三）盆腔淤血综合征或盆腔静脉反流的超声检查

排查的目标血管是髂内静脉和双侧卵巢静脉（女性）或睾丸静脉（男性）。识别髂内静脉后，应使用CDFI或频谱多普勒判断血流方向，如果血流方向为反向，则提示髂内静脉反流。髂内静脉很少存在瓣膜，功能异常时通常呈连续性反流。

需要注意的是，性腺静脉通常在皮肤下2～4 cm的位置，而盆腔部位同时存在一些表浅的静脉（如腹下浅静脉），且这些浅静脉的血液回流本身就是朝下汇入隐股连接处，所以超声医师首